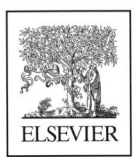

第3版
OCT眼底診断学

編集 岸 章治

Optical Coherence Tomography in
Diagnosis of Retinal Diseases, Third Edition

エルゼビア・ジャパン

執筆協力者

群馬大学眼科学講座

大谷　倫裕	佐藤　　拓	秋山　英雄
板倉　宏高	山口由美子	池田　史子
渡辺　五郎	下田　幸紀	橋本　英明
李　　丹傑	向井　　亮	堀内　康史
森本　雅裕	戸所　大輔	福地真理子
横地みどり	野田　聡実	羽生田直人
新田　啓介	袖山　博健	高橋　　牧
廣江　　孝

株式会社トプコン
秋葉　正博

第3版　序文

　2010年に本書の第2版を出してから4年半たった。第1版はTime domain OCT時代のもので，第2版ではSpectral domain OCT（SD-OCT）にあわせて全面的な改訂を行った。しかし，その後のOCTの進歩により，新知見は急速に増大した。加算平均技術により，微妙な階調を表現できる白黒表示が主流になり，偽カラー表示は陳腐なものになってしまった。Enhanced depth imagingの導入は脈絡膜の観察を可能にした。2012年に発表されたSwept source OCTは脈絡膜だけでなく，硝子体も可視化した。光源が高深達になったため，病巣の内部構造がより精細にわかるようになった。第2版の改訂の必要性を痛感するようになったのである。

　今回，執筆にあたっては，「自分が理解できないことは書かない」という方針を貫いた。OCTの理論に関しては，秋葉正博氏にたくさんの愚問を発し，それに対するていねいな回答をいただいた。総論の「Ⅱ　基本原理」と「Ⅲ　OCT画像」の図の多くは秋葉氏の提供によるものである。SD-OCTの本質はフーリエ変換にあり，これが理解できないと，「なぜ参照鏡を動かさずに距離情報を得ることができるか」という問いに答えられないのである。フーリエ変換は数学の一大理論で，その理解には教科書1冊分の基礎知識が必要である。このため，ほとんどの眼科医から無視されるかもしれない項目に多大な労力を費やすことになった。フーリエ変換は，通信技術に不可欠なだけでなく，量子力学の世界では不確定性原理や波動方程式の根幹をなすものである。

　かつて眼底所見を読むことは，検眼鏡所見から病理所見を類推することであった。しかし，透明な硝子体や，網膜色素上皮より後方の病変は検眼鏡では観察すらできなかった。OCTは検眼鏡所見と病理の対応を可能にしただけでなく，検眼鏡では見えない組織の病態の観察も可能にしたのである。たとえば我々は視細胞外節のレベルで視機能を論じ，中心窩への硝子体牽引と網膜の微細構造の変化を知ることができる。これは検眼鏡の発明以来の革命である。診察のアートが失われると嘆く向きもあるであろう。しかし，我々はOCTを駆使して眼科学をさらに発展させるべきであろう。本書はOCTを診断にどう役立てるかを主眼にしたので，疾患についての記述は概要にとどめ，文献も網羅的ではない。症例はすべて群馬大学における自験例である。多くの医局員の協力があった。土俵際に追い詰められた力士の心境で，最後まで妥協をしなかった第3版の内容に著者としては満足している。本書が多くの眼科医に利用され，眼底疾患の診断と治療の助けになれば望外の幸せである。

2014年10月

初秋の前橋にて

岸　章治

第2版　序文

　4年前に本書の初版を送り出してからOCTをめぐる環境は大きく変わった。OCTはtime domainからspectral domainに進化し分解能が格段に向上した。このため，視細胞外節レベルの病変をはじめとする新知見が急増した。また検査時間が大幅に短縮したため，3次元画像などのさまざまなソフトが充実してきた。2008年にはOCT検査は保険診療に収載された。今やOCTは大学病院だけでなく，一般診療所まで普及し，ルーチン検査になりつつある。初版本は思いもかけず多くの方々に読まれたが，データがtime domain OCTによるものであった。今回，症例のほとんどをspectral domain OCTで検査したものに替え，全面的に書き直しを行った。OCT像がより精密になったため，新しい概念の追加や，解釈の修正が必要になったところもあった。

　この本の目的はOCTの読影法を明らかにすることにある。各疾患の病態は概説にとどめ，OCT画像の解釈を実例に即して詳述した。このため，今回も自験例にこだわった。執筆にあたり実感したのは，眼底の解釈はOCTなしではもはや成り立たないことであった。硝子体と黄斑の関係は硝子体が透明であるため，多くの場合，細隙灯顕微鏡検査では同定不能である。検眼鏡的に正常で視力が出ない例では視細胞外節を評価しなければならない。眼底所見の解釈とはその病理組織を考察することである。眼は光受容器であり生検ができなかったが，今では，それゆえに近赤外光を眼底まで導入して非侵襲的に組織切片を得られるようになったのである。まさに眼科医の夢が実現したと言えるだろう。OCTは進化のまっただ中にあり，眼底疾患学の動向には目が離せない。

　本書の内容は群馬大学眼科における症例とその検討からなっている。忙しい外来のなかでデータを集め，臨床研究を推し進めたすべての教室員に感謝したい。

2010年2月

岸　章治

第1版 序文

　OCTは1997年に日本に導入されて以来，急速に普及し現在600台が稼働している。その間，国内外でOCTにより非常に多くの新知見が報告され，眼底の「生体組織学」というべき分野が確立されつつある。OCT像は光波のエコー情報から作られるので，実際の組織切片とは異なる。その解釈にはOCTの原理を背景にした考察が必要である。「X線診断学」という分野があり，1枚のレントゲンフィルムもプロが読影すると驚くほど多くの情報を得ることができる。OCTにも同じことが言える。これが本書のタイトルを「OCT眼底診断学」とした理由である。OCT像を，その原理に留意し，解剖学の知識を背景に，臨床経過と電気生理データを参考に，さらに問題意識をもってじっくり眺めると，外来でさっと見たときには気づかなかった重要な所見が浮かび上がってくる。こういったOCTの読影法は眼科医自身が作り上げてゆかなければならない。

　この本はOCT画像をどう評価して診断に役立てるかを目的としている。本書には著者らがこの9年間で蓄積した読影のコツのすべてが含まれている。具体的な著述をするために，症例はすべて群馬大学眼科での自験例に限った。OCTの診断能力はその解像力にも依存する。2002年にOCT3が登場してから，OCT1による解釈は部分的に修正が必要になった。おそらく，OCTの進歩により本書の内容も将来，改訂をせまられるであろう。本書はOCTの読影法を掲げながら，実際には生体組織所見から考察した眼底疾患の機序という内容になってしまった。したがって，OCTのユーザーでなくてもOCTは眼底疾患の解釈をどう変えたかという観点で読むことができると思う。著者は査読や教科書的な網羅主義の制約を受けずに，自らの考えを展開している。読者のご批判を仰ぎたい。読影法が目的であるので文献は最小限とした。執筆協力者には各章の分担者のみを挙げたが，群馬大学眼科のすべての教室員の協力があった。原稿を本にできたのは，エルゼビア・ジャパン山田耕さんの献身的な仕事のお陰である。

　ヘルムホルツが検眼鏡を発明してから150年たった今，眼科学は「非侵襲的に生体の組織ないし細胞像を得て，それを臨床と研究に応用する」というあらたなフロンティアを獲得した。将来，現在が革命期であったと回顧するときがくるであろう。

　本書が多くの眼科医に利用され，眼底疾患の診断と治療に役立てば望外の幸いである。

2006年11月

岸　章治

目　　次

第3版序文 iii
第2版序文 v
第1版序文 vii

総　　論

- Ⅰ. OCTの歴史 1
- Ⅱ. OCTの基礎理論 6
- Ⅲ. OCT画像 19
- Ⅳ. 正常所見 34
- Ⅴ. ソフトフェア 50

各　　論

- Ⅰ. 網膜硝子体界面病変
  - 1. 後部硝子体皮質前ポケット 57
  - 2. 黄斑部硝子体剝離 61
  - 3. 特発性黄斑円孔 63
  - 4. 分層黄斑円孔 77
  - 5. 硝子体黄斑牽引症候群 80
  - 6. 特発性黄斑前膜 85
  - 7. 黄斑偽円孔 91

- Ⅱ. 加齢黄斑変性
  - 1. ドルーゼン 95
  - 2. 網膜色素上皮剝離 101
  - 3. 典型加齢黄斑変性 108
  - 4. ポリープ状脈絡膜血管症 116
  - 5. 網膜内血管腫状増殖 128
  - 6. 萎縮型加齢黄斑変性 133

- Ⅲ. 分類不能な黄斑病変
  - 1. 中心窩外節の微小欠損 137
  - 2. 特発性傍中心窩毛細血管拡張症 143
  - 3. 特発性脈絡膜新生血管 149
  - 4. Outer retinal tubulation 153
  - 5. Focal choroidal excavation 155

- Ⅳ. 中心性漿液性脈絡網膜症
  - 1. 急性CSC 157
  - 2. 慢性CSC 165

V. 糖尿病網膜症
1. 糖尿病黄斑浮腫 169
2. 硝子体と黄斑浮腫 185
3. 増殖糖尿病網膜症 188

VI. 網膜血管病変
1. 網膜中心静脈閉塞症 196
2. 網膜静脈分枝閉塞症 204
3. 網膜中心動脈閉塞症 212
4. 網膜動脈分枝閉塞症 217
5. 網膜細動脈瘤 220
6. 軟性白斑と硬性白斑 224

VII. 病的近視
1. 近視性中心窩分離 227
2. 強度近視黄斑円孔 233
3. 近視による脈絡膜・強膜の変化 237
4. 強度近視と硝子体 242

VIII. 裂孔原性網膜剝離 245

IX. 黄斑ジストロフィ
1. 若年性網膜分離 252
2. 卵黄様黄斑ジストロフィ 257
3. 成人発症型卵黄様黄斑ジストロフィ 261
4. 錐体ジストロフィ 264
5. Stargardt 病 269
6. オカルト黄斑ジストロフィ 273

X. 網膜変性
1. 網膜色素変性 276
2. 小口病 280
3. 網膜色素線条 283

XI. ぶどう膜炎
1. 原田病 288
2. 眼サルコイドーシス 294
3. ベーチェット病 299
4. 眼トキソプラズマ症 303

XII. 炎症性疾患
1. 急性帯状潜在性網膜外層症 305
2. 多発消失性白点症候群 311
3. 地図状脈絡膜症 317
4. 急性後部多発性斑状色素症 321

XIII. 視神経・網膜神経節細胞
1. 緑内障 326
2. レーベル遺伝性視神経症 336
3. 視神経炎 339
4. 頭蓋内病変 342

XIV. 形成異常
1. ピット黄斑症候群 346
2. 脈絡膜コロボーマ 350
3. 中心窩低形成 352
4. 網膜有髄神経線維 355
5. 網膜色素上皮過形成 358

XV. 外傷
1. 網膜震盪症 360
2. 外傷性黄斑円孔 364

XVI. 脈絡膜腫瘍
1. 脈絡膜悪性黒色腫 367
2. 脈絡膜母斑 370
3. 脈絡膜血管腫 372

索引 374

略語一覧 383

コラム

ヘルムホルツとマイケルソン	5
マイケルソン・モーリーの実験	49
蓋の不思議	75
フーリエとナポレオン	84
フーリエ級数	100
フーリエ変換への拡張	184
フーリエ変換の直感的イメージ	219
数式から見たフーリエ変換	232
$e^{-i2\pi ft}$ が含むもの	251
視力とはなにか	256
logMAR とは	260
なぜ log（対数）が必要なのか	275
OCT と視力	325
CSC ではなぜ視力がよいか	345
もうひとつの仮面症候群	354
さまざまな暗点	357

総　論

I. OCTの歴史

1. 誕生と進化

　光干渉断層計（optical coherence tomography：OCT）は，Fujimoto, Huang, Swanson, Linらのマサチューセッツ工科大学（MIT）の研究者と，PuliafitoとSchumanら（Tufts大学，ボストン）の眼科医の医工連携プロジェクトによって，1990年代前半に開発された．最初のOCT画像は1991年に彼らのグループ（筆頭著者 Huang D）によって『Science』誌に発表された[1]．それに先立つ1990年に，山形大学の丹野直弘らはOCTの原理を提案しており，国内特許が取られている[2]．筆者（岸）が初めてOCT画像を見たのは，1994年のベルサイユでのゴナンミーティングであった．網膜の層状構造が偽カラーで表されているのに驚かされた．1995年にPuliafito, Fujimotoらのグループがヒトの網膜の断層像を初めて論文発表した[3]．翌1996年にOCTはHumphrey社（現在，Carl Zeiss Meditec社）により商品化された．日本には1997年4月に群馬大学に第1号機が設置され，臨床研究が始まった[4]．これがOCT2000（通称OCT1）である．OCT2000は光源にスーパールミネッセンスダイオード（super luminescent diode：SLD）を用いており，その深さ方向の分解能は約20μmであった．視細胞内節外節接合部（photoreceptor inner/outer segment junction：IS/OS）と網膜色素上皮（retinal pigment epithelium：RPE）は分離できず，網膜の層構造は不明瞭であった．それでも，網膜硝子体界面病変や黄斑浮腫の病態解明[5]，強度近視の中心窩分離の発見[6]と硝子体手術による治療[7]など，画期的な研究成果が日本から発信された．2002年には第2世代であるOCT3000（Stratus OCT）が発表された．OCT3000では深さ分解能が20μmから10μmに向上した．これによって網膜の外層のIS/OSとRPEが2つの高反射層に分離できるようになり，視細胞の病態を評価できるようになった．OCT3000には黄斑部網膜厚，視神経乳頭周囲の神経線維厚などの解析ソフトが装備されOCT検査のスタンダードになった．2004年，ニデック社はOCT Ophthalmoscope C7を発表した．これは網膜断面（B scan）に加え，C scan（前額断）をとることができた．2005年，前眼部OCTがCarl Zeiss Meditec社から商品化され，角膜，隅角，屈折矯正手術や緑内障に応用されている．Time domain OCTは，2006年春の段階で国内に約600台が稼働し，網膜外来の標準的な検査として定着した．同年に日本初のOCTの眼底診断学の本（岸章治編集『OCT眼底診断学』，エルゼビア・ジャパン）が上梓された[8]．OCTの分解能を上げるには，光源の波長帯域を広げるのがよい．この目的に沿って，チタンサファイアから発振されるフェムトセカンドレーザーを光源とするultrahigh resolution OCTが開発され，3μmの分解能を達成したが，スキャン速度が遅く，固視微動の影響を受けやすかった[9]．また，光源が高価であり，商品化に至らなかった．

　一方で，フーリエドメイン（Fourier domain）という新しい検出方式からなるOCTが1995年から研究され，2000年には筑波大学の安野らにより，Fourier domain OCT（FD-OCT）のシステムが報告され[10]，2002年にはWojtkowskiらによりFD-OCTの画像化が報告された[11]．この新技術により，データの取得速度と信号感度が大幅に向上し，精細な画像が得られるようになった．Time domain OCTでは深さ方向の情報を，参照鏡を機械的に動かすことで，点で順に得ていたが，FD-OCTではすべての深さからの情報を1回の測定で得ることができる．FD-OCTにはSpectral domain OCT（SD-OCT）と

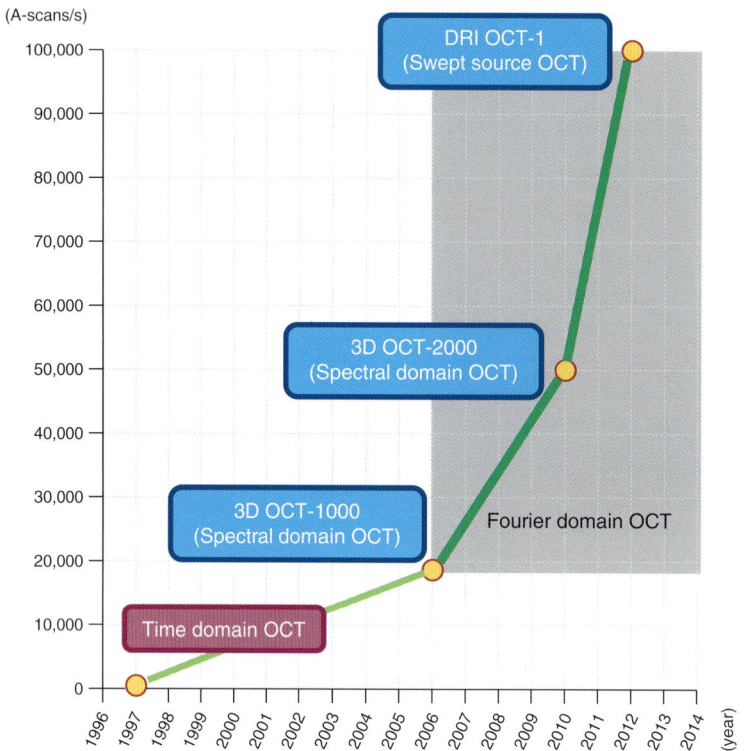

図1. Aスキャンレートの変遷
（SD-OCT 以降はトプコン社 OCT）

Swept source OCT（SS-OCT）がある．SD-OCT は広帯域波長をもった SLD を光源としている．参照鏡からとサンプルからの光波が合流した光波は，回折格子で波長ごとに分光（スペクトル分解）された後，フーリエ変換を行っている．SS-OCT は波長掃引レーザーを光源としており，分光された光を高速で順次送り込んでいる．このため，サンプルを通過した後の光波を個々の波長に分解する必要がない．FD-OCT のうち，最初に商品化されたのは SD-OCT であった．

　2006 年，トプコン社は SD-OCT（Topcon 3D-OCT）を発表し，これが SD-OCT 時代の幕開けとなった．翌 2007 年には 7 社が SD-OCT を発表した．SD-OCT は，分解能が 3～8μm となり，視細胞外層では IS/OS，RPE に加えて外境界膜（external limiting membrane：ELM）も見えるようになった．2008 年に OCT 検査は眼底三次元画像解析として保険に収載され，その普及にはずみがついた．2010 年には『OCT 眼底診断学』の改訂版（第 2 版）が出版された．スキャンレート（1 秒間の A scan の回数）は，TD-OCT である Stratus OCT が 400 だったものが，2012 年時点の SD-OCT では 27,000～53,000 へ飛躍的に速くなっている（図 1）．網膜の層状構造を明瞭にするためには，スペックルノイズを除去することが重要である．この目的のため，画像を加算平均する技術が導入された．加算平均を正確にするためにアイトラッキングや画像のレジストレーション技術も採用された．これらの改良により，黄斑網膜厚や神経線維層，さらに網膜神経節細胞層を解析するソフトの精度が向上した．Spaide らは，2008 年に enhanced depth imaging（EDI）という撮影方法を提案した[12]．これにより，脈絡膜の観察ができるようになり，多くの新知見が発表された．

　2012 年，FD-OCT の一種である Swept source OCT（SS-OCT）が，トプコン社より発表された．SS-OCT は光源に波長掃引レーザーを用いており，その中心波長は 1,050 nm で従来の SD-OCT の

840 nm より長い．このため高深達性で深さ方向の信号強度の減衰も少ない．スキャンレートも 100,000 本/sec と SD-OCT の 2 倍になった（図 1）．SS-OCT では EDI を行わなくても，脈絡膜がより明瞭に観察できる．強度近視眼のように，脈絡膜と強膜が薄いと，眼窩の脂肪組織まで捉えることができる．SS-OCT は硝子体の描出に優れており，「後部硝子体皮質前ポケット」の全貌を捉えることができるようになった[13]．これにより網膜硝子体界面病変の解明が急速に進んでいる．現在，補償光学 OCT（adaptive optics OCT），機能 OCT（functional OCT）が研究されており，近い将来，眼科臨床に導入されるであろう．

2. 現在の OCT

2014 年 3 月時点での代表的な OCT の性能（スペック）を表 1 に示し，それぞれの特徴を挙げる．

1) Carl Zeiss Meditec：シラス HD-OCT plus

以前は圧倒的なシェアを誇っていたので性能はこれが標準ということになるだろう．何世代かバージョンアップ・ブラッシュアップをしており，LSO（line scanning ophthalmoscope）と OCT スキャナーを用いた FastTrac というトラッキングシステムを有する．FORUM というシステムを介することにより，同社の Humphrey 視野計とデータを共有できるために緑内障解析・フォローアップに有利である．

2) トプコン：3D OCT-2000

世界初の商用 SD-OCT である 3D OCT-1000 の後継機．SLO は搭載していないが，無散瞳眼底カメラを搭載でき，眼底自発蛍光なども撮影できるオールインワンの機種である．

3) ニデック：RS-3000 Advance

アイトレーサーというトラッキングシステムを搭載し，120 枚加算の高精細画像，SLO 画像を見ながら任意の部位の画像取得など隙のない作りに加え，正常眼データベースがワイドエリア（9 mm × 9 mm）対応および長眼軸長（26 mm 以上 29 mm 未満）正常眼データベースを搭載している．

4) Heidelberg：Spectralis OCT

造影検査の世界標準ともいえる Heidelberg Retina Angiograph 2 と OCT の融合したシステム．TruTrackTM というリファレンススキャナーと OCT スキャナーを同時に用いたトラッキングシステムは秀逸．造影検査で異常のある部位を point to point でスキャンできる．

5) キャノン：OCT-HS100

ポーランドの Optopol 社の OCT をキャノンが改良した器械．波長の異なる SLD を 2 つ搭載し，波長帯域が拡大されたために縦方向分解能の理論値は 3 μm となった．今後の発展が期待される．

6) トプコン：DRI OCT-1

世界初の商用 SS-OCT．不可視光（波長 1,050 nm）によるスキャンは，被検者がスキャンラインを追視できないため固視が安定する．SS-OCT の特徴である深さ方向の減衰が少ない画像は，硝子体〜脈絡膜・強膜まで鮮明な画像を提供する．

7) Optovue：RTVue XR Avanti

Optovue 社の RTVue の後継機．高速スキャン（70,000 A-scan/sec）と 250 枚加算，Wide Field En Face 画像（40°，12 mm × 9 mm）を特徴とする．

4　総論

表 1. 代表的な CT の性能（スペック）

機種名	Cirrus HD-OCT plus(5000)	Spectralis OCT	RS-3000 Advance	3D OCT-2000	HS-100	DRI OCT-1	RTVue XR Avanti
写真							
メーカー	Carl Zeiss Meditec	Heiderberg Engineering	ニデック	トプコン	Canon	トプコン	Optovue
販売元	Carl Zeiss Meditec Japan	JFC セールスプラン	ニデック	トプコン	キヤノンライフケアソリューションズ	トプコン	中央産業貿易
方式	Spectral domain	Spectral domain	Spectral domain	Spectral domain	Spectral domain	Swept source	Spectral domain
光源中心波長	SLD840nm	SLD870nm	SLD880nm	SLD840	SLD855nm	SS laser 1050nm	SLD840nm
scan speed (A-scan/sec)	27,000	40,000	53,000	50,000	70,000	100,000	70,000
横方向分解能	15	14	20	20	20μm	20	15
縦方向分解能	5	3.5	7	6	3μm	8	5
眼底観察方式	SLO	SLO	SLO	IR	SLO	IR	SLO
最大 scan サイズ	9mm	30°（約9mm）	12mm	12mm	13mm	12mm	12mm (40°)
scan pattern 3D	○	○	○	○	○	○	○
Line	○	○	○	○	○	○	○
Cross	×	×	○	○	○	○	○
Radial	×	○	○	○	○	○	○
Circle	×	○	○	○	×	×	○
眼底写真	×	×	×	×	×	×	あり
トラッキング機能	FastTrac	TruTrack	アイトレーサー	IR Tracking	あり	あり	あり
最大加算枚数	20	100	120	50	50	96	250
備考	HFA と FORUM を介して解析可能	蛍光造影と同時撮影ができる、トラッキングシステムが秀逸		眼底カメラ搭載可能	理論上縦方向分解能が高い	深部方向での減弱が少ない	

文 献

1) Huang D, Swanson EA, Lin CP, et al：Optical coherence tomography. *Science*. 254：1178-1181, 1991.
2) 丹野直弘, 市村　勉, 佐伯昭雄：光波反射像測定装置. 日本特許第 2010042 号（出願 1990）
3) Hee MR, Izatt JA, Swanson EA, et al：Optical coherence tomography of the human retina. *Arch Ophthalmol*. 113：325-332, 1995.
4) 丹野直弘, 岸　章治：光コヒーレンス断層画像化法と臨床診断. *Medical Imaging Technology*. 17：3-10, 1999.
5) 岸　章治（編）：OCT の読み方. 眼科診療プラクティス. 78：2002.
6) Takano M, Kishi S：Foveal retinoschisis and retinal detachment in severely myopic eyes with posterior staphyloma. *Am J Ophthalmol*. 128：472-476, 1999.
7) Kobayashi H, Kishi S. Vitreous surgery for highly myopic eyes with foveal detachment and retinoschisis. *Ophthalmology*. 110：1702-1707, 2003.
8) 岸　章治（編）：OCT 眼底診断学. エルゼビア・ジャパン, 2006.
9) Drexler W, Morgner U, Kärtner FX, et al：In vivo ultrahigh-resolution optical coherence tomography. *Opt Lett*. 24：1221-1223, 1999.
10) Yasuno Y, Nakamura M, Sutoh Y et al. Optical coherence tomography by spectral interferometric joint transform correlator. *Optics Communications*. 186：51-56, 2000.
11) Wojtkowski M, Leitgeb R, Kowalczyk A et al：In vivo human retinal imaging by Fourier domain optical coherence tomography. *J Biomed Opt*. 7：457-463, 2002.
12) Spaide RF, Koizumi H, Pozzoni MC：Enhanced depth imaging spectral-domain optical coherence tomography. *Am J Ophthalmol*. 146：496-500, 2008.
13) Itakura H, Kishi S, Li D, Akiyama H：Observation of posterior precortical vitreous pocket using swept-source optical coherence tomography. *Invest Ophthalmol Vis Sci*. 54：3102-3107, 2013.

コラム　　ヘルムホルツとマイケルソン

　ヘルマン・フォン・ヘルムホルツ（Hermann Ludwig Ferdinand von Helmholtz, 1821～1894）はエネルギー保存則をはじめて定式化したドイツの物理学者である．彼が考案した検眼鏡（1851）は眼科学の出発点となった．眼科で検眼鏡に次ぐ発明は OCT であろう．アルバート・マイケルソン（Albert Abraham Michelson, 1852～1931）は米国人で，ベルリン大学に留学しヘルムホルツに師事した．当時，光は仮想媒体（エーテル）の中を伝わると考えられていた．マイケルソンは干渉計を発明し，直交する 2 本の直線経路を光が往復する時間差を測ることで，2 方向の光の速度差を検出しようとした．これはまさに OCT の原理である．現在では光速は一定なので，OCT は光路長差を測ることに利用されている．最初の実験は 1881 年にヘルムホルツの実験室で行われた．ベルリンの交通量が多いため，その振動が昼夜を問わず観測を妨害したという．眼科の 2 大発明が同じ研究室から生まれたことは興味深い．しかし，2 人とも自分の発明が眼科学に革命をもたらすなど夢にも思っていなかったであろう．

II. OCTの基礎理論

1. マイケルソン干渉計

　光干渉断層計（optical coherence tomography：OCT）の原理は，超音波断層装置（ultrasonography：US）に似ている．USでは測定波として超音波を用いるが，OCTでは近赤外線を測定光に使っている．光は粒子であるとともに，波の性質をもっている．USでは超音波を眼内に送り込み，各組織から戻ってきた反射波の時間的遅れを画像に換算している．OCTも基本は同じであるが，光はあまりにも高速であるので，音波のように単純に時間差を距離に換算できない．光ではミクロンオーダーの距離は，フェムト秒（10^{-15}）の時間差に相当し，それを電気的に測定するのは不可能である．ここで登場するのがマイケルソン干渉計である．この装置では，同一光源から発した2つの光の光路差を，光干渉現象を利用することで，ミクロンオーダーの精度で測定できる．光干渉計の生体への応用は眼が半透光体であるために可能になったのである．

　図1はTime domain OCT（TD-OCT）の基本原理である．市販のOCTの光源はスーパールミネッセントダイオード（SLD）である．SLDは近赤外線領域の波長840nmを中心とした広帯域光源であり，低干渉性の光ビームを発光する．低干渉ビームはビームスプリッタ（半透明鏡）で，眼内に向かう測定光と参照鏡に向かう参照光に二分される．測定光は角膜，水晶体，そして網膜内のさまざまな層で反射光を発生しながら深部へ進む．反射光のうち測定光と同軸に戻ってきた光波（信号光）だけが，ビームスプリッタで参照鏡から帰ってきた参照光と合流して光検出器に入る．参照鏡を前後に動かすと，参照光と信号光の光路長が一致したところで，両者は最大の干渉現象を起こす．これが干渉信号である．干

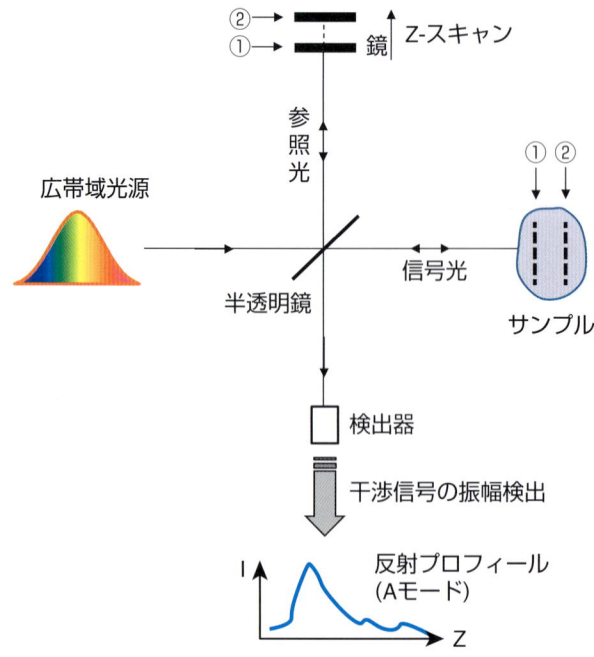

図1．タイムドメインOCT
参照鏡を前後（Z方向）に動かすことで，最大の干渉信号を得ている．光源は広帯域のSLDである．

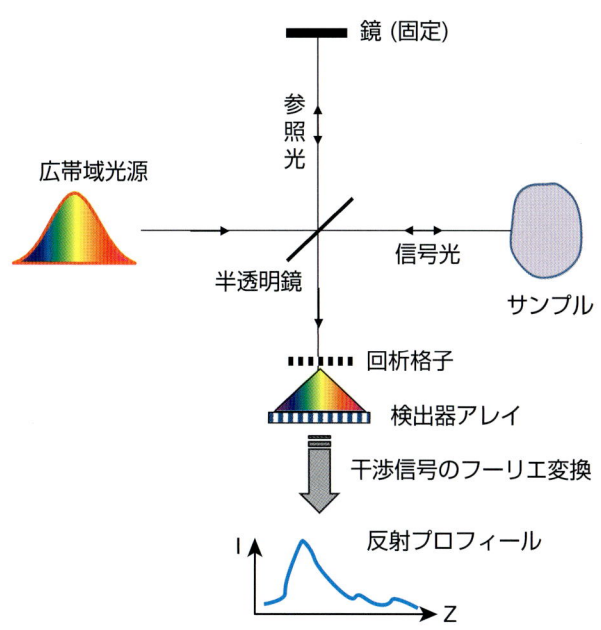

図 2. スペクトラルドメイン OCT
参照鏡は固定される．信号光と参照光の合波を回折格子で分光して光干渉を行う．干渉信号を周波数軸に展開（フーリエ変換）し，これをフーリエ逆変換することで距離情報を得る．

渉信号は，参照鏡の移動に伴って順次発生する．そのため，深さ方向の信号強度分布（A モード）が得られる．

2. OCT の分類

　OCT の基本は光干渉であるが，干渉信号の検出方法の相違から，時間領域（タイムドメイン）OCT と周波数領域 OCT に大別される．後者では干渉信号を周波数ごとに分光（スペクトル分解）し，それをフーリエ逆変換することで，Time domain OCT と同じ深さ方向の信号強度分布（A モード）を得ている．周波数領域 OCT はフーリエドメイン（Fourier domain）OCT（FD-OCT）と呼ばれ，現在，OCT 装置の主流になっている．分光の方法には，2 つの方式があり，ひとつは回折格子で分光する方法で，スペクトラルドメイン（spectral domain）OCT（SD-OCT）（図 2）に採用されている．もうひとつは光源に波長掃引レーザーを用いて，分光した光を順次，送り込む方式である．これはスウェプトソース（swept source）OCT（SS-OCT）（図 3）に応用されている．TD-OCT は 1996 年に実用化された．SD-OCT は 2006 年に，SS-OCT は 2012 年に商品化された．OCT の分類を以下に整理する．

- 時間領域計測法　　　Time domain OCT (1996)
- 周波数領域計測法　　Fourier domain OCT ─┬─ Spectral domain OCT (2006)
  （スペクトル領域）　　　　　　　　　　　　└─ Swept source OCT (2012)

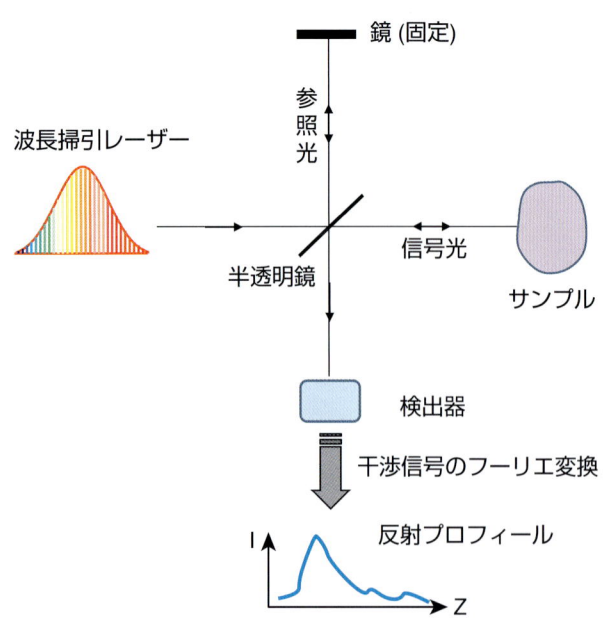

図3. スウェプトソース OCT
光源は波長掃引レーザーで，周波数ごとに分光された光を高速で順次送り込む．このため回折格子による分光が不要である．

3. スペクトラルドメイン OCT の原理

　スペクトラルドメイン OCT の原理を眼科医にわかるように説明した解説は，筆者（岸）が見た限りでは存在しない．物理の専門家と眼科医の知識の隔たりが，あまりにも大きいためであろう[1]．筆者の理解の範囲で説明を試みる．
　フーリエドメイン OCT（SD-OCT と SS-OCT）を特徴づける原理は「分光」にある．分光とは光を波長（あるいは周波数）ごとに分けることである．これをスペクトル分解ともいう．SD-OCT では，参照光とサンプルからの信号光の合波を分光し，それをラインセンサ（1 列に並んだ CCD 素子）の中で干渉信号を検出している．SS-OCT では，光源の段階で分光が済んでいる．干渉光を分光しラインセンサで検出することで，横軸に波長，縦軸に干渉信号強度のグラフを描くことができる．浅い反射点からの干渉信号は粗い波が，深い反射点からの干渉信号は細かい波として検出される．横軸を波長から周波数に変換すると，複雑な干渉波形の集合を，周波数を変数とする関数で表すことができる．これをフーリエ変換という．SD-OCT では分光によってフーリエ変換を行っているのである．以下の説明では周波数の代わりに波長を使う．周波数は波の伝播速度を波長で割ったものである．一定の媒質中の光の伝播速度は一定なので，周波数の逆数である波長を用いても，言っていることの本質は変わらない．
　図 4 は，波長（λ），干渉信号の強度（I）と距離（Z：眼底での深さ）の関係を示したものである．SLD 光源は広帯域光源であり，840nm を中心に幅 100nm ある．参照光は光源がミラーで反射してきたものなので，光源と同じスペクトル分布である．
　分光された光は波長幅が極端に短くなっているので，可干渉距離が大幅に伸びている（式 2 と 15 ページ参照）．このために眼底のほぼすべての位置（Z）において干渉信号を生成することができる．干渉信号 I は以下の式（1）で与えられる．

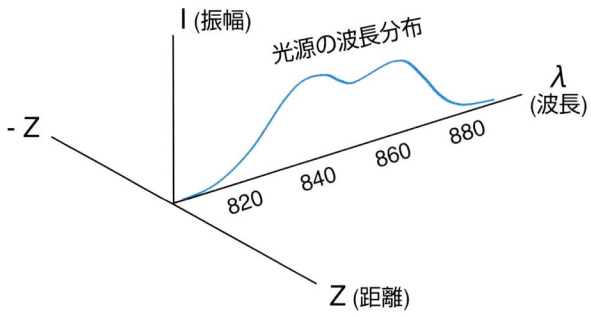

図 4．スペクトラルドメイン OCT（SD-OCT）における波長，距離，振幅の関係
波長は周波数，距離（光路長差）は時間，振幅は信号強度と言い換えることができる．干渉信号は光源の波長分布に乗っている．干渉信号は周波数と時間の要素をもつ 3 次元的な情報である．周波数(λ)を横軸に信号強度(I)を縦軸にした断面のグラフが周波数領域測定法である．一方，時間（Z）を横軸に信号強度（I）を縦軸にした断面のグラフが時間領域測定法である．SD-OCT では，各周波数におけるすべての距離からの干渉信号を，周波数軸（λ）に向かって重畳させることで，距離（Z＝時間）を横軸にした信号強度分布のグラフを得ている．

$$I(\lambda_n) = 2\sqrt{I_s I_r} \cos\left(\frac{2\pi}{\lambda_n}\Delta l\right) \tag{1}$$

I_s は信号光の振幅の 2 乗，I_r は参照光の振幅の 2 乗である．λ は光源の波長である．広帯域光源であるため種々の波長の光を含んでいる．このため λ_n と書かれている．Δl は参照光と信号光の光路長差である．参照鏡の位置を網膜表面に設定すると，参照鏡から眼底の深部までの距離は ΔZ になる．したがって $\Delta l = 2\Delta Z$ になる．

この式を眺めると，Δl（距離）が大きくなると，コサインの中の $2\pi \times \Delta l$ が大きくなる．これはコサインの回転数が大きくなることを意味している．これは正弦波（正確には余弦波）の振動数が大きくなることである．すなわち網膜の深部に行くと，干渉光の波が細かく，速く振動するのである．一方，距離が 0 に近づくと，コサインの中の $2\pi \times \Delta l$ が小さくなる．すなわち回転数が小さくなる．つまり正弦波の振動数が小さくなる．これは網膜の表層（距離が短い）所では，波が粗く，ゆっくり振動することを意味している．測定光は網膜内部に入ると減衰するので，距離（Z）が大きいと干渉信号も減衰して振幅が小さくなる．距離（Z，眼底の深さ）と干渉信号の関係を図 5 に示す．距離が遠い点 Z_2 では波が細かく，0 に近い点を Z_0 では波が粗く，中間 Z_1 では波の細かさが中程度である．

この波長（周波数）を横軸としたグラフは，フーリエ逆変換によって，深さ（Z）を横軸にする（変数にする）グラフに転換できる（図 6）．これを見ると，粗くて振幅の大きい干渉波は，距離が近い所（網膜表層）から出ており（図 6A），細かくて振幅が小さい干渉波は，遠い所（網膜の深部）から出ている（図 6B）ことがわかる．この 2 つの波が合わさったものが（図 6A＋B）であり，それぞれに応じて深さのピークが 2 つ現れている．

次に図 5 を Z 軸側から眺めてみる．OCT で求めたいのは Z 軸（深さ）での干渉信号の分布である．ここでは Z_0, Z_1, Z_2 の 3 点しか表示していないが，その間は連続点になっている．図 6 で示した深さのピークをつなげていくと，図 7 の Z 軸における信号強度分布が得られる．Z 軸は 0 を中心に正の部分（右側）と負の部分（左側）に分かれている．実信号のフーリエ変換では，正の周波数と負の周波数を区別することができないため，ゼロを中心とした正の光路長差と負の光路長差の両方の位置に同じ強度の信号が現れる．正の方向の断層像は表示エリアに展開し，OCT 画面に呈示される．負の部分はミラーイメージとして非表示エリアに展開するので，画面には現れない（図 8）．

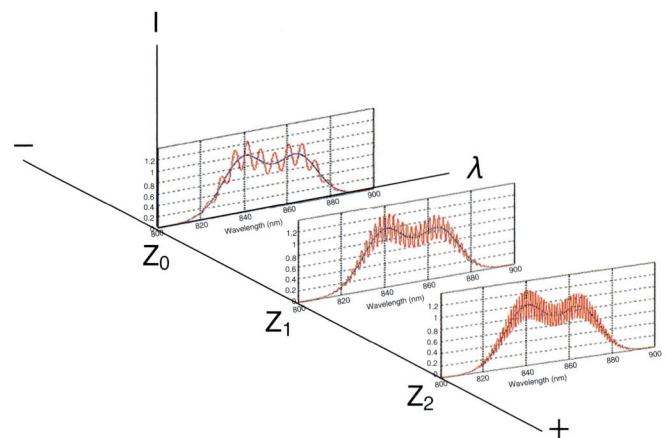

図5. 距離（光路長差）による干渉信号の波形の変化
距離が0に近づくと波が粗い．遠ざかると細かい波になる．Z軸はフーリエ逆変換後に，＋と－に分解する．マイナス側にミラーイメージが形成される．

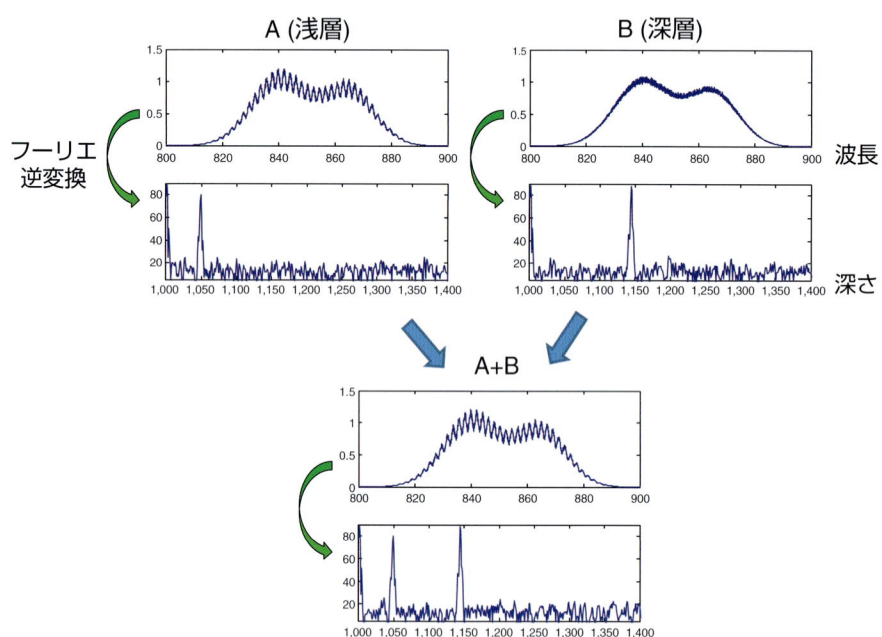

図6. 周波数を横軸に展開した干渉信号をフーリエ逆変換すると，距離を横軸にしたグラフが得られる．A．粗くて振幅の大きい干渉光は浅層にある　B．細かくて振幅の小さい干渉光は深層に由来する．AとBの合波には，2つのピークが出現する．

　Z点（深さ）での干渉信号のピークの形は，光源の波長幅に左右される．この関係を図9に示す．波長幅（半値全幅）が50nmの場合，急峻なピークが得られる．すなわち深さが正確になる．一方，波長幅が15nmと短いと，ピークの幅が広くなる．すなわち距離を正確に決められなくなる．これは光源の波長幅が大きいほど，可干渉距離が短くなり，深さ分解能がよくなるという法則（式（2），13ページ）が効いてくるからである．

II. OCT の基礎理論　11

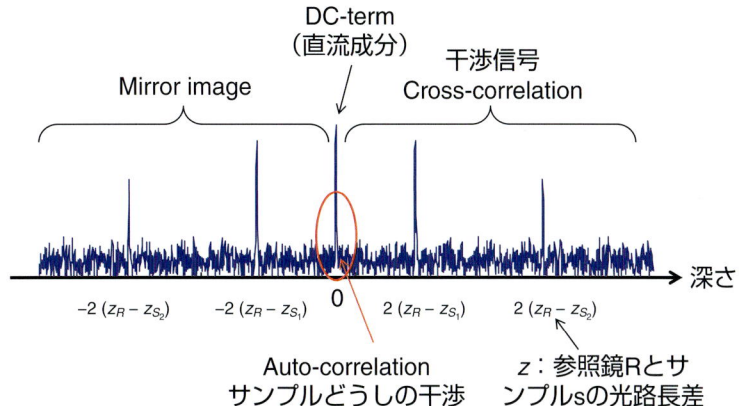

図7．周波数軸に展開した干渉信号を，フーリエ逆変換すると，距離（深さ）が＋と－に分解されたAモードが得られる．正の深さの成分が表示エリアの断層像で，負の方向がミラーイメージになる．

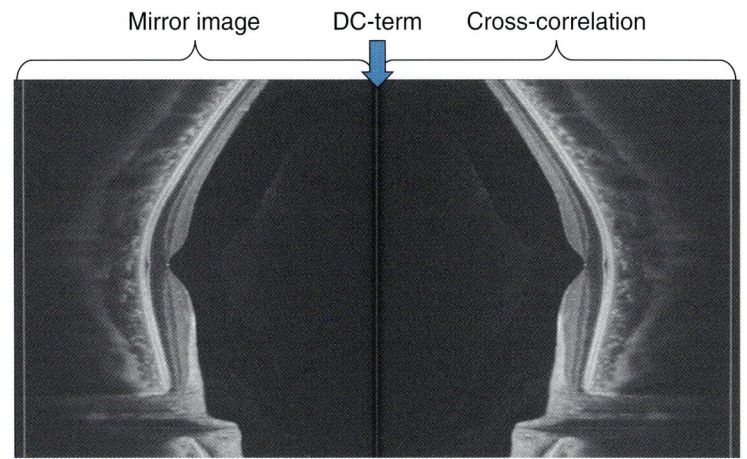

図8．正の距離（右側）の断層像は表示エリアに展開し，OCTの画面に表示される．負の距離の断層像（ミラーイメージ）は非表示エリアに展開するので，通常は意識されないが，さまざまな条件でアーチファクトとしてOCT画面に出現する．

4．各種 OCT の特徴

1）Time domain OCT（TD-OCT）

　最初に考案されたOCTである（図1）．参照鏡と信号光（サンプルからの同軸の反射光）が合わさって最大の干渉信号が発生するのは，両者の光路長差が一致した点である．TD-OCTは参照鏡を前後に動かしながら，最大の干渉信号を順次プロットすることで，深さ方向の信号強度分布（Aモード）を得ている．したがって，参照鏡の移動距離が網膜内の距離に一致している．光路長差は，光の速度が一定なので時間的な遅れに換算できる．このため時間領域（time domain）OCTと呼ばれる．TD-OCTでは参照鏡を機械的に動かすので干渉信号を得る速度には限界があった．

2）Spectral domain OCT（SD-OCT）

　SD-OCTでは，光波の干渉を周波数ごとに分光した空間（周波数領域＝spectral domain）で行って

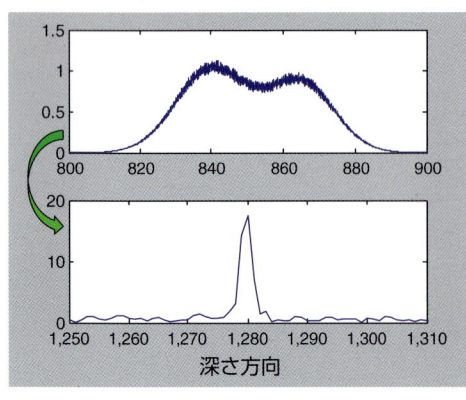
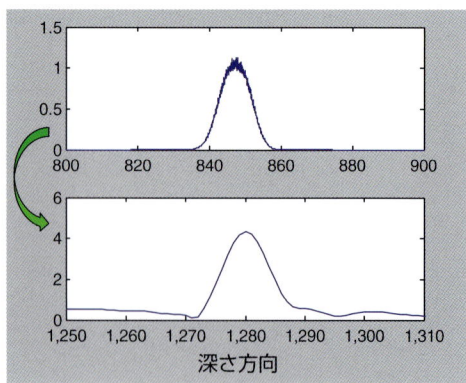
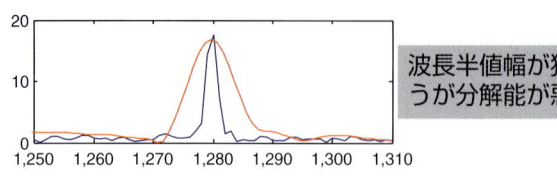

図9. 光源の波長幅とOCTの分解能
波長半値幅が長いと，信号は短い距離に収束するので，急峻なピークになる．光源の波長半値幅が短いと，信号は長い距離に収束するので，ピークの幅が広くなる．すなわち距離の同定が不正確になる．

いる．参照鏡は動かず固定されており，1回のスキャンでz軸方向の情報を得ている（図2）．このためAスキャンにかかる時間が大幅に短くなった．参照光と眼底からの信号光はビームスプリッタで合流するが，その合波は回折格子によって波長ごとに（周波数ごとに）分光され，一列に並んだCCD素子（ラインセンサ）に入り，そこで干渉縞が生成される．分光された光は，可干渉距離が大幅に伸びるので（Ⅱ-6，14ページ），眼底のすべての深さからの干渉信号を得ることができる．各素子で生成された干渉信号は周波数順に並べ直される．

3) Swept source OCT（SS-OCT）

SS-OCTの光源は波長掃引レーザー（スウェプトソースレーザー，swept source laser）である．これはチューナブルレーザー（tunable laser）とも呼ばれ，波長（周波数）の異なるレーザーを順次切り替えて高速に発振している（図3）．それぞれが単波長のレーザーであるので，分光する必要がない．このため回折格子とラインセンサは不要で，点検出器だけで対応できる．参照光も信号光も光源の段階で，すでに分光されているので，点検出器では，すべての深さに由来する干渉信号を得ることができる．これを順次，波長軸に並べることで，SD-OCTと同様のグラフが得られる．

SS-OCTの利点：①中心波長1μmの光源を用いた場合は，従来の800nm帯域より波長が長くなったので組織深達性が高くなり，脈絡膜の断層像が得られるようになった．また，眩しさがなく検査が楽になった．②光源の段階で分光されているので，装置が単純になった．このためスキャン速度がSS-OCTの2倍以上の高速になった．3D画像の構築に有利である．

5. 光源特性

1) 低干渉光の有用性

複数の光波が重ね合わさって，強めあったり弱めあったりする現象を光の干渉といい，新しく生じた

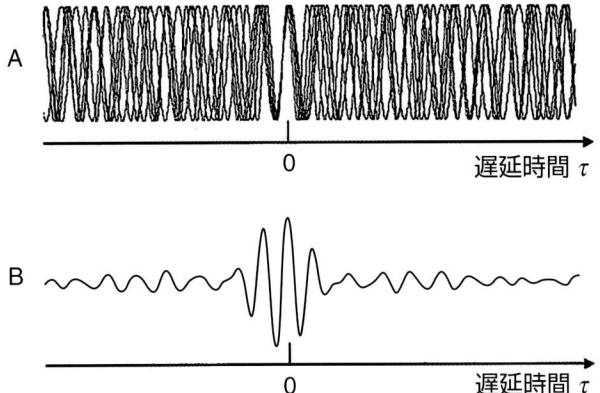

図10. 干渉縞（干渉信号）の形成
A：広帯域光が二分され，再び重なった状態．広帯域光とは周波数がわずかに異なる多数の正弦波の集合．B：Aの結果，生じた干渉縞．二分された光の光路長差が一致したところ（0）で，最大の干渉縞が得られる．光路長差は遅延時間τと言い換えることができる．（陳　建培，秋葉正博：特集「OCTの現状と近未来」，OCTの基礎理論と技術展開．眼科．49：129-136, 2007 から引用）

波を干渉光という．波形に規則性がある2つの光波が重なると，ところどころに「うねり」すなわち干渉縞を生じる（図10）．これを干渉現象と呼び，この現象を起こしうる光波を「コヒーレント光（可干渉光）」という．コヒーレント光の代表はレーザー光である．レーザー光は干渉性が高く，レーザー光を2つのビームに分けて互いの光路長差をいくら変えても「うねり」を生じる．すなわち干渉を起こす長さ（可干渉距離，コヒーレンス長）がたいへん長く，数キロに及ぶ場合がある．このため，1つのレーザー光がもう1つのレーザー光とどのくらい光路がずれているかを測定できない．一方，光源に波長幅がある，すなわち光源が多数の異なる波長の光波の集合であると，2つに分けられた光ビームが再び重なっても光路長差がミクロンオーダーでなければ「うねり」を生じないため，微細な光路長差の測定が可能になる．ここに干渉性の低い光波，すなわち低コヒーレント光（低干渉光）の有用性がある．

2） 波長帯域と分解能

OCTでは光源の波長帯域（波長幅）が広いほど，可干渉距離が短くなる．すなわち，光路長差が正確に測定でき，分解能がよくなる．このためOCTでは広帯域光源が用いられている．SLDは波長840nmを中心とした20〜50nmの波長幅（半値全幅）をもつ近赤外光を発光する．光源の波長分布がガウス型（釣り鐘型）の場合，参照光と信号光の可干渉距離，すなわち深さ分解能は以下の式（2）で与えられる．この法則はタイムドメインでもスペクトラルドメインのOCTでも共通である．

$$\Delta z = 0.44 \frac{\lambda^2}{\Delta \lambda n} \quad (2)$$

（Δz：深さ分解能，λ：中心波長，$\Delta \lambda$：光源の波長幅，n：サンプル中の屈折率）

この式から光源の波長幅（$\Delta \lambda$）が長ければ，可干渉距離が短くなって，分解能が上がることがわかる．第1世代のTime domain OCTに使われたSLDは，波長幅（$\Delta \lambda$）が20nm（図11A）で，可干渉距離は10〜20μmであった（図11B）．最近のSpectral domain OCTでは波長幅（半値全幅）が50nmになっている．中心波長（λ）を840nmとすると，分解能は　約6μmになる．オプトポール社のSPOCT-HRでは，2つのSLDを組み合わせた複合光源を用いることで波長幅を85nmまで広げており，分解能は3μmになった．フェムトセカンドレーザーを光源とした実験機では波長幅が100nm以上で，理論上1〜2μmの分解能となっている（図11）．

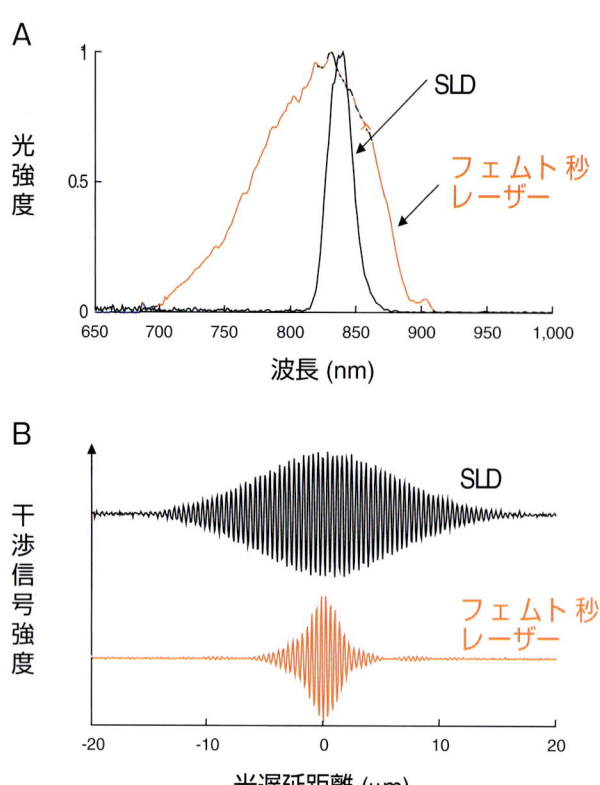

図11. A：光源の波長帯域（波長幅）．ここで示すSLD（スーパールミネッセントダイオード）は約815〜865nmで全幅が約50nmである．フェムト秒レーザーは全幅200nmである．B：光源と可干渉距離（光遅延距離）．波長帯域が短いSLDは可干渉距離が広がっている．すなわち距離が正確に特定できない．フェムト秒レーザーでは，可干渉距離が短く，距離をより正確に特定できる．注）フェトム秒 (femtosecond)：10^{-15}秒（陳　建培，秋葉正博：特集「OCTの現状と近未来」，OCTの基礎理論と技術展開．眼科．**49**：129-136, 2007から引用）

3）波長と組織深達性

　眼底の断層像を得るためには，測定光がなるべく深部，できれば強膜まで到達することが望ましい．光散乱と波長は反比例の関係にあるので，波長が長いと深達性がよくなる（図12B）．このために，測定光は近赤外光が採用されている．また，測定光は硝子体を通過するので，水に吸収されにくいことが必要である．これらの条件に沿って，光源として中心波長が約840nmのスーパールミネッセントダイオード（SLD）が，TD-OCTとSD-OCTで使われていた．Swept source OCTでは，中心波長1,050nmの波長掃引レーザー（swept source laser）が使われている．波長1,050nm付近は水への吸収が少なく，第2の窓と呼ばれている（図12A）．波長が長いため，組織深達性が高く，脈絡膜も観察することができる．

6. なぜ参照鏡を動かさずに断層像を得ることができるのか

　SD-OCTやSS-OCTの原理で最も困惑するのは，なぜ参照鏡を動かさずに距離情報（光路長差）を得られるのかという点であろう．ひとつの答は，干渉信号が分光により，周波数軸に展開され，これをフーリエ逆変換で時間（距離）軸に転換しているからである．詳細は（2-3．スペクトラルドメインOCTの原理）で述べた．もうひとつの答は，「分光による可干渉距離の延長」である．この点を具体的に説明する．

　SLD光源の波長幅（全幅半値）を50nmとすると，式（2）（13ページ）により，可干渉距離は6μm

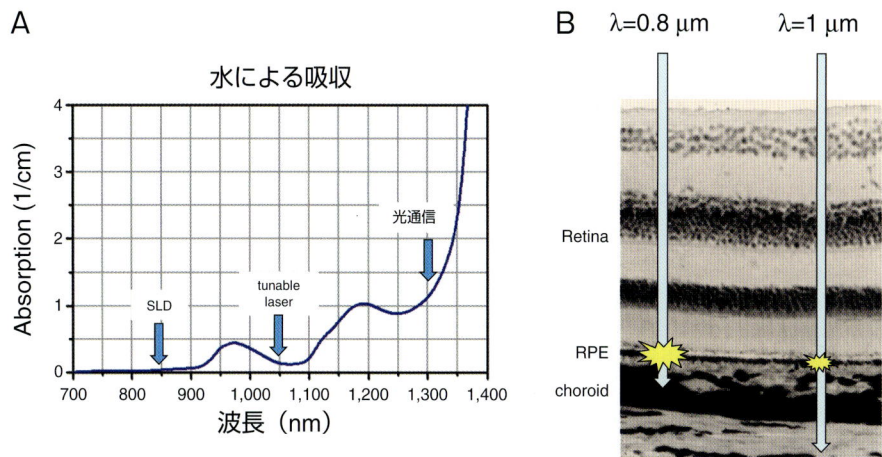

図12. A：光の波長と水による吸収．SLD（840nm）では水の吸収がほとんどない．SS-OCTの光源は波長1,050nmで，その次に吸収が少ない領域になっている（第2の窓）．B：光源の波長と眼底での深達距離．

となり，わずか6μmの範囲でしか干渉信号を得ることができない．しかし，分光することで，個々の光は波長幅が極端に小さくなる．たとえばSLDから発した光は，回折格子で分光され，2,048個の素子（CCD）が並ぶラインセンサに投影される．光源の全波長帯域を100nmとすると，各素子は波長幅が約0.05nm幅の光波が入ることになる．各素子からみると，レーザー光のような波長幅の狭い光が入射することになる．（2）式に，波長幅0.05nmを代入すると，可干渉距離は4.6mmと桁外れに長くなる．これは硝子体〜網膜〜強膜までがらくに入る距離である．このため，分光により参照鏡を動かすことなく，眼底のすべての深さからの干渉信号を得ることができるのである．SS-OCTでは光源の段階で分光がすんでいる．

7. 画像情報の抽出

測定光がサンプルに入ると，多重散乱を含む雑多な位相をもった反射波（＝散乱光）が発生する．この複雑な散乱光のなかから，どのように画像情報を抽出するのであろうか．それは以下の機序による．① 干渉現象を起こす光波だけが抽出される．② 散乱光のなかで，測定光と同軸に戻ってきた後方散乱光（＝信号光）のみが抽出される（図13）．③ サンプルからの反射光（信号光）は，参照光に比べるとはるかに微弱である．しかし，両者の干渉により生じた干渉信号の強度は，両者の積（II-3の式（1）参照）であるので，微弱な信号が大幅に増幅されるのである．

8. A, B, C モードとスキャン

Aモードは深さ（Z軸）方向の干渉信号の強度分布を意味する．Aはamplitude（振幅）を指す．AスキャンとはAモードを得るためのZ軸方向の測定のことである．AスキャンをX-Y方向に動かすことをBスキャンという．Bスキャンにより網膜断面（Bモード）が得られる（図14）．BモードのBはbrightness（輝度）のことで，信号強度は白黒の濃淡，または疑似カラー（暖色が高信号，寒色が低信号）で表される．網膜の断面（Bモード）のスライスを重ねて行くと，3次元のデータセットを取得でき，3D立体像を構築できる．この立体像を測定光と垂直（眼底に平行）に切り出すことをCスキャンといい，それで得られた断面をCモードあるいは，en face（アンファス）画像という（図15）．アンファス画像を得るには，固視微動の影響の少ない3Dデータの撮影が必要である．このためには，A

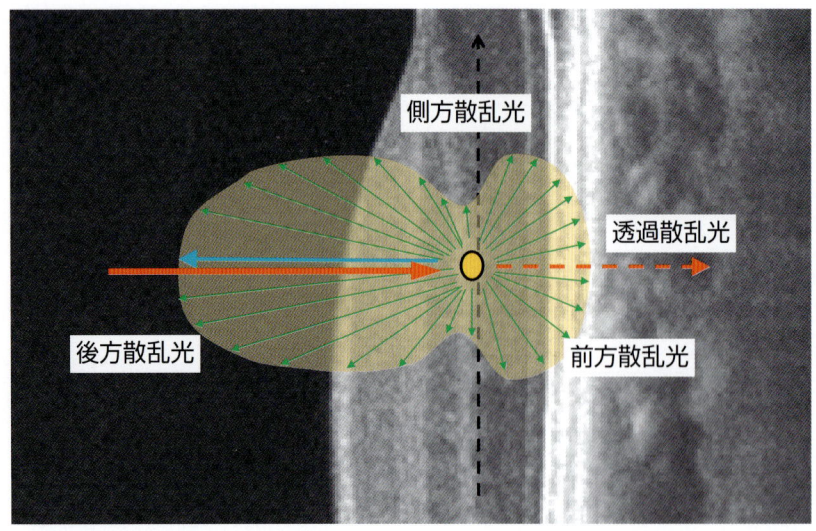

図 13. 網膜内での散乱光の発生
測定光（赤）が網膜のある組織に当たると，四方に散乱光が発生する（黄白色部分）．後方散乱光のなかで，測定光と同軸に戻ってきた反射光（青）だけが，信号光として画像情報になる．半透光体を通り抜けた透過散乱光（赤破線）は網膜の深部に進み，同様の散乱を起こす．

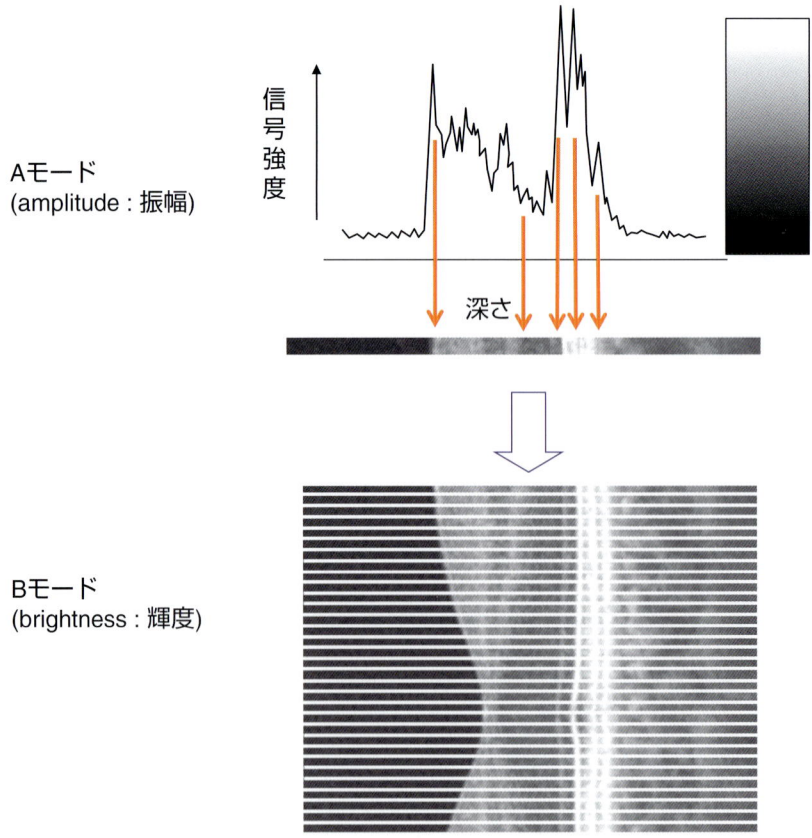

図 14. AモードとBモード
Aモードとは深さ方向の信号強度分布である．SLDの光束は20μmなので，その幅の断層像ができる．この短冊を並べていくとBモード（断層像）が得られる．Aモードを得る軸方向のスキャンをAスキャンといい，眼底に線を引いてある範囲の断面（Bモード）を得ることをBスキャンと呼ぶ．

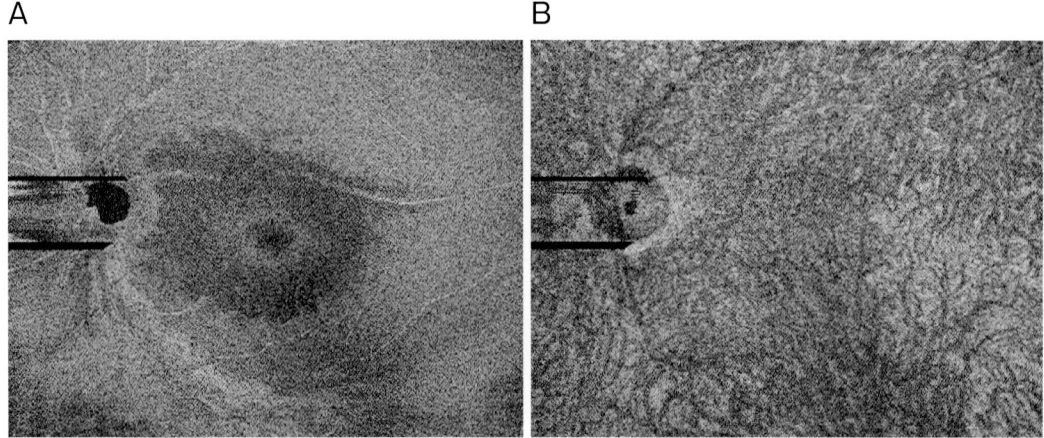

図 15. 正常眼の en face 像
A：網膜表層．網膜血管が見える．B：Cスキャンを深部に進めると脈絡膜の血管が見える．

スキャンの高速化が不可欠である．Swept source OCT の A スキャンは最速であり，アンファス画像に有利である．

9. 技術展開

1) A スキャンの高速化

　TD-OCT では，A モードを得るのに参照鏡を機械的に動かす必要があり，A スキャンの速度には限界があった．SD-OCT や SS-OCT では，深さ方向のすべての干渉信号を，参照鏡を動かすことなく 1 回の測定で得ることができる．このため，A モードの取得時間が大幅に短縮された．すなわち A スキャンが格段に速くなった（総論 I 図 1，2 ページ）．TD-OCT である Stratus OCT では B スキャンは 512 本の A スキャンからなり，撮影に 1.28 秒かかった．すなわち 1 秒あたりのスキャンレートは 400 本である．2006 年に登場した SD-OCT は 18,700 本 /sec のスキャンレートであるため，TD-OCT と同様の B スキャンを得るのに 27 ミリ秒しかかからない．これは 1 秒で 37 枚の B スキャンを得られることを意味している．この高速化により B スキャンを重ねて 3 次元画像を 4 秒以内で取得できるようになった（1. OCT の歴史の図 1）．その後，A スキャンはさらに高速化し，2010 年には 50,000 本 /sec になり，2012 年に発表された SS-OCT では 100,000 本 /sec になっている．

2) 信号光の利用効率

　TD-OCT では参照光と信号光の光路長が一致したところで発生する干渉信号だけを画像に利用しており，光路長が異なる所からの干渉信号は捨てていた．一方，SD-OCT や SS-OCT では，すべての深さから生じる干渉信号を画像情報として使っている．このため，これらの OCT の計測感度は TD-OCT に比して 30 倍程度高い．このため，高速にデータを取得しつつ，TD-OCT と同等以上の計測感度を得ることができる．

3) スペックルノイズの低減化

　OCT の分解能は可干渉距離によって決まる．一方，横方向の分解能は対物レンズの有効開口数で決まる．しかしながら，断層像の解像力は，分解能よりスペックルノイズ（speckle noise）に大きく影響される．スペックルノイズは B スキャン画像を拡大するとみられる低反射の斑点模様である．これ

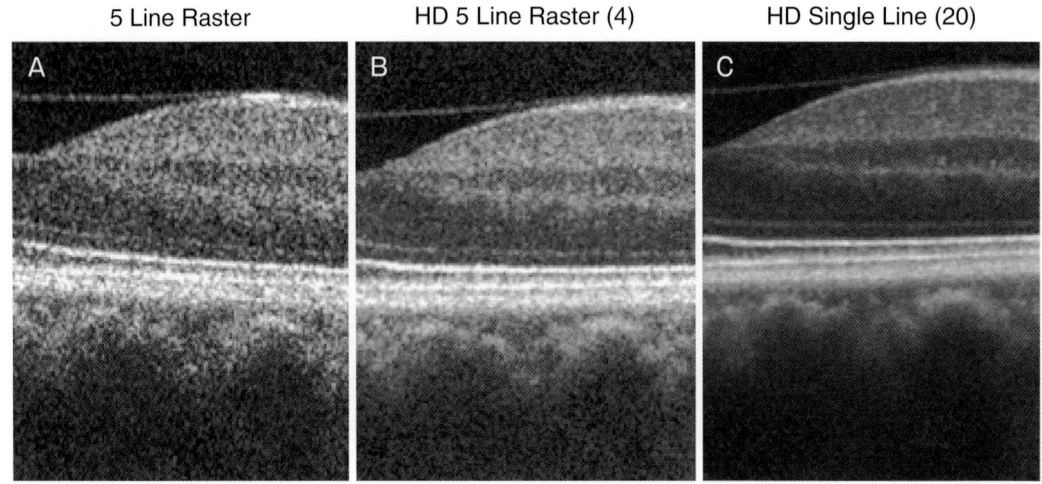

図16. 画像の加算平均によるスペックルノイズの低減化（Zeiss, Cirrus SD-OCT）
SLDの光束の幅は20umなので，6mm幅のBスキャン画像を得るには6,000μm÷20um=300Aスキャンあればよいことになるが，512Aスキャンではかなりノイズが多くて荒いものなる．そのため各機種ではAスキャンの数を増やして，画像を鮮明化している．これをオーバーサンプリングという．A：4,096本のAスキャンでオーバーサンプリングした断層像．B：1,024本のAスキャンで得た画像を4枚加算平均したもの．こちらのほうがノイズが減少している．C：1,024本のAスキャンで得た画像を20枚加算平均したもの．ノイズが減って網膜の層構造が鮮明になっている．

が画像を覆って網膜の層構造を不明瞭にしているのである．第1世代のTD-OCT（OCT 2000）は，視細胞内節外節接合部（IS/OS）と網膜色素上皮（RPE）がやっと分離できる精度であった．しかし，画像を加算平均してスペックルノイズを除去すると，IS/OSとRPEの分離だけでなく，その間の第3のラインさえも描出できることが報告されている．スペックルノイズはランダムに発生するので，画像を加算平均することでキャンセルできる[2]．加算平均を正確に行うためには，同一部位で，ぶれなく多数のスキャンをする必要がある．このためには，高速なスキャンと，眼球運動追尾機能（eye tracking）あるいはソフトウェアの画像重ね合わせ技術をもつことが重要になってくる．図16に加算平均を重ねるにしたがって，網膜の層構造が鮮明になっていく様子を示す

文献

1) 陳　建培，秋葉正博：特集「OCTの現状と近未来」，OCTの基礎理論と技術展開．眼科．49：129-136, 2007.
2) Hangai M, Yamamoto M, Sakamoto A, et al：Ultrahigh-resolution versus speckle noise reduction in spectral-domain optical coherence tomography. *Opt Express* 9：4221-4235, 2009.

III. OCT 画像

1. 組織切片との対比

1) 画像の濃淡

　OCT 像は光学顕微鏡で観察した組織切片に類似しているが，あくまで光波の散乱をもとに構成された像であり，実際の組織切片とは同一ではない．図1A はサル眼の黄斑部網膜をトルイジンブルー染色した組織切片の光学顕微鏡像で，図1B は水平断（9 mm）の OCT 像で，黄色の枠の部分が組織切片に相当する．組織切片では核のある層が濃く染色される．一方，OCT では核のある層は低輝度で暗く，神経線維層，内網状層，外網状層などの線維からなる層が高輝度になっている．これは細胞体では散乱光が少なく，神経突起が密集した場所では強い反射が生じるためである．OCT 画像の本質は干渉信号の分布である（図2A）．反射や散乱を起こす主因はサンプル内の屈折率の不連続性である．図2B は A スキャンで得られる網膜の各層における干渉信号の強度（A モード）を示す．測定光は網膜表層の神経線維層で高信号を生じ，網膜内でいくつかのピークを形成し，視細胞の内節と外節の境界（IS/OS）

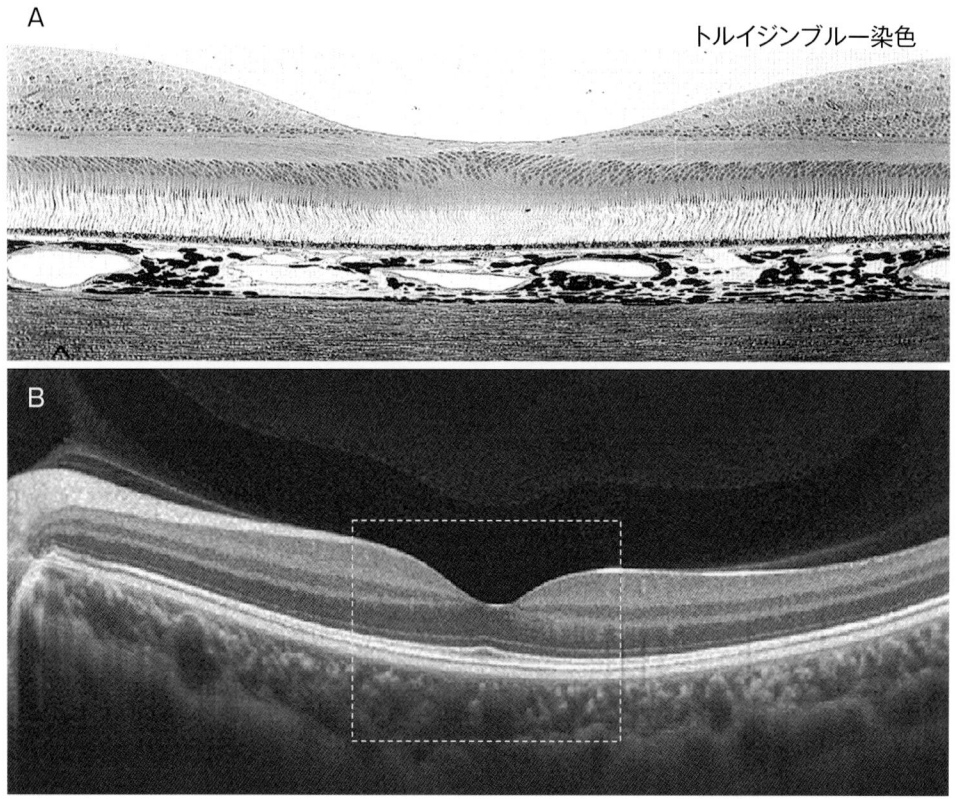

図 1. 組織切片と OCT 像
A）サル眼の中心窩網膜をトルイジンブルー染色した組織切片の光学顕微鏡像．(Fine BS, Yanoff M：Ocular histology, Harper & Row, 1979, p115 から引用) B）9mm の水平断の SD-OCT（Cirrus）像．黄色の枠の部分が組織切片に相当する．縦横比が 2：1 になっているので，実際より 2 倍厚さが強調されている．

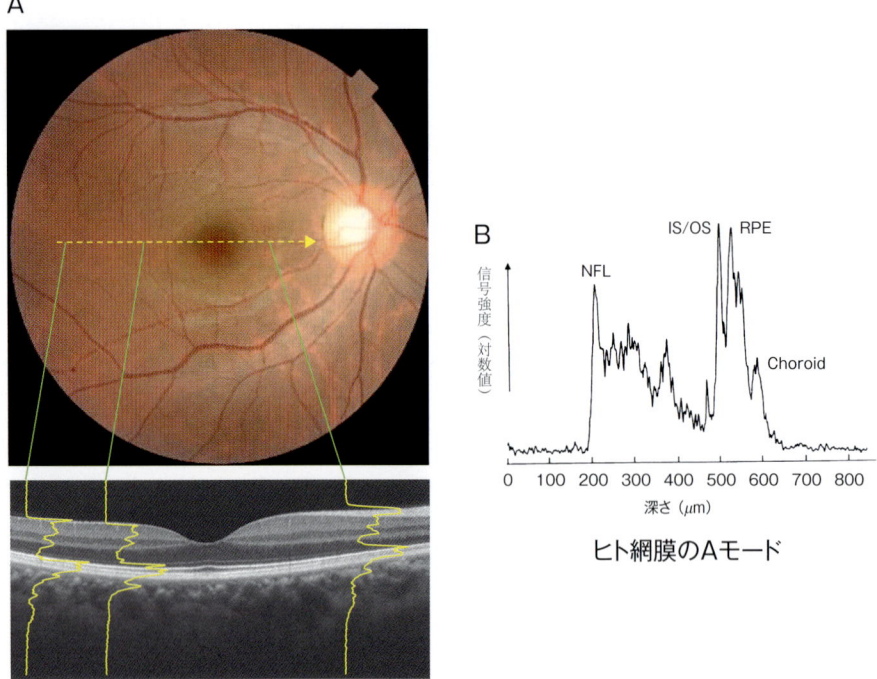

図2. A) Aスキャンで得られる網膜内の干渉信号（Aモード）．これを黄色矢印の方向にBスキャンすることで断層像（Bモード）が得られる．B) 網膜各層における信号強度分布（Aモード）．

で再び急峻な高信号を生じ，それが急速に減衰して網膜色素上皮で再びIS/OSと同程度のピークを生じている．

2) 信号の組織内での減衰

　図3は測定光と反射光（信号光）の散乱吸収体における特性を示したものである．組織は固有の減衰係数をもっている．測定光は網膜の層が変わると，境界面では強い反射光が生じ，組織固有の減衰係数（σ）に応じてなだらかに（σ1），もしくは急峻に（σ2），反射光が減衰する．この性質はOCT画像を解釈するうえで重要である．たとえば視細胞外節は円板を積み重ねた円筒形をしており，それが網膜色素上皮（retinal pigment epithelium：RPE）の前面まで連続している．しかし，OCTでは，外節の近位端（IS/OS）とRPEの2本の高反射ラインとして表現される．これは測定光がIS/OSで強い反射光を生じ，それが急速に減衰し，再びRPEで強い反射光を発生するためと考えられる（図2B）．

3) 画像の縦横比

　OCT像は縦横比が2：1で縦方向が強調されている．このため中心窩の陥凹が組織切片より急峻になっている（図1）．網膜も実際の2倍の厚さで描出されている．このほうが，生理的な縦横比のときより画質がよくなる．OCTの深さ分解能は3〜7μmである一方，横方向の分解能は20μmであるため，横を圧縮して2：1にしたほうが，粗さが目立たなくなるのである．縦横比を2：1にしたため，眼底の弯曲が実際より強くなる．たとえば，1：1比で30°の傾斜は，2：1比になると，49°になる．とくに強度近視では眼底の弯曲が強調される（図4）．

4) 網膜の傾斜と網膜厚

　眼底が傾いていてもOCTでは常に垂直方向のみでスキャンを行うので，網膜表面とRPEの距離は実際より延長してしまう（図5）．RPEのラインが画像上，水平にあるか注意が必要である．

III. OCT 画像　21

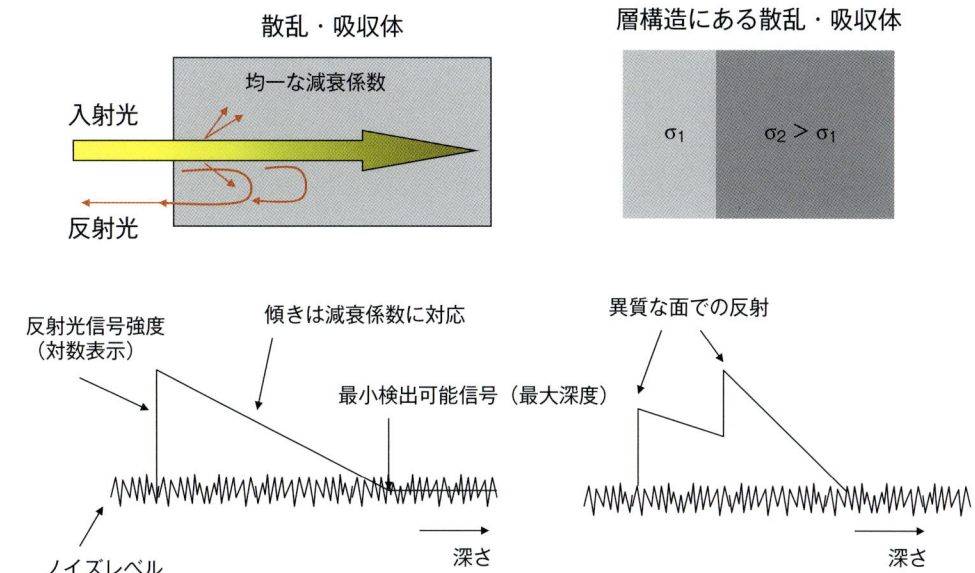

図3. 組織内における反射光波の減衰

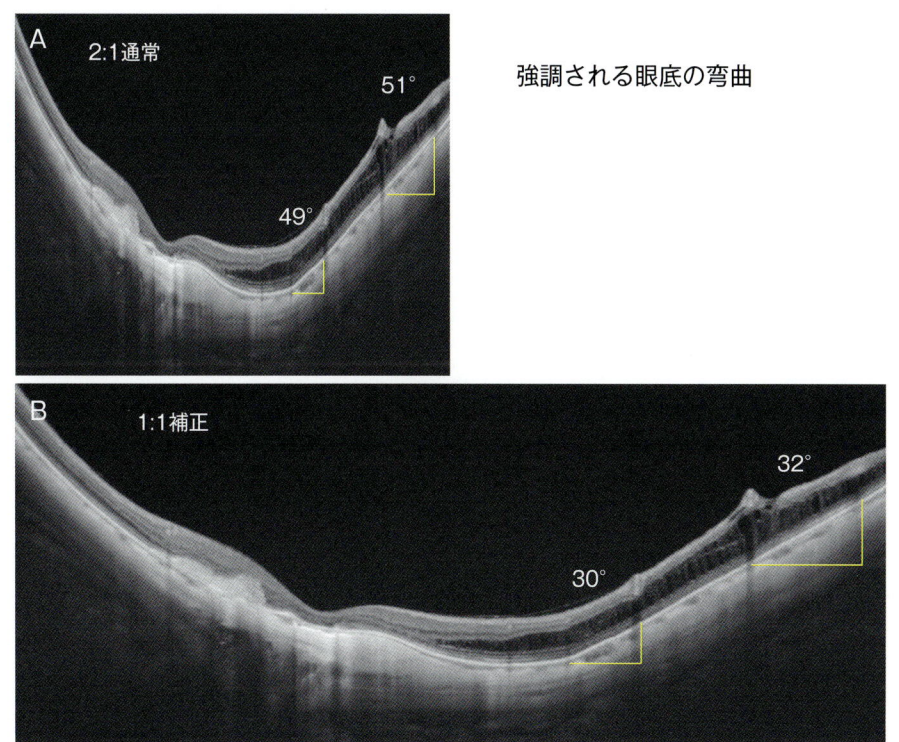

図4. 強度近視（−14.0D）での眼底弯曲の強調 A）通常（縦横比2:1）の OCT 画像．B）生理的比率（1:1）に補正した像．網膜色素上皮の傾斜がB図で30°と32°の場所が，A図では49°と51°に急峻になっている．

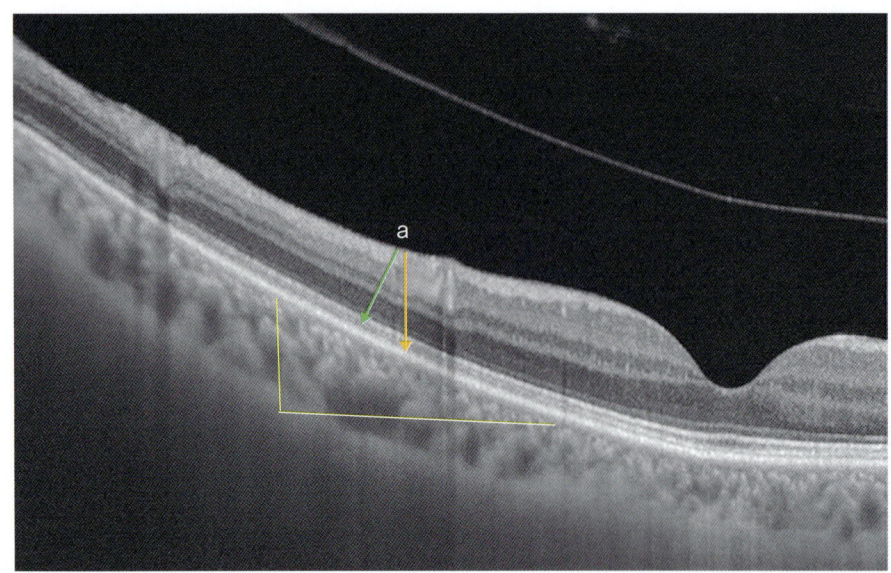

図5. 網膜の傾斜と網膜厚
a点での網膜厚は，OCTでは（橙色矢印）だが，実際には（緑色矢印）である．網膜の傾斜は24°なので，OCTでの計測値は実際より9.5%延長している．

2. ミラーイメージ

1) 反転・折れ曲がり現象

　スペクトラルドメインOCT（SD-OCT）では，断層像の一部が反転して「ひ」の形（図6）になったり，「く」の形（図7）に折れ曲がったりするアーチファクトが出現する．これはミラーイメージが表示画面に混入することで生じる．このアーチファクトは，フーリエドメインOCT（FD-OCT）の原理に起因するものである．タイムドメインOCT（TD-OCT）では，参照鏡の移動により距離を実測していたが，FD-OCTでは，参照鏡を固定したまま，仮想空間で距離を得ている（Ⅱ-3章参照）．ミラーイメージがなぜ生じるのか次項から説明する．

2) 2乗の平方根からミラーイメージが生まれる

　干渉信号は光源からの光を二分して，それを再び重ねあわせて，両者の積をとったものである．干渉信号を分光し，周波数軸上に展開した干渉信号をフーリエ逆変換して，距離（Z軸）上に展開すると，距離は+Zと-Zに分解される．このため断層像は，Z=0を中心に線対称に2つの像が出現する．正の距離（+Z）に展開する像が表示エリアに呈示される．負の距離（-Z）側の像がミラーイメージと呼ばれる．これは通常，非表示エリアに展開するので，われわれはふだん意識できない．ミラーイメージはフーリエ変換でいう複素共役の信号であり，虚像ともいわれる．

3) ミラーイメージは表示エリアにも出現する

　「非表示エリアに展開する断層像がミラーイメージである」という説明は正しくない．ミラーイメージはあくまで基準線（参照鏡の位置）を中心に線対称にできる鏡像であり，基準線をどこにとるかによって，非表示エリアにも，表示エリアにも出現する．われわれが見るOCT画面では，基準線は画面の上端に設定されており，表示エリアで展開した像だけを画面に呈示している．次項から参照鏡の位置とミラーイメージの関係を説明する．

III. OCT 画像　23

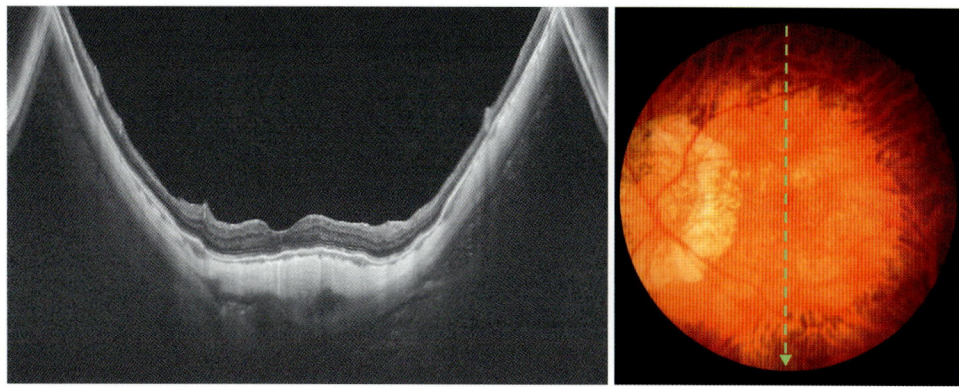

図6．「ひ」形の断層像
－21.0D の強度近視．後部ぶどう腫がある．

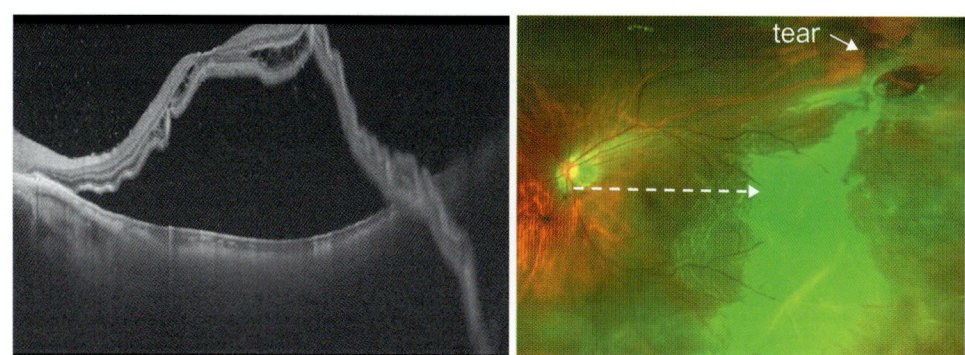

図7．「く」形の断層像
66歳，裂孔原性網膜剝離．視力 0.1．

4）硝子体モード（図8）

　通常の設定では画面では，参照鏡（基準線）は硝子体に位置する．これを硝子体モードという．眼底は基準線から正の距離（＋Z）にあり，本来の断層像として正立で表示画面に呈示される．基準線の反対側（負の距離：－Z）に線対称の鏡像として展開するのがミラーイメージである．ミラーイメージは反転画像になる．ミラーイメージの断層像が非表示エリアにすべて収まっているときは，その存在が意識されない．

5）脈絡膜モード（図9）

　参照鏡（基準線）を脈絡膜の外側に設定すると，本来の画像は参照鏡より負の側（－Z）に展開するので，正立像のまま非表示エリアに展開する．ミラーイメージは，基準線をはさんで，正の距離（＋Z）側，すなわち表示エリアに反転画像として展開する．この反転画像を加算平均したものが EDI である．原理は「III-3：EDI」で詳述する．

6）「ひ」形の断層像（図10）

　強度近視などで，眼底の弯曲が強いと，周辺では眼球壁の両脇が反転して「ひ」の字になる．これは基準線を中心に線対称にできたミラーイメージのうち，眼底周辺部分が表示エリアに侵入することで生じる．

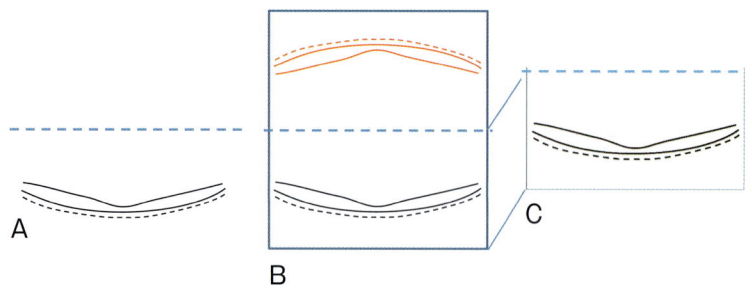

図 8. 硝子体モード
A）参照鏡の位置（青の破線）は硝子体側にある．ここが距離 0 の基準線になる．B）基準線をはさんで線対称に本来の断層像（黒）とミラーイメージ（赤）が展開する．下が表示画面で上が非表示画面である．C）OCT の画面には，表示画面のみが呈示される．

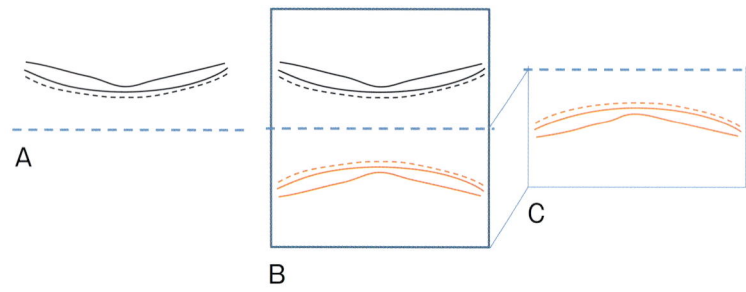

図 9. 脈絡膜モード
A）参照鏡（基準線）は脈絡膜の外側にある．B）本来の断層像（黒）は非表示画面に展開し，ミラーイメージ（赤）は反転した形で表示画面に展開する．C）表示画面には反転したミラーイメージが呈示される．

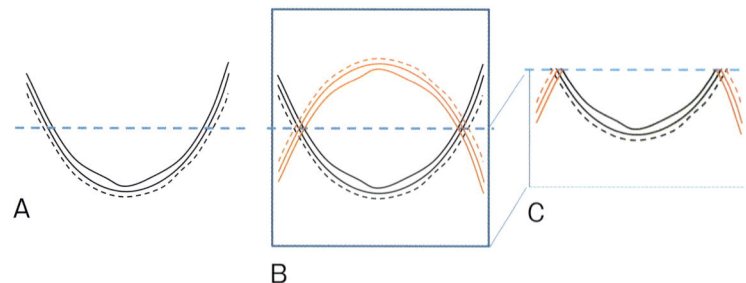

図 10.「ひ」形の断層像
A）参照鏡の位置（基準線）を青の破線で示した．B）基準線を中心に本来の断層像（黒）とミラーイメージ（赤）が，線対称にできる．C）表示画面（下側）に展開した像のみが，OCT 画面に呈示される．

7）「く」形の断層像（図 11）

網膜剥離や眼球壁の弯曲などで網膜が傾斜していると，断層像が「く」の字に折れ曲がる．これも「ひ」形と同じ原理である．ミラーイメージのうち，表示エリアに侵入した部分が画面に呈示されることで生じる．

8）硝子体混濁（図 12）

FD-OCT では，硝子体混濁（opacitas corporis vitrei：OCV）が網膜内や脈絡膜に出現することがある（図

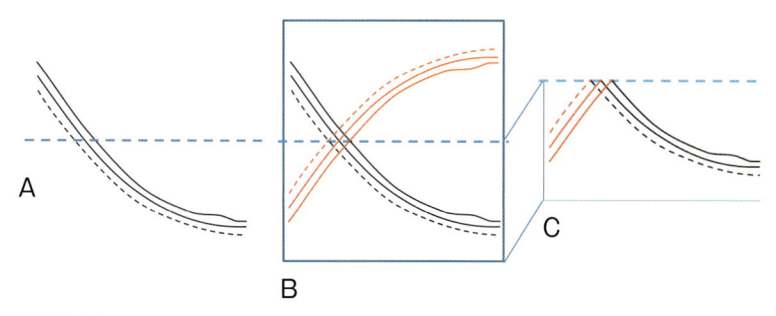

図11. 「く」形の断層像
A) 参照鏡の位置（基準線）を青の破線で示した．B) 基準線を中心に本来の断層像（黒）とミラーイメージ（赤）が，線対称にできる．C) 表示画面（下側）に展開した像のみが，OCT画面に呈示される．

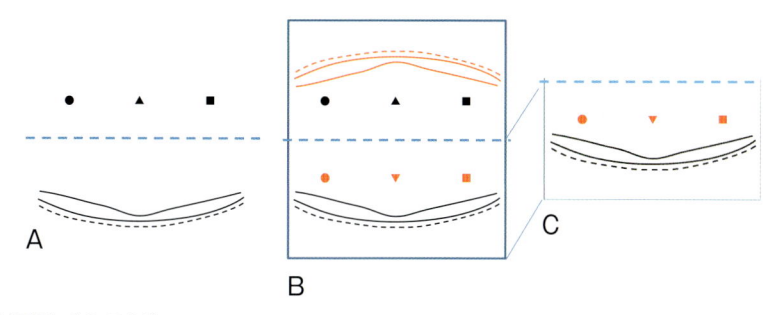

図12. 硝子体混濁（OCV）
A) OCVが参照鏡の位置（基準線）より硝子体側にある場合．B) 本来の眼底とOCV（黒）は，そのまま正立像になっている．基準線を中心に線対称にできたミラーイメージを赤で表示した．眼底は非表示エリアに入るが，ミラーイメージのOCV（赤）が表示エリアに入ってしまっている．C) その結果，本来眼底のそばにないはずのOCV（赤）が表示画面に出現してしまう．

13，15）．この場合は明らかにおかしいのでアーチファクトであることがわかる．しかし，OCVが硝子体内に収まっていた場合，アーチファクトか否かの鑑別は難しい．眼底からかなり前方にOCVがある場合を考えてみよう（図12）．基準線がOCVより眼底の近くに設定してあるとする．この場合，本来の断層像にはOCVは写らないが，ミラーイメージのOCVが表示画面に混入する．これが本当のOCVかの鑑別は難しいが，OCVに伴うシャドーがない場合やOCV自体がボケて映しだされた場合は，ミラーイメージの混入である可能性がある（図13）．OCVが基準線の両側にある場合（図14）は，表示画面に実像とミラーイメージが混じり合う（図15）．

3. Enhanced Depth Imaging（EDI）

EDIは（Ⅲ-2-5：脈絡膜モード）で述べたように，参照鏡（基準線）を脈絡膜の外側に移動し，ミラーイメージを表示エリアに展開したものである（図9）．このミラーイメージを加算平均すると，通常の硝子体モードでは見えなかった脈絡膜が描出できるようになるのである（図16）．これは信号ノイズ比（signal noise ratio：SNR）は，参照鏡からの距離（深さ）が近いほど高く，距離が離れるほど低くなるという性質を利用しているのである（図17）．脈絡膜モードでは，脈絡膜が参照鏡の位置（基準線）に接近している．このため脈絡膜のSNRが高くなり，鮮明度が増す．一方，網膜表層は距離が遠くなるので不鮮明になる．こうして得た断層像を多数加算平均すると，スペックルノイズが減少して解像度がよくなる．これがEDIである．EDI画像は反転画像なので扱いが不便である．最近の機器では自動的に正立像に転換されるようになっている．

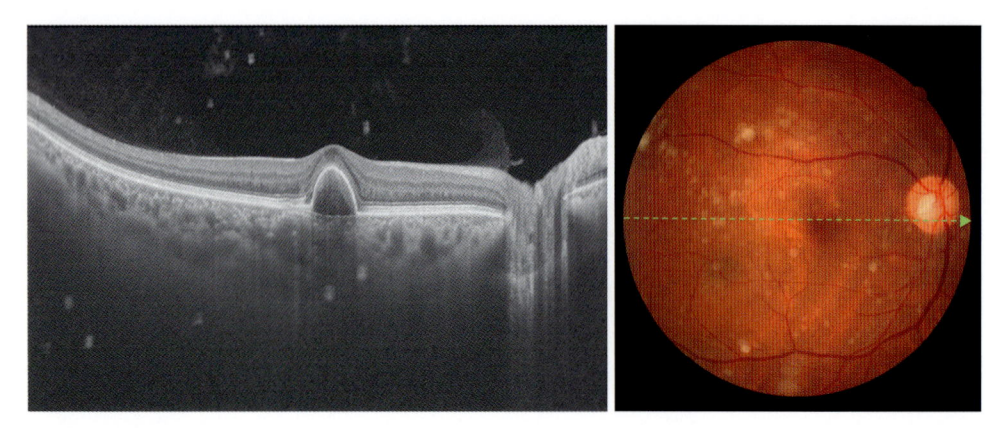

図 13. 星状硝子体症
63歳，男性．中心窩に色素上皮剥離がある．硝子体混濁が基準線（参照鏡）より前方にあると，表示画面に出現した高信号点はすべてミラーイメージである．高信号点は硝子体，脈絡膜とその後方に分布している．これらの高信号点にはシャドーがない．

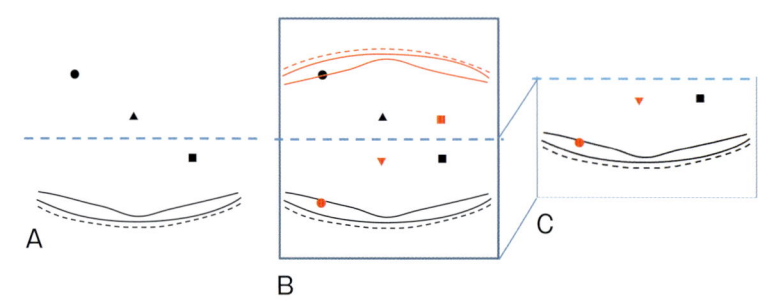

図 14. A）硝子体混濁（OCV）が参照鏡（基準線）の両側にある場合．表示エリアと非表示エリアに OCV が分布する．C）表示画面には実際の OCV とミラーイメージの OCV が混在する．

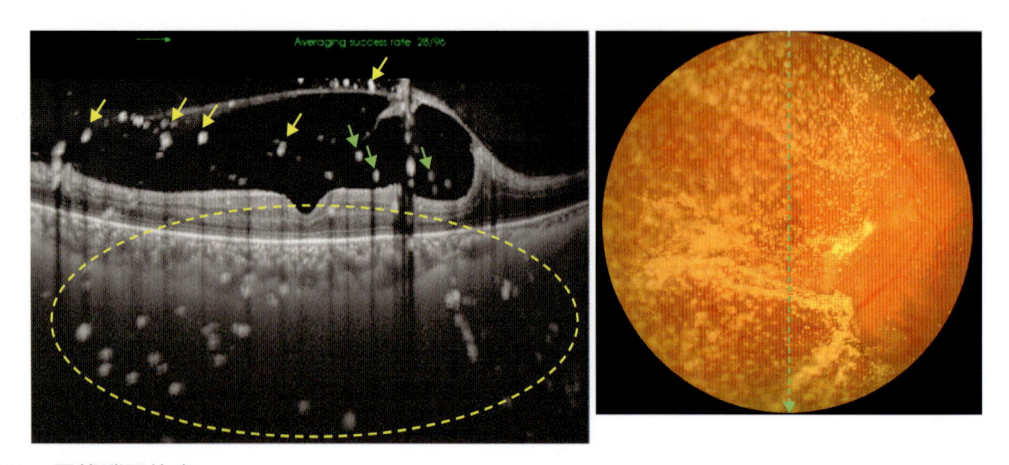

図 15. 星状硝子体症
黄色破線内の OCV はありえないのでミラーイメージである．硝子体には本来の断層像とミラーイメージが混在する．スジ状のシャドーがある（黄色矢印）のは，本来の画像と思われる．シャドーがない OCV（緑色矢印）はミラーイメージと思われる．

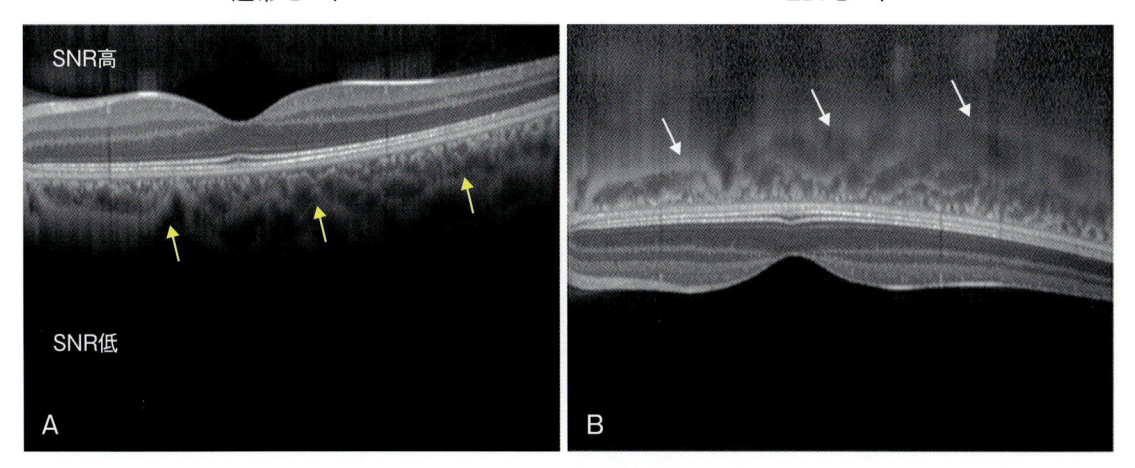

図 16. Spectralis SD-OCT（ハイデルベルグ）における通常モード（A）とEDIモード（B）
Aでは脈絡膜は中層（矢印）までしか見えないが，Bでは脈絡膜と強膜の境界（矢印）が見える．SNRは画像の上端（基準線）に近づくほど高く，遠ざかるほど低い．

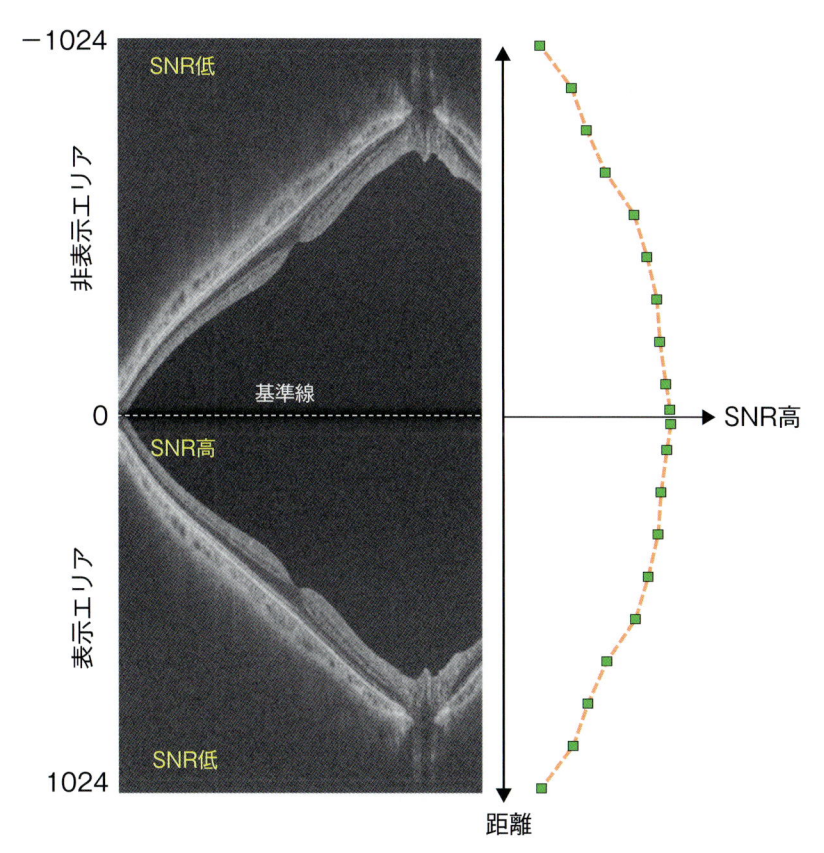

図 17. 深さ位置による信号ノイズ比（SNR）の減衰
基準線に近いほうがSNRが高い．非表示エリアの画像がミラーイメージである．

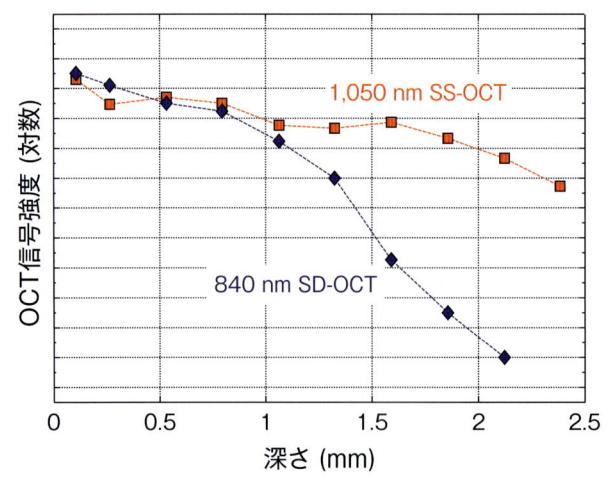

図18. 撮影レンジの深さとOCT信号強度の関係
中心波長が長いSS-OCTのほうが減衰が少ない.

　脈絡膜が見えないのは測定光の組織内での減衰が主な原因である．光源の波長が長くなれば組織での深達性がよくなる（図18）．SD-OCT の光源である SLD の中心波長は 840nm で，SS-OCT の光源である波長掃引レーザーは 1,050nm と長い．したがって，SS-OCT を使えば，測定光の深達度が向上し，脈絡膜と強膜の一部が容易に観察できるようになった．EDI は組織深達度の低い SLD 光源を用いて，脈絡膜を見るための窮余の策であったといえる．

4. 古典的なアーチファクト

　ミラーイメージは FD-OCT 固有のアーチファクトであった．ここでは TD-OCT と FD-OCT に共通なアーチファクトについて述べる．

1）シャドー

　測定光のブロックによるシャドーは，最も一般的なアーチファクトである．測定光が高反射物質に当たると，その部分は高反射になるが，その後方は透過散乱光の減衰により，陰影（シャドー）になったり，後方の組織の反射信号が激減する．この現象は，網膜内の硬性白斑（図19，20），網膜出血（図21），網膜血管（図26）などで生じる．

2）強膜のスジ状の高信号

　SD-OCT の時代では，測定光の多くは網膜色素上皮（RPE）でブロックされ，脈絡膜中層までしか画像化できなかった．SS-OCT になると，脈絡膜全層と強膜の一部が描出できるようになった．それに伴って，RPE が正常でも強膜にスジ状の模様が観察されるようになった．シャドーと高信号帯が観察されるようになった（図22）．断層像からは脈絡膜の血管があるところでは，相対的に高信号帯となり，血管のない脈絡膜の組織があるところはシャドーになっている．

3）測定光の過剰透過

　RPE は測定光のブロックが強く，正常網膜では脈絡膜ははっきりと見えない．RPE の萎縮や脱色素があると，過剰の測定光が後方に到達し，脈絡膜や強膜が高信号になる．この現象は網膜色素変性（図23）や網脈絡膜萎縮（図24）で見られる．

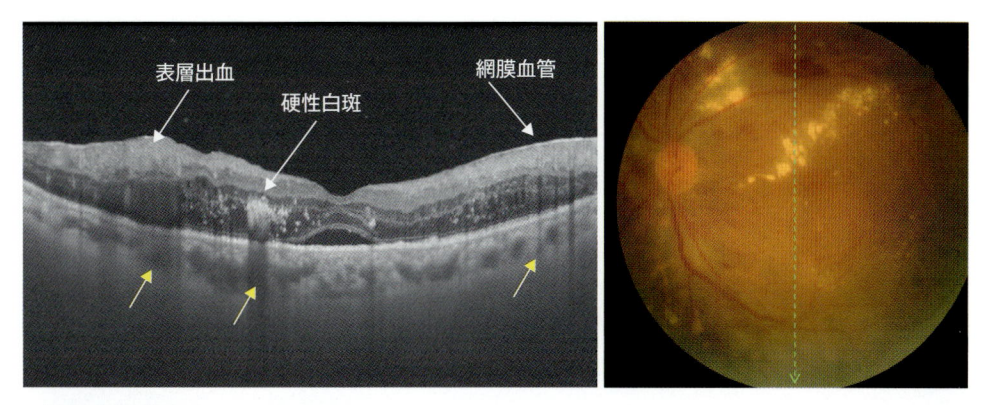

図 19. 糖尿病網膜症
表層出血，硬性白斑，網膜血管の後方にシャドー（黄色矢印）がある．

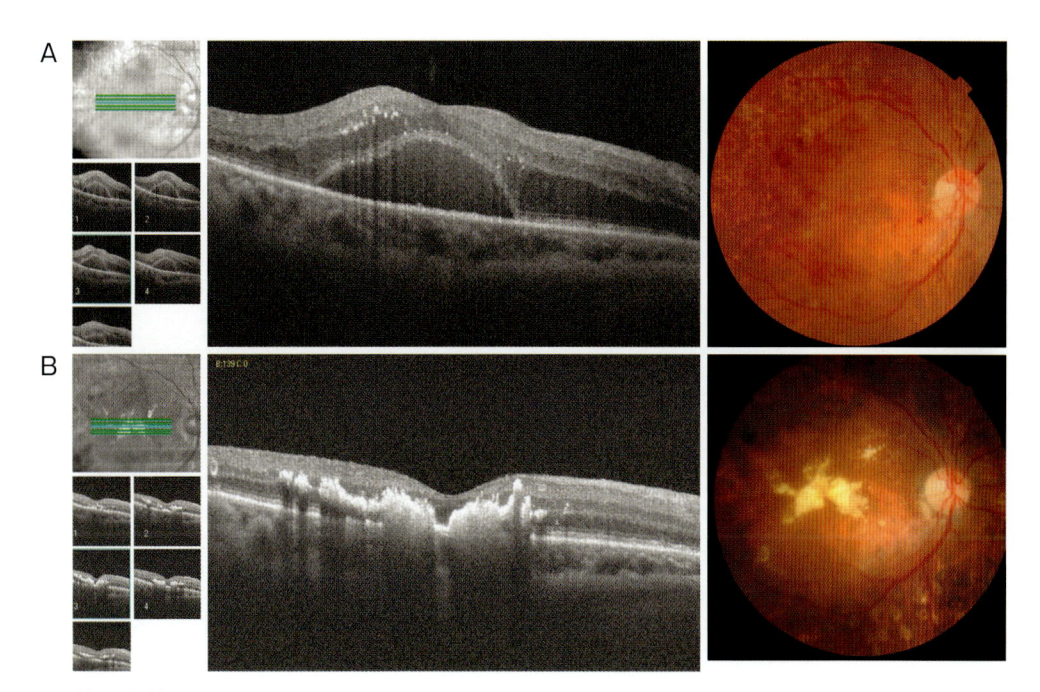

図 20. 糖尿病黄斑症
77 歳，女性．A）初診時．中心窩下に漿液の貯留がある．網膜中の細かい硬性白斑に一致してスジ状のシャドーが多数見られる．B）7 カ月後（2 回アバスチン硝子体注射実施）．漿液は吸収されたが，網膜下に硬性白斑が凝集し，後方にシャドーがある．

4）サンプルの傾斜

OCT の画像情報は測定光と同軸に戻ってきた反射波（＝信号光）のみからなる．その他の散乱光は利用されない．組織が測定光に対し，直角にあると，同軸方向に戻る反射光が多く，信号強度が高くなる．一方，組織が傾斜していると，同軸に帰ってくる反射波は減少するため，信号が弱くなる．この現象は漿液性網膜剝離（**図 25**）や裂孔原性網膜剝離の境界部でよく見られる．

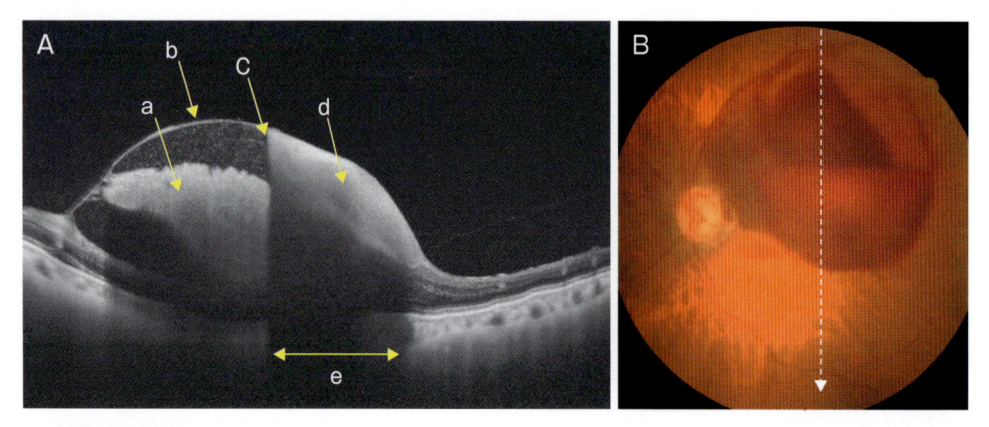

図 21. 網膜細動脈瘤
88歳, 女性. 2日前に急な左眼視力低下 (0.02). A) SS-OCT. 内境界膜 (b) 下の出血. 出血の一部は血餅 (a) になっている. 血液 (d) はニボー (c) を形成している. 出血 (d) と (a) が重なった部分 (e) ではとくに強いシャドーがでている. B) カラー眼底写真. 網膜前出血がニボーを形成している. 白矢印はBスキャンを示す

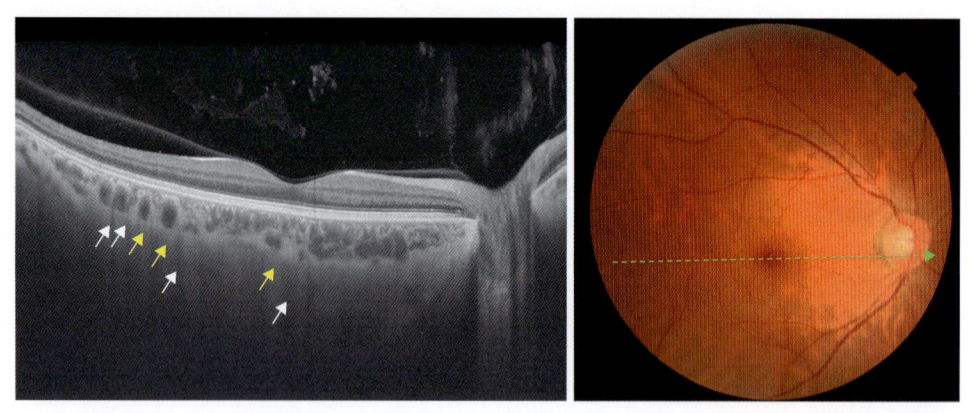

図 22. 51歳, 男性. −6D, 1.2, SS-OCT. 網膜色素上皮は正常だが, 強膜に縦縞の高信号とシャドーが混在している. 脈絡膜の大血管の後方は比較的に高信号 (黄色矢印) で, それ以外の脈絡膜の組織があるところでは低信号で相対的なシャドーになっている.

5) 網膜血管

網膜血管のOCT像が組織切片と異なっているのは, 縦長に見えること, 後方にシャドーを伴っていることである. 縦長になるのは, 以下の理由が考えられる. 1) OCT画像の縦横比が2:1になっているため縦方向が長く表示される. 眼底が弯曲していると, それがより強調される (図26A, 図27). 2) OCTで見えるのは血管壁ではなく, ほとんどが血管内部からの反射信号である. 赤血球は血管の中心では高速に流れ, 周辺部では低速の速度分布であることが知られている. 赤血球の扁平および血管内の速度分布の不均一性のために, OCT画像中の血管部分の反射信号は砂時計形に映し出される (図26). 3) 後部ぶどう腫があると, その網膜血管は斜面をよじ登るような形になる. その横断面をとると, 楕円になり, 血管径が実際より大きくなる (図27).

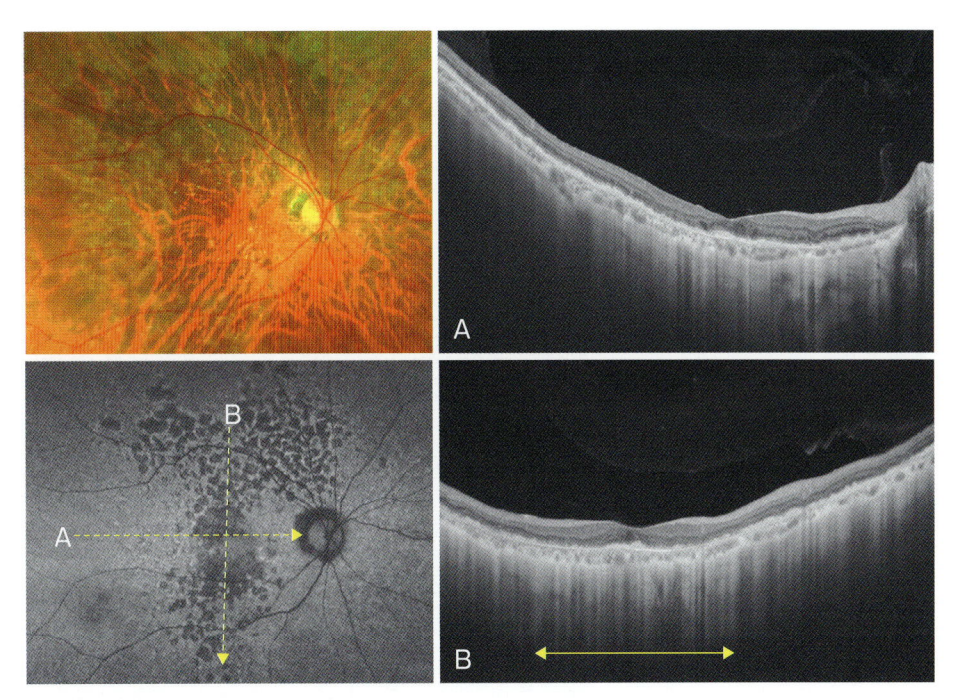

図 23. 網膜色素変性
62歳．視力0.4 水平断（A），垂直断（B）ともに強膜にスジ状の高信号とシャドーが混在している．これは脈絡膜のメラニンを含む組織ではシャドーになり，血管部分は測定光が透過しやすく高信号になっている．眼底自発蛍光（左下）では，網膜色素上皮（RPE）が破壊された部分が黒くなっている．下右：RPEが破壊されたところは測定光の過剰深達により全体に高信号になっている（黄色矢印）が，そのなかでもスジ状の高信号とシャドーの混在がある．

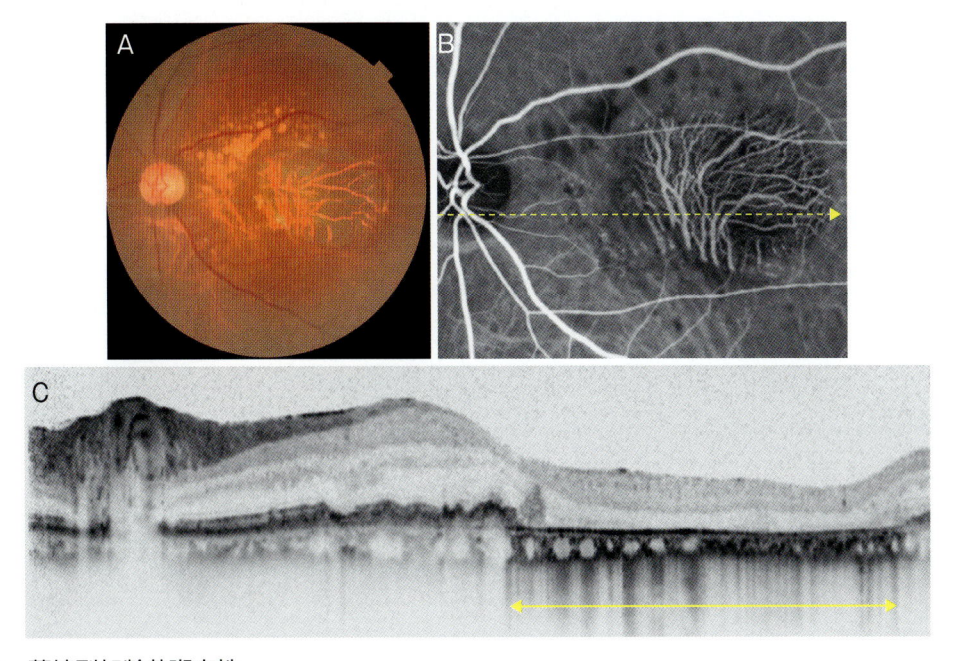

図 24. 萎縮型加齢黄斑変性
79歳，男性．視力1.2．A）中心窩の耳側で楕円形の網膜色素上皮（RPE）の萎縮がある．B）フルオレセイン蛍光造影．RPE萎縮に一致して脈絡膜血管が見える．C）SD-OCT（ハイデルベルグ）．RPE萎縮部では（黄色矢印）脈絡膜と強膜に過剰信号が出現している．

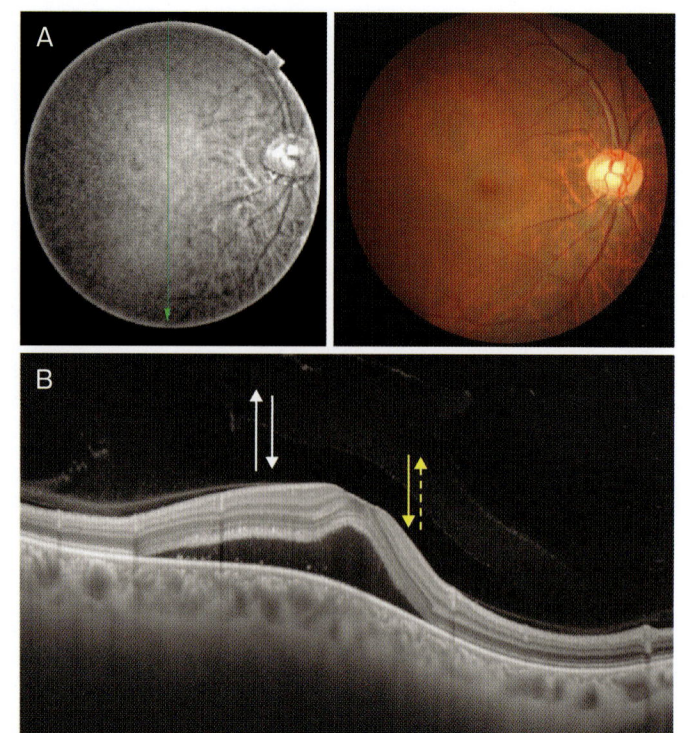

図25. 中心性漿液性網脈絡膜症, 44歳, 男性
A) カラー眼底写真では黄斑から上方へ楕円形の漿液性剥離がある. B) 網膜が測定光に対し水平なところでは同軸に戻る反射光が多いため（白矢印），網膜の層構造が鮮明になる．測定光（黄色矢印）に対し傾斜している網膜では，同軸に戻る反射光（黄色破線）が減少するため，網膜の層構造が不鮮明になる．

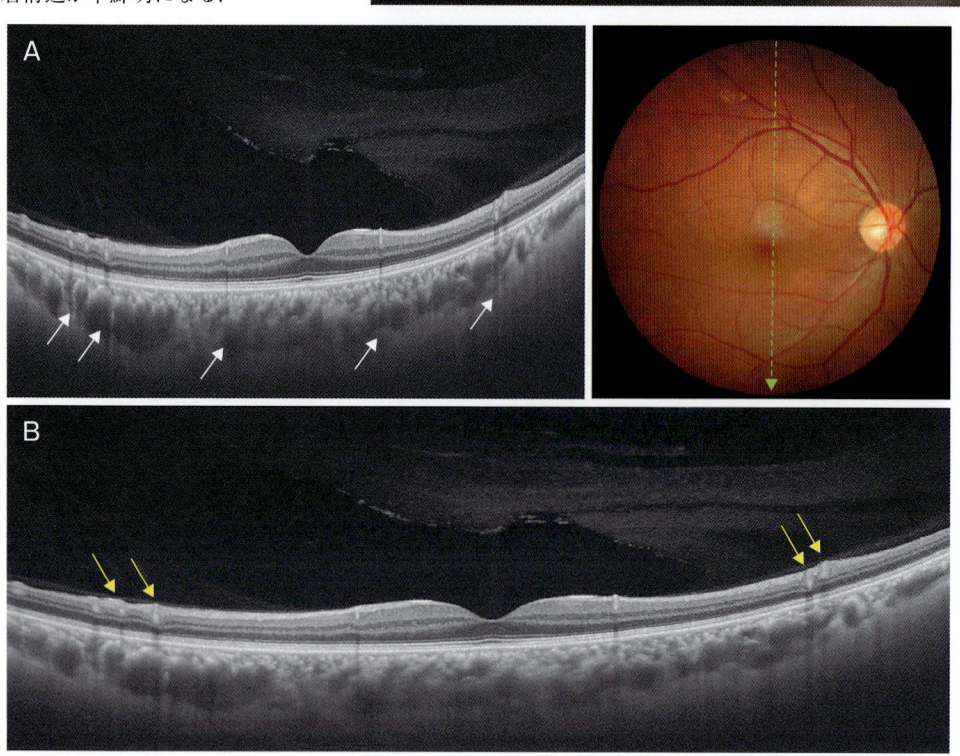

図26. 網膜血管
46歳, 男性. −5D. A) SS-OCT 垂直断．縦横比は2:1であるため，網膜血管は縦長に強調される．血管の後方にはスジ状のシャドー（白矢印）がある．B) 縦横比を1:1に補正すると，眼底の弯曲はかなり平坦になる．血管（黄色矢印）内の血流は楕円を2つ重ねた砂時計形になる．これは血管内を流れる扁平な赤血球に測定光が当たることで生じる現象であるという．[1]

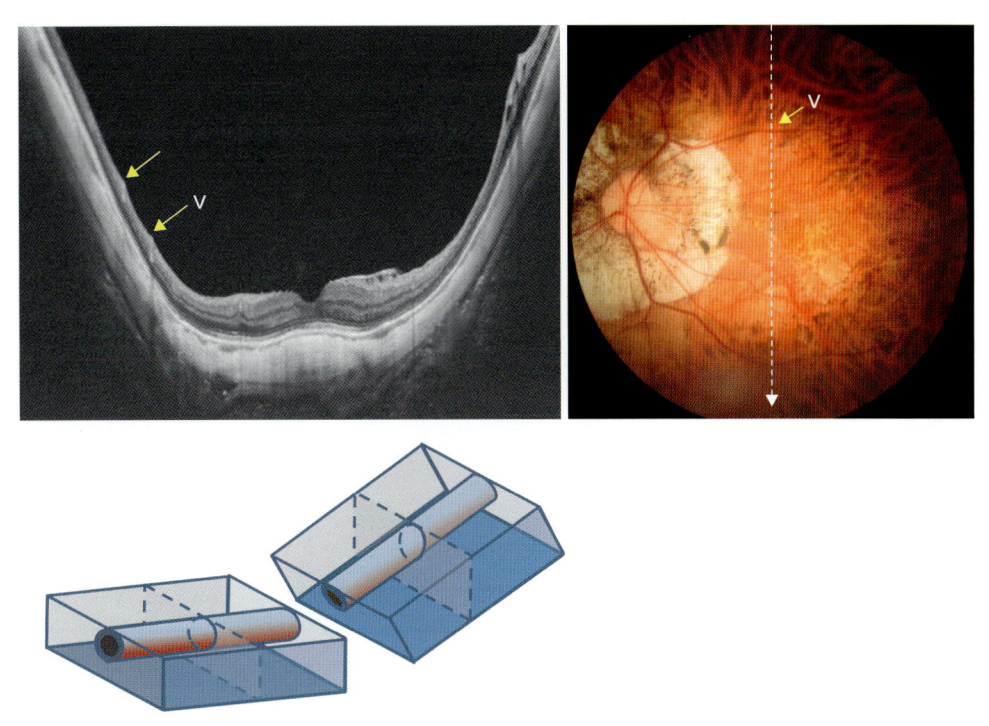

図27. 眼底の弯曲部では網膜血管が縦長になる．ひとつは画像の歪みによるが，網膜血管(v)が後部ぶどう腫の斜面を登っている場合は断面は楕円になり，血管径が大きく評価されてしまう（シェーマ）．

文　献

1) Cimalla P, Walther J, Mittasch M, et al：Shear flow-induced optical inhomogeneity of blood assessed in vivo and in vitro by spectral domain optical coherence tomography in the 1.3 μm wavelength range. *J Biomed Opt* 16： p 116020, 2011.

Ⅳ. 正常所見

1. 網膜の細胞構築

網膜は3つのneuron（視細胞，双極細胞，網膜神経節細胞）と2つのaccessory neuron（水平細胞とアマクリン細胞），そしてグリアからなる．神経節細胞の神経突起（axon）は長大で，視神経線維となり，外側膝状体に達する．SD-OCT像の分解能向上とスペックルノイズの低減化により網膜の層状構造が鮮明になり，これらの細胞構築との対応を示すことができるようになった（図1）．

2. 網膜神経線維層

網膜神経線維層（retinal nerve fiber layer：RNFL）は後方散乱光が強いため，OCTでは高輝度になる（図2）．電子顕微鏡でRNFLを観察すると，眼底に対して水平に走行したaxon（軸索）の束からなっているのがわかる（図2A）．軸索の内部にはミトコンドリアとmicrotubuleがつまっている．測定光に対して直角な規則正しいaxonの配列が，高反射を生む原因と考えられる．Axonの束は柱状のMüller細胞によって分画され，支持されている．Müller細胞は網膜表層でfoot plateを形成し，RNFLを覆っている．Foot plateの基底膜が内境界膜である．中心窩を横切る水平断OCT（図3A）では，RNFLは鼻側では乳頭黄斑線維束（papillomacular bundle）を形成し厚いが，耳側は神経線維の耳側縫線（temporal raphe）に一致するためRNFLがない．垂直断では，左右対称なRNFLとなる（図3B）．緑内障ではこの対称性が崩れる．網膜神経線維の走行（図4A）は，網膜表層出血，神経線

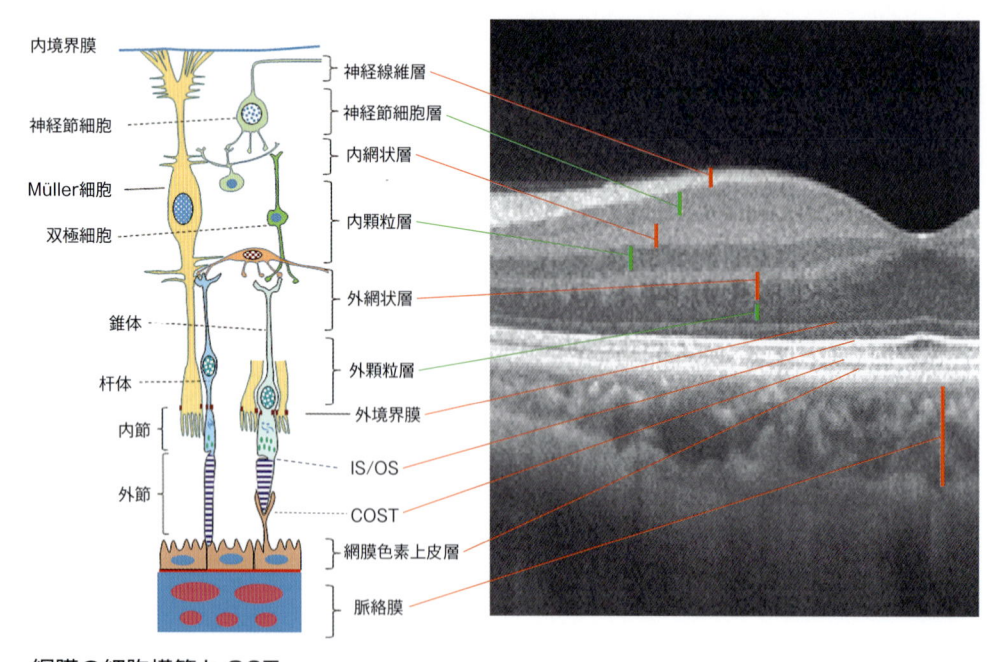

図1．網膜の細胞構築とOCT
IS/OS：photoreceptor inner and outer segment junction．COST：cone outer segment tips．錐体は中心窩では杆体と同様に細長くなっている（rod-like cone）．

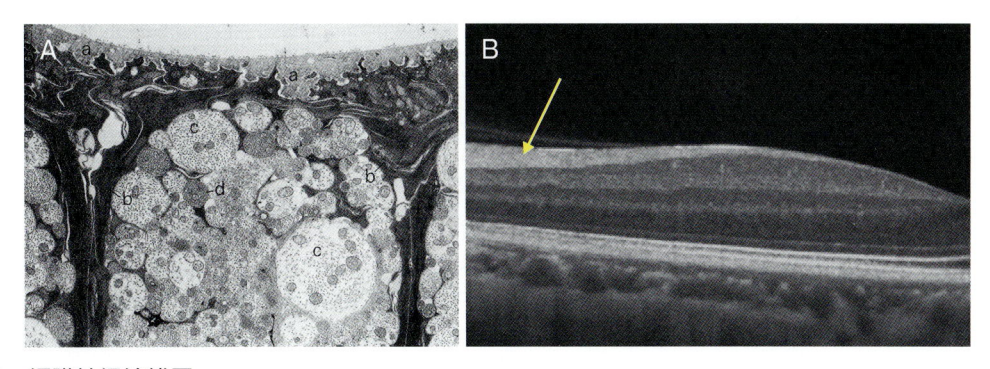

図2. 網膜神経線維層
A）透過電顕所見．axon の束は細胞の隔壁により分けられている．a：内境界膜，b：Müller 細胞，c：太い axon, d：細い axon．（Hogan M, Alvarado J, Weddell J：Histology of the human eye, WB Saunders, 1971, p483 から引用）B）OCT．網膜神経線維層は高信号となる（黄色矢印）．

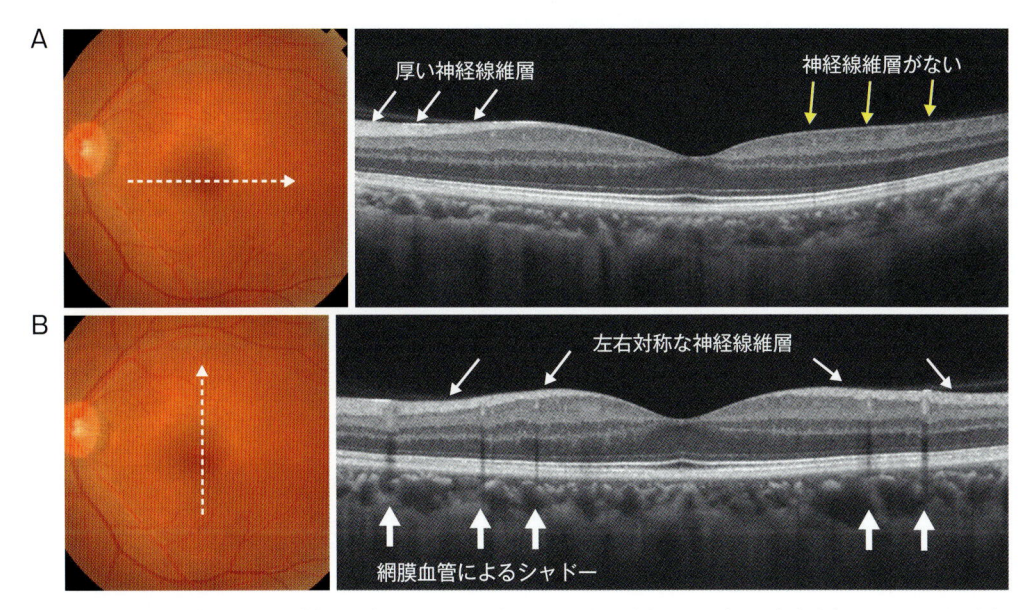

図3. A）正常眼（左眼）の水平断（白矢印）．中心窩の鼻側では神経線維層が厚く（白矢印），耳側では縫線（raphe）に相当し，神経線維層がない（黄矢印）．B）同一眼の垂直断．神経線維層（黄矢印）の厚さは左右対称である．網膜血管の後方にスジ状のシャドーがある（白矢印）．

維層欠損や軟性白斑の特有なパターンの根拠になっている．最近の C スキャン（図4C）は生体眼で神経線維の走行を観察できる．

3. 神経節細胞層・内網状層・内顆粒層

　OCT では神経節細胞層（ganglion cell layer：GCL）は暗く，内網状層は明るく，内顆粒層は暗くなる（図5）．内網状層（inner plexiform layer：IPL）は神経節細胞の dendrite（樹状突起），双極細胞の axon，そしてアマクリン細胞の神経突起が絡み合っている（図6）．サンプル内の光の散乱は屈折率の不連続性に起因している．このため，細胞層では反射が少なく，線維層や網状層では反射が大きくなる．これが OCT 画像の輝度に反映される．内網状層では双極細胞の神経突起が神経節細胞とシナプスを形成し

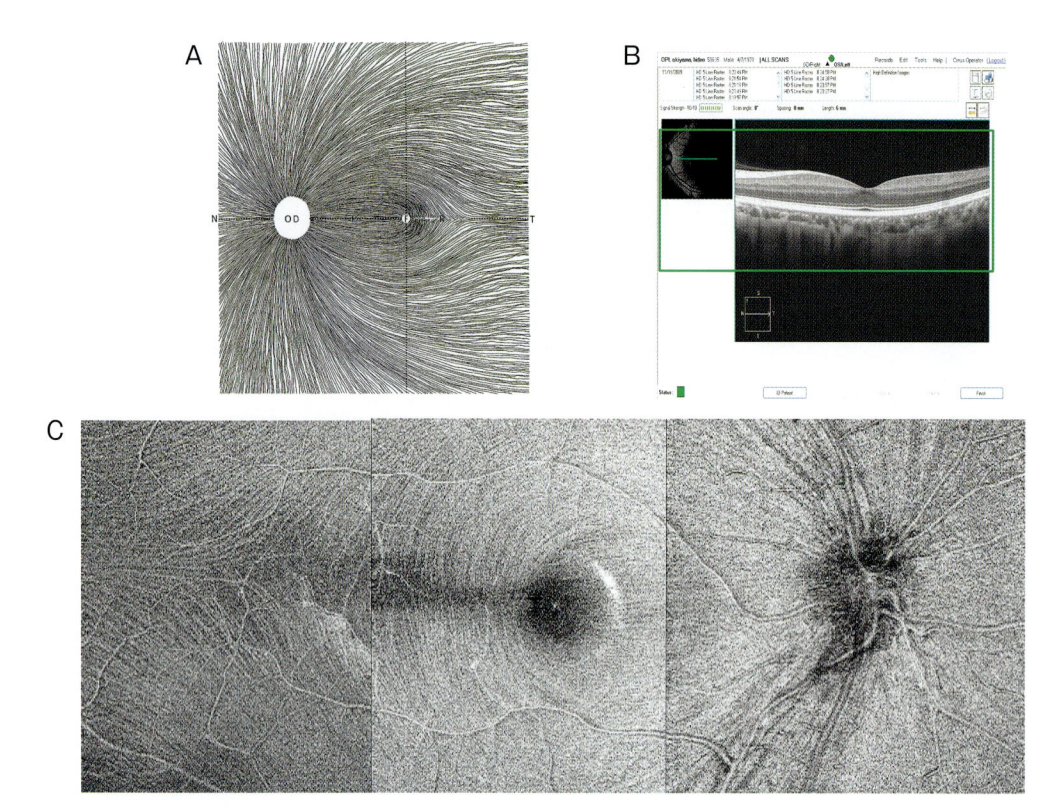

図 4. 網膜神経線維の走行
A) シェーマ（左眼）. 黄斑耳側では temporal raphe と呼ばれる神経線維のないところがある. OD：optic disc, F：fovea.（Hogan M, Alvarado J, Weddell J：Histology of the human eye, WB Saunders, 1971, p536 から引用）B) 正常眼底, 緑枠内が下の enface 画像に相当. C) 黄斑の神経線維層レベルでの C スキャン像（3mm × 3mm）を 3 枚貼り合わせたもの（秋葉正博氏提供）. シェーマ（上）と同じように神経線維が走行している.

ている（図 6）. アマクリン細胞は両者とシナプスを形成している. 内顆粒層の主体は双極細胞であるが, その近位側にはアマクリン細胞がある. 細胞体の集合であるので, OCT では低輝度になる.

4. Ganglion Cell Complex

神経節細胞複合体（ganglion cell complex）は, 本来, 神経節細胞の細胞体と長い axon と IPL にある dendrite からなる. 緑内障では網膜神経線維層欠損（retinal nerve fiber layer defect：RNFLD）に先だって神経節細胞の減少が起こることがわかり, 網膜神経節細胞層（GCL）の厚さを定量するソフトが開発された. RNFL と GCL は区別が明瞭であるが, GCL と IPL の境界はコントラストが低く, 機械的に区分（segmentation）しにくい. しかし, IPL と内顆粒層（INL）の境界はコントラストが高いため区別が容易である（図 5）. このため, GCC ソフトは IPL と INL の境界で線（図 5 黄破線）を引いて, RNFL + GCL + IPL をまとめて ganglion cell complex（GCC）と呼んでいる. 機種によっては RNFL を除外して ganglion cell analysis（GCA）というソフト名を使っている. IPL は双極細胞の axon と神経節細胞の dendrite からなるが, その厚さは緑内障の影響を受けないため, GCC のソフトとしての有用性にはマイナスにならない.

5. 外網状層

外網状層は視細胞の axon と双極細胞の dendrite, そして水平細胞の神経突起からなる（図 7B）. 視

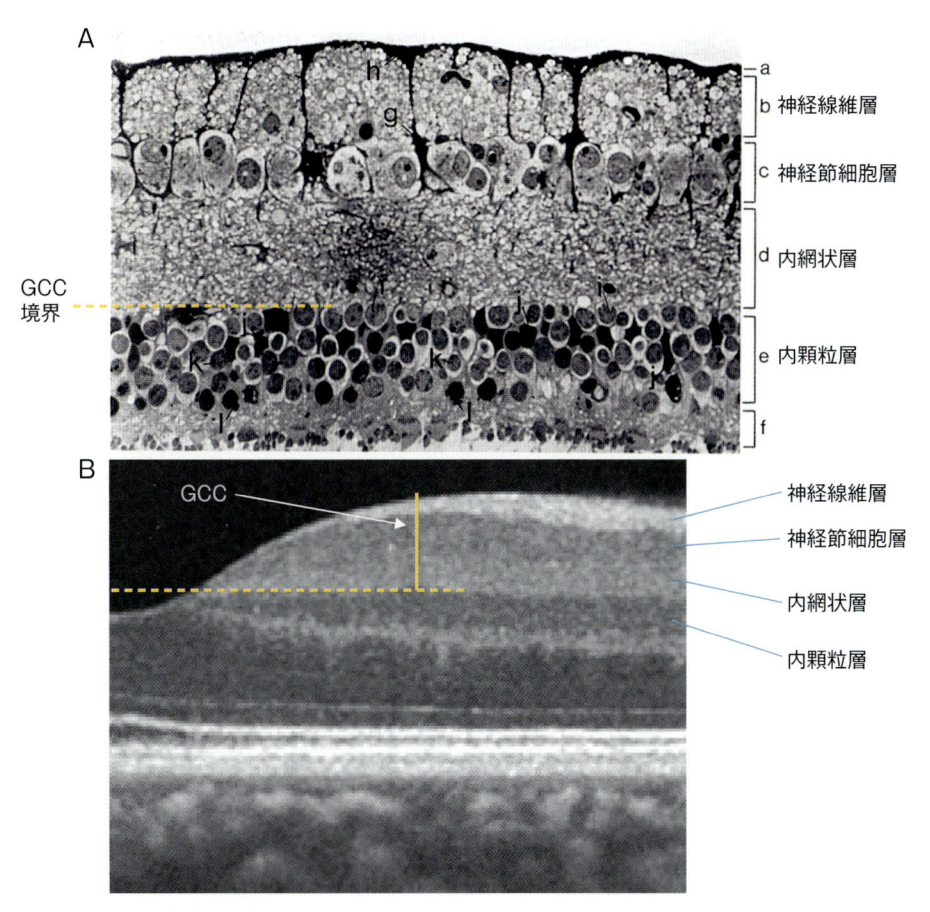

図5. A）網膜内層の光学顕微鏡所見．GCC：ganglion cell complex．（Hogan M, Alvarado J, Weddell J：Histology of the human eye, WB Saunders, 1971, p472から引用）B）GCCの外側限界（黄破線）は内網状層と内顆粒層の境界である．

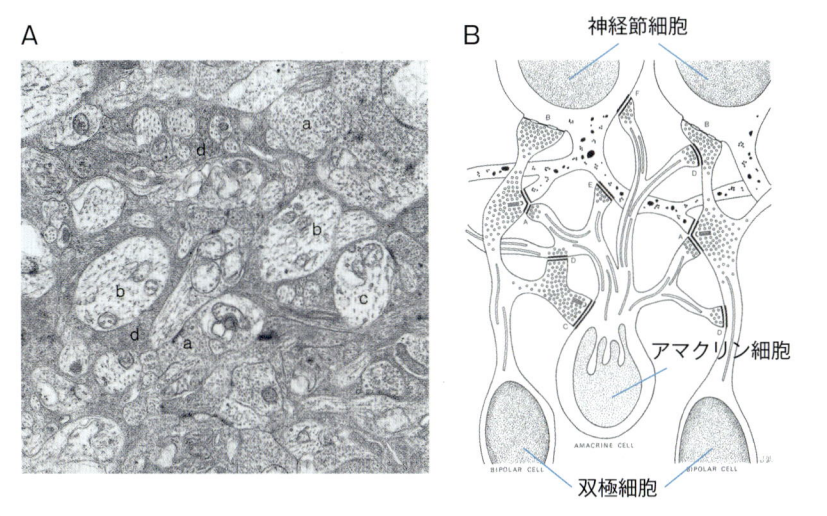

図6. A）内網状層の電顕．a：bipolar axon, b：amacrine process, c：ganglion process, d：Müeller cell process. B）模式図．内網状層には双極細胞と神経節細胞のシナプスがあるだけでなく，アマクリン細胞も両者に神経突起を伸ばしシナプスをつくっている．（Hogan M, Alvarado J, Weddell J：Histology of the Human Eye, WB Saunders, 1971, p473, 476から引用）

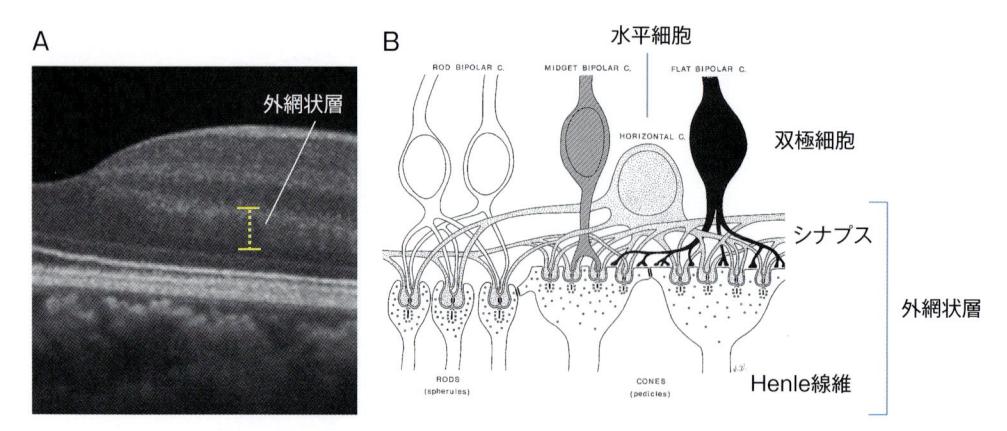

図7. A）外網状層におけるシナプス（Hogan M, Alvarado J, Weddell J：Histology of the Human Eye, WB Saunders, 1971, p456から引用） B）外網状層（黄色破線）は高輝度であるが，外層は暗くなっている．

細胞のaxonと双極細胞の樹状突起はシナプスを形成するが，水平細胞も視細胞axon終末部とシナプスを形成している．網状層であるので，高反射でOCTでは高輝度になる．しかし，中心窩に近づくと外網状層の遠位側は暗く描出される．これは斜めに走行するHenle線維が増えるためである（図7B）．

6．ヘンレ（Henle）線維

Henle線維は黄斑部における外網状層を構成する．Henle線維は通常のOCTでは，はっきり描出されない（図8A）．しかし，眼底が傾くと，鮮明に描出されることがある（図8B）．Henle線維は中心窩で密集した視細胞のaxonであり，中心窩から遠心性に斜め上方に走行する．測定光は常に垂直に入射する．Henle線維が傾斜していると，同軸に戻る信号光は激減して暗く描出される[1]（図9）．一方，Henle線維が測定光に対し直角になると，信号光が増大し高輝度にはっきりと描出される（図10）．

7．外顆粒層

外顆粒層（outer nuclear layer）は視細胞の核が存在する細胞体からなる．内節と外節も視細胞の一部であるが，光顕やOCTでは異なる層を形成する．外顆粒層は細胞体からなるため，低反射で低輝度層になる（図10）．中心窩では外顆粒層はもっとも厚く，ほぼ網膜全層を占める．中心窩では外顆粒層はごく薄いHenle線維層を介して硝子体に接している．この点に注目すると，Bスキャン断面が中心窩を通っているかを判定できる．Henle線維層が低反射になっていると，中心窩周囲ではHenle線維層と外顆粒層との境界がわかりにくい．測定光の角度を変えてHenle線維層を高輝度に描出させると，外顆粒層はHenle線維層の半分以下の厚さであることがわかる（図10C）．

8．光受容層の高信号ライン

視細胞の内節と外節は光受容体（photoreceptor）であり，視力の根源である．内節と外節からなる層を光受容層（錐体杆体層とも呼ばれる）という．光受容層の前後を含めると，ここには重要な4本の高信号ラインがある（図11）．タイムドメインOCTは視細胞内節外節接合部（IS/OS）を網膜色素上皮（RPE）から分離できなかった．これがStratus OCT（OCT3）になると，IS/OSと外境界膜（ELM）がラインとして描出できるようになった．Spectral domain OCT（SD-OCT）が登場すると，IS/OSとRPEの間にもう1本の高信号ラインが見えるようになってきた（図11）．これは第3のラインと呼ばれていたが，錐体外節先端部（cone outer segment tips：COST）であると考えられている（図13，17）．

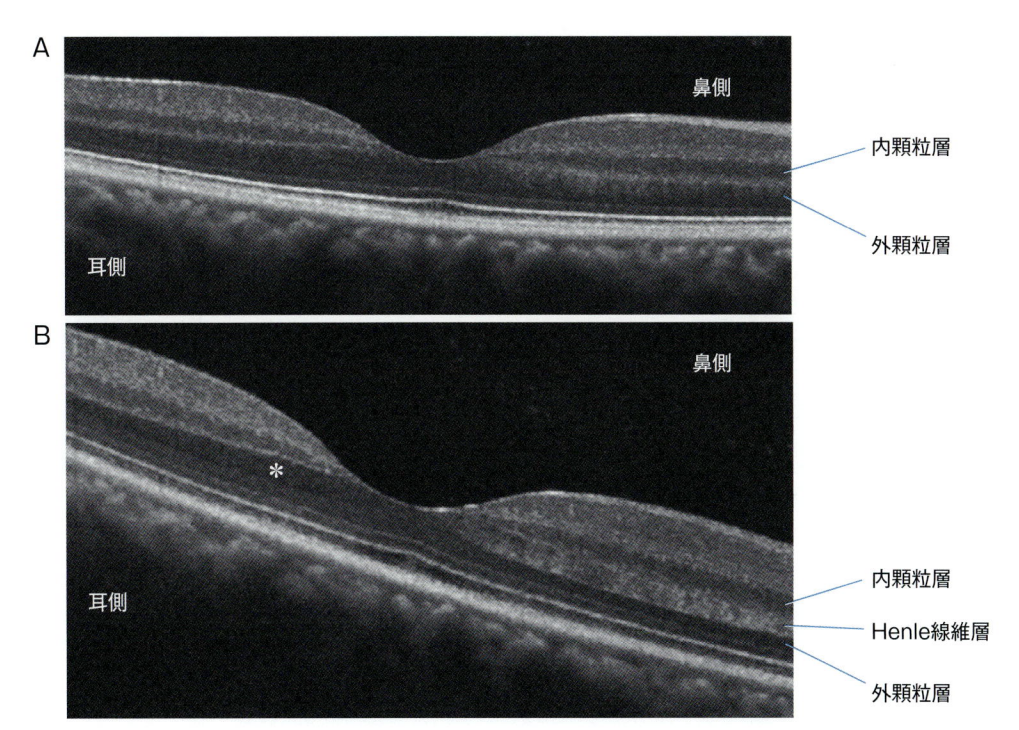

図8. 通常のOCT（A）ではHenle線維ははっきりと描出されない．OCTの測定光の黄斑に対する角度を変えると，黄斑が斜めに傾いて描出される（B）．黄斑の鼻側ではHenle線維に対し測定光が垂直に入射するため，Henle線維が高反射となっている．黄斑の耳側ではHenle線維に斜めに測定光が入射するため，Henle線維は低反射になっている（*）．

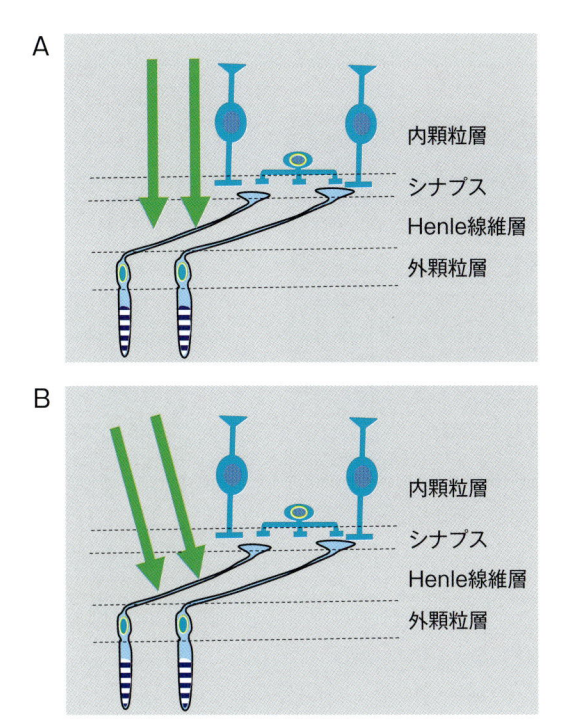

図9. Henle線維は中心窩から遠心性に斜めに走行する．通常の方法ではOCTの測定光（緑矢印）はHenle線維に対し斜めに入射するため，同軸方向に戻る反射波は減少する（A）．しかし，測定光の角度を変えて，Henle線維に垂直になるようにすると（B），Henle線維からの反射波が増強される．

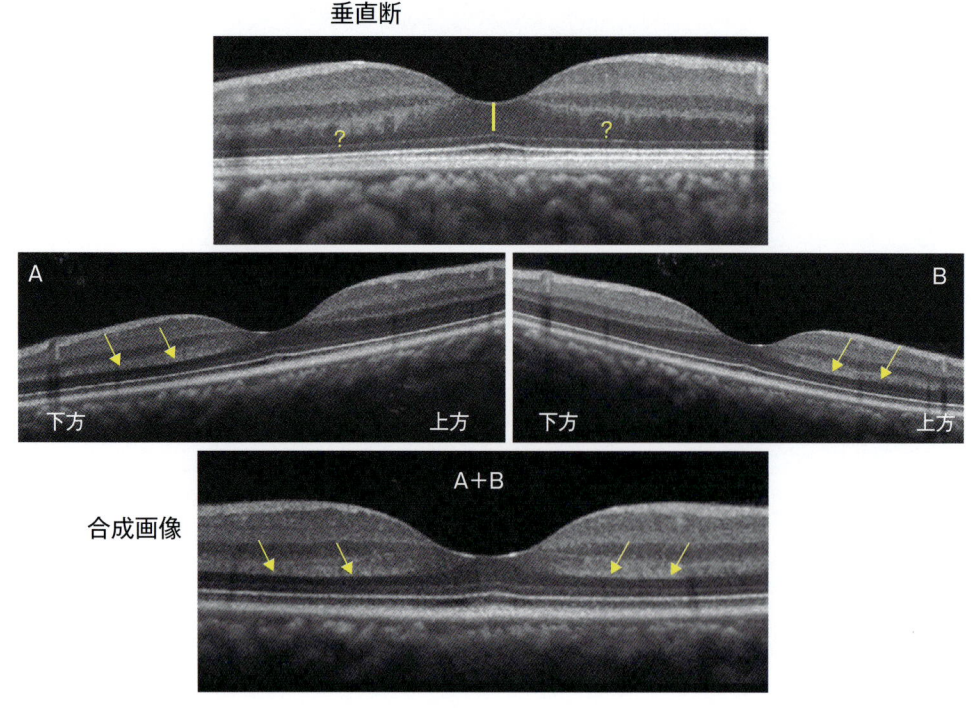

図10. A) 眼底が水平である場合．中心窩は外顆粒層（視細胞層）がほぼ網膜全層を占める（黄色縦線）．Henle 線維層（外網状層）との境界は不鮮明（?）である．B) 眼底を傾斜させて Henle 線維層を鮮明にした断層（A, B）を合成（A + B）すると，Henle 線維と視細胞層の境界（矢印）が鮮明になる．

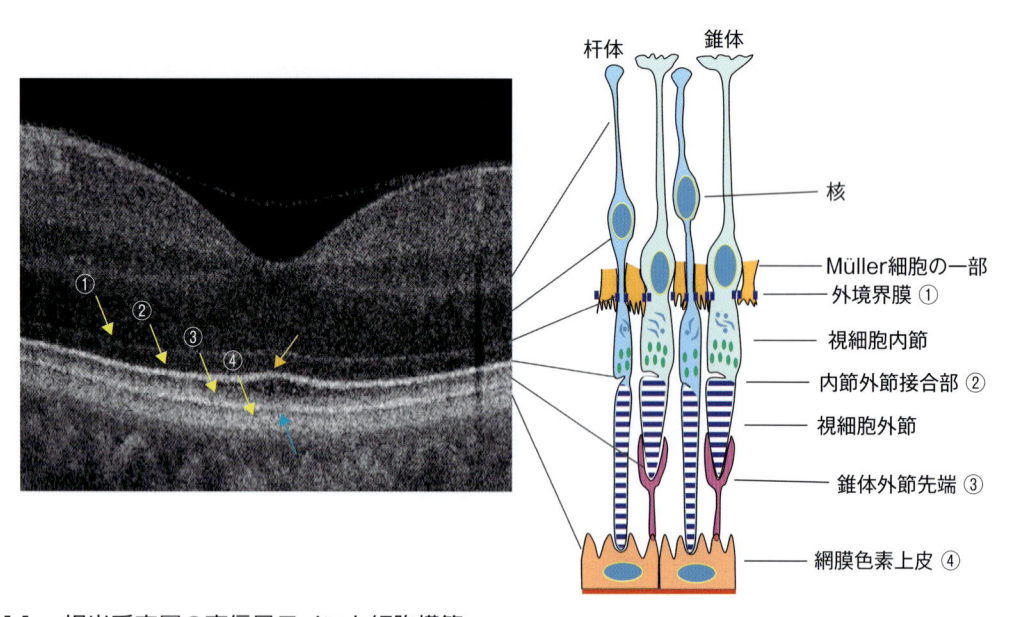

図11. 視光受容層の高信号ラインと細胞構築
①外境界膜，②視細胞内節外節接合部（IS/OS），③錐体外節先端（COST），④網膜色素上皮．IS/OS は中心窩で隆起している（橙色矢印）．これを foveal bulge という．COST は中心窩でははっきり見えない（青色矢印）．OCT 像は横を圧縮して縦を強調してある．

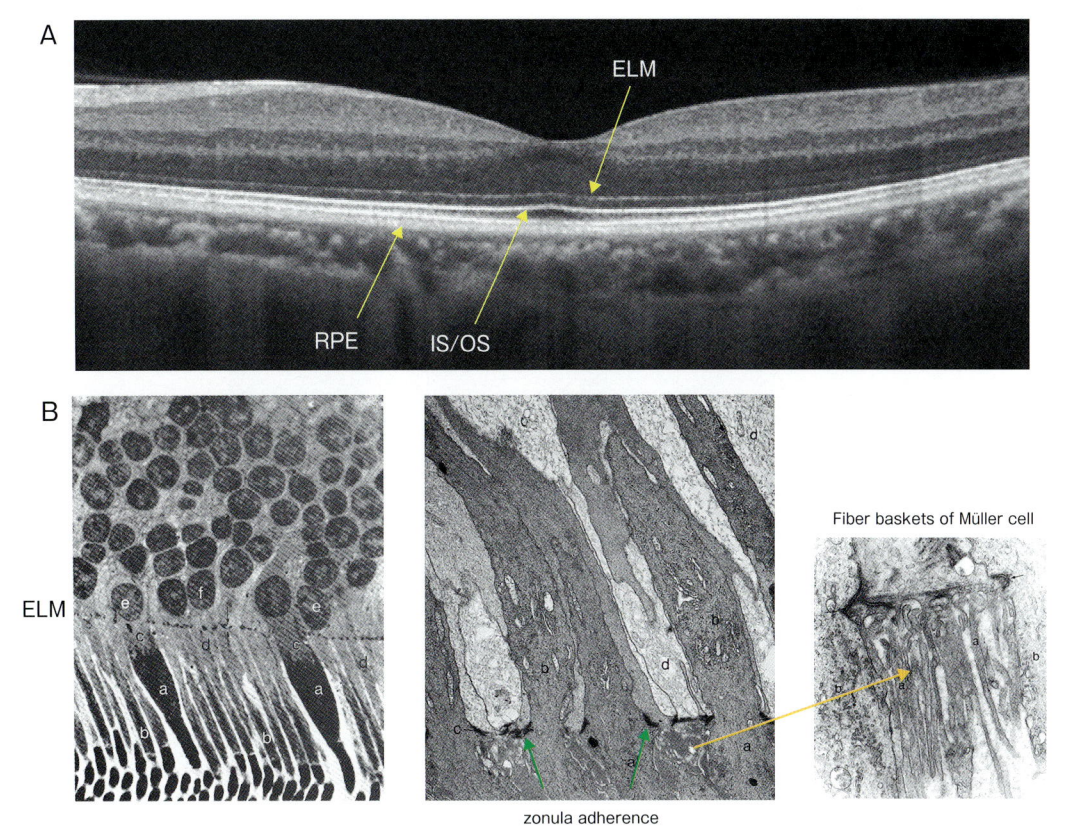

図12. A）SD-OCT. 外境界膜（ELM）は外顆粒層の最外層にある高反射ラインで，輝度は視細胞内節外節接合部（IS/OS）より低い．B）透過電顕像．左）ELM は視細胞と Müller 細胞との接合部に相当する．中）光顕では視細胞と Müller 細胞の細胞間結合（zonula adherence）が ELM の正体である．明るい胞体（d）が Müller 細胞である．右）Müller 細胞の先端には fiber basket と呼ばれる微絨毛がある．（Hogan M, Alvarado J, Weddell J：Histology of the human eye, WB Saunders, 1971, p445, 494, 435 から引用）

9. 外境界膜

外境界膜（external limiting membrane：ELM）は，視細胞内節の付け根（近位側）とミュラー（Müller）細胞の接合部（zonula adherence）に相当する（図12）．これは光顕切片では連続した線に見える．Müller 細胞は ELM の遠位側で fiber basket と呼ばれる絨毛突起を出している（図12）．OCT は屈折率の異なる境界からの散乱光をデータとしているので，OCT に現れる ELM は Müller 細胞の絨毛突起に相当している可能性が高い．

10. Foveal Bulge

黄斑の OCT を見ると，中心窩では IS/OS ラインがわずかに隆起していることに気づく（図13B,C）．これを foveal bulge（隆起）という．画面の縦横比を大きくすると，bulge はより強調される（図11A）．Bulge 部では ELM も IS/OS と平行に隆起している．これはなぜであろうか．錐体は中心窩と中心窩外で形態が異なっている．中心窩外では錐体内節は太く円錐型をしている．その先端に外節がついているが，外節の長さは杆体の半分である．一方，中心窩では錐体は径が小さく，縦に伸びて，杆体とそっくりな構造をもっている．これを rod-like cone と呼ぶ（図13A）．Rod-like cone の外節は杆体と同じ長さである．すなわち中心窩外の錐体の外節の2倍の長さをもつ．このため，視細胞内節外節接

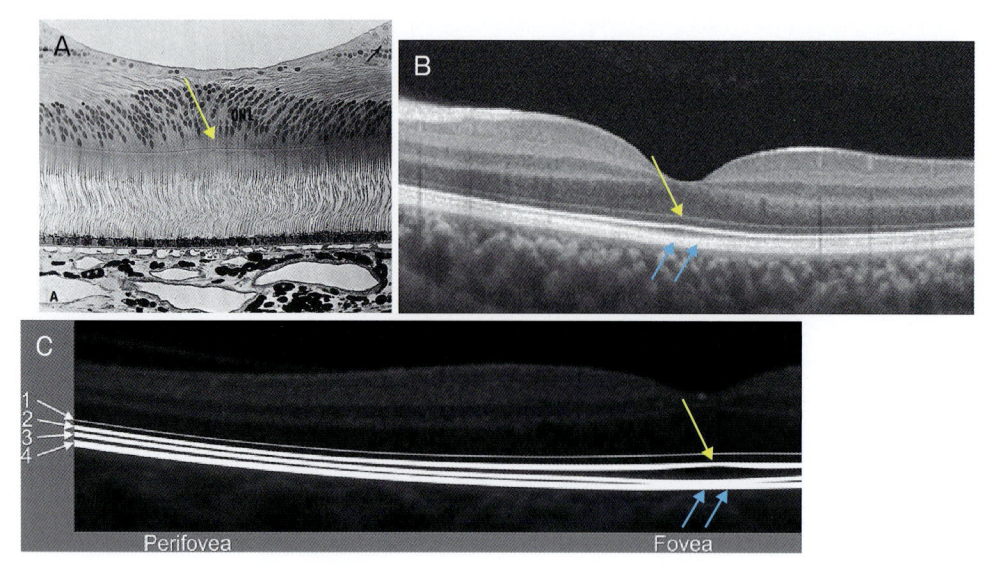

図13. Foveal bulge
A）組織切片では中心窩の錐体は杆体と同様に細長くなっている（rod-like cone）．外境界膜がわずかに隆起している（黄色矢印）．(Fine BS, Yanoff M：Ocular Histology, Harper & Row, 1979, p115 から引用) B）OCT では中心窩下で IS/OS が隆起している（黄色矢印）．これを foveal bulge という．一方，COST は中心窩直下では RPE に接近して不鮮明になっている（青色矢印）．C）OCT 所見のシェーマ．1：ELM, 2：IS/OS, 3：COST, 4：RPE．(Spaide RF, Curcio CA：Anatomical correlates to the bands seen in the outer retina by optical coherence tomography：literature review and model. *Retina* 31：1609-1619, 2011 から引用)

合部（IS/OS）は周囲より隆起（bulge）することになる．一方，COST（「Ⅳ-13」で詳述）は中心窩では RPE に接している（図13）．

11. 視細胞内節外節接合部（IS/OS）

　最も有名な高信号ラインである．IS/OS は視細胞内節と外節の接合部にある高輝度ラインである（図14A）．IS/OS はある程度の厚みがあり，遠位は暗い層になり，再び COST で高輝度になる．視細胞の内節と外節には歴然とした構造の差がある（図14B, 15）．内節は視細胞の細胞体の一部である．内節と外節は cillium で連結されている．外節は細胞膜が円板状に重畳している．測定光の散乱は組織の屈折率が変化したところで強く生じる．円板は入射光に対して直角に重畳しており，外節の構造はまさに強い反射光を生む場になる．一方，強い反射光は組織内で急速に減衰する．そして異質な面で再び強い反射を生じる（Ⅲ-図3）．これが IS/OS ラインの後方が暗くなり，COST で再び高輝度ラインが生ずる原因と考えられる．

12. Ellipsoid 説

　最近，Spaide らは，IS/OS は視細胞内節の ellipsoid に相当するのではないかという疑問を提出している[2]．内節はミトコンドリアが集積する遠位側（ellipsoid）と粗面小胞体に富む近位側（myoid）からなっている．しかし，両者の境界は必ずしも鮮明ではない（図15）．OCT は屈折率の異なる境界からの散乱光をデータとしている．細胞内小器官であるミトコンドリアが強い光散乱を起こすとは考えにくい．Fernández, Drexler ら[3]は，補償光学（AO）を備えた ultrahigh resolution spectral domain OCT（AO-UHR-SD-OCT）を用いて中心窩の中心から 1°以内と 2°以内の部位での OCT を呈示しており（図16），これが ellipsoid 説の根拠となっている．AO のおかげで個々の錐体が分離して見えるが，杆体は細すぎるので AO でも描出されていない．彼らは従来 IS/OS と呼ばれた部位は ellipsoid に相当

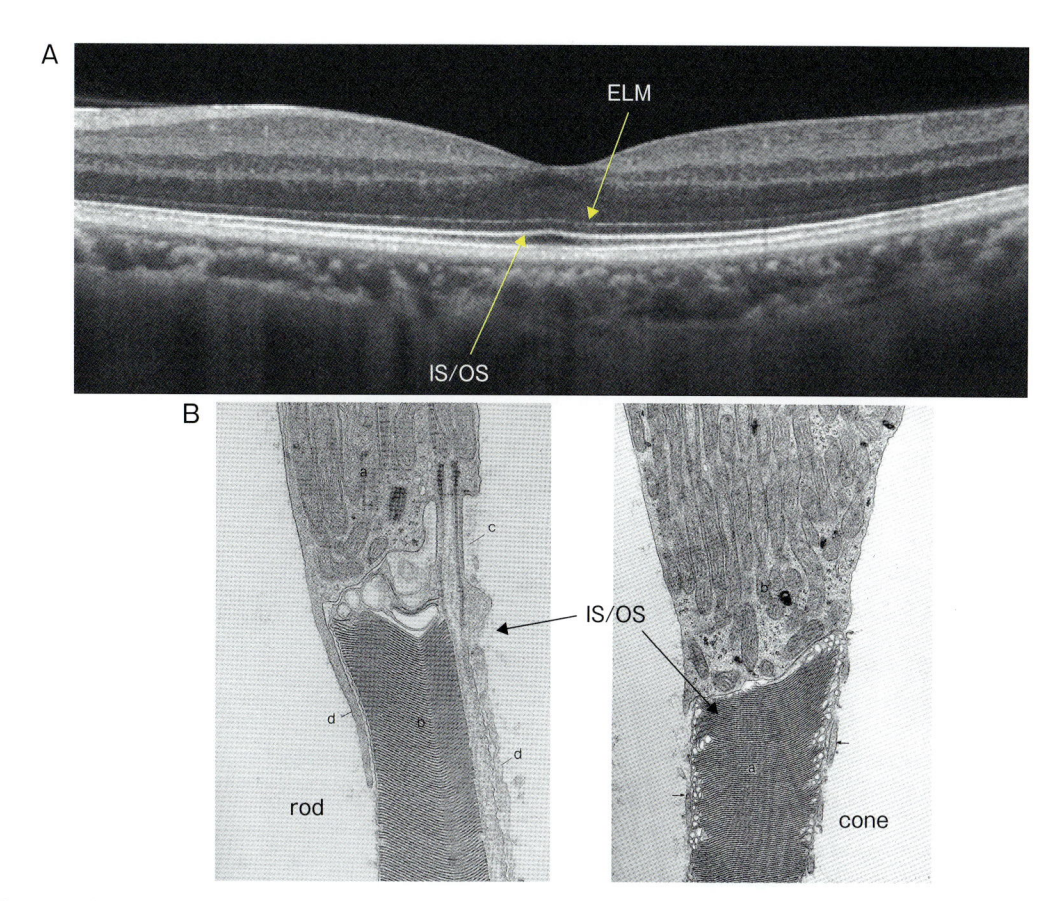

図 14. A) SD-OCT. 黄色矢印：視細胞内節外節接合部（junction between photoreceptor inner and outer segment, IS/OS）. B) 視細胞先端部の透過電顕. 左) IS/OS は視細胞突起の中央にある. IS/OS の上側が内節で下側が外節である. 右) 桿体（rod）も錐体（cone）も外節は円板を重ねたような構造をしている. このため測定光は多量の反射波を発生する. ここに写っている内節は ellipsoid でミトコンドリアに富む. （Hogan M, Alvarado J, Weddell J：Histology of the Human Eye, WB Saunders 1971, p425, 437 から引用）

すると考えた. 中心窩から 1°以内（図 16c, f）では，錐体は細長く杆体と同じ形状（rod-like cone）である. 1〜2°（図 16a, d）ではふつうの径が大きく，外節が杆体の半分の長さの錐体になる. 本論文の OCT 像は，筆者には（〜1°）の位置では, rod-like cone の IS/OS と見え，その遠位は暗くなり，つぎに rod-like cone の先端が RPE 表面の微絨毛がくい込んでいるように見える.（〜2°）の位置では，個々の錐体は太くなり，IS/OS は高信号の帯であり，遠位に暗い層があり，つぎに COST が IS/OS と RPE の中間で終わっているように見える. RPE 側から cone sheath と思われる筒状の微絨毛が COST に向かって伸びているように見える. これは網膜の電顕所見に一致している. 筆者は IS/OS は視細胞内節外節接合部という従来の解釈でよいと考えている.

13. COST

Srinivasan, Wojtkowski, Fujimoto ら[4]（MIT のグループ）は，深さ分解能 2.8μm の high-speed ultrahigh-resolution OCT で光受容層（photoreceptor layer）を観察し，IS/OS と RPE の間に出現する第 3 のラインが錐体外節先端部（cone outer segment tips：COST）であることを示した（図 17）. 錐体外節の長さは中心窩以外では，杆体の外節の半分である（図 18）. 杆体の外節先端は RPE に接し，その微絨毛（microvilli）に包まれている. 錐体外節の先端は杆体外節の半分の位置で終わっている.

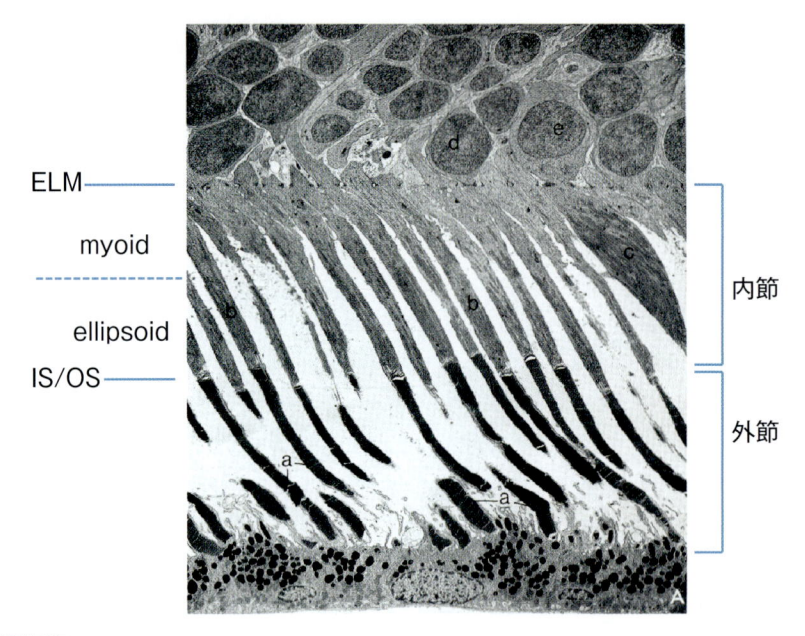

図15. ヒト視細胞
a は杆体外節，b は杆体内節，c は錐体内節である．b, c のなかには楕円形の濃染したミトコンドリアが見られる．ミトコンドリアは内節の遠位部（ellipsoid）に多いが，びまん性に分布しており，近位部（myoid）との間に境界があるわけではない．錐体内節(c)ではミトコンドリアが内節のほとんどに充満している（橙色矢印）．（Hogan M, Alvarado J, Weddell J：Histology of the Human Eye, WB Saunders 1971, p406 から引用）

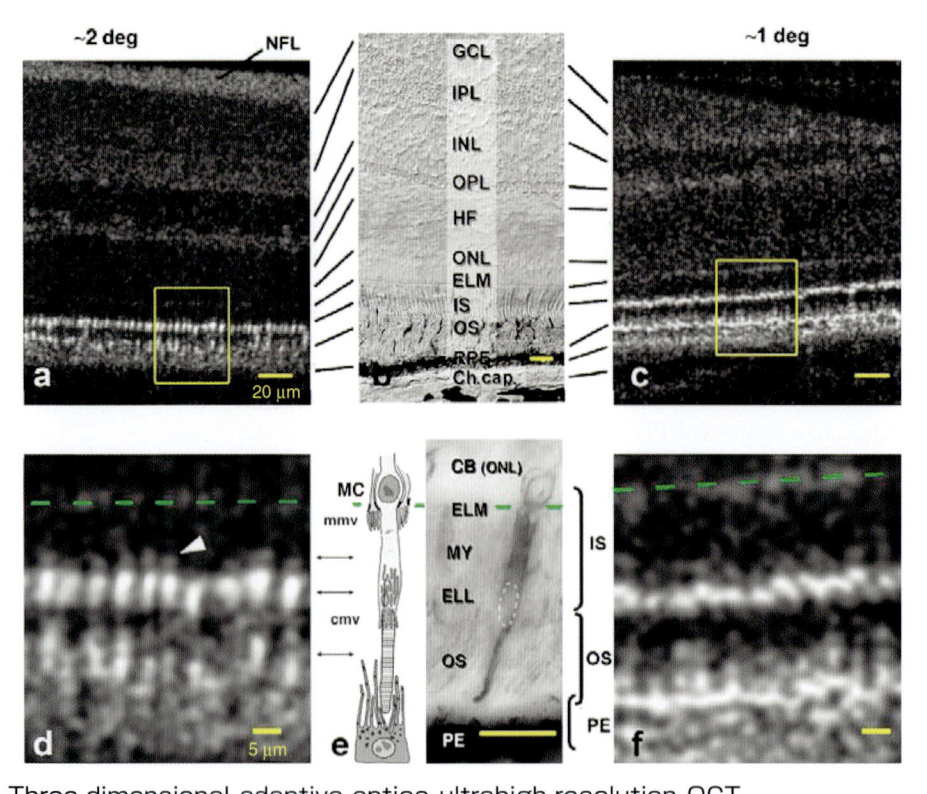

図16. Three-dimensional adaptive optics ultrahigh-resolution OCT
（Fernández EJ, Hermann B, Povazay B, et al：Ultrahigh resolution optical coherence tomography and pancorrection for cellular imaging of the living human retina. *Opt Express* **16**：11083–11094, 2008 から引用）

図17. 28歳，男性のhigh-speed, ultrahigh-resolution OCT
A）乳頭黄斑間のスキャン．B）ＯＣＴ弱拡大．C）拡大．ONL：outer nuclear layer，IS：inner segment，COS：cone outer segment，ROS：rod outer segment，BM：Bruch membrane，D：COST (cone outer segment tips).
(Srinivasan VJ, Monson BK, Wojtkowski M, et al：Characterization of outer retinal morphology with high-speed, ultrahigh-resolution optical coherence tomography. *Invest Ophthalmol Vis Sci* **49**：1571-1579, 2008 から引用）

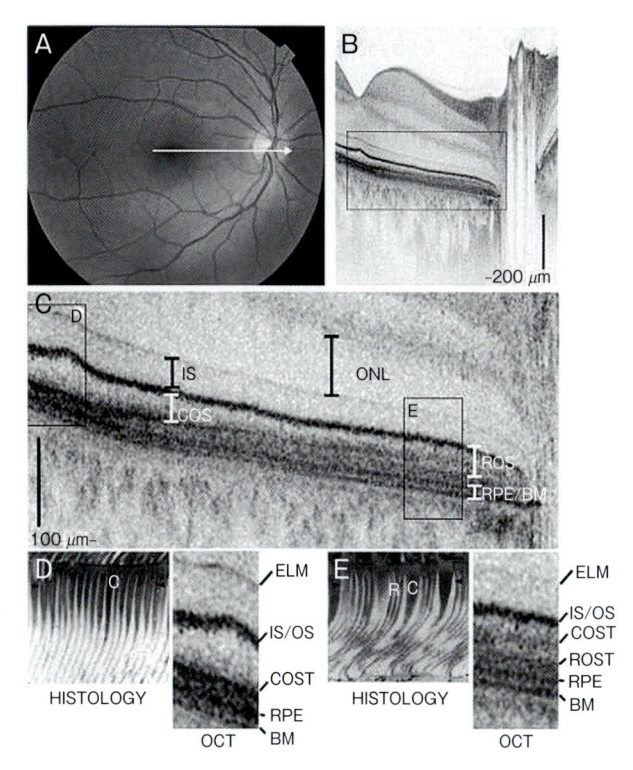

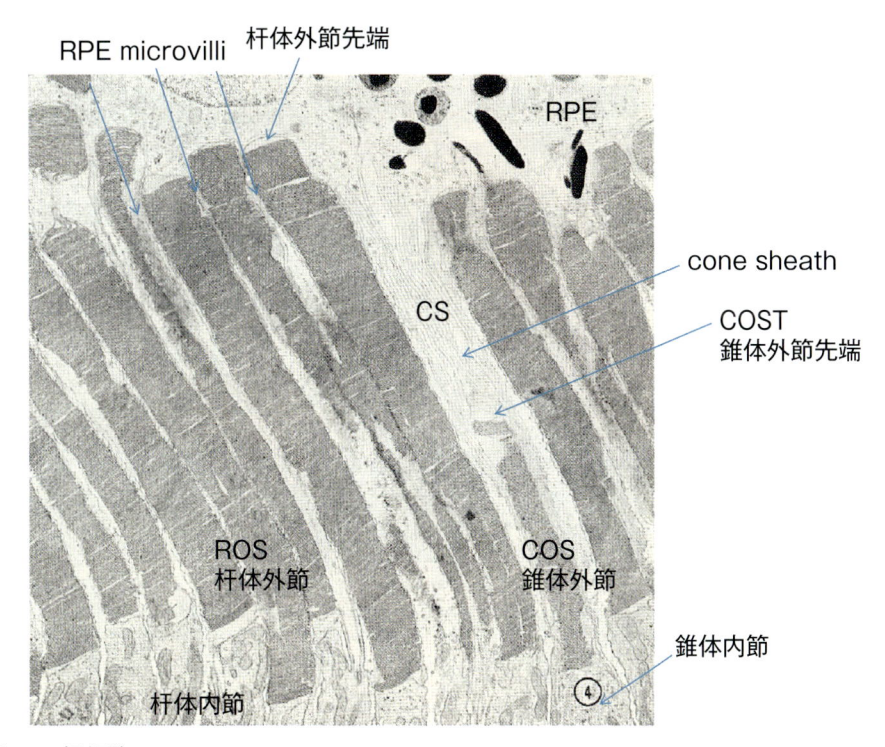

図18. ネコの視細胞
上が網膜色素上皮，下が視細胞側．ROS：杆体外節，COS：錐体外節，CS：cone sheath．錐体の外節は杆体の外節の半分の長さで終わっている．そのかわり網膜色素上皮（RPE）からの長いmicrovilli（cone sheath：CS）が錐体外節を包んでいる．(Anderson DH, Guérin CJ, Erickson PA, et al：Morphological recovery in the reattached retina. *Invest Ophthalmol Vis Sci* **27**：168-183, 1986から引用）

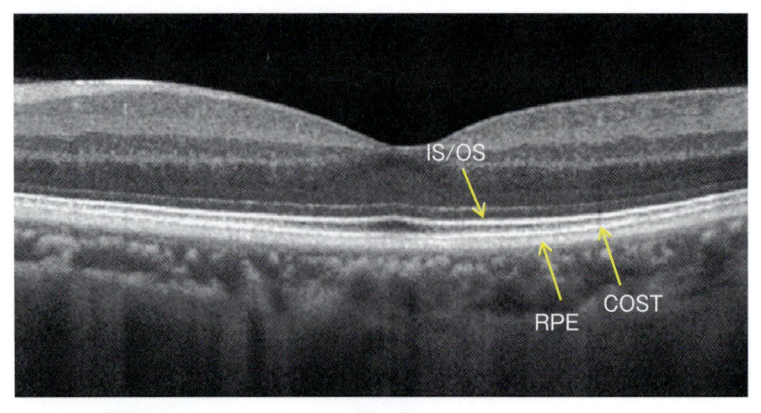

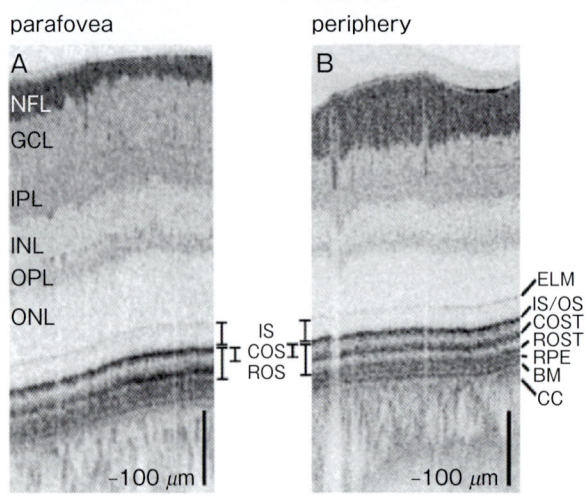

図 19. 上段）通常のスペクトラルドメイン OCT．RPE と Bruch 膜（BM）は分離できない．下段）high-speed ultrahigh resolution OCT．A：中心窩近傍，B：周辺部．錐体外節先端（COST），杆体外節先端（ROST），RPE，Bruch 膜が高信号ラインとして描出される．RPE は細胞表面の微絨毛部が高信号になっている．（Srinivasan VJ, Monson BK, Wojtkowski M, et al：Characterization of outer retinal morphology with high-speed, ultrahigh-resolution optical coherence tomography. *Invest Ophthalmol Vis Sci* 49：1571-1579, 2008 から引用）

その分，RPE は長い微絨毛を伸ばして錐体外節の先端を包み込んでいる．この鞘状の微絨毛を cone sheath という[5]．第 3 のラインは錐体外節の先端と cone sheath の結合部と考えられる．彼らの OCT 像では COST は中心窩では RPE の微絨毛に接するようになる．中心窩では錐体は細長くなり，杆体そっくりな形になる（rod-like cone）からである．中心窩から鼻側に向かうと，COST は IS/OS と RPE の中間に位置するようになる．錐体外節の長さが杆体の半分になるからである．

14. 網膜色素上皮・Bruch 膜

　網膜色素上皮（RPE）は厚みをもった高信号ラインである．ブルッフ膜（Bruch membrane：BM）はその遠位側に隣接する．RPE と BM は通常は分離して見えないが，RPE が BM から剥がれると，別の層として描出される．前項で述べた高解像 OCT では杆体先端（ROS），RPE，BM，そして脈絡毛細血管板（CC）も別個の高信号ラインとして描出されている（図 19）．RPE のラインはその表面の微絨毛に一致しており，メラニン顆粒を含む細胞体が低信号になっているのは興味深い．ここでも OCT は屈折率の異なる境界からの散乱光をデータとしているという原則が成り立っているのである．

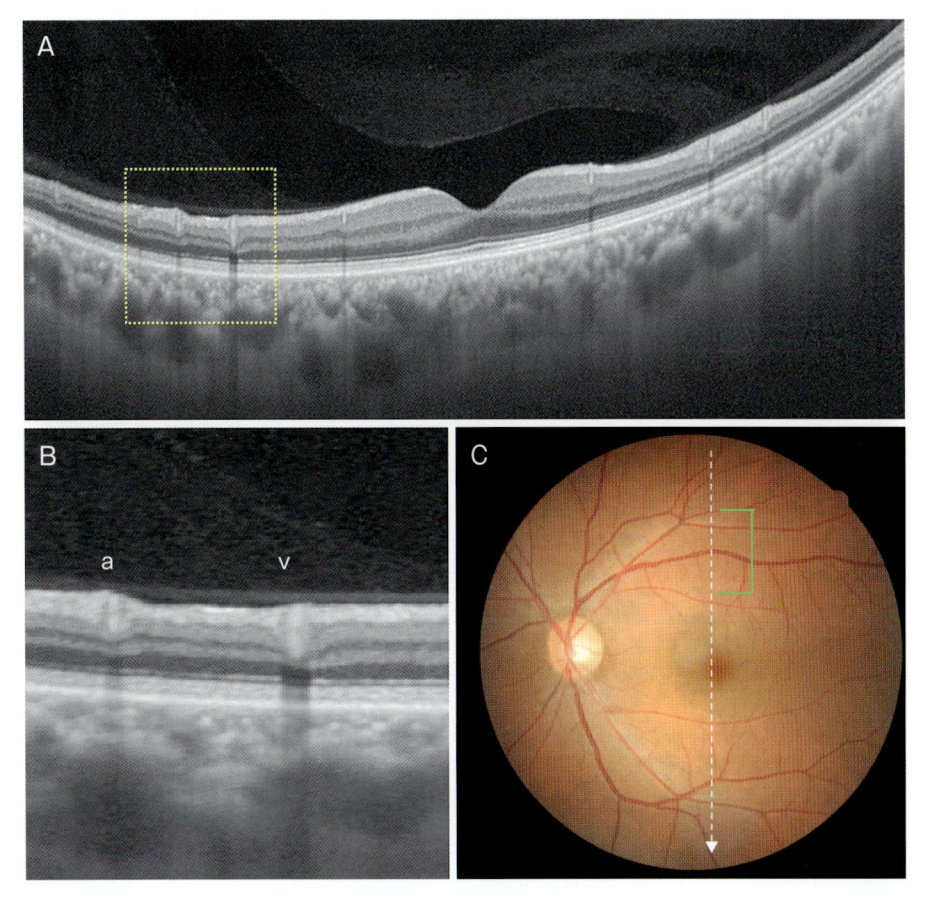

図20．46歳，男性．−5.0D．A）SS-OCT．網膜血管は細長い高信号となる．黄色破線部分はカラー眼底（C）の黄緑破線に相当する．B）黄色破線内を縦横比を1：1にして拡大．a：動脈，v：静脈．血管内の血流は砂時計様に見える．

15. 網膜血管

　網膜は，内層（神経線維層から内顆粒層まで）は網膜血管に，外層は脈絡膜血管によって栄養されている．網膜中心動脈から分枝した4本の主幹動脈はさらに分岐したのち毛細血管を経て網膜静脈に連絡する．OCTでは網膜血管は縦長の高輝度柱として見られ，その後方に長いシャドーがある（図20）．縦横比2：1を1：1に補正してみると，血管の内部は楕円を上下に2つ重ねた形（あるいは砂時計様）の高反射体からなっている[6]．これは血流中の赤血球からの反射を反映したものである．網膜毛細血管はBスキャン像では観察できない．Cスキャンでは毛細血管を描出することができる．黄斑部の毛細血管網は，表層，中層，深層からなっており，その網目パターンが異なる（図21）．

16. 脈絡膜

　脈絡膜は通常のSD-OCTでは，測定光が網膜色素上皮（RPE）でブロックされるため，その表層部分しか描出できなかった．EDIの技術により脈絡膜の全層が見えるようになり，疾患によりその厚みが変わることがわかった．SS-OCTは組織深達性がよいので，EDIなしで脈絡膜と強膜の境界部まで観察できる（図22A,B）．脈絡膜は血管に富んだ組織である．脈絡毛細血管板はBruch膜の直下にある．脈絡膜の中層には中程度の太さの血管叢があり，Sattler's layerと呼ばれる．外層には強膜に接して大

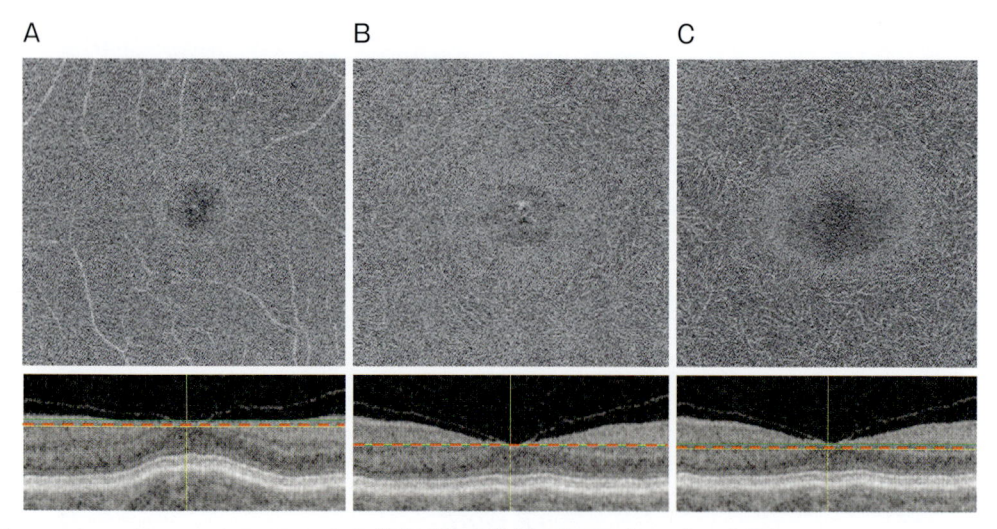

図 21. スウェプトソース OCT による黄斑毛細血管網の観察（56 歳，女性）
上段は C スキャン像，下段は網膜断層と C スキャン位置（緑線は画像を平坦化した基準面．赤色破線は C スキャンの位置）．A）表層毛細血管網：神経節細胞層レベル．網膜細動静脈と foveal avascular zone（FAZ）を囲むように毛細血管網がある．B）中層毛細血管網：内顆粒層の表層レベル．FAZ の周囲に毛細血管網が描出．C）深層毛細血管網：内顆粒層の深層レベル．中層毛細血管網よりも鮮明に毛細血管網が観察されている．

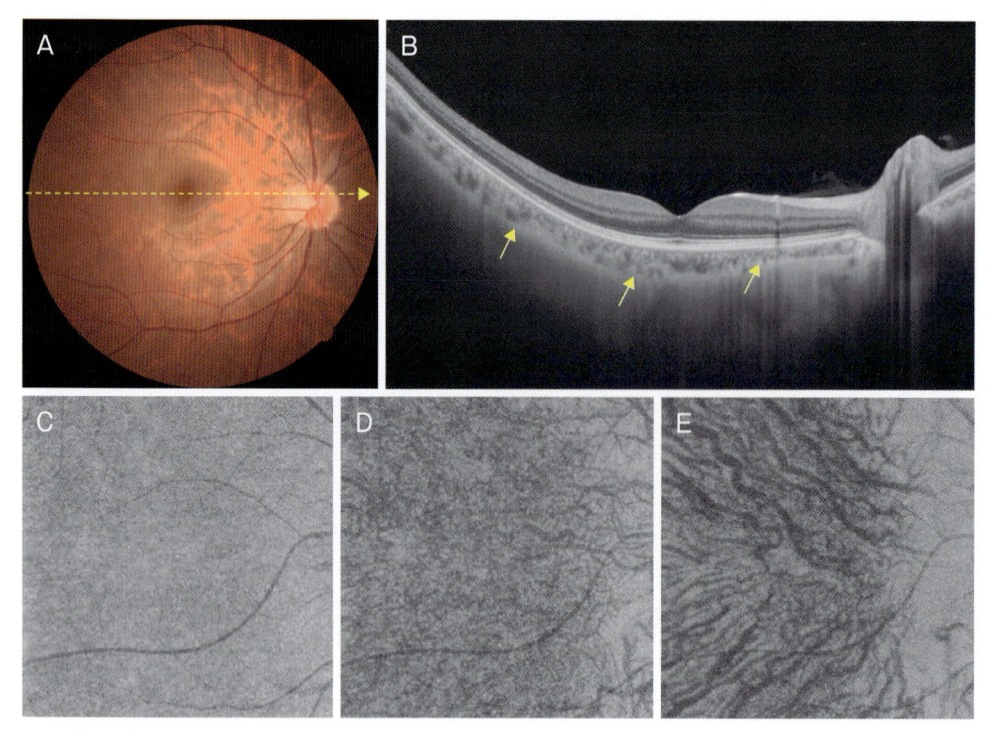

図 22. 正常の脈絡膜
33 歳，男性．3.0D．A）カラー眼底写真．脈絡膜の豹紋が見える．B）SS-OCT 脈絡膜は血管に富む．深層に行くほど血管径が大きくなる．黄色矢印は脈絡膜と強膜の境界．下）同一眼の C スキャン．C）Choriocapillaris. Bruch 膜より 13μm 遠位．D）Sattler's layer. Bruch 膜より 52μm 遠位．E）Haller's layer. 脈絡膜強膜境界より 52μm 近位．

血管の層（Haller's layer）がある．この大血管は渦静脈（vortex vein）に合流し，強膜を貫通して眼球外に至る．

文献

1) Otani T, Yamaguchi Y, Kishi S：Improved visualization of Henle fiber layer by changing the measurement beam angle on optical coherence tomography. *Retina* **31**：497-501, 2011.
2) Spaide RF, Curcio CA：Anatomical correlates to the bands seen in the outer retina by optical coherence tomography：literature review and model. *Retina* **31**：1609-1619, 2011.
3) Fernández EJ, Hermann B, Povazay B, et al：Ultrahigh resolution optical coherence tomography and pancorrection for cellular imaging of the living human retina. *Opt Express* **16**：11083-11094, 2008.
4) Srinivasan VJ, Monson BK, Wojtkowski M, et al：Characterization of outer retinal morphology with high-speed, ultrahigh-resolution optical coherence tomography. *Invest Ophthalmol Vis Sci* **49**：1571-1579, 2008.
5) Anderson DH, Guérin CJ, Erickson PA, et al：Morphological recovery in the reattached retina. *Invest Ophthalmol Vis Sci* **27**：168-183, 1986.
6) Muraoka Y, Tsujikawa A, Murakami T, et al：Morphologic and functional changes in retinal vessels associated with branch retinal vein occlusion. *Ophthalmology* **120**：91-99, 2013.

コラム　マイケルソン・モーリーの実験

　光が宇宙を満たす仮想媒体（エーテル）の中を伝播するのなら，地球は秒速30kmで太陽のまわりを回っているので，飛行機の速度が偏西風の影響を受けるように，光の速度もエーテルの風によって変わるはずである．米国に帰国したアルバート・マイケルソン（Albert Abraham Michelson, 1852〜1931）は，エドワード・モーリー（Edward William Morley, 1838〜1923）とともにさらに精密な干渉計を作り，1887年，再度，実験を行った．結果はどの方向に干渉計を回転しても，干渉縞の移動は見いだされなかった．つまり光の速度は地球の運動方向によって変化がなかったのである．彼らはエーテルの風が検出されなかったことに落胆したが，この「失敗実験」の結果を英米のジャーナルに発表した．マイケルソンは「干渉計の考案と，それによる分光学およびメートル原器に関する研究」により1907年に米国人ではじめノーベル物理賞を受賞した．アインシュタインは，この「光速度不変の原理」を基に，1905年に特殊相対性理論を打ち立てることになる．

V. ソフトウェア

　近年のOCTの進歩においては，ハードウェアの性能の向上もさることながら，解析を始めとするソフトウェアの進歩も目覚ましいものがある．OCTに搭載されているソフトウェアは，1. 撮影系，2. 解析系に分けられる．OCT各機種によって異なることもあるが，おもな機能を下記にあげる．

1. 撮影系ソフトウェア

1) スキャンパターン

① ラインスキャン：基本的なB-scan画像が得られる．重ねあわせなしの1枚スキャンから機種によっては250枚も重ねられるものまである．
② ラスタースキャン：3～7本の平行ラインスキャンである．
③ クロススキャン：縦横のラインを続けて行うスキャン．機種により同時に3～5本できるものもある（マルチクロス）．
④ 3Dスキャン（Cubeスキャン，ボリュームスキャンなど）：例えば6mm×6mm範囲内を横512A-scanで縦に128本分スキャンするなどある範囲内をくまなくスキャンするモードである．測定後解析ソフトで任意の部位の画像を見ることができる．最近はワイドエリアスキャンと称して横方向に12mm程度の広さでスキャンし，視神経乳頭から黄斑部まですべてを網羅できるものまである．
⑤ ラジアルスキャン：放射状スキャン．黄斑部で行えば3Dスキャンよりも高速に黄斑部のある程度のOCTマップを作成できる．視神経乳頭部ではある程度の乳頭形状の解析が可能である．

2) 眼球運動自動追尾機能（オートアイトラッキング）

　きれいな加算平均画像を得るためには眼球運動，固視微動などの影響を減らすために，トラッキングシステムの搭載は標準的になりつつある．ソフトウェアで行うものからSpectralis OCTのようにリファレンススキャン用のビームを常に照射して眼球の動きを追尾するもの（TruTrack™デュアルビームアイトラッキングシステム）まである．図1はシラスHD-OCTのオートトラッキングシステムFastTracの有無によりどれくらい取得画像が良くなるかを示している．

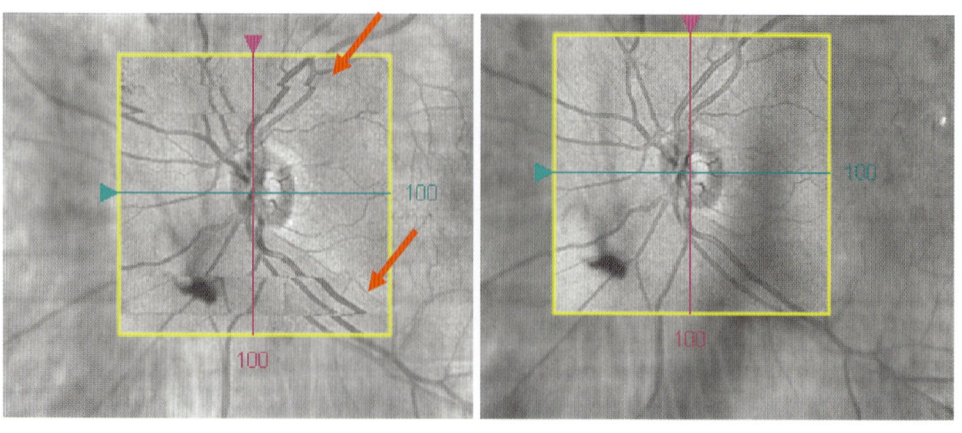

図1．シラスHD-OCT plusのオートトラッキング（FastTrac）

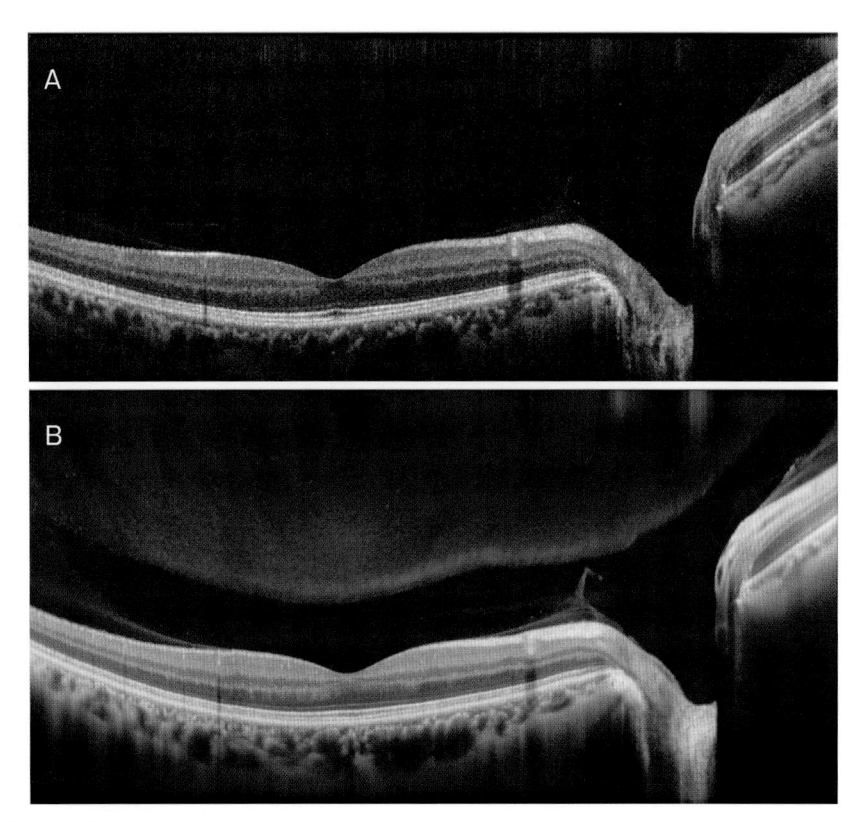

図2. 加算平均,RS-3000 Advance(ニデック)
A) 10枚,B) 120枚加算.

3) 加算平均(アベレージング)

加算平均に関しては前項(Ⅱ-9)でその詳細が述べられているが,機種により4〜250枚加算できるものまでさまざまである.加算枚数が多いとより深部の情報がはっきりするようである.ただし,トラッキング機能がしっかり効いていないとコントラストが強くなるだけで解像度は落ちる.固視が悪い被検者の場合,逆に加算枚数を減らしたほうがきれいな画像が得られることもある.図2では,RS-3000 Advanceで10枚加算と120枚加算の画像を比較している.

4) フォローアップ機能

過去に撮影したデータをベースラインとして,再診時に同一部位をスキャンする機能である.これもトラッキング技術により可能になっている.解析ソフトで行う機種もある(図6).

2. 解析系ソフトウェア

Spectral domain OCT時代になり,撮影速度が高速化し,取得画像の分解能が向上した.同時に解析ソフトウェアの進歩によって,臨床での応用がよりしやすくなっている.解析画像のオートセグメンテーション(層分離)はかなり正確になり,網膜〜網膜色素上皮,Bruch膜のみにとどまらず,硝子体の構造や脈絡膜や場合によっては強膜のあたりまでの情報が得られる.各社各機種により多少の違いはあるものの高分解能のラインスキャンや黄斑・視神経乳頭の3Dスキャンにより,網膜硝子体界面病変,黄斑疾患,緑内障の診断とフォローアップに重要な役割を担っている.以下基本的な解析を解説する.

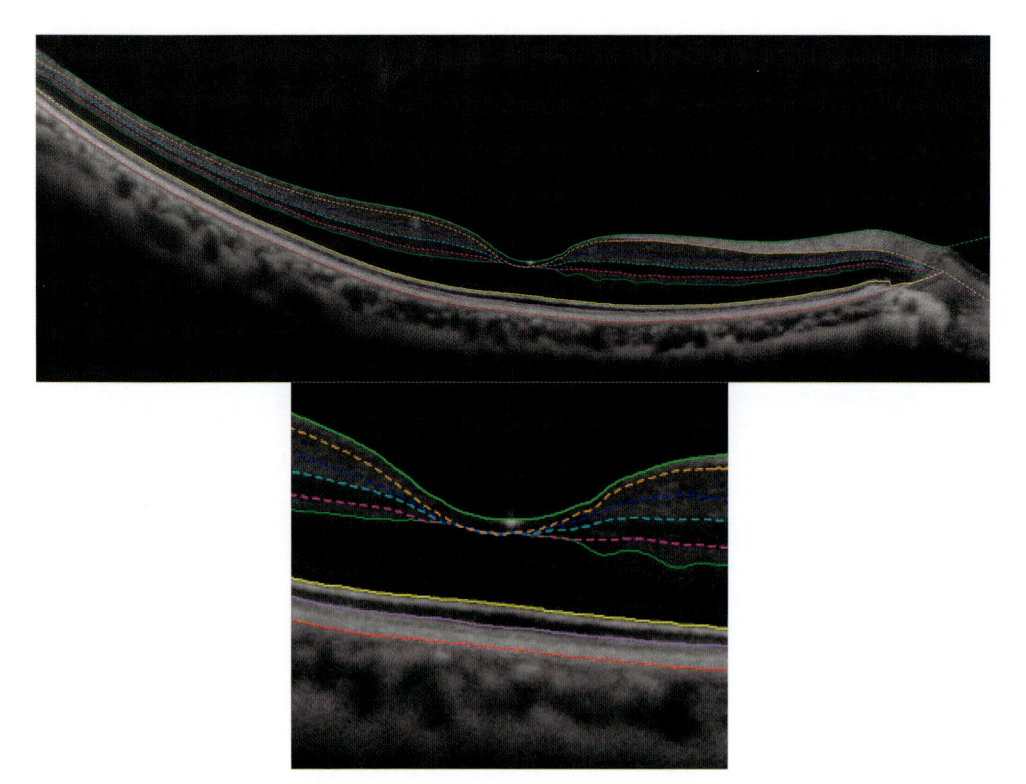

図3. オートセグメンテーション（キヤノン社，HS100のB-scan画像）

1) 黄斑部解析
① B-scan画像でのオートセグメンテーション：図3にキヤノン社HS100のB-scan画像を示す．正常眼であるがオートセグメンテーションのラインはかなり正確になっている．
② 3D-scan：図4はZeiss社製シラスHD-OCTのMacular Cube 512x128．中央にB-scan画像（横・縦）左下にETDRSグリッドに各部位の平均網膜厚，グリッドは中心から直径1mm，3mm，6mmである．中心部分がCMT(central macular thickness)ということになる．図右側にはいくつかの部分のセグメンテーションマップが表示されている．図5のように3Dボリュームレンダリング表示することもできる．
③ フォローアップ：図6に中心性漿液性脈絡網膜症（CSC）の治療前後のOCT画像の比較を示す．シラスHD-OCTではMacular Change Analysisという任意の日付の画像を差分表示する機能がある．赤枠内の表示が差分マップである．漿液性網膜剥離が消失した部分が青く表示されている．

2) 緑内障解析
　緑内障のOCTでは以下の3つの解析が重要である．詳細は緑内障の項に譲るが，ここでは基本事項を述べる．
① 網膜神経線維層（RNFL）解析：視神経乳頭スキャンにより得られるが，機種により3D-scanで行うものとサークルスキャンや視神経乳頭ラジアルスキャンで行うものがある．また，3D-scanも横方向でスキャンするものと縦方向でスキャンするものがある．図7は左眼の上下のRNFLの菲薄化がみられる．

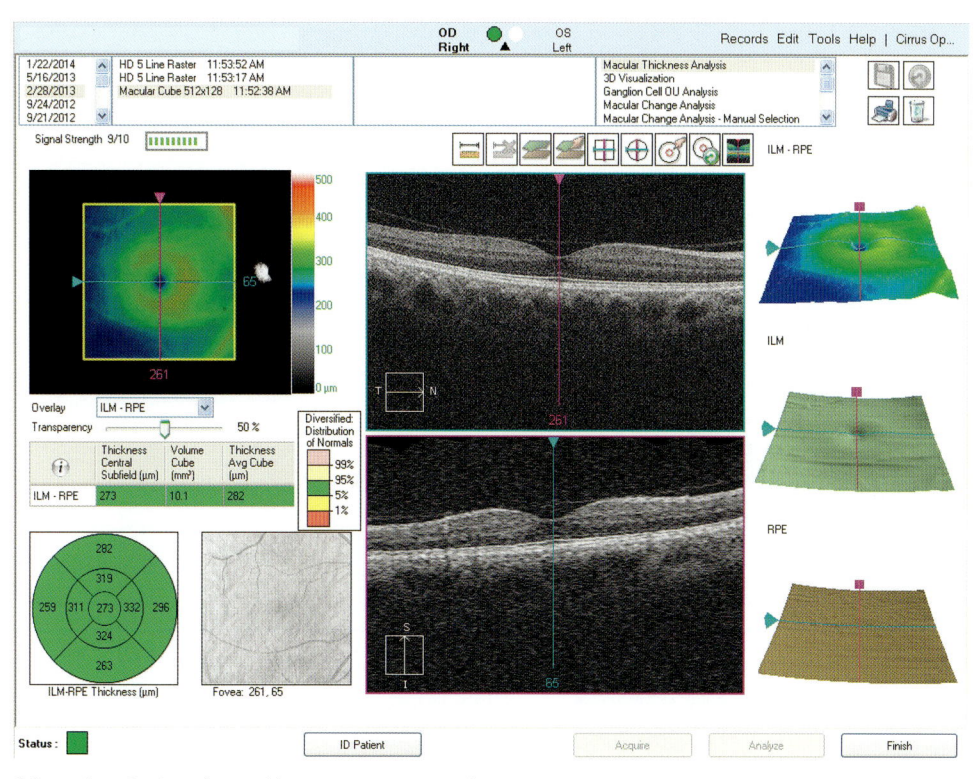

図4. Macular Cube（Zeiss社，シラス HD-OCT）

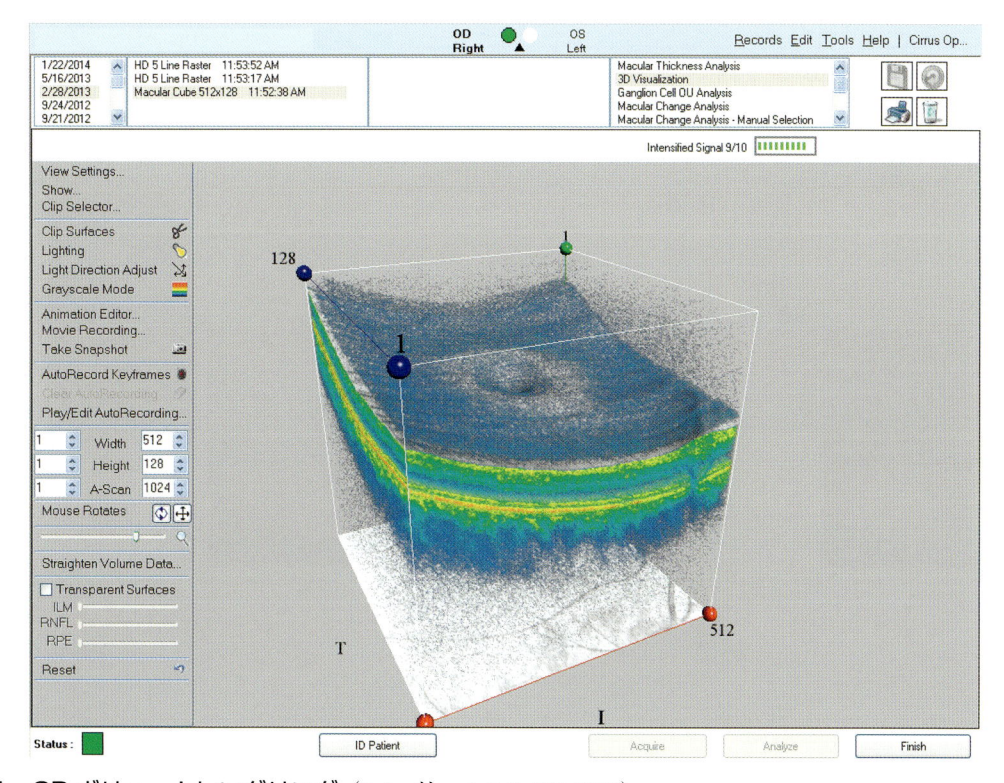

図5. 3D ボリュームレンダリング（Zeiss社，シラス HD-OCT）

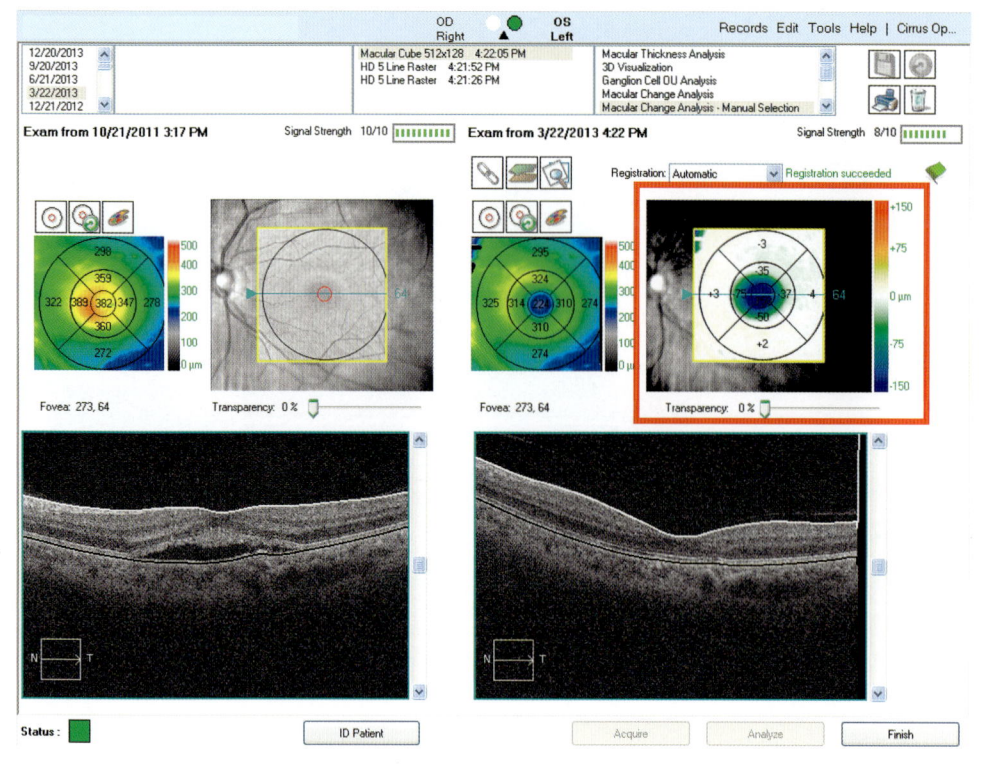

図6. Macular Change Analysis（シラス HD-OCT）

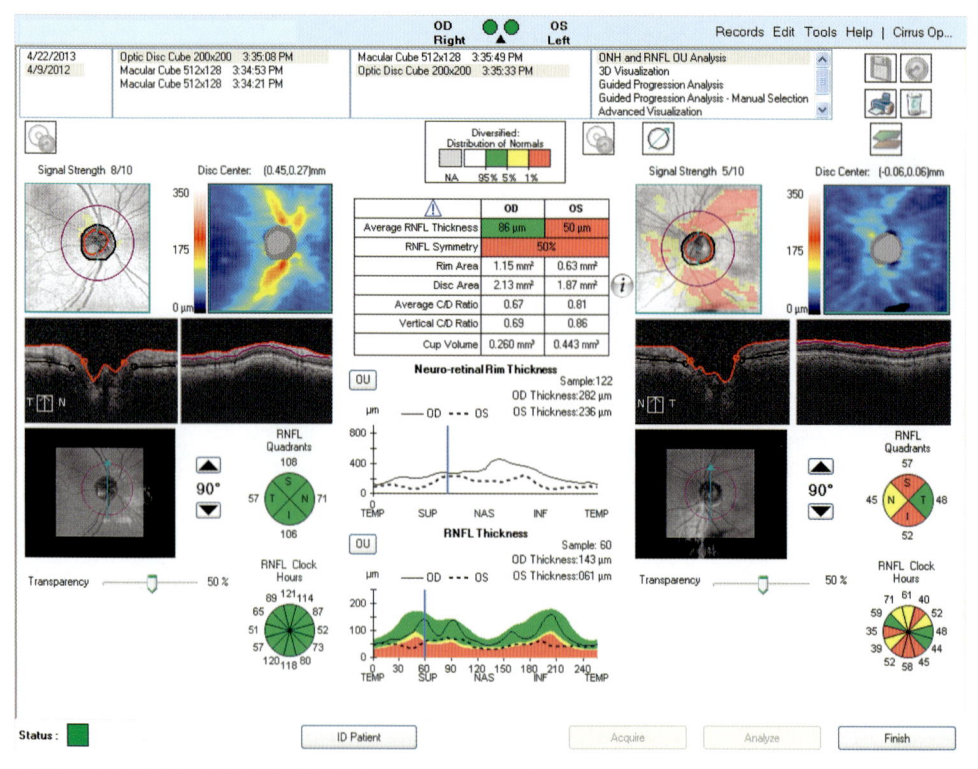

図7. 網膜神経線維層（RNFL）解析（シラス HD-OCT）

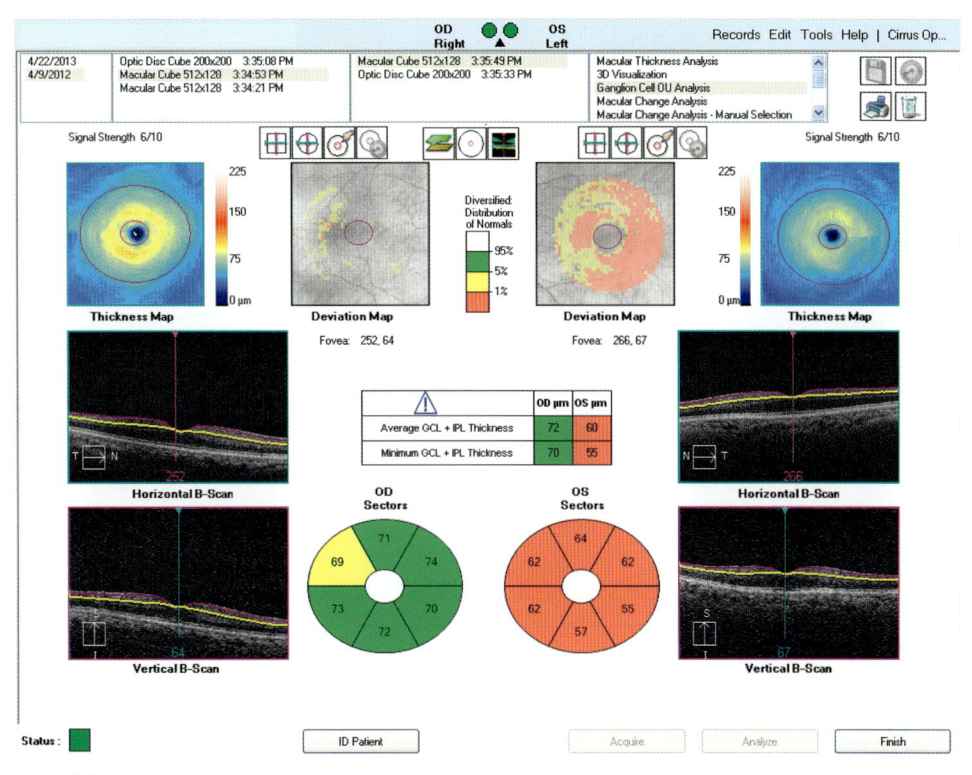

図 8. 神経節細胞層（GCL）解析（シラス HD-OCT）

② 神経節細胞層（GCL）解析：緑内障の本態である網膜神経節細胞（RGC）の障害をみるのに役立つ．機種により NFL+GCL+IPL を解析するものと，GCL+IPL を解析するものがある．黄斑部 3D-scan の解析である（図8）．
③ 視神経乳頭形状解析：視神経乳頭スキャンで解析できる．機種により cup と disc の定義が異なるためにバラつきがあり，参考程度にみるのが良いと考えられる．

各論 I　網膜硝子体界面病変

1. 後部硝子体皮質前ポケット

　黄斑部には黄斑円孔，黄斑前膜，硝子体黄斑牽引症候群など，硝子体の関係した疾患が好発する．硝子体は透明であるため，細隙灯顕微鏡で網膜との関係を観察するのは困難であった．硝子体の構造は，剖検眼による研究[1~4]，トリアムシノロンによる術中の可視化[5]，そしてOCT[6]によって明らかになってきた．

　Kishi らは，剖検眼の硝子体をフルオレセインで染色し，水浸状態にして細隙灯顕微鏡で観察し，成人眼では黄斑前に常に液化腔があることを見いだした（図1）．Worst が報告した bursa premacularis は黄斑部の限局性の硝子体剥離の前方にある袋状の液化腔であった．しかし，Kishi らの観察では，液化腔の後壁は薄い硝子体皮質であり，前壁はゲルであった．Kishi らは，この液化腔を「後部硝子体皮質前ポケット」（posterior precortical vitreous pocket：PPVP，以下ポケットと略す）と定義した[4]．Kishi らは，この解剖学的知見をもとにさまざまな網膜硝子体界面病変のメカニズムを説明した．

　ポケットは透明な構造なので，生体眼ではほとんど同定できない．初期の Time domain OCT（タイムドメイン OCT，TD-OCT）では網膜から剥離した硝子体皮質は見えるが，ポケットそのものは見えなかった．Spectral domain OCT（スペクトラルドメイン OCT，SD-OCT）になるとポケットは部分的に見えるようになった．2012年に商品化された Swept source OCT（スウェプトソース OCT，SS-OCT）ではポケットの全貌が見えるようになり[6]，硝子体の研究が加速化した．

　ポケットは黄斑前方にあるが，座位では扁平な舟形の液化腔である（図2）．後壁は薄い硝子体皮質であるが，中心窩では極端に薄く，網膜と接着していると同定できない．ポケットの幅は平均6.4mmで中心窩での高さは平均0.7mmである．クローケ管（Cloquet）とは隔壁（septum）で境されているが，その隔壁の上端に両者の連絡路（connecting channel）がある．ポケット内の液体比重は周囲のゲルより小さいようで，仰臥位ではポケットは前方に膨らみ[7]，座位ではポケットの上端が硝子体腔に向かって浮き上がっている（図3）．

　ポケットは2歳では存在しないことが剖検眼からわかっていた[4]．SS-OCT によりポケットは3歳児で中心窩前方の扁平なスペースとして発生し，徐々に大きくなり8歳でほぼ成人の大きさに近づくことがわかった[8,9]（図4）．小児ではポケット後壁の硝子体皮質が薄いため同定できない．Cloquet 管との連絡路は隔壁の上端に5歳頃から形成される．連絡路が同定された頻度は5歳で7.7％，8歳で27％，11歳では50％であった[9]．

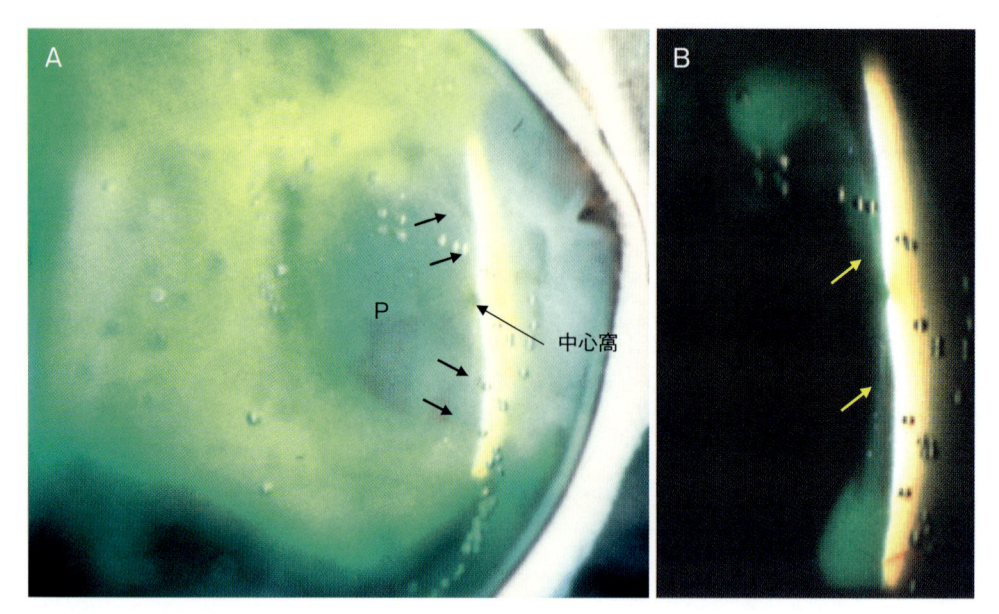

図 1. 後部硝子体皮質前ポケット
硝子体ゲルをフルオレセインで染色してスリットランプで観察．A）背景照明付き．黄斑前方にポケット（p）がある．その後壁は薄い硝子体皮質（矢印）からなる．B）同標本の光学断面．硝子体皮質は中心窩で薄く，その周囲で厚くなっている（矢印）．皮質は中心窩で接着し，周囲で薄く剝離している．

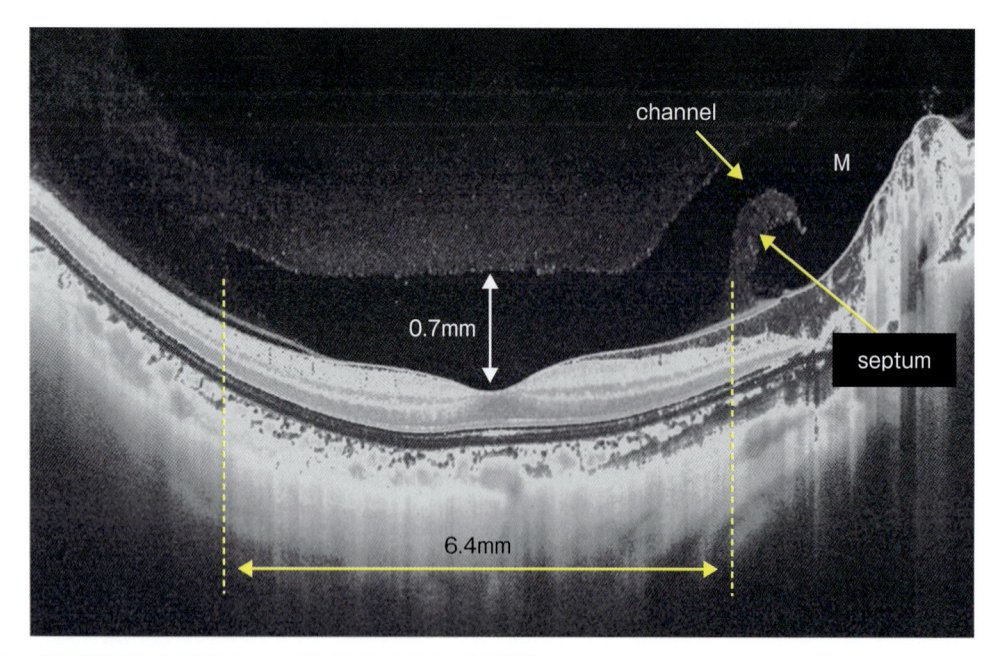

図 2. 後部硝子体皮質前ポケット（SS-OCT，水平断）
25歳，女性．ポケットを描出するため，画像の明るさとコントラストを強調してある．M：area of Martegini（Cloquet 管膨大部）

1. 後部硝子体皮質前ポケット   59

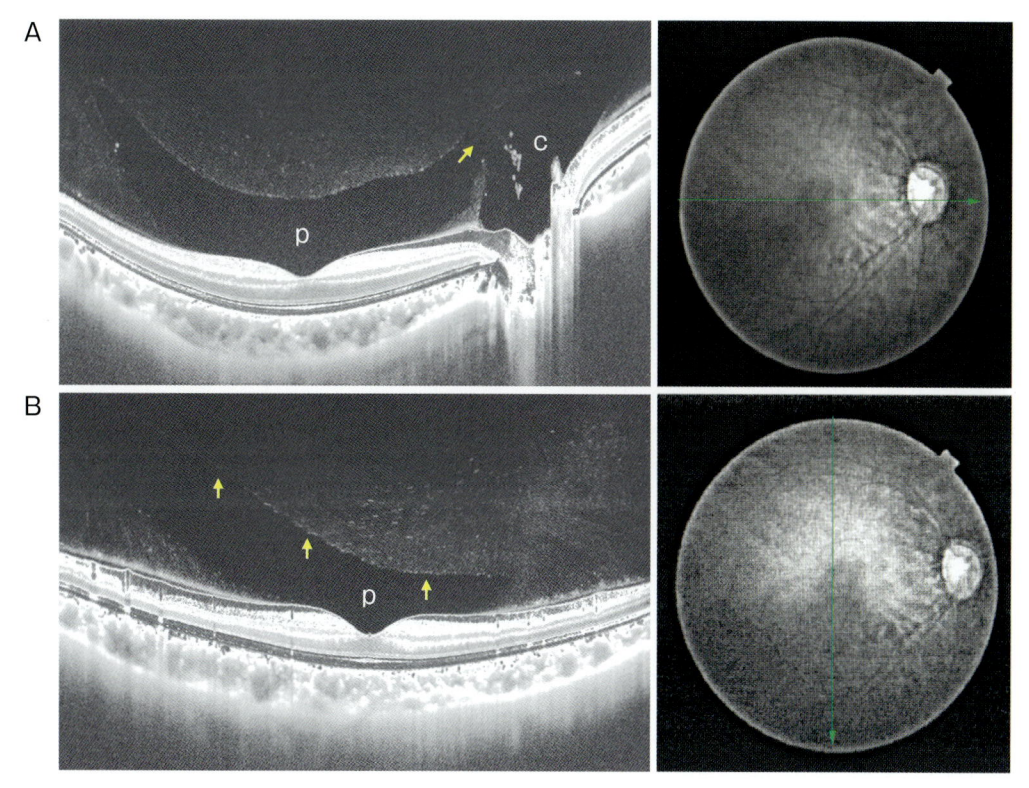

図3. 24歳，女性，-3.50D，座位（SS-OCT）
A）水平断．ポケット（p）は舟形である．黄色矢印：連絡路（connecting channel），c：Cloquet管．B）垂直断ではポケット（p）の上部（左側）が硝子体腔へ浮き上がっている．矢印はポケット前壁．

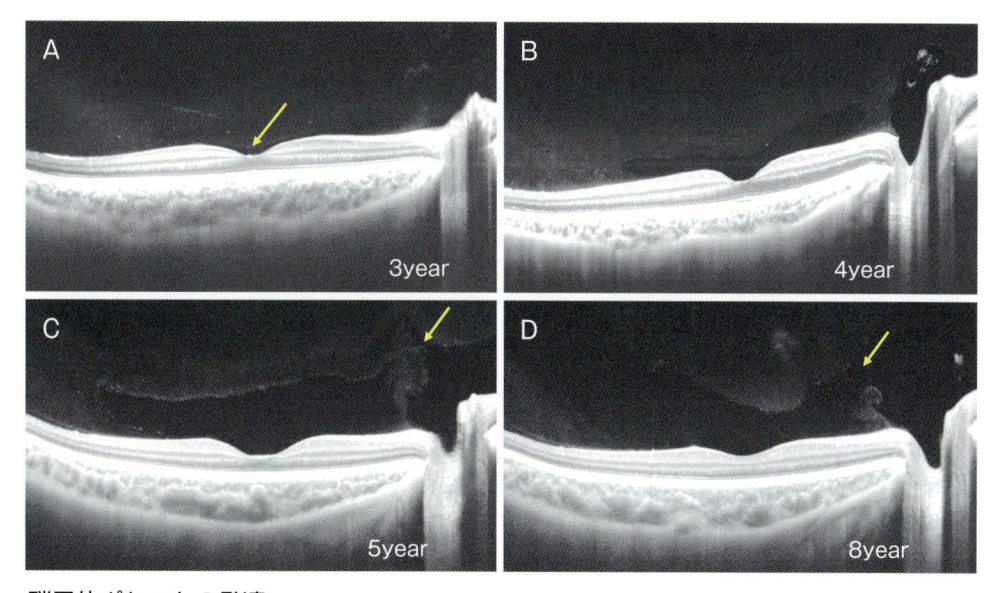

図4. 硝子体ポケットの発達
小児ではポケット後壁が薄いため同定できない．A）3歳．中心窩前方に扁平なスペース（矢印）ができている．B）4歳．ポケットは舟形になっている．Cloquet管とポケットはそれぞれ独立している．C）5歳．ポケットとCloquet管の間に隔壁があり，その上端に連絡路（矢印）ができつつある．D）8歳．ポケットはさらに拡大．連絡路（黄色矢印）がある．

文 献

1) Eisner G : *Biomicroscopy of the peripheral fundus*, New York, 1979, Springer-Verlag, p. 20, 21, 106, 107.
2) Worst JG : Cisternal systems of the fully developed vitreous body in the young adult. *Trans Ophthalmol Soc UK* **97** : 550-554, 1977.
3) Sebag J, Balazs EA : Human vitreous fibers and vitreoretinal disease. *Trans Ophthalmol Soc UK* **104** : 123-128, 1985.
4) Kishi S, Shimizu K : Posterior precortical vitreous pocket. *Arch Ophthalmol* **108** : 979-982, 1990.
5) Sakamoto T, Miyazaki M, Hisatomi T, et al : Triamcinolone-assisted pars plana vitrectomy improves the surgical procedures and decreases the postoperative blood-ocular barrier breakdown. *Graefes Arch Clin Exp Ophthalmol* **240** : 423-429, 2002.
6) Itakura H, Kishi S, Li D, et al : Observation of posterior precortical vitreous pocket using swept-source optical coherence tomography. *Invest Ophthalmol Vis Sci* **54** : 3102-3107, 2013.
7) Itakura H, Kishi S : Alterations of posterior precortical vitreous pockets with positional changes. *Retina* **33** : 1417-1420, 2013
8) Yokoi T, Toriyama N, Yamane T, et al : Development of a premacular vitreous pocket. *JAMA Ophthalmol* **131** : 1095-1096, 2013.
9) Li D, Kishi S, Itakura H, et al : Posterior precortical vitreous pockets and connecting channels in children on swept-source optical coherence tomography. *Invest Ophthalmol Vis Sci* **55** : 2412-2416, 2014.

2. 黄斑部硝子体剝離

　後部硝子体剝離（posterior vitreous detachment：PVD）は，急性発症であると長らく信じられていたが，Uchinoらは Time domain OCT で，その前駆段階では中心窩の周囲で部分 PVD が起こっていることを報告した[1]．Noise reduced SD-OCT や SS-OCT の登場により，硝子体ポケットとその後壁の黄斑部における動態が徐々にわかってきた[2]．

　SS-OCT で硝子体を観察すると，黄斑部 PVD は以下のように進行する[3]（図1）．Stage 0 は，硝子体未剝離でポケットのみが見える．Stage 1 は黄斑の周囲に部分 PVD がある．Stage 2 は部分 PVD が中心窩の周囲にある，いわゆる perifoveal PVD である．Stage 3 は黄斑で PVD が起きるが，視神経乳頭では接着が保たれている．Stage 3 はポケット後壁が保たれているときと，そこに欠損が生じることがある．Stage 4 は視神経乳頭でも剝離のある，いわゆる完全 PVD である．正常人では，黄斑の部分 PVD の比率は 40 歳代では 20％，50 歳代と 60 歳代では 40％ の頻度で生じている．一方，完全 PVD は，60 歳代では 40％，70 歳代では 80％ に急増する（図2）．Perifoveal PVD は黄斑円孔や硝子体黄斑牽引症候群の原因となるが，それ自体，病的なものではなく，完全 PVD への移行中に生じる生理的な現象であることがわかる．

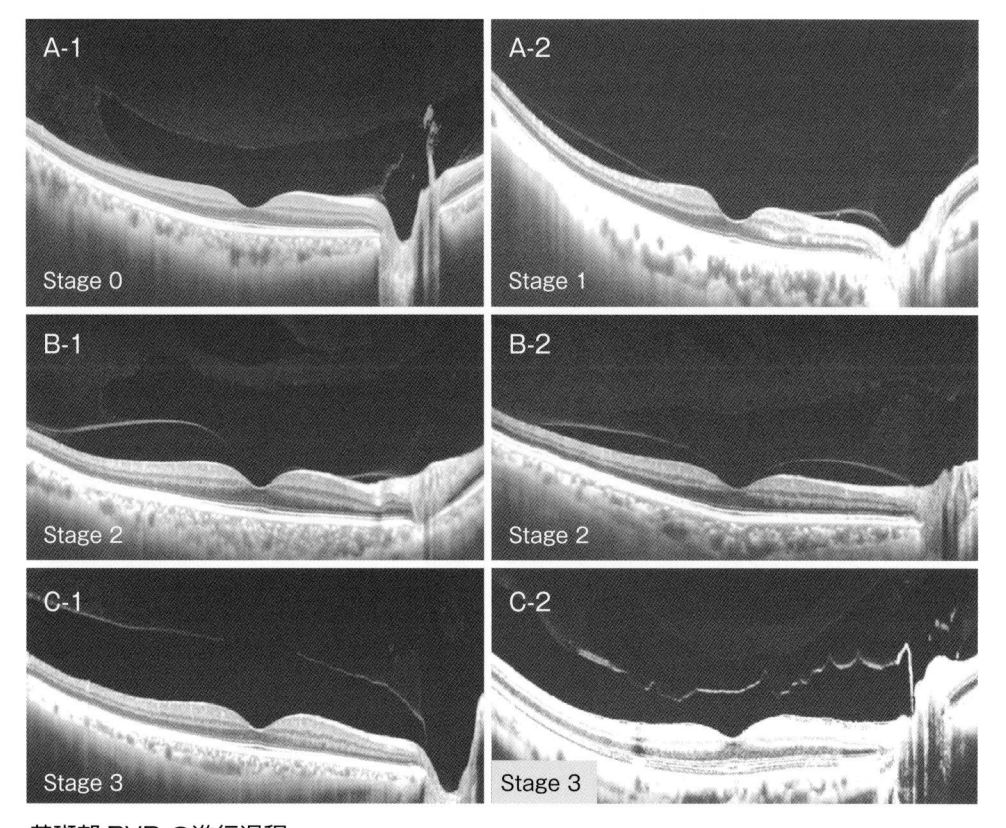

図1. 黄斑部 PVD の進行過程
A-1）硝子体未剝離：Stage 0．A-2）黄斑の周囲の部分 PVD：Stage 1．B）中心窩周囲の PVD：Stage 2．C）黄斑での PVD：Stage 3．ポケット後壁に欠損あり（C-1），欠損なし（C-2）．この図には示されていないが，完全 PVD：Stage 4．

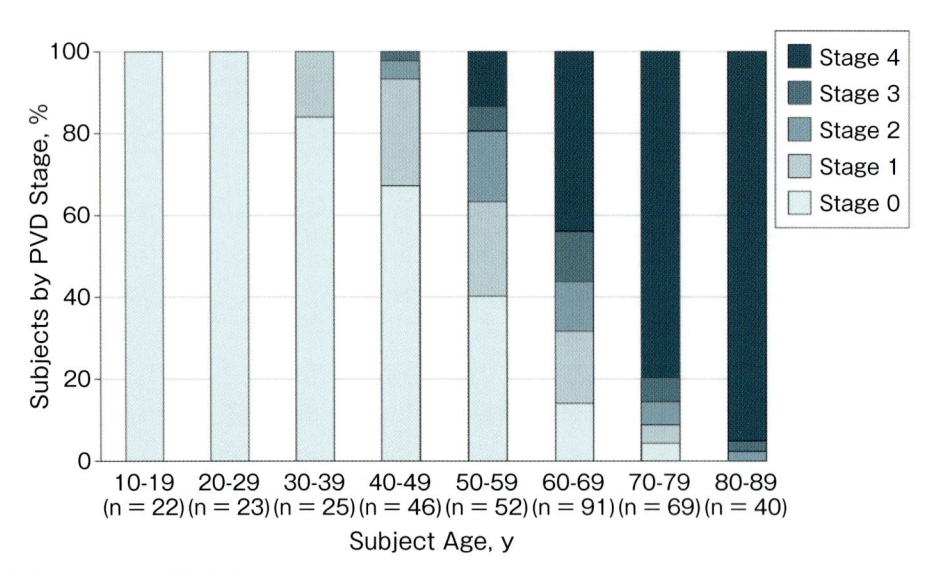

図 2. PVD のステージと年齢
　　（文献 3 から引用）

文　献

1) Uchino E, Uemura A, Ohba N : Initial stages of posterior vitreous detachment in healthy eyes of older persons evaluated by optical coherence tomography. *Arch Ophthalmol* **119** : 1475-1479, 2001.
2) Itakura H, Kishi S : Aging changes of vitreomacular interface. *Retina* **31** : 1400-1404, 2011.
3) Itakura H, Kishi S : Evolution of vitreomacular detachment in healthy subjects. *JAMA Ophthalmol* **131** : 1348-1352, 2013.

3. 特発性黄斑円孔

　特発性黄斑円孔は中心窩に1/4～1/3乳頭径の円孔を生ずる疾患である．自覚的には中心暗点と歪みがあり，視力は0.1～0.4に低下する．50～70歳代に好発し，60歳代にピークがある．米国の報告では発症頻度は年間10万人に7.8人で網膜剝離の約半分である[1]．男女比は2：3で女性に多い．黄斑円孔の病因は長らく不明であった．1988年にGassが黄斑円孔の形成過程を細隙灯顕微鏡で観察し，硝子体皮質の接線方向の収縮が病因と推論し，予防手術の可能性に言及した[2]．1991年にKellyとWendel[3]が，全層円孔が硝子体手術とガスタンポナーデで閉鎖しうることを報告してから手術が急速に普及した．その後，OCTの登場により黄斑円孔の病態が詳細にわかってきた[4〜8]．

1. 発症機序

　黄斑円孔の発症は，中心窩への硝子体牽引と中心窩の構造上の脆弱性に起因している．

1) Perifoveal PVD

　黄斑部では，硝子体皮質は「後部硝子体皮質前ポケット」があるため，ゲルと分離した線維膜の形で存在する．このため硝子体ゲルによる直接の牽引はかからない．黄斑前の硝子体皮質が収縮すると，弧が弦になるような前方へのベクトルが発生する[9]．これにより後極では後部硝子体剝離（posterior vitreous detachment：PVD）が起こるが，中心窩では硝子体と網膜の接着が強いため，PVDが起こりにくい．この結果，perifoveal PVDの形をとりやすい．Perifoveal PVDはほとんどの場合，完全PVDに移行する[10]が，中心窩での接着が強いと前方への牽引が持続し，黄斑円孔が形成される．

2) 中心窩の脆弱性

　サルの中心窩の組織を見ると，中心小窩の底は外顆粒層と光受容層からなり，ヘンレ（Henle）線維がない．外顆粒層の表面は薄いグリアで覆われ，硝子体腔に面している（図1左）．これはヒトのOCT所見に一致している（図1右）．電子顕微鏡的にはミュラー（Müller）細胞は視細胞の間隙を埋めているが，Henle線維に沿って水平に走行している．中心窩ではMüller細胞による柱状の支持がないため，垂直方向の牽引に対し組織内の分離が起きやすい．分離は中心では表層のグリアと外顆粒層，その周囲ではHenle線維との間で起こると考えられる（図1右の緑水平線）．一方，外顆粒層の中央に垂直の亀裂ができると，それが遠心性に拡大し，外層円孔になる．このため，外顆粒層を求心性につなぎとめる栓のような組織の存在が想定される（図1左の緑垂直線）．

3) Müller cell cone

　Gassは，黄斑円孔の形成過程を説明するためにMüller cell coneという概念を導入した．これは1969年のYamadaによるヒトの黄斑の電顕像に基づいた構造で，中心窩の外境界膜を頂点として中心窩底を基底とする錐体形のMüller細胞の集合体をさしている．外顆粒層の表面はMüller cell coneの基底部が覆っている．硝子体牽引により外境界膜（external limiting membrane：ELM）と視細胞内節外節接合部（photoreceptor inner segment/outer segment junction：IS/OS）が挙上されて，微小網膜剝離が生じるのは奇異に感じるが，Müller cell coneを介してそれらに牽引が及ぶと考えれば不思議ではない．Müller cell coneは中心窩の細胞構築を支持していると考えられる．これが前方への牽引で栓が抜けるようにはずれると，錐体を求心性につなぎとめる力が失われ，遠心性に外顆粒層レベルの円孔（外層円孔）が拡大すると考えられる．

図1. A) サルの中心窩. 中心窩の中心（赤矢印）には Henle 線維層（青色矢印）はなく, 外顆粒層 (ONL) が直接, グリア（緑色矢印）で覆われている. (Fine BS, Yanoff M：Ocular Histology, Harper & Row, 1979, p115から引用) B) ヒト中心窩の OCT. 中心窩への牽引（黄色矢印）と網膜内の亀裂部位（緑線）. 前方への硝子体牽引で表層グリアと外顆粒層の間（水平線）に分離が起こると囊胞になる. 緑の垂直線を介して IS/OS に牽引が及ぶと微小網膜剝離になる. 垂直線が栓のように抜けると, 外顆粒層を求心性につなぎとめる力がなくなり, 亀裂ができ, それが拡大して（白矢印）外層円孔になる. 緑のT字を Müller cell cone と考えると円孔の形成過程を理解しやすい.

　Müller cell cone は多分に概念的な存在であり, サルの組織切片では見られない. 中心窩は錐体が密集しており, 杆体のように細長い形に分化している. 視力にとって最も重要な場所にこのような大きなグリアが存在するとは考えにくい. しかし, この概念を導入すると, 円孔の形成過程が説明しやすいのは事実である.

2. OCT による病期分類

　OCT の発達のおかげで, 我々は円孔の形成過程を以前より詳細に観察することができる. Gass の Stage 分類を踏襲しつつ, OCT による知見を加えた分類を示す（図2）. Stage 1A では, perifoveal PVD により中心窩が牽引されると, 表層グリアと外顆粒層の間に囊胞ができる (foveal cyst). もうひとつのパターンは IS/OS レベルの微小網膜剝離 (foveal detachment) である. 微小網膜剝離の頂点は亀裂のように外顆粒層にくい込むこともある. Stage 1B では囊胞が拡大し, 外顆粒層に亀裂ができる. 亀裂が拡大すると外層円孔 (outer hole) になる. Stage 2 では, 囊胞の屋根が弁状に牽引され裂隙ができる. Stage 3 では, 中心窩で硝子体皮質が剝がれて, そこに蓋が付着する. Stage 4 では, 完全 PVD が起こっている.

1) 刻々と変化する Stage 1A 円孔
　中心窩囊胞：囊胞は最表層のグリアと外顆粒層が分離することで生じる. 囊胞は硝子体牽引の程度により, 扁平であったり, 楕円形に膨らむことがある（図3）.
　微小網膜剝離：Perifoveal PVD の前方牽引によって ELM と IS/OS が隆起し, 微小網膜剝離となる. 外顆粒層に垂直方向の亀裂が見えることもある. 微小網膜剝離の頂点は外顆粒層の中へくい込んで, その全層に及ぶこともある（図4～6）.

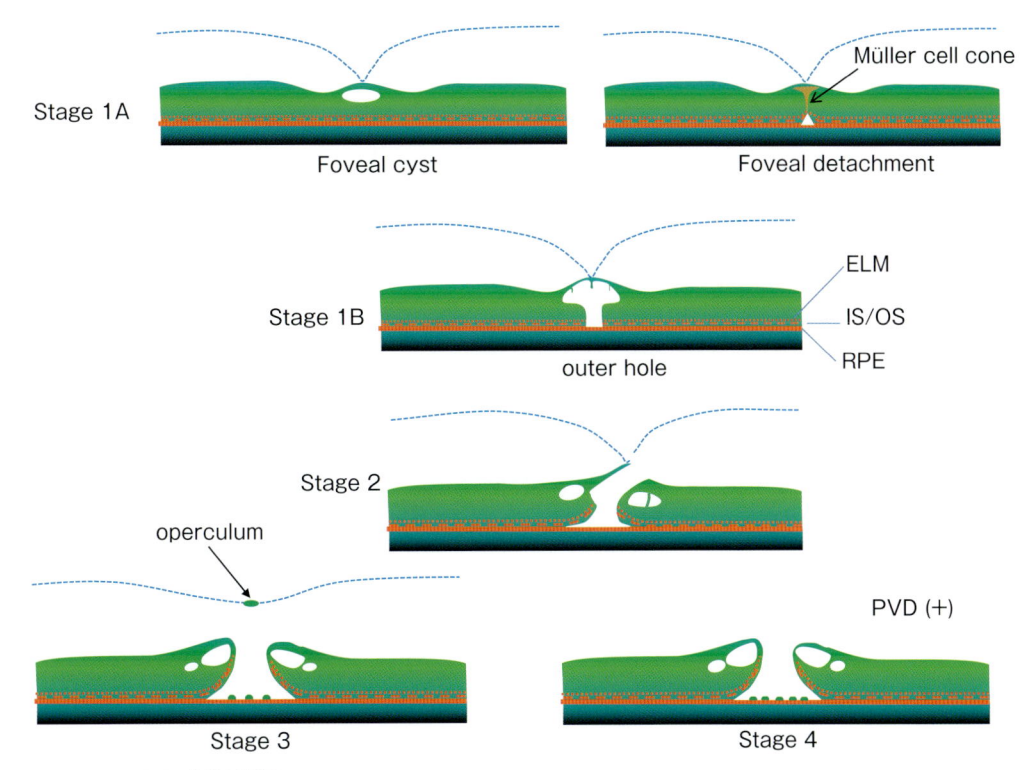

図2. OCT による病期分類

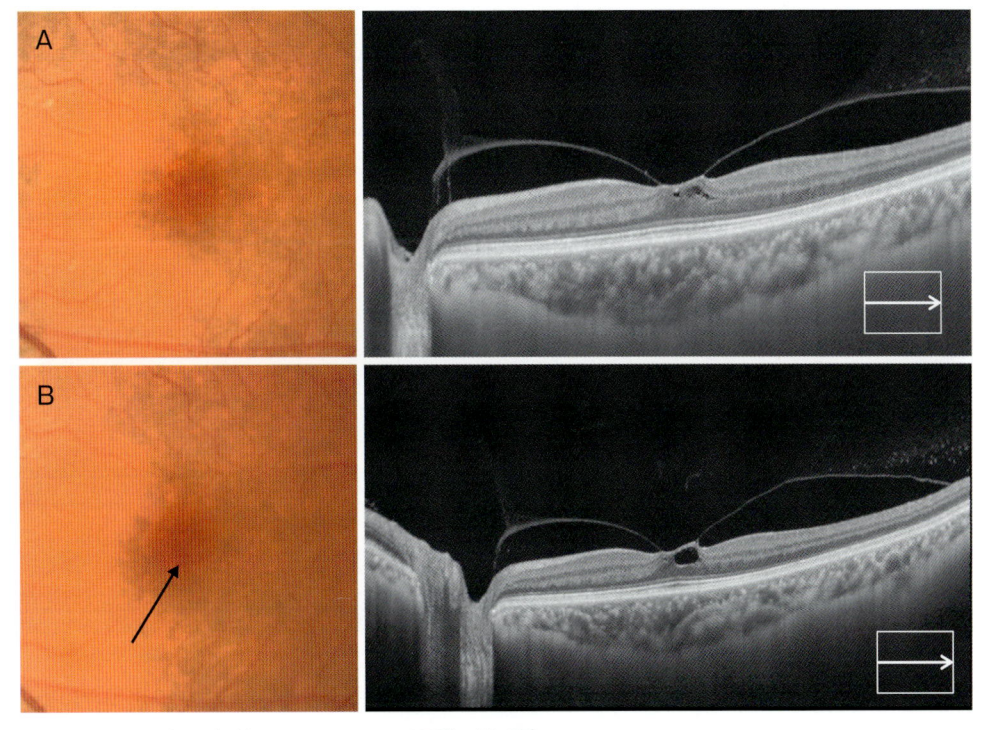

図3. 症例1：68歳，女性．Stage 1A 円孔（左眼）
他眼が黄斑円孔．左眼は自覚症状なし．視力 1.2．A) Perifoveal PVD により，中心窩に扁平な分離ができている．
B) 1カ月後．表層に囊胞（矢印）ができている．視力 1.2．

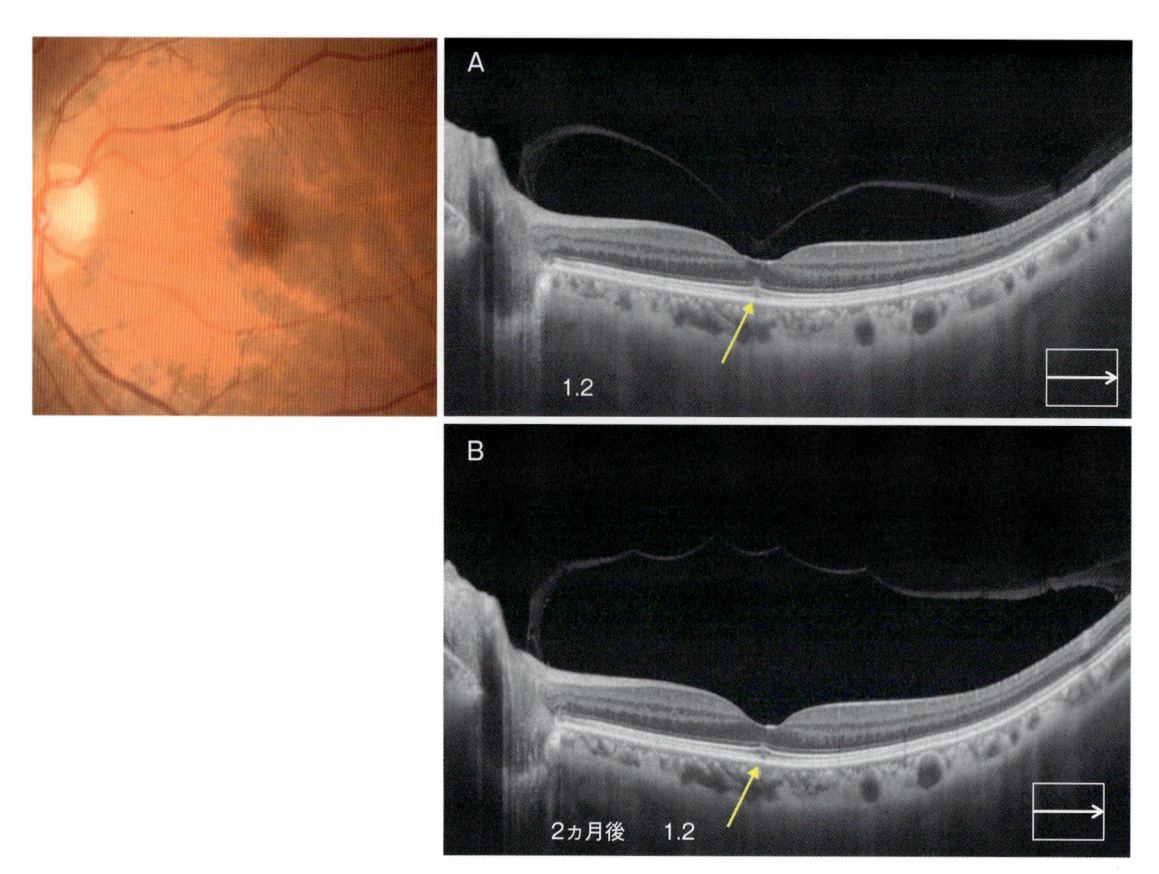

図4. 症例2：51歳，女性．Stage 1A円孔
視力1.2×−3.75D，だが，左眼に中心暗点がある．A) Perifoveal PVDにより中心窩が牽引．IS/OSとCOSTが三角形に隆起して，一部，外網状層に切れ込みがある（黄色矢印）．B) 2カ月後．視力1.2，黄斑でPVDが起こっている．外顆粒層への切れ込みは消失．IS/OSは隆起（黄色矢印）している．

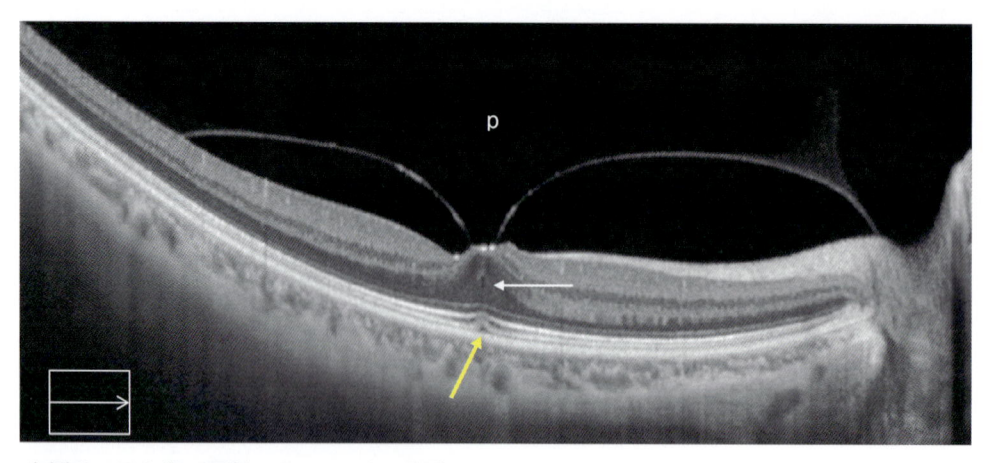

図5. 症例3：54歳，男性．Stage 1A円孔
右眼の中心の見にくさを自覚．視力1.2．Perifoveal PVDの前方は硝子体ポケット（p）がある．中心窩の陥凹は消失し，むしろ隆起している．IS/OSとCOSTが隆起（黄色矢印）している．外顆粒層に垂直の亀裂（白矢印）がある．

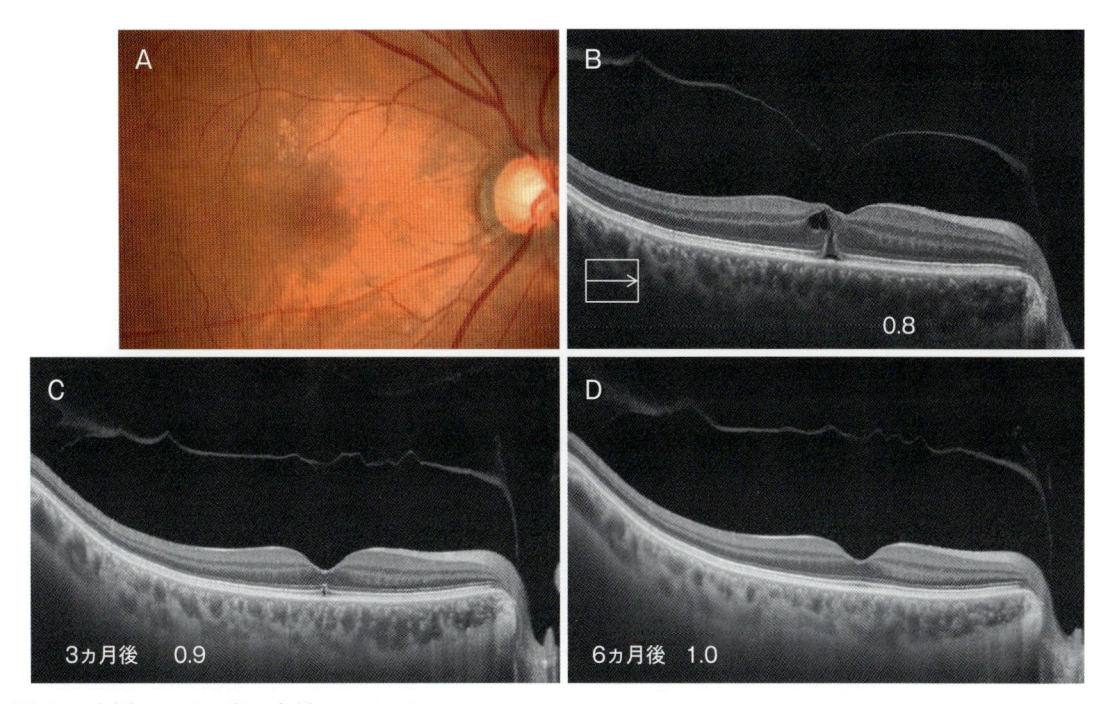

図6. 症例4：59歳，女性．−4.5D
A）初診時カラー眼底写真．中心窩嚢胞に灰色の輪がある．B）初診時．Perifoveal PVD により，中心窩嚢胞と外顆粒層の断裂がある．Stage 1B．C）3ヵ月後．黄斑で PVD が起こっている．嚢胞は消失した．中心窩で IS/OS の断裂がある．D）6ヵ月後．IS/OS の断裂は修復された．

2）Stage 1B 円孔

表層グリアと外顆粒層の分離によって嚢胞ができ，さらに外顆粒層に亀裂が生じる（図7, 8）．これが広がると，外顆粒層での円孔（外層円孔）ができる．亀裂が円孔へ拡大することは，錐体を求心性につなぎとめる支持力があることを示唆する．Müller cell cone がこの役割をしていると考えられている．柱状の組織（Müller cell cone と考えられる）が嚢胞を貫通して外顆粒層に達し，ELM と IS/OS を挙上しているのがしばしば観察される（図8, 9）．Stage 1B が進行すると，外顆粒層の離開が拡大し，表層が保たれた立派な外層円孔となる（図10, 11）．検眼鏡的には嚢胞縁が黄色の輪になる．硝子体皮質は網膜表面に付着している．

3）頻繁に起こる自然寛解（aborted macular hole）

Stage 1 で硝子体皮質がはずれて牽引が解除されると，円孔の自然治癒が頻繁に起こる（図4, 6～9）．したがって，Stage 1 ではすぐに手術をせずに経過観察する．Perifoveal PVD は完全 PVD への生理的な通過点であるので，無症候性の軽症 Stage 1 はかなりの頻度で起こっていると想像される．円孔の自然閉鎖は全層円孔でも起こることがある[15～18]．黄斑の復元力には驚かされる．

4）Stage 2 円孔

Stage 1B で嚢胞の縁に沿って亀裂ができ，網膜表層が弁状に持ち上がった状態（図12～14）．外顆粒層にはすでに外層円孔ができているので，この段階で全層円孔になる．円孔周囲には嚢胞ができる．嚢胞はおもに Henle 線維層にできる．OCT では B スキャンの位置により，弁が蓋に見えることがある（図14）．

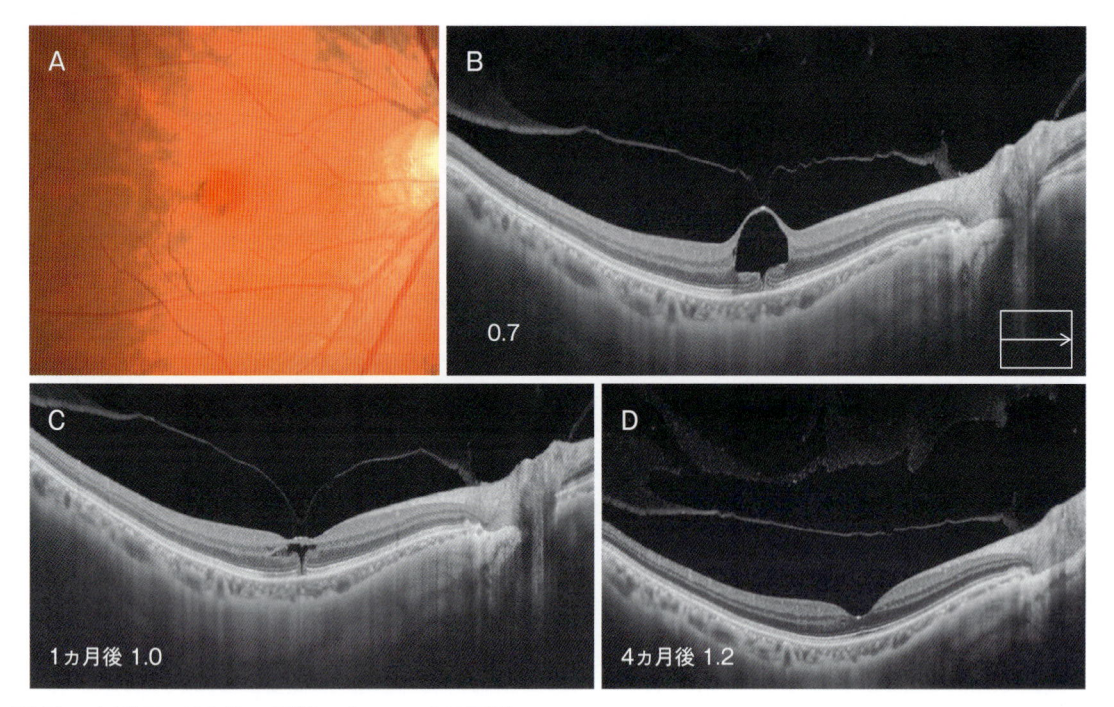

図7. 症例5:56歳, 男性. Stage 1B 円孔
A) 初診時カラー眼底写真. 中心窩に囊胞がある. B) 初診時. 表層のグリアと外顆粒層が分離して囊胞ができている. 外顆粒層に垂直の亀裂がある. Perifoveal PVD がある. C) 1カ月後. 囊胞が扁平化. この結果, T字型の亀裂となっている. D) 4カ月後. 黄斑でPVDが起こっている. 中心窩はほぼ正常の形態を示している.

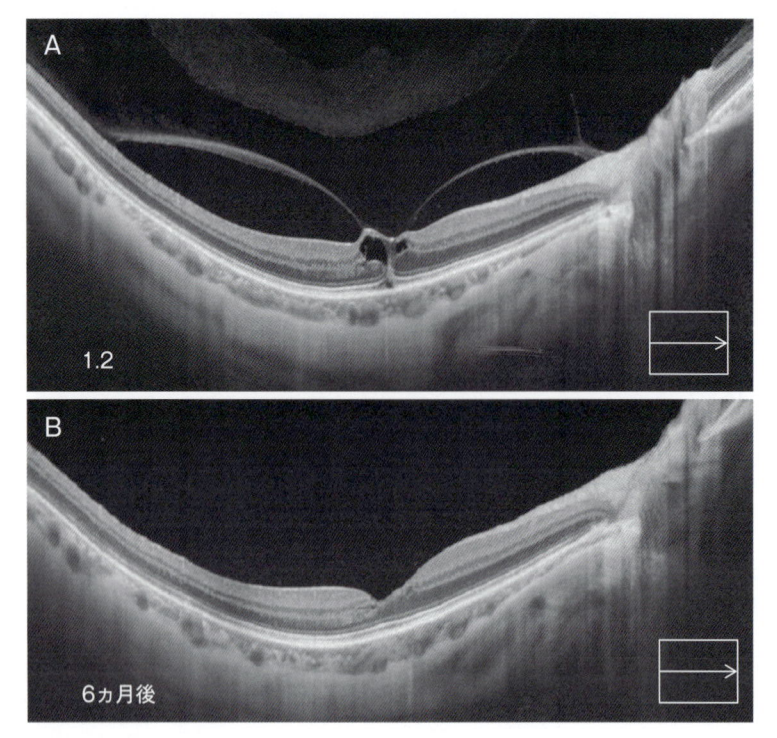

図8. 症例6:65歳, 男性. 近視 (−7.50D). Stage 1B 円孔
A) Perifoveal PVD がある. 表層の囊胞と外顆粒層の断裂がある. 中心に柱状の組織がある. 視力1.2. B) 6カ月後. 完全PVDが起こり, 円孔はほぼ消失. Henle 線維層に亀裂が残っている.

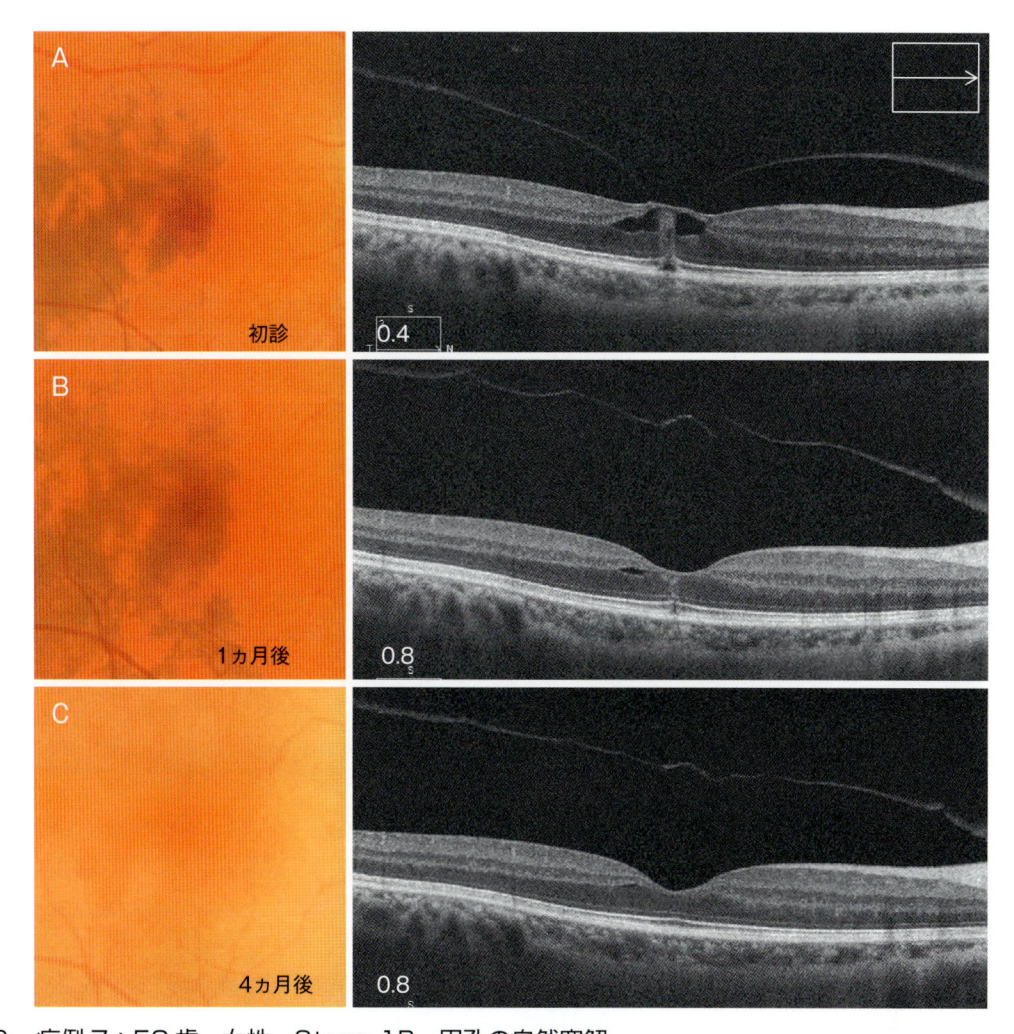

図9. 症例7：58歳，女性．Stage 1B．円孔の自然寛解
A）右眼の変視症と視力低下を自覚．視力は0.4．Perifoveal PVD がある．中心窩の表層に囊胞があり，それを貫く柱状の組織が IS/OS を挙上している．B）1カ月後．黄斑で PVD が起こっている．囊胞は扁平化，外顆粒層に亀裂の修復跡がある．IS/OS と COST の断裂あり．C）4カ月後．IS/OS と COST は修復されている．

5) Stage 3 円孔

　黄斑部で PVD が起こると，円孔の蓋は前方に移動した硝子体皮質に付着する．円孔縁は浮腫により隆起し，内部には囊胞が形成される（図15）．囊胞はおもに Henle 線維層にできる．円孔縁は RPE からわずかに剝離する．これを fluid cuff という．円孔底には黄白色の顆粒が見られる（図16）．これが視細胞残渣あるいはそれがマクロファージに取り込まれたもの，あるいは網膜色素上皮の増殖であるか不明である．

6) Stage 4 円孔

　完全 PVD が起こると OCT の画面には硝子体皮質と蓋が見えなくなる．円孔縁は浮腫があり，fluid cuff がある（図17）が，陳旧性になると，円孔縁は網膜色素上皮（retinal pigment epithelium：RPE）に接着し，浮腫もなくなる（図18）．

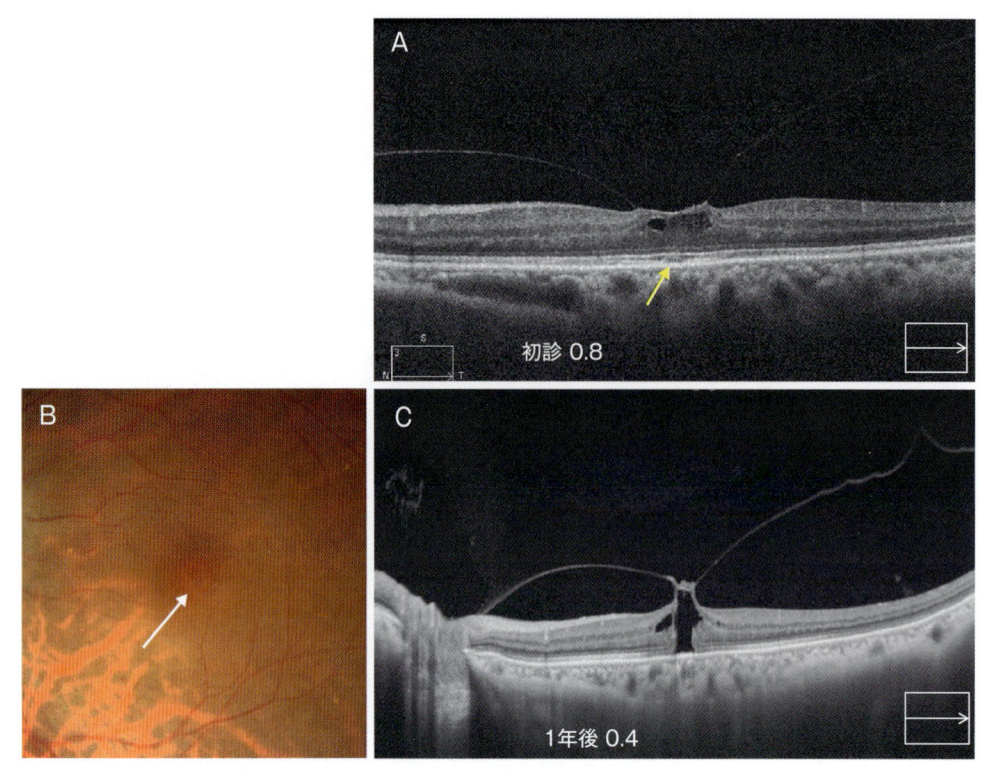

図10. 症例8：71歳, 女性
A) 偶然, 中心窩の表層嚢胞が見つかった. Stage 1A円孔. Perifoveal PVDがある. IS/OSとRPE間の信号亢進（黄色矢印）はIS/OS挙上の超早期変化である. B) カラー眼底写真で黄色輪のある嚢胞矢印が見られる. C) 1年後. Stage 1B, 外層円孔が完成した.

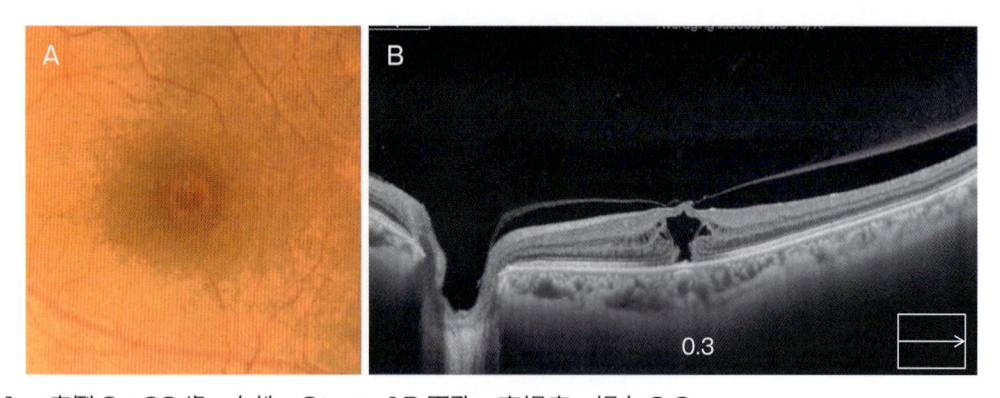

図11. 症例9：62歳, 女性. Stage 1B円孔. 変視症. 視力0.3
A) 黄色輪を伴った嚢胞がある. B) Perifoveal PVDがある. 外顆粒層は離開し外層円孔になっている.

7) 術後円孔（図19, 20）

　黄斑円孔は硝子体手術によりほとんど閉鎖するようになった. また, 手術技術の向上により, 術後視力は以前より良くなった. 円孔の閉鎖は円孔を組織が架橋するようにして生じる. その後, 外顆粒層が引き寄せられて閉鎖する. 閉鎖はグリアの充填で起こる[19]. この段階では光受容層は欠損しており, 微小網膜剥離のように見える. その後, 光受容層の修復とともにIS/OSも回復する. 視力はIS/OSの欠損の程度に相関する[20,21].

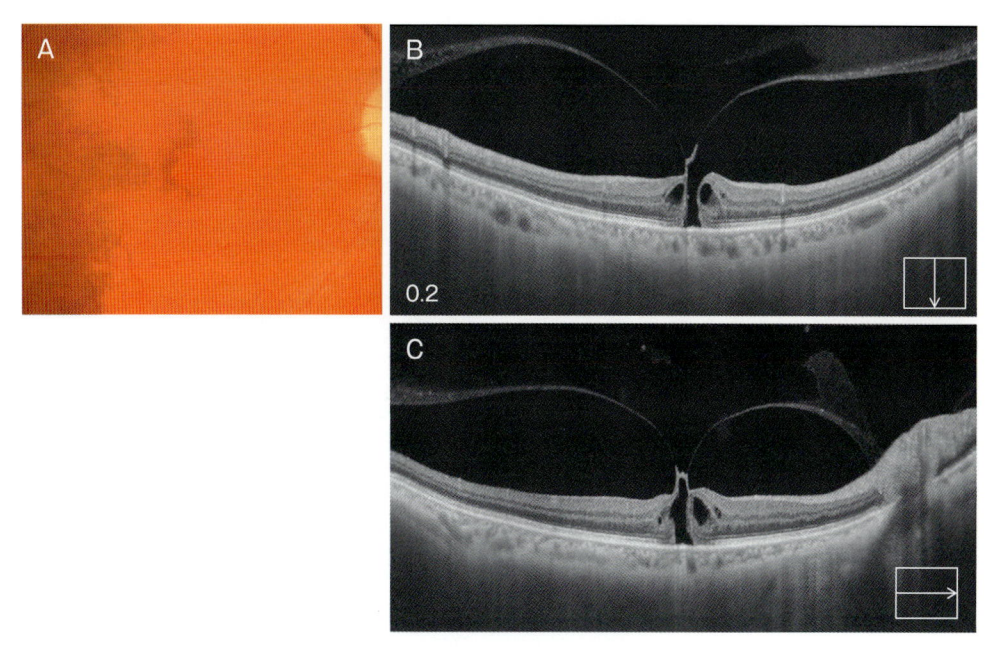

図 12. 症例 10：Stage 2 円孔
A)カラー眼底写真の中心窩に黄色輪がある．B)囊胞の屋根が弁状に牽引されている．C)Bスキャンの位置によっては一見 Stage 1B に見える．

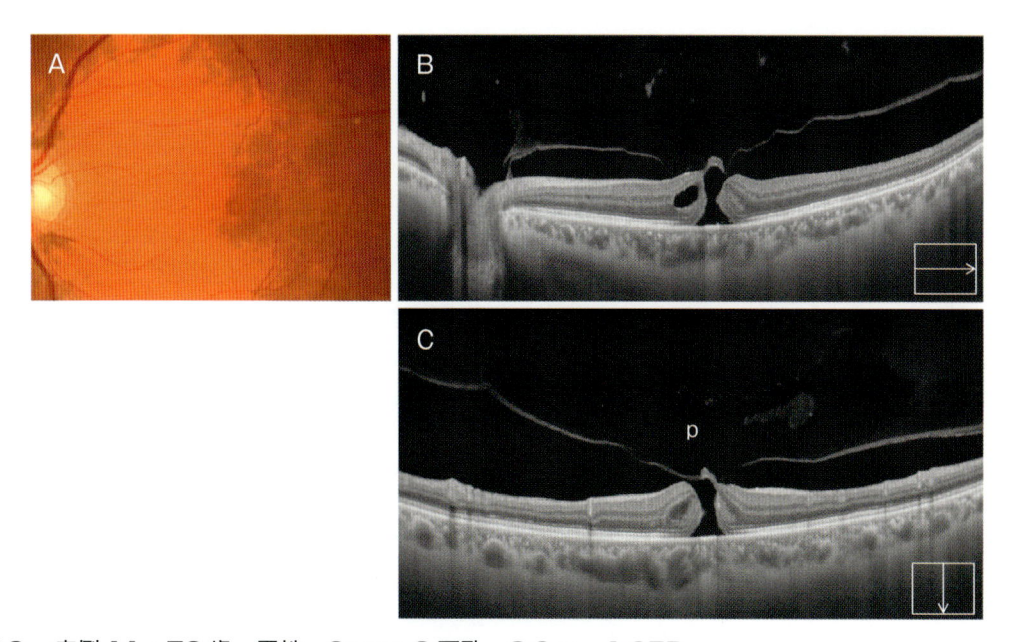

図 13. 症例 11：72 歳，男性．Stage 2 円孔．0.3 × -1.25D
3 日前に左視力低下に気づいた．A) 中心窩囊胞の前方に弁状組織がある．B) Perifoveal PVD．円孔の弁で硝子体が付着している．円孔は全層である．C) 硝子体皮質の前方はポケット（p）になっている．

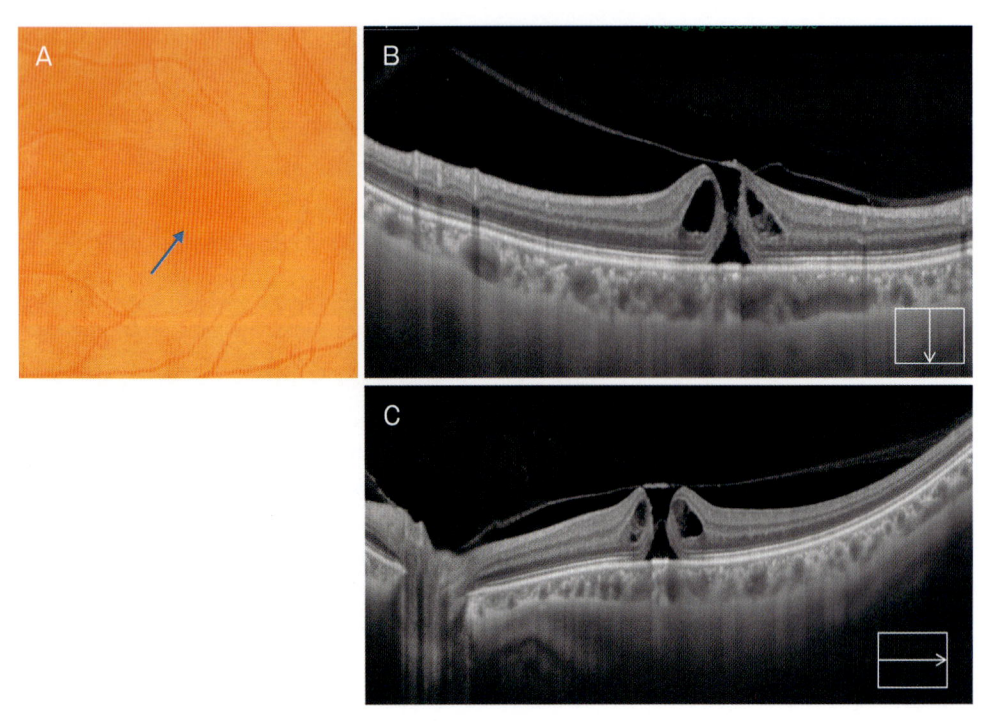

図14. 症例12：60歳，女性．Stage 2円孔．視力0.5
A）囊胞の半分以上が裂孔化している（青色矢印）．B）垂直断ではStage 2円孔であることがわかる．円孔周囲には囊胞様変化があり，円孔縁の網膜はわずかに剝離している．C）水平断で見ると，蓋が遊離したように見えるため，Stage 3と間違えやすい．

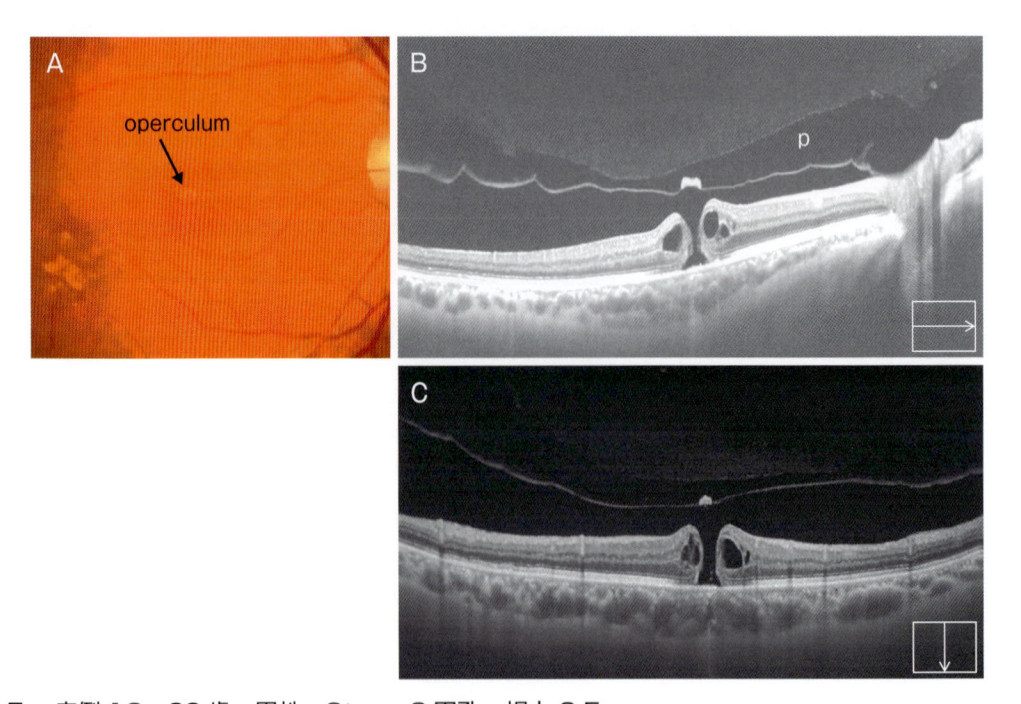

図15. 症例13：69歳，男性．Stage 3円孔．視力0.5
A）黄斑円孔の前に蓋（operculum）がある．B）剝離した硝子体皮質に蓋が付着している．画像の輝度を上げると硝子体ポケット（p）が見える．円孔縁は隆起している．Henle線維層に囊胞がある．C）垂直断．

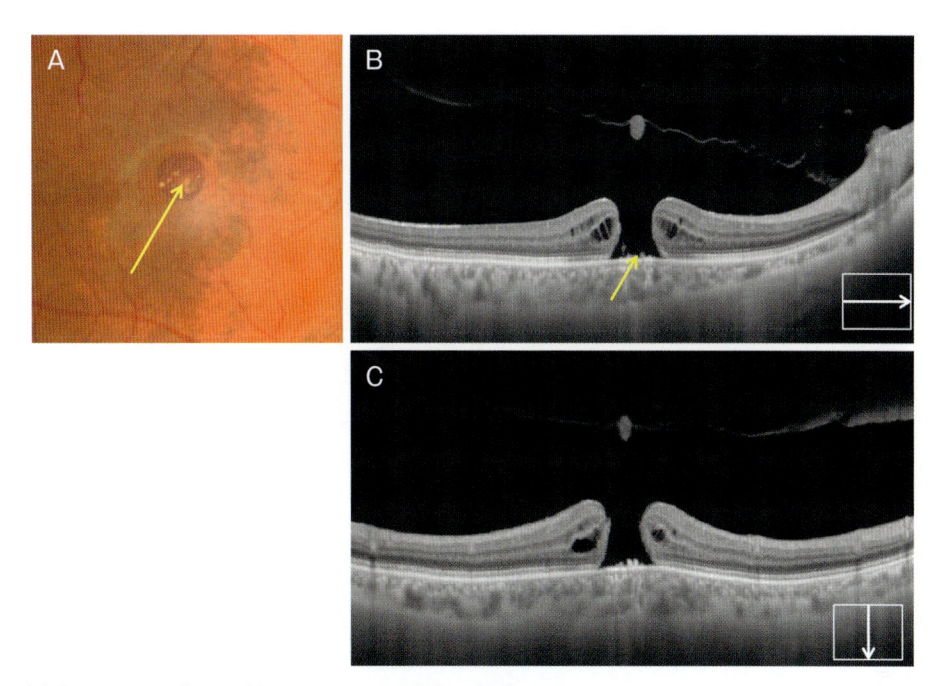

図 16. 症例 14：70 歳，男性．Stage 3 円孔．視力 0.3
A）円孔底に黄白色顆粒（黄色矢印）がある．B）硝子体皮質は前方に剝がれ，蓋が付着している．円孔底には顆粒状組織（黄色矢印）がある．C）垂直断．

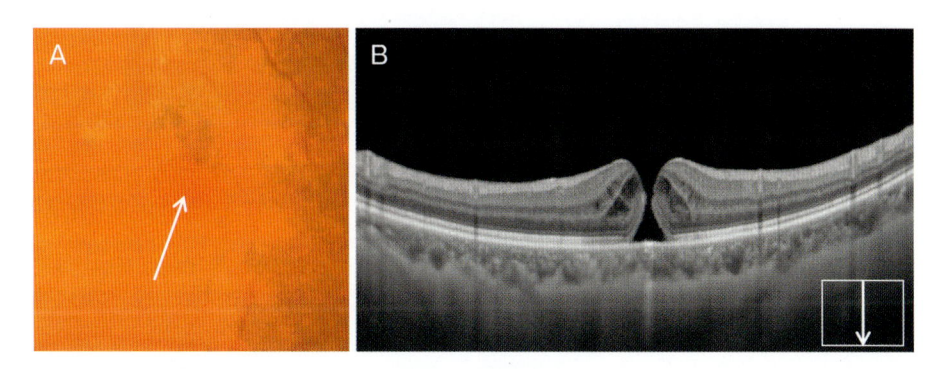

図 17. 症例 15：69 歳，女性．Stage 4 円孔．視力 0.4
A）Fluid cuff を伴った小円孔がある（矢印）．Weiss ring を伴った完全 PVD がある．B）垂直断．硝子体皮質は見えない．Fluid cuff がある．

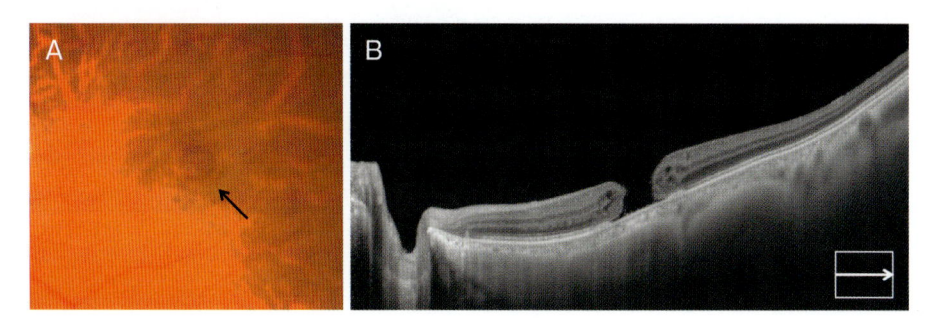

図 18. 症例 16：78 歳，女性．陳旧円孔．視力 0.15
2 年前から左眼が見づらかったが不自由なし．A）Fluid cuff は網膜に接着し，輪状の灰色萎縮（矢印）となっている．B）円孔縁は RPE にほぼ接着し，囊胞様浮腫も減少している．

図19. 症例17：55歳, 男性
A) 術前 Stage 2 円孔. B) 術後1ヵ月. 亀裂を充填する組織（黄色矢印）がある. 光受容層は欠損し微小網膜剝離に見える. 中心窩で IS/OS がはっきり見えない（緑色矢印）. C) 術後4ヵ月. IS/OS の欠損域は縮小した. 中心窩に柱状の組織（グリア？）が見える（黄色矢印）.

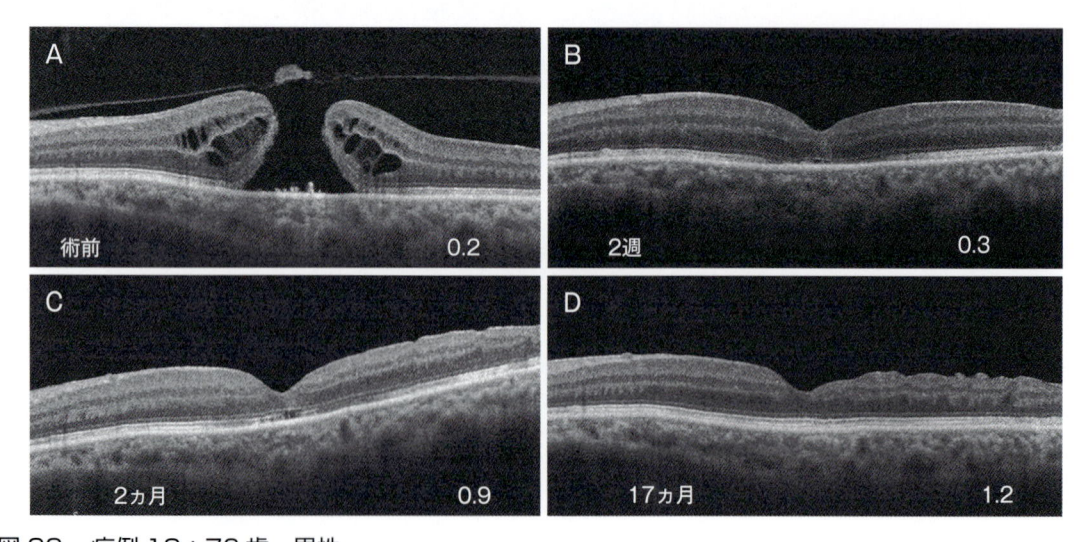

図20. 症例18：76歳, 男性
すべて水平断. A) 術前 Stage 3 円孔. B) 術後2週. 黄斑一帯に IS/OS 欠損. C) 2ヵ月後. 中心窩に IS/OS 欠損. D) 17ヵ月後. IS/OS 回復.

> **コラム　蓋の不思議**
>
> 蓋に関しては，本書第2版の時より我々の理解が深まった．Mandrepelaら[22]やEzraら[23]による蓋の組織学的研究によると，蓋は硝子体皮質，Müller細胞，astrocyteを常に含んでいたが，網膜内層すなわち内境界膜，神経突起や神経細胞の断端は約50％の例でしか含まれていなかった．これは中心窩における組織内の分離が表層グリアと外顆粒層の間，中心窩の隣接部ではHenle線維層との間で起こるとすると，納得できる組織構成である．蓋の成分で不思議だったのは，神経要素が35％の症例に含まれており，なかには錐体内節が見られた点である．これはMüller cell coneが栓のように抜けるとき，錐体内節を一緒に持ってくれば説明がつく．Hangaiらは3D-OCTで，Müller cell coneが外境界膜の破綻をきたすのを観察した[7]．蓋は理論上，硝子体皮質の網膜側にあるべきであるが，OCTでは硝子体側にあることが多い．Gassは蓋は網膜本来の組織ではなく，濃縮した硝子体皮質とグリア組織からなるpseudo-operculumであると考えた[14]．

文　献

1) McCannel CA, Ensminger JL, Diehl NN, et al：Population-based incidence of macular holes. *Ophthalmology* **116**：1366-1369, 2009.
2) Gass JD：Idiopathic senile macular hole. Its early stages and pathogenesis. *Arch Ophthalmol* **106**：629-639, 1988.
3) Kelly NE, Wendel RT：Vitreous surgery for idiopathic macular holes. Results of a pilot study. *Arch Ophthalmol* **109**：654-659, 1991.
4) Gaudric A, Haouchine B, Massin P, et al：Macular hole formation: new data provided by optical coherence tomography. *Arch Ophthalmol* **117**：744-751, 1999.
5) Kishi S, Takahashi H：Three-dimensional observations of developing macular holes. *Am J Ophthalmol* **130**：65-75, 2000.
6) Haouchine B, Massin P, Gaudric A：Foveal pseudocyst as the first step in macular hole formation: a prospective study by optical coherence tomography. *Ophthalmology* **108**：15-22, 2001.
7) Hangai M, Ojima Y, Gotoh N, et al：Three-dimensional imaging of macular holes with high-speed optical coherence tomography. *Ophthalmology* **114**：763-773, 2007.
8) Takahashi A, Yoshida A, Nagaoka T, et al：Idiopathic full-thickness macular holes and the vitreomacular interface: a high-resolution spectral-domain optical coherence tomography study. *Am J Ophthalmol* **154**：881-892, 2012.
9) Kishi S, Hagimura N, Shimizu K：The role of the premacular liquefied pocket and premacular vitreous cortex in idiopathic macular hole development. *Am J Ophthalmol* **122**：622-628, 1996.
10) Itakura H, Kishi S：Evolution of vitreomacular detachment in healthy subjects. *JAMA Ophthalmol* **131**：1348-1352, 2013.
11) Fine BS, Yanoff M：Ocular histology：*a text and atlas*, ed 2, Harper & Row, New York, 1979, p. 115.
12) Gass JD：Müller cell cone, an overlooked part of the anatomy of the fovea centralis: hypotheses concerning its role in the pathogenesis of macular hole and foveomacualr retinoschisis. *Arch Ophthalmol* **117**：821-823, 1999.
13) Yamada E：Some structural features of the fovea centralis in the human retina. *Arch Ophthalmol* **82**：151-159, 1969.
14) Gass JD：Reappraisal of biomicroscopic classification of stages of development of a macular hole. *Am J Ophthalmol* **119**：752-759, 1995.
15) Ebato K, Kishi S：Spontaneous closure of macular hole after posterior vitreous detachment. *Ophthalmic Surg Lasers* **31**：245-247, 2000.
16) Takahashi H, Kishi S：Optical coherence tomography images of spontaneous macular hole closure. *Am J Ophthalmol* **128**：519-520, 1999.
17) Tadayoni R, Massin P, Haouchine B, et al：Spontaneous resolution of small stage 3 and 4 full-thickness macular holes viewed by optical coherence tomography. *Retina* **21**：186-189, 2001.
18) Hamano R, Shimoda Y, Kishi S：Tomographic features of spontaneous closure of full-thickness macular holes. *Jpn J Ophthalmol* **51**：76-77, 2007.

19) Funata M, Wendel RT, de la Cruz Z, et al：Clinicopathologic study of bilateral macular holes treated with pars plana vitrectomy and gas tamponade. *Retina* **12**：289-298, 1992.
20) Sano M, Shimoda Y, Hashimoto H, et al：Restored photoreceptor outer segment and visual recovery after macular hole closure. *Am J Ophthalmol* **147**：313-318, 2009.
21) Inoue M, Watanabe Y, Arakawa A, et al：Spectral-domain optical coherence tomography images of inner/outer segment junctions and macular hole surgery outcomes. *Graefes Arch Clin Exp Ophthalmol* **247**：325-330, 2009.
22) Madreperla SA, McCuen BW, 2nd, Hickingbotham D, et al：Clinicopathologic correlation of surgically removed macular hole opercula. *Am J Ophthalmol* **120**：197-207, 1995.
23) Ezra E, Munro PM, Charteris DG, et al：Macular hole opercula. Ultrastructural features and clinicopathological correlation. *Arch Ophthalmol* **115**：1381-1387, 1997.

4. 分層黄斑円孔

　分層黄斑円孔（lamellar macular hole）は，黄斑円孔の前段階である中心窩の囊胞の前壁が硝子体皮質とともに剥がれ，囊胞の外壁は網膜側に残ったものである[1]．囊胞は中心窩表層のグリアが，中央では外顆粒層と分離（図1, 2）し，その周囲ではヘンレ（Henle）線維層と分離することで生じる（図2〜4）．このため，網膜の表層がはずれて分層円孔になったときに，円孔周囲にHenle線維層の裂隙（cleft）を伴うことが多い．分層円孔底には外顆粒層があるが，中央が隆起したω（オメガ）型の輪郭をとることが多い（図3, 4）．外顆粒層もさまざまな程度に薄くなっている．

　分層円孔はその形成の過程が観察できないと，黄斑偽円孔（macular pseudohole）との鑑別が難しい．

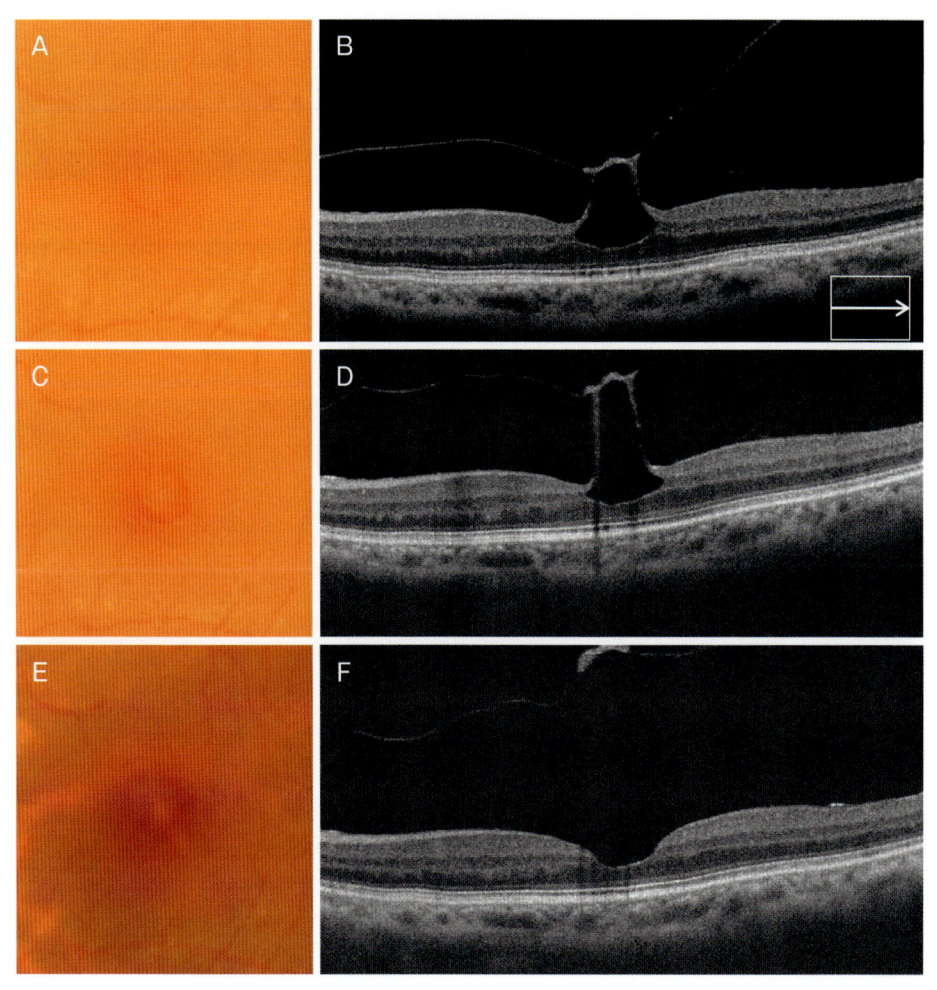

図1．症例1：67歳，女性．分層黄斑円孔
左眼の変視症を自覚．上段）初診時．A：中心窩囊胞．B：Perifoveal PVDにより中心窩表層が隆起し，囊胞ができている．視力0.5．中段）13カ月後．C：囊胞縁に亀裂がある．D：囊胞の前壁はさらに硝子体側に挙上されている．視力0.7．下段）19カ月後．E：囊胞の前壁が蓋になっている．F：蓋が硝子体皮質とともに前方に剥離．中心窩陥凹は縁が角張っている．中心窩底の網膜がやや薄くなっている．視力0.6．

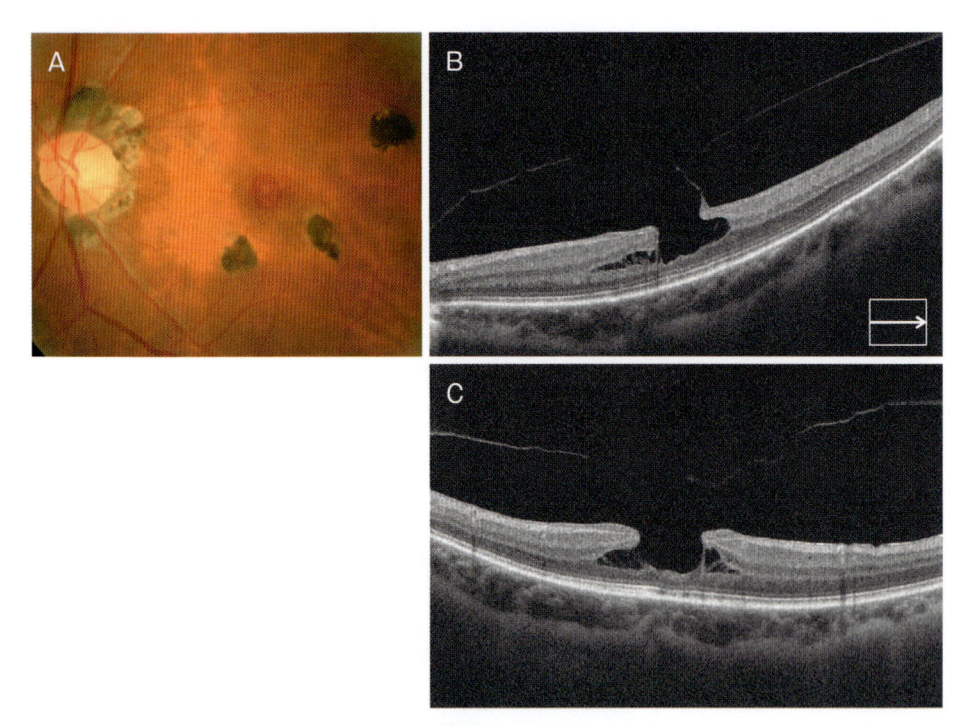

図2. 症例2：67歳，女性．左眼の分層黄斑円孔
視力 0.7．−4.0D の近視．3週前から左眼が見づらい．A）分層黄斑円孔がある．周囲に網膜前膜はない．萎縮斑が黄斑周囲に散在．B）Perifoveal PVD がある．中心窩囊胞の前壁が弁状に剝がれて，先端が硝子体皮質に牽引されている．分層円孔の底はほぼ intact な外顆粒層がある．Henle 線維層に網膜分離がある．C）垂直断．分層円孔底には外顆粒層がある．円孔周囲は Henle 線維層の分離がある．

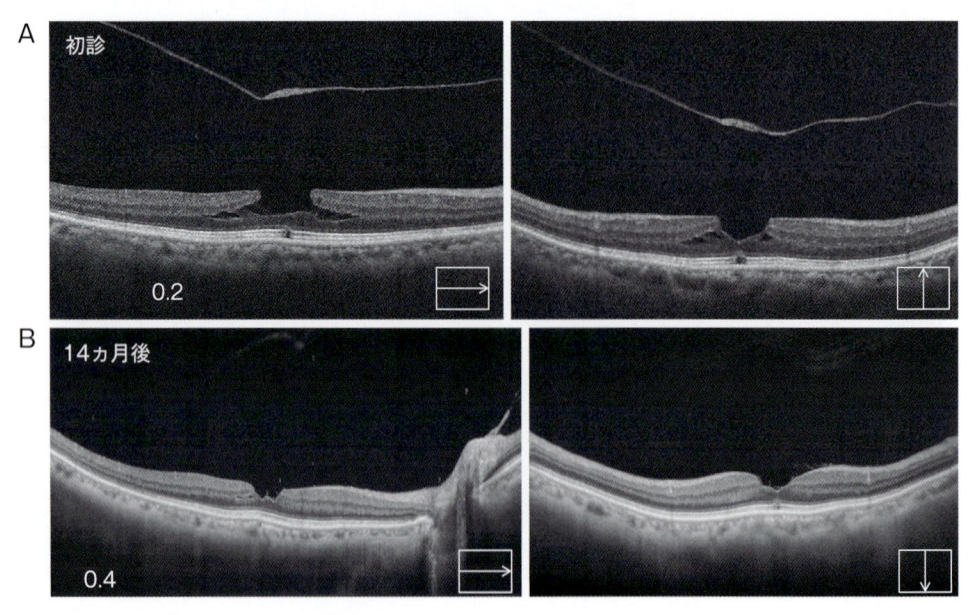

図3. 症例3：78歳，女性．分層黄斑円孔
3週間前から右眼にゆがみがある．A）初診時視力は 0.2．中心窩囊胞の前壁が蓋となって剝離した硝子体皮質に付着している．分層円孔の周囲に Henle 線維層の分離（裂隙）がある．円孔底の外顆粒層は保たれているが、IS/OS の断裂がある．B）14 ヵ月後．完全 PVD が起こっている．視力 0.4．水平断では円孔底が隆起して ω（オメガ）型になっている．Henle 線維層の分離はほぼ消失．垂直断では中心窩で IS/OS の断裂が残存している．

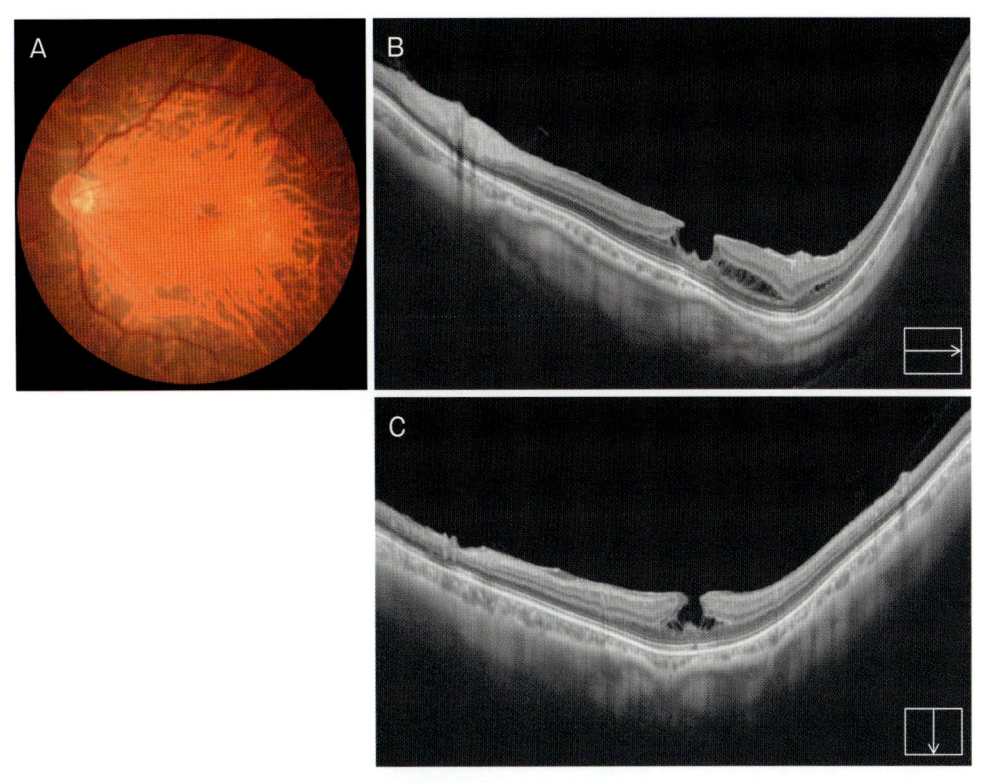

図4. 症例4：57歳, 男性. 左眼の分層黄斑円孔
17年前にLASIKの既往あり. 視力0.9×-3.75D. **A**）中心窩に分層円孔あり, 黄斑前膜はない. 完全PVDあり. 水平断（**B**）, 垂直断（**C**）ともに円孔底の外顆粒層は保たれており, 中央が盛りあがって, ω（オメガ）型の輪郭を呈している. 円孔周囲にはHenle線維層の網膜分離がある. 近視性中心窩分離の要素も入っている.

偽円孔はあくまで黄斑前膜の収縮によってできるもので, 網膜表層の組織欠損を伴わない. 前膜が収縮すると, 円孔縁がひさし状にせり出すことがあり, 一見, 分層円孔に見える[2]. 黄斑前膜は前方への牽引を起こすことがあり, この場合はHenle線維層の分離を伴うので, ますます偽円孔と分層円孔の鑑別が難しくなる[3].

文　献

1) Takahashi H, Kishi S：Tomographic features of a lamellar macular hole formation and a lamellar hole that progressed to a full-thickness macular hole. *Am J Ophthalmol* **130**：677-679, 2000.
2) Haouchine B, Massin P, Tadayoni R, et al：Diagnosis of macular pseudoholes and lamellar macular holes by optical coherence tomography. *Am J Ophthalmol* **138**：732-739, 2004.
3) Gaudric A, Aloulou Y, Tadayoni R, et al：Macular pseudoholes with lamellar cleavage of their edge remain pseudoholes. *Am J Ophthalmol* **155**：733-742, 2013.

5. 硝子体黄斑牽引症候群

　硝子体黄斑牽引症候群（vitreomacular traction syndrome：VMTS）は，中心窩または黄斑一帯に硝子体が接着したまま，周囲に後部硝子体剝離（posterior vitreous detachment：PVD）が生じることで，黄斑に慢性的な牽引がかかり，網膜剝離や囊胞様変化をきたしたものである（図1）．VMTSには黄斑に接着が限局したfocal typeと，より広く黄斑一帯に接着があるbroad typeがある[1,2]．前者は黄斑円孔Stage 1とほとんど同じ病態であり，後者は不完全PVDを伴った黄斑前膜に類似している．Focal typeは中心窩とその同心円（1,500μm）に硝子体と網膜の接着が強いことが原因になる[3]．後極部の硝子体皮質は硝子体ポケットの後壁であり，これが黄斑前膜のコアになるので，broad typeが黄斑前膜を伴うのは不思議ではない．自然経過を見た報告ではVMTSの81％は黄斑部に囊胞様変化を伴っており，そのうちの67％では囊胞様変化が継続し，11％はPVDが生じ囊胞様変化が軽減したという[4]．手術サンプルの病理組織では，硝子体皮質とともに線維性星状膠細胞や筋線維芽細胞などが含まれていた[5]．VMTSの主病変には黄斑剝離と黄斑囊胞があるが，手術の予後は前者のほうが良い．後者では網膜が脆弱化しており，術後に黄斑円孔をきたすことがある[6]．最近，VMTSでは硝子体皮質のsplittingがしばしば起こっていることがわかってきた[7]．

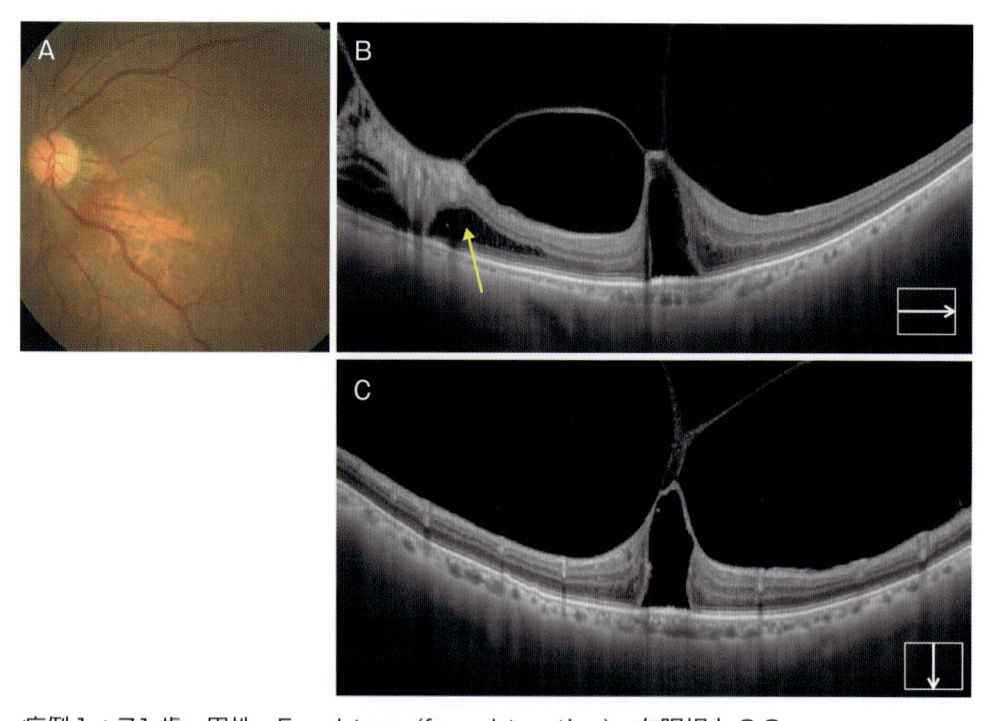

図1．症例1：71歳，男性．Focal type (foveal traction)．左眼視力 0.3
A）黄斑部に黄色輪があり，放射状の薄い膜様反射を伴っている．B）中心窩には343μmの接着があり，中心窩は挙上され，外顆粒層の離開（外層円孔）を伴っている．視神経乳頭耳側にも牽引による外網状層の分離がある．C）網膜表層がテント状に挙上され，外層円孔がある．

■ OCT所見

1) Focal type

黄斑部での接着が直径1,500μm未満のもの．中心窩で癒着したものは中心窩がテント状に挙上される．Stage 1B円孔のように外層円孔を伴う場合（図1）と，囊胞があるが網膜外層は保たれている場合（図2，3）がある．興味深いのは，硝子体皮質が層間分離（splitting）をしばしば示す点である（図2，3）．

2) Broad type

接着が直径1,500μm以上のもの．部分硝子体剝離は中心窩の耳側では起きやすいが，鼻側では起きにくい．視神経乳頭で硝子体との接着が強いためであろう．このため，broad typeでは乳頭黄斑間に接着があることが多い（図4～6）．中心窩に囊胞ができたり，網膜剝離が起こる（図4），または牽引性の網膜分離ができる（図5）．硝子体混濁のある例ではSwept source OCT（SS-OCT）が病変検出に威力を発揮する（図6）．

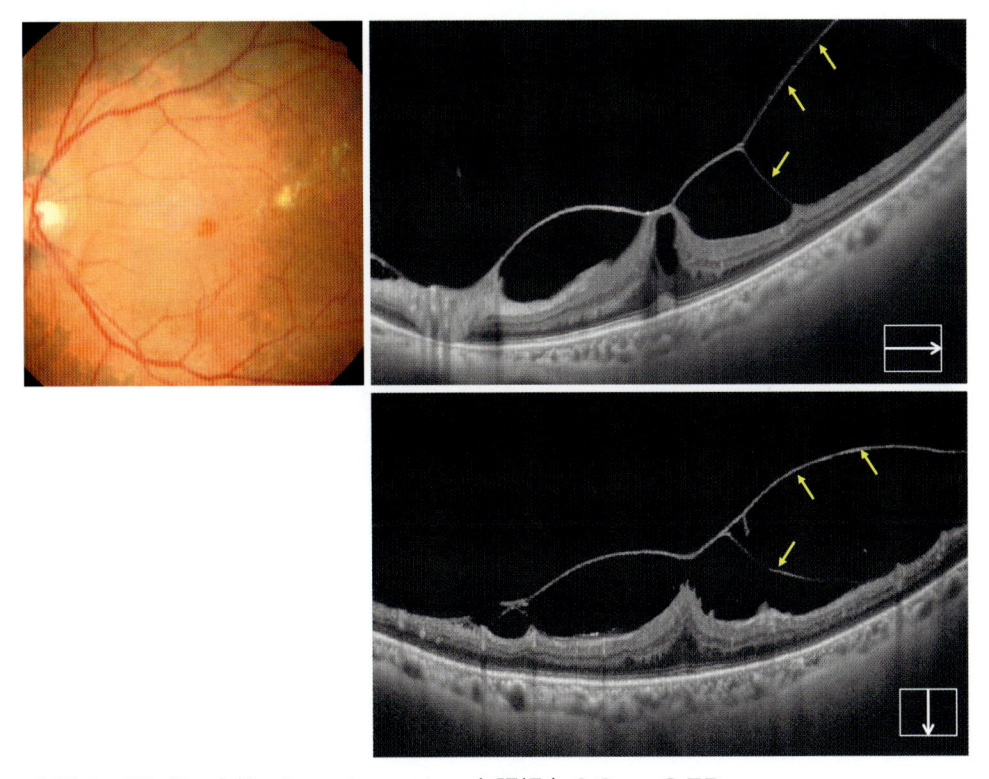

図2．症例2：71歳，女性．foveal traction．左眼視力0.8×-2.5D
歪視あり．中心窩はperifoveal PVDにより挙上され，囊胞ができている．硝子体皮質のsplitting（黄色矢印）がある．

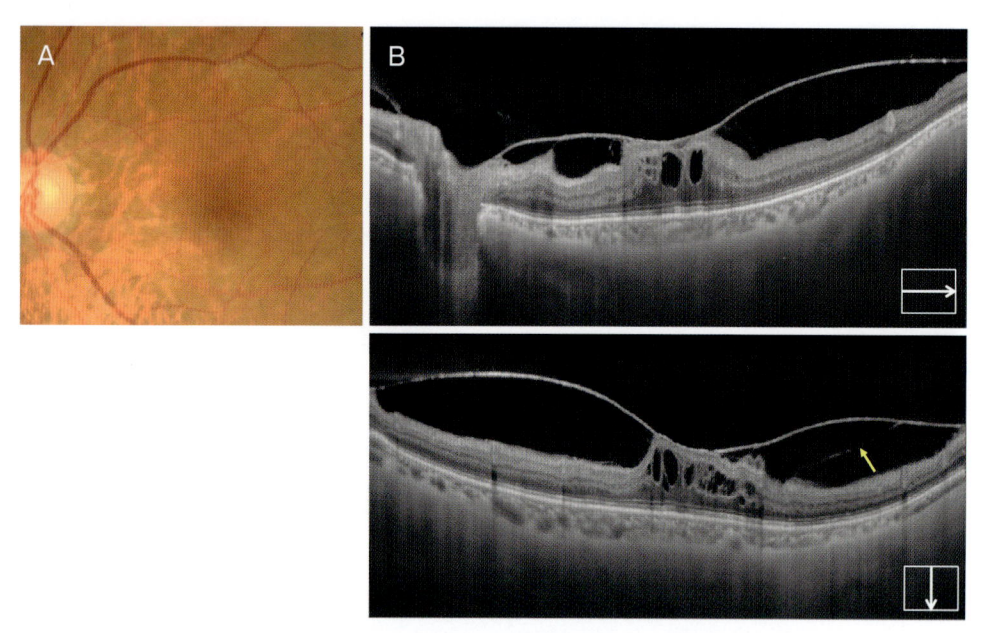

図3. 症例3：66歳，男性．focal type (macular traction)．左眼視力0.8
A) 黄斑に囊胞がある．B) Perifoveal PVDにより黄斑が牽引され囊胞ができている．硝子体皮質のsplitting（黄色矢印）がある．

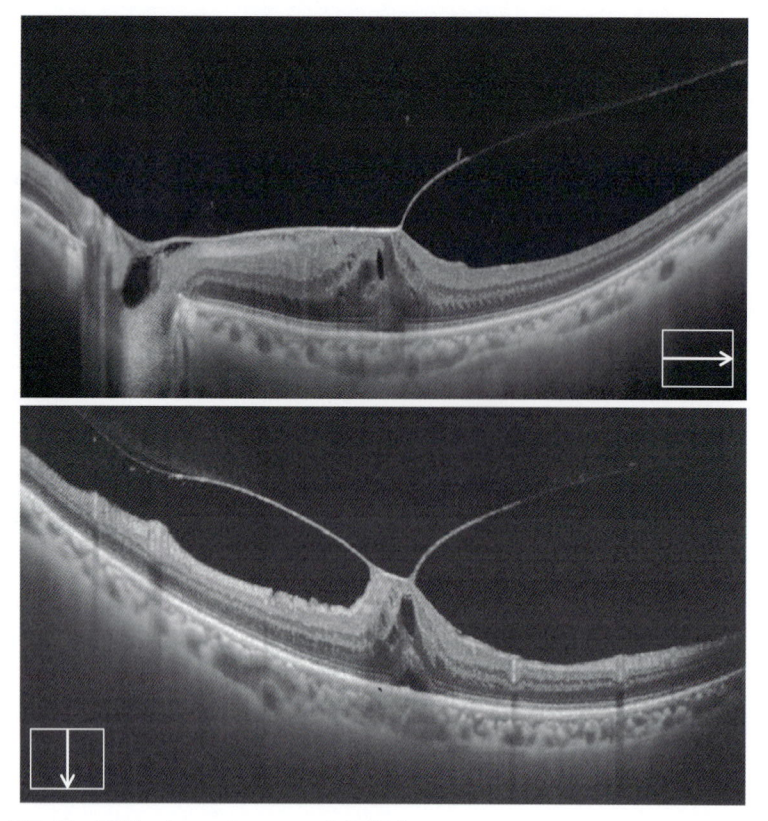

図4. 症例4：75歳，男性．broad type．左眼視力0.4
2週間前から視力低下を自覚．黄斑乳頭間に癒着がある．垂直断ではfocal typeに見える．

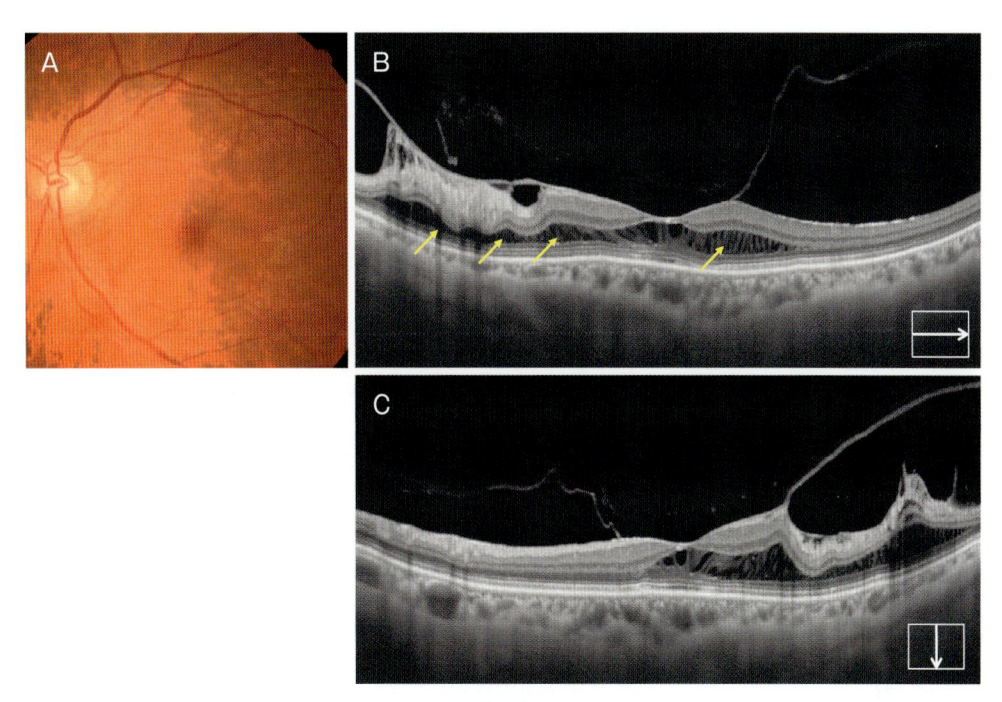

図5. 症例5：73歳，女性．Broad type．左眼視力0.6
A) 中心窩に囊胞がある．B) 乳頭黄斑間に硝子体皮質が膜状に癒着している．黄斑から視神経乳頭近くまで，牽引性の外網状層の網膜分離がある．

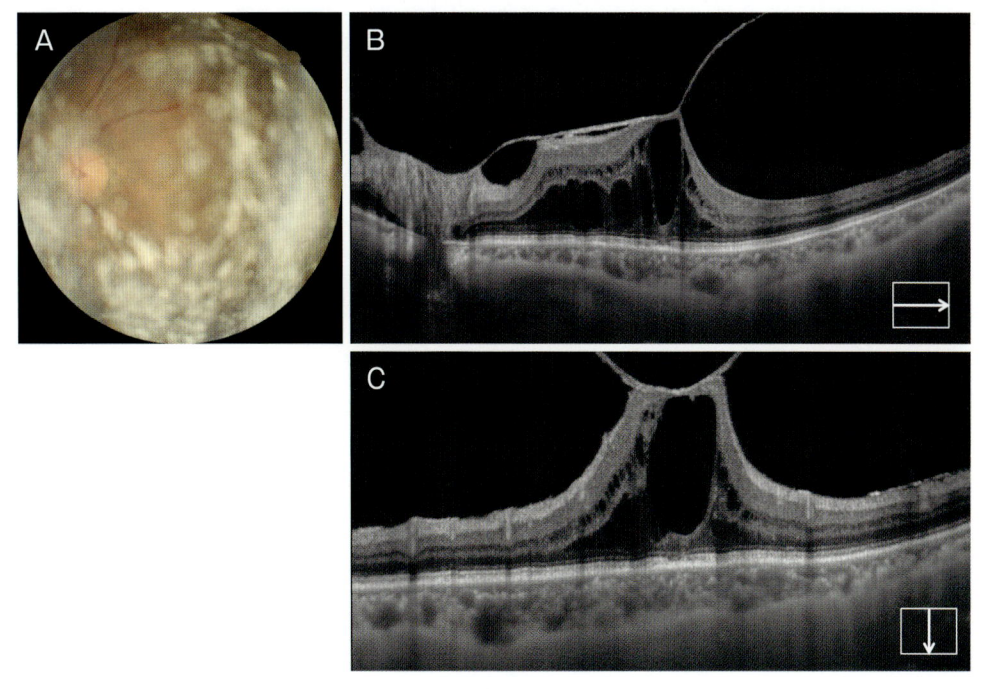

図6. 症例6：88歳，女性．Broad type．左眼視力0.1
A) 検眼鏡では星状硝子体症のため，眼底不詳である．B, C) SS-OCTでは乳頭黄斑間と中心窩に癒着があるVMTSが判明した．

文　献

1) Koizumi H, Spaide RF, Fisher YL, et al：Three-dimensional evaluation of vitreomacular traction and epiretinal membrane using spectral-domain optical coherence tomography. *Am J Ophthalmol* **145**：509-517, 2008.
2) Spaide RF, Wong D, Fisher Y, et al：Correlation of vitreous attachment and foveal deformation in early macular hole states. *Am J Ophthalmol* **133**：226-229, 2002.
3) Kishi S, Demaria C, Shimizu K：Vitreous cortex remnants at the fovea after spontaneous vitreous detachment. *Int Ophthalmol* **9**：253-260, 1986.
4) Hikichi T, Yoshida A, Trempe CL, et al：Course of vitreomacular traction syndrome. *Am J Ophthalmol* **119**：55-61, 1995.
5) Shinoda K, Hirakata A, Hida T, et al：Ultrastructural and immunohistochemical findings in five patients with vitreomacular traction syndrome. *Retina* **20**：289-293, 2000.
6) Yamada N, Kishi S：Tomographic features and surgical outcomes of vitreomacular traction syndrome. *Am J Ophthalmol* **139**：112-117, 2005.
7) Itakura H, Kishi S：Vitreous cortex splitting in cases of vitreomacular traction syndrome. *Ophthalmic Surg Lasers Imaging* **43** Online：e27-e29, 2012.

コラム　　フーリエとナポレオン

　ジャン・バティスト・ジョゼフ・フーリエ（Jean Baptiste Joseph Fourier, 1768～1830）は，フランスの数学・物理学者である．フーリエは30歳のときにナポレオンのエジプト遠征（1798）に調査団の一員として同行した．このときナポレオンは弱冠28歳である．ナポレオンは陸軍幼年学校，士官学校で数学がトップの成績であったという．ナポレオンはエジプト遠征の前年にアカデミーの数学物理学分野の会員に選ばれ，終生それを誇りにしていたという．エジプトでは，フランス軍は陸では勝利を収めたものの，海ではネルソンが率いるイギリス艦隊に虎の子の艦隊を撃破され，フランスに帰れない状況に陥った．このなかでもエジプトの調査活動は続き，エジプト協会が設立されフーリエはその書記になった．ナイル川河口の要塞の強化工事中に発見されたのが「ロゼッタストーン」である．

6. 特発性黄斑前膜

　特発性黄斑前膜（idiopathic epimacular membrane）は，基礎疾患のない眼の黄斑部に生ずる透明ないし半透明の網膜前膜である．後部硝子体剝離（posterior vitreous detachment：PVD）のある中高年に多い．女性が多く，2/3を占める[1]．前膜の収縮により黄斑網膜が肥厚し，網膜皺襞ができる．これらの変化により，変視症，大視症，視力低下が生じる．変視症の原因は，錐体の配列の乱れ（microfold）とする報告[2]と，内顆粒層の浮腫に相関するという報告がある[3,4]．本症は preretinal macular fibrosis, cellophane maculopathy, preretinal gliosis, surface wrinkling retinopathy などとさまざまに呼ばれていたが，最近は黄斑前膜もしくは黄斑上膜（idiopathic epimacular membrane）と呼ばれることが多い．Epiretinal membrane（ERM）は，網膜前膜の一般名であるが，黄斑前膜をさすこともある．ERM は，網膜剝離，ぶどう膜炎，網膜静脈閉塞症，糖尿病網膜症などにも併発する．これらは続発性の ERM で，網膜色素上皮（retinal pigment epithelium：RPE）細胞，グリア細胞，myofibroblast などの細胞増殖と細胞外マトリクスの産生によって生じたもので，発症機序において特発性黄斑前膜と区別して考えなければならない．

1. 発症機序（図1）

1）硝子体ポケット後壁

　特発性黄斑前膜は硝子体皮質を骨格とし，それにさまざまな程度に細胞増殖が加わったものである．黄斑前膜は90%でPVDに合併するが[5]，PVDがない眼にも発症する．後者ではまれにPVDの進行に伴って前膜が剝がれていくことがある．KishiらはPVDのある剖検眼では44%に硝子体皮質が黄斑に残存していることを報告した[6]．後部硝子体皮質前ポケットの発見により，黄斑前の硝子体皮質はポケットの後壁に相当し，PVDが起こる前から線維膜の形で存在していることがわかった[7]．したがって，PVDがなくても黄斑前膜は発症しうる．松村らは硝子体手術で採取した特発性黄斑前膜の組織を調べ，前膜は硝子体皮質をコアとして，それに細胞（多くは硝子体皮質の前方にある）と内境界膜が加わったものであることを報告した[8]．黄斑前膜があると，剝離した硝子体皮質に前膜に一致した円形欠損を認めることが多く[7]，ポケット後壁が前膜の成分であることを示唆する．

2）遊走細胞の増殖

　黄斑前膜の組織は，松村らの標本では硝子体皮質だけの例もあったが，多くは細胞増殖を伴ってい

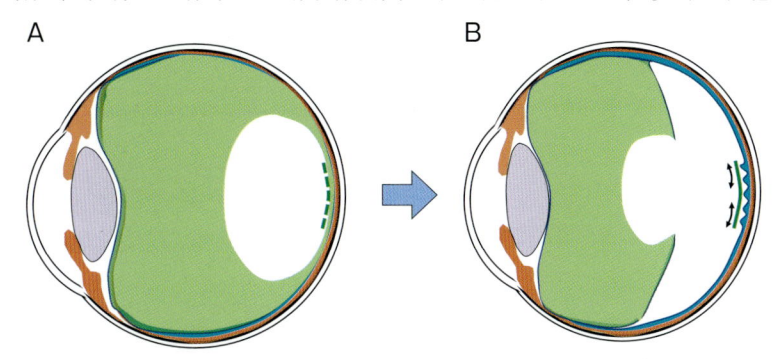

図1．特発性黄斑前膜の発症機序
A）PVDがない場合．硝子体ポケットの後壁が骨格になり，それに細胞成分が付着して前膜になる．B）PVDの際，ポケット後壁が黄斑に残存し，それを足場に細胞が増殖する．

る[8]．細胞としては RPE，グリア細胞，myofibroblast などがある．網膜裂孔のレーザー治療後の黄斑前膜は RPE の遊走が関与しているらしい．増殖細胞は細胞外マトリックスを産生し，これが黄斑前膜を修飾する可能性がある．黄斑前膜は手術で内境界膜もとらないと，高率に再発する．この機序はまだ不明である．

3) 後部硝子体皮質の splitting

OCT の分解能の向上により，硝子体黄斑牽引症候群では硝子体皮質の分離（splitting）がしばしば生じているのがわかってきた[10]．したがって，硝子体ポケットの後壁が intact のまま PVD が起こっても，網膜面に硝子体皮質の残存は起こりうることになる．

4) 黄斑前膜の術中所見

PVD のない黄斑前膜を硝子体手術した報告[11]によると，2/3 では，PVD 作製時に，前膜も眼底から剥がれるか，硝子体皮質に円形欠損ができ前膜が網膜側に残っていた．これは「ポケット後壁＝前膜」で理解できる．しかし 1/3 では硝子体皮質が intact のまま眼底から剥離できても，前膜が網膜面に残っていた．この術中所見の解釈は，硝子体皮質が splitting していて[11]，その外層皮質の表面に細胞が増殖したか，硝子体皮質と無関係の細胞増殖膜という 2 つの可能性がある．黄斑前膜では PVD のない例は 10％の頻度なので，このうちの 1/3 は，前膜全体の 3％にすぎない．

■ OCT 所見

1) 硝子体未剥離例

SS-OCT による硝子体ポケットの可視化により，PVD のない例では，ポケット後壁が肥厚したものが黄斑前膜であることがはっきり見えるようになった（図 2）．前膜が付着した部分ではその収縮により網膜は肥厚し，皺襞を形成する．中心窩は外顆粒層の挙上により三角形に隆起する．

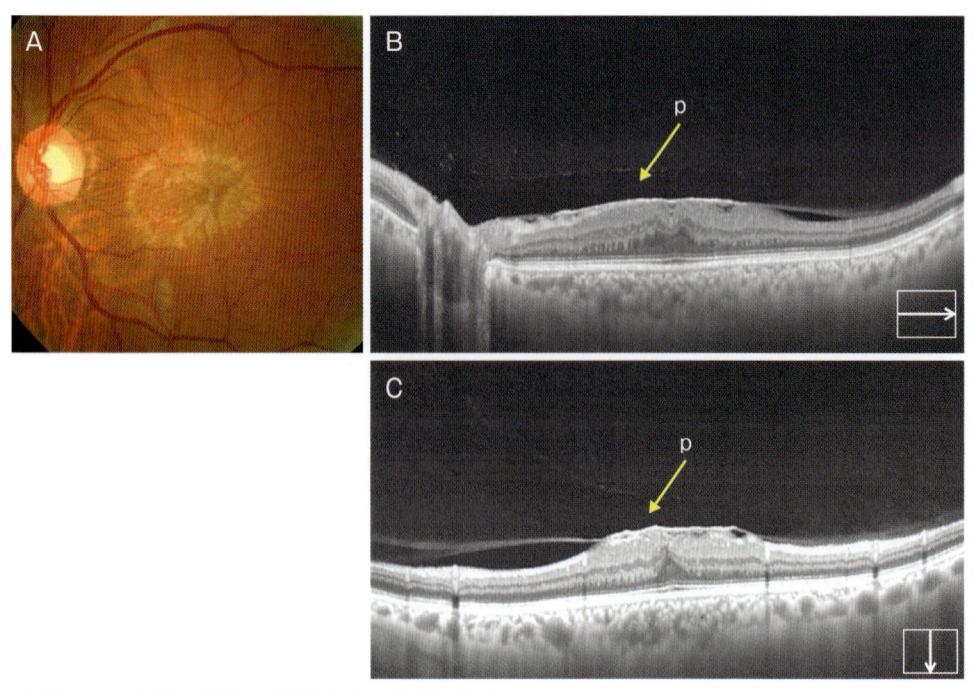

図 2．症例 1：60 歳，男性．正視 0.9，PVD（−）
A）黄斑前方に硝子体ポケットがあり，その後壁が肥厚して黄斑前膜になっている．B）黄斑網膜は肥厚し，しわができている．C）中心窩の外顆粒層は三角形に隆起している．

2) 自然寛解

PVD のない例に起こる．前膜により中心窩の陥凹が消失しているが，前膜がめくれて中心窩から剝がれると中心窩の陥凹が復活する（図3）．めくれた前膜の断端は収縮した皺になる．さらに PVD に伴って前膜が剝離すると黄斑は正常化する．

3) 黄斑前 PVD

検眼鏡で PVD がなくても，OCT では黄斑部の PVD が観察できることがある．図4の症例は前膜に一致した硝子体皮質の欠損がある．

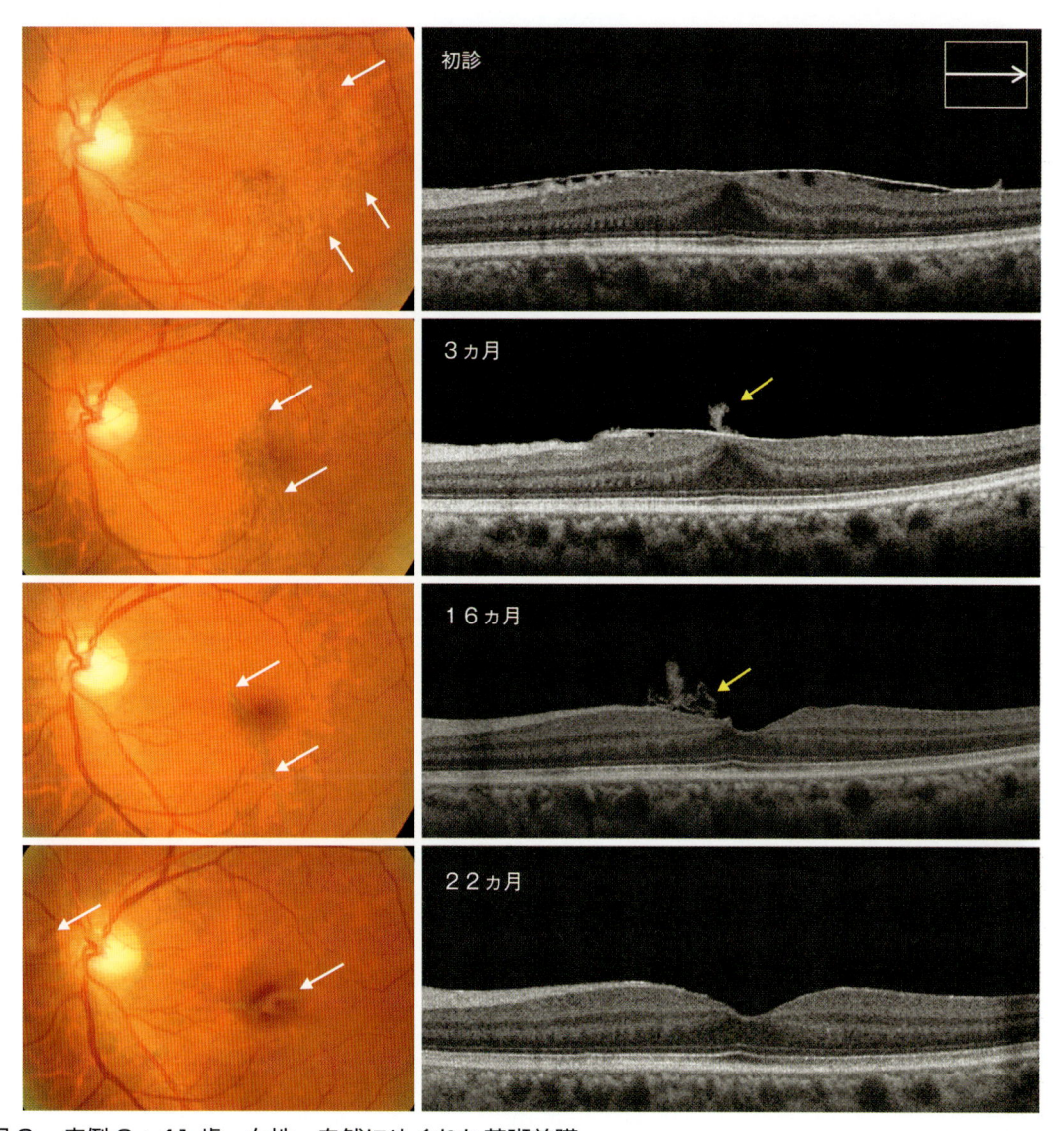

図3．症例2：41歳，女性．自然にめくれた黄斑前膜
視力は一貫して 1.2 × −5.0D．初診時は歪みあり．OCT はすべて水平断．**第1段）左**：ERM が黄斑一帯にある（白矢印），PVD なし．**右**：ERM により中心窩の陥凹が消失．**第2段）**3カ月後．**左**：ERM の耳側がめくれてきた（白矢印）．**右**：中心窩に ERM のめくれた縁（黄色矢印）がある．**第3段）**16カ月後．**左**：中心窩を越えて ERM がめくれた（白矢印）．**右**：中心窩の陥凹が回復，ERM の縁は中心窩の鼻側に移動（黄色矢印）．**第4段）**22カ月後．**左**：ERM は収縮して硝子体中に浮遊，Weiss ring がある（白矢印）．**右**：ERM 消失，中心窩正常化．

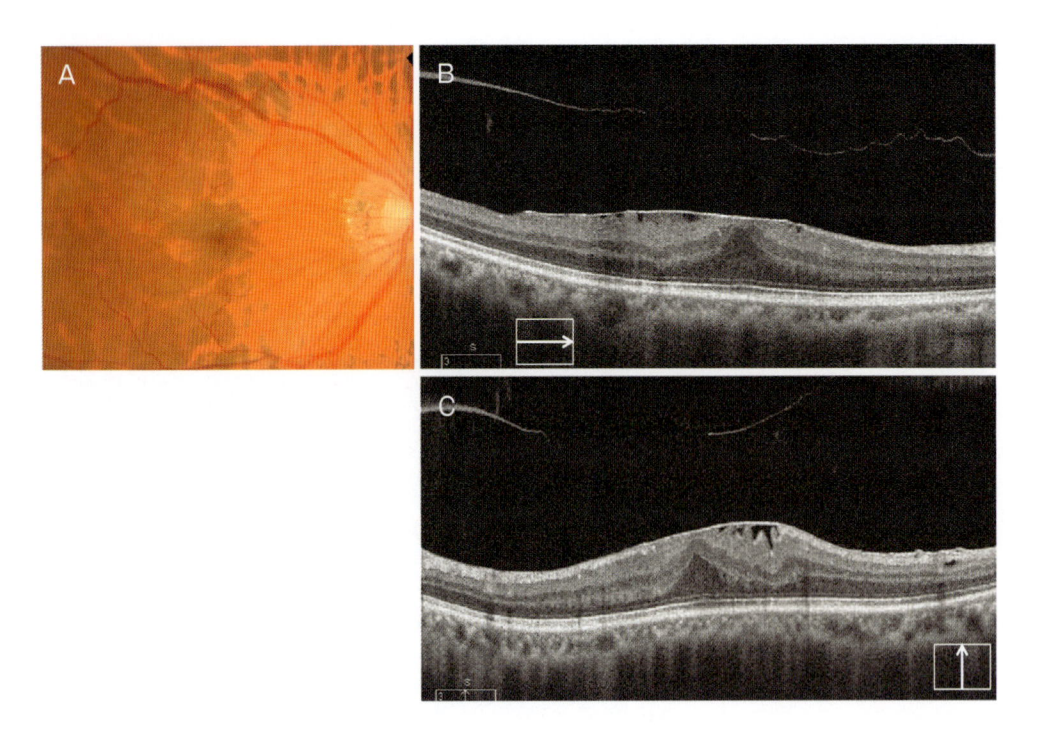

図4. 症例3：52歳，男性．右眼視力1.2 × −8.5D
1年前からゆがみあり．1年前に周辺網膜の裂孔をレーザーした既往がある．検眼鏡的にはPVDなし．A）黄斑前膜と皺襞がある．B, C）OCTにより，黄斑PVDがあり，剝離した皮質に欠損があるのがわかった．前膜の収縮により黄斑が肥厚，収縮．中心窩の陥凹がなくなり外顆粒層が三角形に隆起している．

4）PVDが完成した黄斑前膜
　黄斑前膜の90％ではPVDが完成している．しかし，黄斑前膜はその後も形を変えうる（図5）．最初に透明だった膜が肥厚したり，収縮することはよく経験される．これは細胞増殖の関与が示唆される．

5）Cotton ball sign
　黄斑前膜で外顆粒層が三角形に挙上すると，中心窩でIS/OSとCOSTの間が高反射になることがある（図6）．TsunodaらはCotton ball signと呼んでいる[12]．中心窩への牽引がなくなると，この高反射が消えることから，前方への牽引に伴う早期の微小変化と考えられる．

6）硝子体手術例
　手術で黄斑前膜を除去すると，OCTでは網膜の表層のしわはなくなり，網膜の層状構造は正常化する．しかし，中心窩の陥凹は戻らないことが多い（図7）．自験では8〜9割で正常化しない．黄斑円孔では手術で中心窩の陥凹が戻るのに，前膜でなぜ戻らないのかは不明である．機能的には，視力は回復するが，変視症が残ることが多い．早期手術のほうが変視の回復が良い．最終視力は術前のIS/OSのintegrity（完全性）に依存するという[13]．

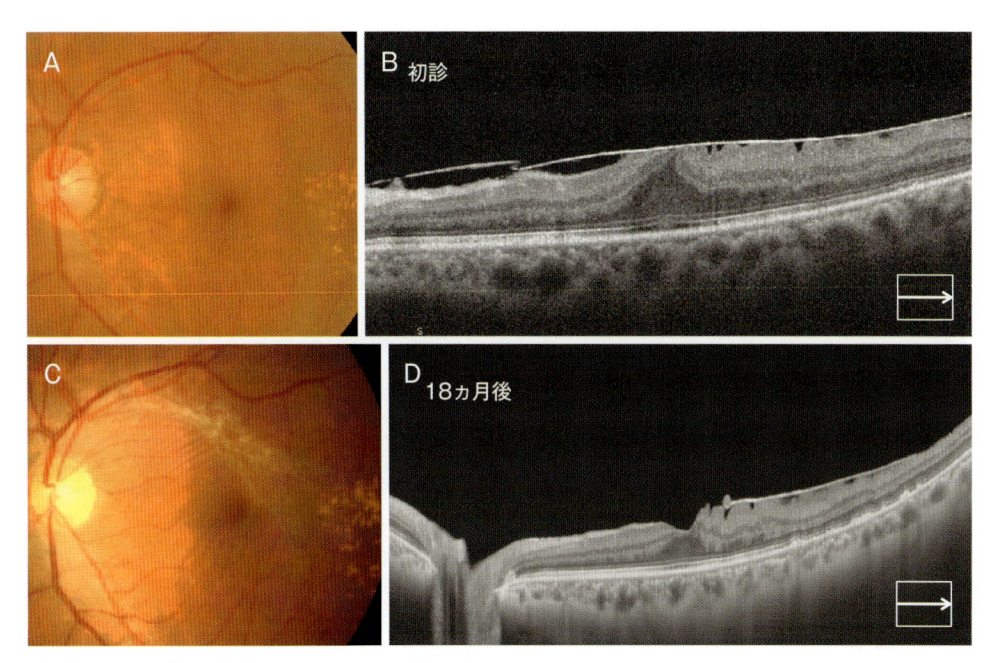

図5. 症例4：61歳，女性．1.2 × −1.5D
自覚症状なし．初診時からPVDあり．上段）A：黄斑一帯に前膜があり，ちりめん状のしわがある．B：前膜により中心窩の陥凹がなくなり外顆粒層が3角形に隆起している．網膜表面に細かいしわがある．下段）18カ月後．C：前膜が収縮し中心窩の耳側に移動している．D：前膜は中心窩の耳側にあり，網膜に皺襞ができている．中心窩の陥凹は回復した．

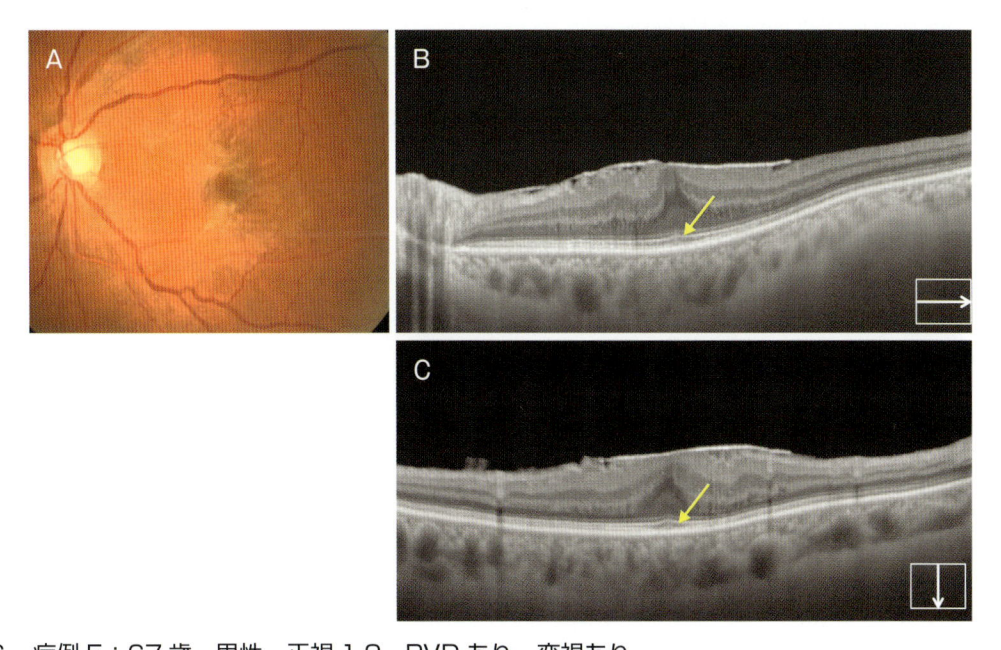

図6. 症例5：67歳，男性．正視1.2，PVDあり，変視あり
A）黄斑前膜と放射状のしわ．B, C）外顆粒層は三角形に隆起している．IS/OSとCOSTの間に高反射（cotton ball sign）（矢印）がある．

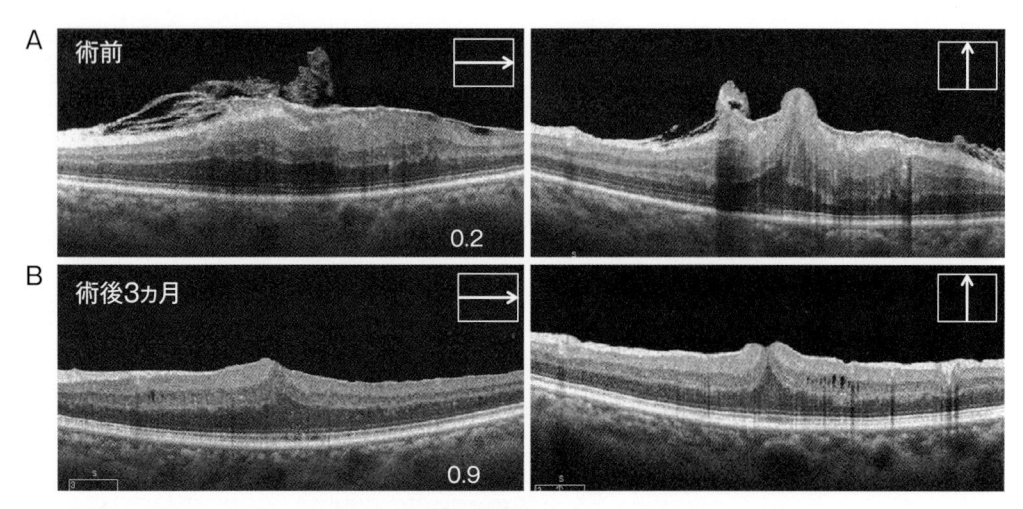

図 7. 症例 6：58 歳，女性．PVD のある黄斑前膜
1 年前から左眼視力が低下した．正視 0.2．A) 術前，水平断で神経線維層が層状に分離している．B) 術後 3 カ月．前膜はとれて視力は 0.2 から 0.9 に改善したが，中心窩の陥凹は復活していない．

文 献

1) Wise GN：Clinical features of idiopathic preretinal macular fibrosis. Schoenberg Lecture. *Am J Ophthalmol* **79**：349-347, 1975.
2) Ooto S, Hangai M, Takayama K, et al：High-resolution imaging of the photoreceptor layer in epiretinal membrane using adaptive optics scanning laser ophthalmoscopy. *Ophthalmology* **118**：873-881, 2011.
3) Watanabe A, Arimoto S, Nishi O：Correlation between metamorphopsia and epiretinal membrane optical coherence tomography findings. *Ophthalmology* **116**：1788-1793, 2009.
4) Okamoto F, Sugiura Y, Okamoto Y, et al：Associations between metamorphopsia and foveal microstructure in patients with epiretinal membrane. *Invest Ophthalmol Vis Sci* **53**：6770-6775, 2012.
5) Sidd RJ, Fine SL, Owens SL, et al：Idiopathic preretinal gliosis. *Am J Ophthalmol* **94**：44-48, 1982.
6) Kishi S, Demaria C, Shimizu K：Vitreous cortex remnants at the fovea after spontaneous vitreous detachment. *Int Ophthalmol* **9**：253-260, 1986.
7) Kishi S, Shimizu K：Posterior precortical vitreous pocket. *Arch Ophthalmol* **108**：979-982, 1990.
8) 松村美代，岡田守生，荻野誠周，他：特発性黄斑上膜の組織学的分類．眼紀 **39**：689-695, 1988.
9) Kishi S, Shimizu K：Oval defect in detached posterior hyaloid membrane in idiopathic preretinal macular fibrosis. *Am J Ophthalmol* **118**：451-456, 1994.
10) Itakura H, Kishi S：Vitreous cortex splitting in cases of vitreomacular traction syndrome. *Ophthalmic Surg Lasers Imaging* **43** Online：e27-e29, 2012.
11) Yamashita T, Uemura A, Sakamoto T：Intraoperative characteristics of the posterior vitreous cortex in patients with epiretinal membrane. *Graefes Arch Clin Exp Ophthalmol* **246**：333-337, 2008.
12) Tsunoda K, Watanabe K, Akiyama K, et al：Highly reflective foveal region in optical coherence tomography in eyes with vitreomacular traction or epiretinal membrane. *Ophthalmology* **119**：581-587, 2012.
13) Inoue M, Morita S, Watanabe Y, et al：Inner segment/outer segment junction assessed by spectral-domain optical coherence tomography in patients with idiopathic epiretinal membrane. *Am J Ophthalmol* **150**：834-839, 2010.

7. 黄斑偽円孔

　黄斑偽円孔（macular pseudohole）は中心窩周囲の黄斑前膜が収縮することで，中心窩縁がせり上がり，中心窩の陥凹が急峻になった状態をさす．中心窩周囲の前膜は半透明の反射があり，中心窩は暗赤色になるので，一見，円孔に見える．軽症例では，偽円孔底には正常の外顆粒層があり，IS/OS も保たれている．このため，視力はよく自覚症状に乏しい．進行例では中心窩径が小さくなり，中心窩は深い谷になる．周囲の網膜は肥厚し，ヘンレ（Henle）線維層に囊胞ができる．中心窩縁がひさしのようにせり出してくると，分層黄斑円孔との鑑別が困難になる[1]．

　黄斑偽円孔は黄斑前膜の亜型と考えられるが，前膜の分布が異なる．黄斑前膜は中心窩を覆っており，そのため中心窩の外顆粒層は挙上され三角形に隆起する．しかし，偽円孔では前膜は中心窩だけを回避している．このため中心窩周囲は前膜により前方に牽引されるが，中心窩底は牽引されず，相対的に後退している．前膜がなぜ中心窩を回避するのかはわかっていない．剖検眼の観察からは，後部硝子体剥離（posterior vitreous detachment：PVD）後，硝子体皮質は中心窩を避けて，その周囲で残存することがある[2]．残存皮質を足場に細胞増殖が起こるなら，硝子体皮質の黄斑における残存のパターンの違いが，黄斑前膜と偽円孔をうむ原因になる．

■ OCT 所見

1）軽症例

　中心窩の周囲にできた黄斑前膜が収縮すると，中心窩の陥凹は円筒形になる．断層像では直角になる（図1）．しかし，中心窩底の外顆粒層は正常に保たれる．黄斑前膜は中心窩縁で止まっており，中心窩底には侵入しない．Henle 線維層の分離や囊胞を伴うことがある．無自覚のことが多い．前膜の収縮が強いと，偽円孔の直径が小さくなる．それに伴って，偽円孔縁はせり上がる．偽円孔底はV字型になる（図2）．

2）進行例

　前膜の収縮が進行すると，偽円孔径は小さくなり陥凹はさらに急峻になる（図3，4）．検眼鏡では中心窩が赤い点になる．網膜は水平方向に収縮し垂直方向には肥厚する．Henle 線維層に，しばしば囊胞ができる．

3）PVD のない偽円孔

　検眼鏡的には黄斑前膜を伴った偽円孔に見えても，PVD がないことがある．SS-OCT で観察すると，ポケット後壁の硝子体皮質は中心窩でのみ欠損している．偽円孔の周囲は硝子体皮質の牽引により隆起し，Henle 線維層の分離を生じている．偽円孔底はV字型になっている（図5）．

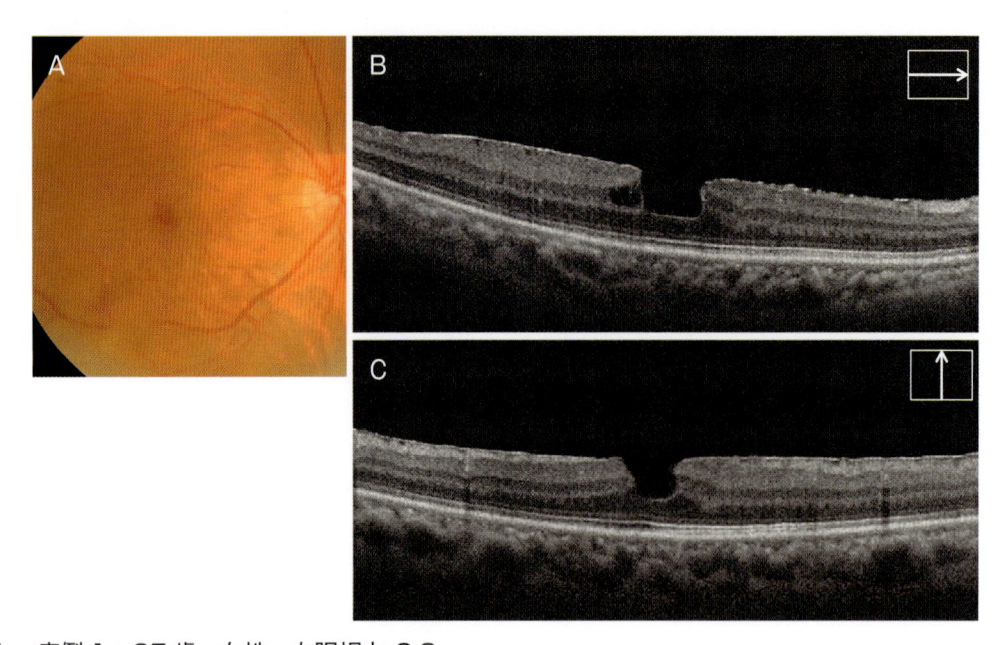

図1. 症例1：65歳，女性．右眼視力 0.9
人間ドックで黄斑円孔を疑われた．PVDがある．中心のぼやけあり．A）中心窩周囲に前膜があり，中心窩は偽円孔になっている．B, C）中心窩の陥凹は急峻になり，中心窩は円筒形である．中心窩底は平らである．

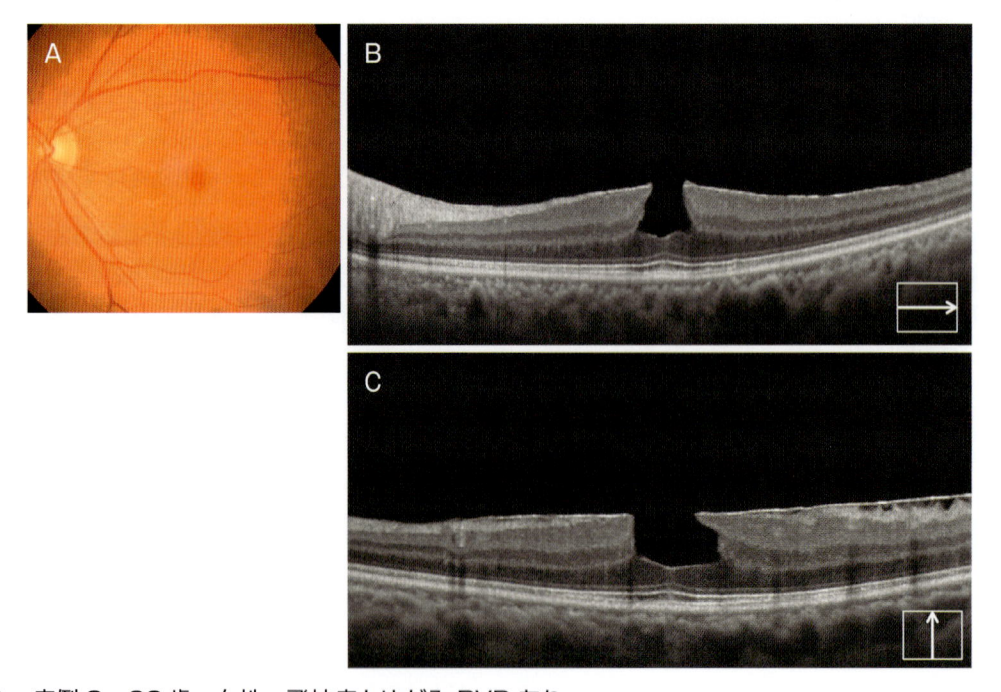

図2. 症例2：62歳，女性．飛蚊症とゆがみ PVDあり
左眼正視1.2．上耳側周辺に小裂孔が発見された．A）黄斑前膜の収縮による偽黄斑円孔．B, C）前膜は中心窩の周囲にある．この収縮により中心窩周囲の網膜が肥厚している．前膜の収縮により網膜は中心窩の周囲でせり上がり，さらに中心窩縁は収縮し，断面ではひさしのようになる．

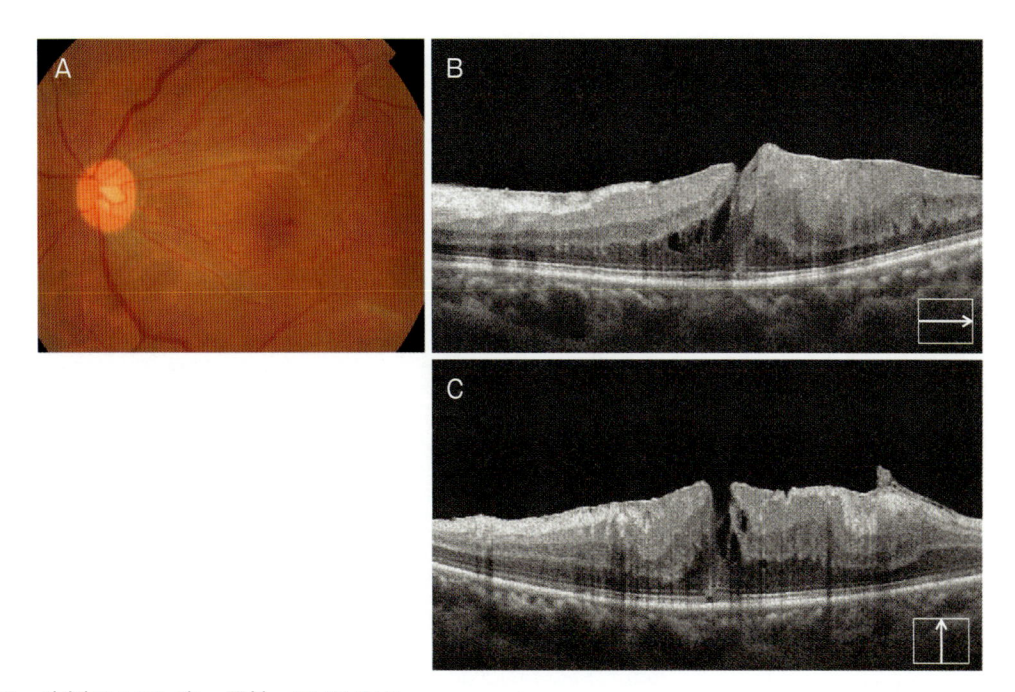

図3. 症例3：61歳, 男性. PVDあり
1年前からかすみ, ゆがみ. 正視 0.3. A) 黄斑前膜の収縮によりしわができている. 中心窩は縮小して点になっている. B, C) 前膜の収縮により中心窩周囲の網膜が中心に向かって隆起している. 中心窩は深い谷になっている.

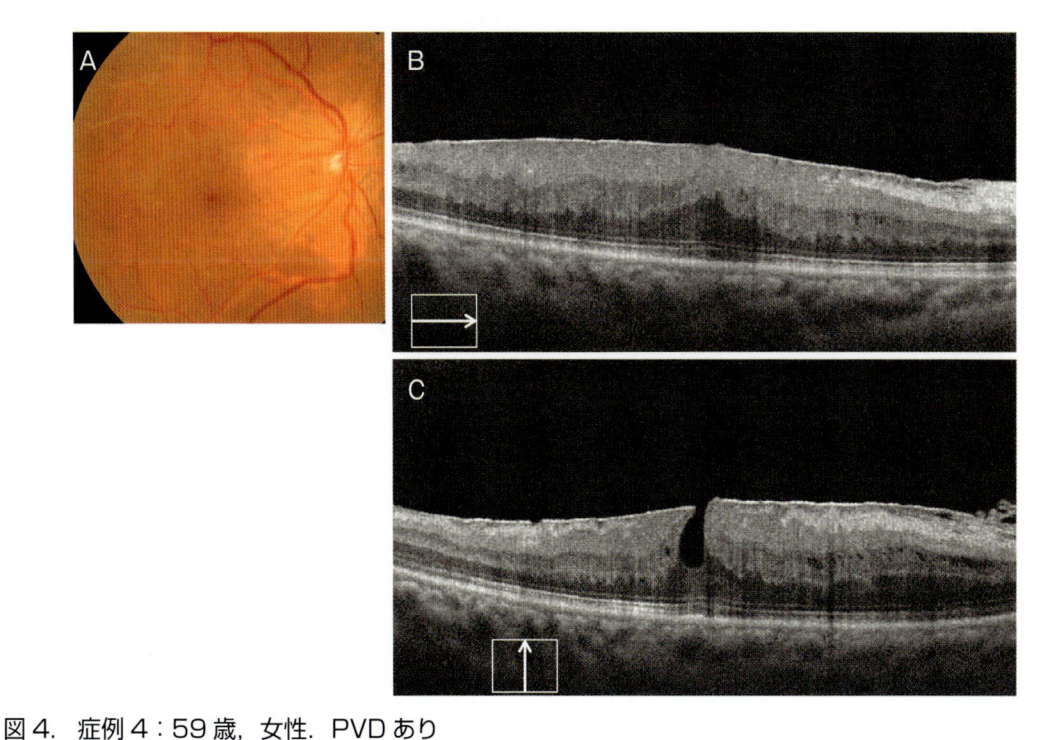

図4. 症例4：59歳, 女性. PVDあり
右眼がぼける. 正視 0.9. A) 黄斑前膜の収縮により中心窩は点状に縮小している. B) 水平断は縮小した中心窩からわずかにはずれている. C) 中心窩は円筒形に急峻に陥凹している. 前膜は中心窩の周囲にあるが中心窩底にはない.

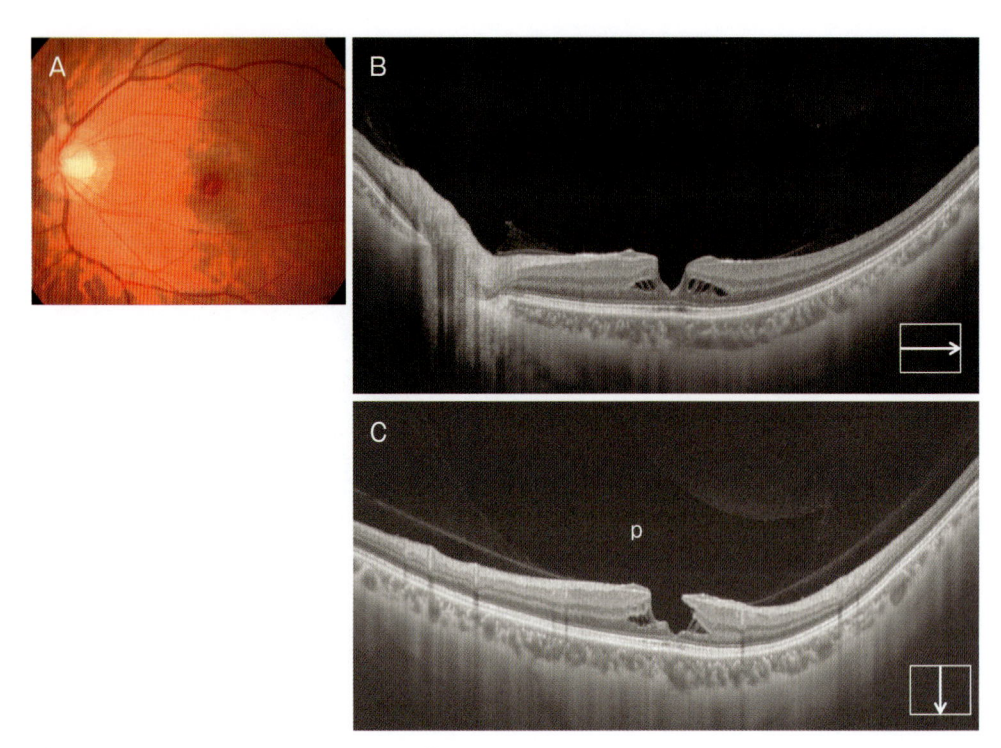

図 5. 症例 5：53 歳, 男性. PVD のない偽円孔
左眼視力 0.9 × −6.5D. 左眼中心にゆがみある. A) 中心窩の周囲に膜状反射があり, 中心窩が陥凹して円孔に類似. B) 硝子体皮質が網膜表面にあり, 中心窩周囲では Henle 線維層に分離がある. 中心窩の陥凹は V 字型になっている. C) 黄斑前方にポケット (p) がある. 中心窩の陥凹は深くなり底に凹凸がある.

文 献

1) Haouchine B, Massin P, Tadayoni R, et al：Diagnosis of macular pseudoholes and lamellar macular holes by optical coherence tomography. *Am J Ophthalmol* **138**：732-739, 2004.
2) Kishi S, Demaria C, Shimizu K：Vitreous cortex remnants at the fovea after spontaneous vitreous detachment. *Int Ophthalmol* **9**：253-260, 1986.

各論II 加齢黄斑変性

1. ドルーゼン

　ドルーゼン（drusen）は眼底に生じる黄白色の小円形隆起病巣である．組織学的には網膜色素上皮（retinal pigment epithelium：RPE）の基底膜とBruch膜の内膠原線維層の間の多形性物質の沈着で，構成成分は膜様残渣物，非エステル化コレステロール，補体などである．ドルーゼンは大きさにより軟性と硬性に分類される．特殊型としてcuticular drusenとreticular pseudodrusenがある．

1. 硬性ドルーゼン，軟性ドルーゼン

　硬性ドルーゼン（hard drusen）は径が63μm以下で，軟性ドルーゼン（soft drusen）は63μm以上と定義されている（図1）[1]．この63μmは網膜静脈の視神経乳頭縁での直径（約125μm）の半分に相当する．厚生労働省研究班のAMD診断基準では，軟性ドルーゼンとRPE異常が加齢黄斑変性（age-related macular degeneration：AMD）の前駆病変に含まれている[2]．RPEの加齢変化によってRPEの基底膜側の細胞外に沈着したbasal depositが慢性炎症を起こし，脈絡膜新生血管（choroidal neovascularization：CNV）発生の誘因となっていると考えられる．軟性ドルーゼンは融合すると，confluent drusenとなる．ドルーゼンの拡大に伴い網膜色素上皮剝離（retinal pigment epithelial detachment：PED）が生じたものをdrusenoid PEDと呼ぶ（図2）．ドルーゼンは，フルオレセイン蛍光造影（fluorescein angiography：FA）では，組織染による過蛍光を示すものと低蛍光を示すものがあり一定の所見を呈さない．

■ OCT所見

　ドルーゼンはなだらかなRPEのドーム状の隆起として観察される（図1）．その内部は中等度の反射物質で満たされる．ドルーゼンの内部は中等度反射物質と，漿液と思われる暗い無反射空間が混在することがある（図2）．

2. Cuticular drusen

　Gassは小型で均一なサイズのドルーゼンが眼底後極に多数分布する特異的なドルーゼンをbasal laminar drusenと命名した[3,4]（図3）．病理所見から通常のドルーゼンと同部位（RPEの基底膜とBruch膜内膠原線維層の間）に存在する．中心窩網膜下に卵黄様沈着物（acquired vitelliform lesion：AVL）を併発することがある．FAでは多数の過蛍光点，"stars in the sky"所見が見られる．

■ OCT所見

　"sawtooth appearance"と呼ばれる鋸の歯状のRPE隆起所見を呈する（図3）[5]．

3. Reticular pseudodrusen

　近年OCTにより解釈が変わってきた，新しい概念のドルーゼン様病態である．1990年フランスのMimounらによって報告され[6]，後にArnold, Sarksらによって青色光により検出されやすくなる特殊なドルーゼンで，reticular pseudodrusenと命名された[7,8]．The Wisconsin Age-Related Maculopathy

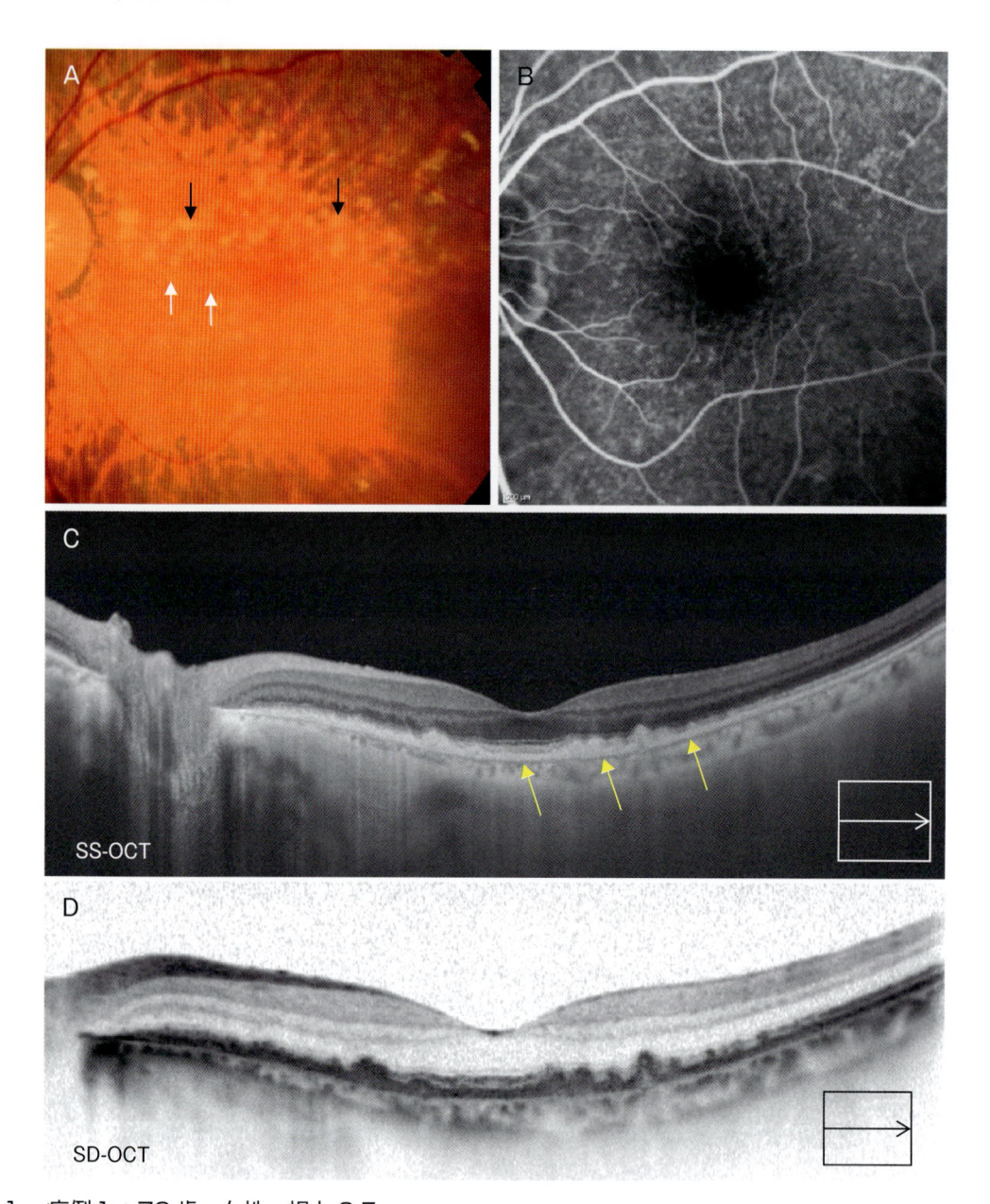

図 1. 症例 1：79 歳，女性．視力 0.5
A）カラー眼底写真．粒状の硬性ドルーゼン（白矢印）と斑状の軟性ドルーゼン（黒矢印）が混在している．
B）フルオレセイン蛍光造影（FA）．軟性ドルーゼン，硬性ドルーゼンは過蛍光を示すものの，低蛍光を示すものが混在している．C）SS-OCT．RPE の小隆起が多発している．大きいものを軟性ドルーゼン，小さいものを硬性ドルーゼンと呼ぶ．内部は中等度反射で，基底部に直線的な Bruch 膜（黄色矢印）が見える．
D）SD-OCT．C）と同様の所見を呈する．

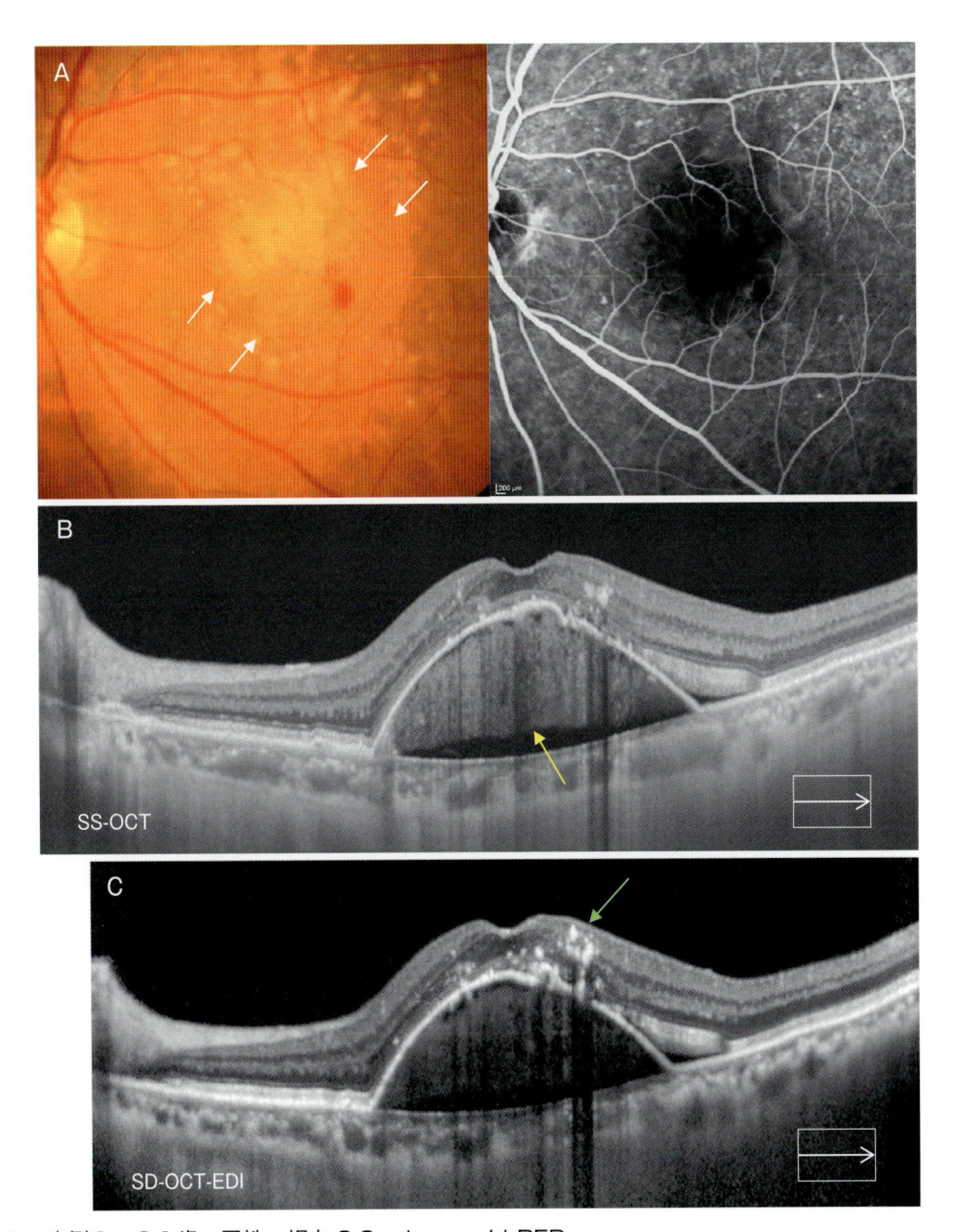

図2. 症例2：81歳, 男性. 視力 0.6. drusenoid PED

A) カラー眼底写真. 大きな色素上皮剝離（矢印）が黄斑にある. FA では色素の貯留はない. B) SS-OCT. 色素上皮剝離の下に中等度の反射塊（ドルーゼン）が検出される. RPE 直下とドルーゼン深部に漿液性成分と考えられる無反射帯（黄色矢印）が存在する. C) SD-OCT-EDI. RPE の増殖が網膜内に迷入（黄緑色矢印）している.

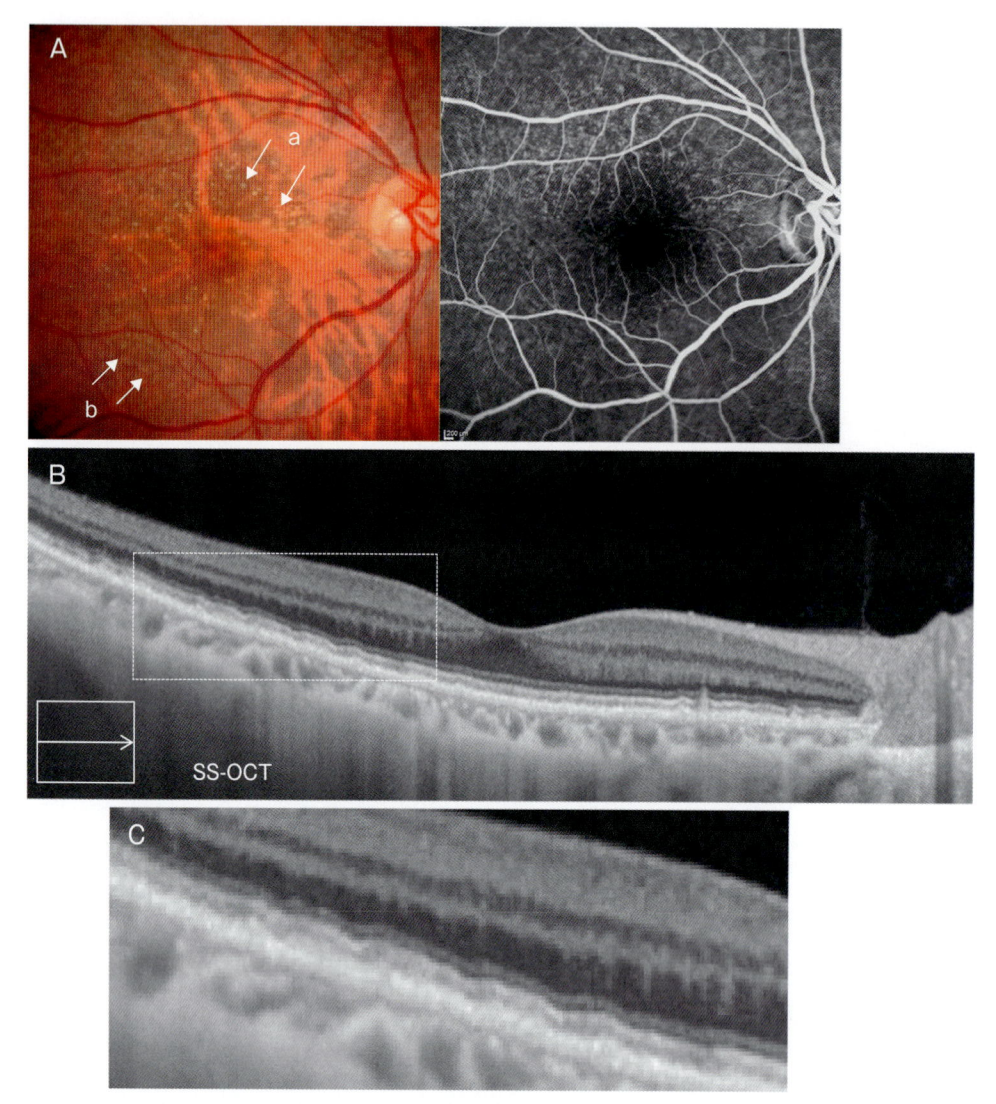

図3. 症例3：73歳, 女性. 視力1.2. Cuticular drusen
A) カラー眼底写真. 黄斑部3乳頭径に粒状の硬性ドルーゼン (cuticular drusen) がある (a). その周囲に reticular pseudodrusen のリボン状のまだら模様がある (b). FA：cuticular drusen は過蛍光の輝点になっている (stars in sky). カラー眼底写真のまだら (mottling) は相対的な過蛍光になっている.
B) cuticular drusen は, RPEが鋸の歯のように (sawtooth appearance) に隆起している (点線枠内). C) 一部拡大.

Grading System や The International Epidemiological Age-related Maculopathy Study Group では reticular drusen と命名し, 軟性ドルーゼンのような黄色の変化が境界不明瞭な幅広い網状に配列したものと考えられている[9]. 血管アーケード上方と上耳側の領域に発生して下方に広がっていくことが多い. 通常, 中心窩下には存在しない. 経時的変化として, 約3年間に4割でCNVが発生し, 4割で黄白色斑の自然退縮が生じ, その後に網膜外層の萎縮を起こすことが示された[10]. 病理学的には組成は通常のdrusenと同様と考えられており, 外顆粒層とRPEの間に存在し, IS/OSを破壊して進展しているものもある[11,12]. Pseudodrusenの形状は点状を呈するdot pseudodrusen (図4) と網目状を呈するribbon pseudodrusen (図3) に, カラー眼底写真, IR-SLO (赤外SLO), SD-OCTを用いて分類されている[13].

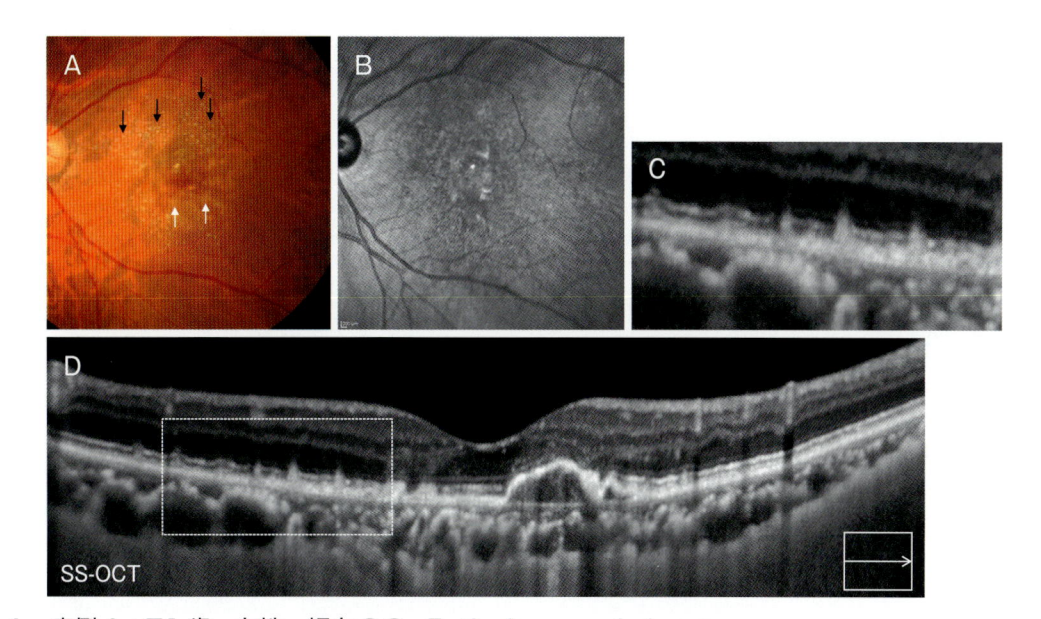

図4. 症例4：71歳，女性．視力0.8．Reticular pseudodrusen
A) カラー眼底写真．黄斑部を取り囲むdot型のreticular pseudodrusen（黒矢印）と黄斑部に軟性ドルーゼン（白矢印）がある．B) IR-SLOではreticular pseudodrusenの部位が低蛍光の点状を示す．C) DのOCTの点線枠の拡大．D) SS-OCT．dot型reticular pseudodrusenと一致する部位に，網膜下（RPEの上）の錐体状，丘状沈着物がIS/OSラインや外境界膜ラインに達している．

Dot型はカラー眼底写真で不連続の点状構造物として検出され，IRでは低蛍光の点状（時に標的型），SD-OCTでは網膜下沈着物として検出され，ribbon型はカラー眼底写真で網目状，IRで淡い低蛍光リボン状，SD-OCTでは網膜下沈着物として検出される．Pseudodrusenの部位では通常のsoft drusenの部位より視細胞密度が減少しており[14]，網膜感度が低下している[15]．

■ OCT所見

Zweifel, SpaideらによってSD-OCTでは通常のドルーゼンとは異なり，reticular pseudodrusenは網膜下（RPEの上）の沈着物であることが示された[11]．錐体状や丘状の形状を示す．この沈着物は網膜内に進展し，IS/OSに達するものや外境界膜にまで達するものがある．SS-OCTでは黄斑部の脈絡膜厚や体積の減少が指摘されている[16]．

文　献

1) Bird AC, Bressler NM, Bressler SB, et al：An international classification and grading system for age-related maculopathy and age-related macular degeneration. The International ARM Epidemiological Study Group. *Surv Ophthalmol* **39**：367-374, 1995.
2) 高橋寛二, 石橋達郎, 小椋祐一郎, 他：加齢黄斑変性の分類と診断基準. 日眼会誌 **112**：1076-1084, 2008.
3) Gass J：*Stereoscopic Atlas of Macular Disease：Diagnosis and Treatment*, ed 2, St Louis, 1977, Mosby.
4) Gass JD, Jallow S, Davis B：Adult vitelliform macular detachment occurring in patients with basal laminar drusen. *Am J Ophthalmol* **99**：445-459, 1985.
5) Leng T, Rosenfeld PJ, Gregori G, et al：Spectral domain optical coherence tomography characteristics of cuticular drusen. *Retina* **29**：988-993, 2009.
6) Mimoun G, Soubrane G, Coscas G：[Macular drusen]. *J Fr Ophtalmol* **13**：511-530, 1990 [Review in French].
7) Arnold JJ, Sarks SH, Killingsworth MC, et al：Reticular pseudodrusen. A risk factor in age-related maculopathy. *Retina* **15**：183-191, 1995.
8) Spaide RF, Curcio CA：Drusen characterization with multimodal imaging. *Retina* **30**：1441-1454, 2010.
9) Klein R, Davis MD, Magli YL, et al：The Wisconsin age-related maculopathy grading system. *Ophthalmology* **98**：1128-1134, 1991.
10) Spaide RF：Outer retinal atrophy after regression of subretinal drusenoid deposits as a newly recognized form of late age-related macular degeneration. *Retina* **33**：1800-1808, 2013.
11) Zweifel SA, Spaide RF, Curcio CA, et al：Reticular pseudodrusen are subretinal drusenoid deposits. *Ophthalmology* **117**：303-312, 2010.
12) Curcio CA, Messinger JD, Sloan KR, et al：Subretinal drusenoid deposits in non-neovascular age-related macular degeneration：morphology, prevalence, topography, and biogenesis model. *Retina* **33**：265-276, 2013.
13) Suzuki M, Sato T, Spaide RF：Pseudodrusen subtypes as delineated by multimodal imaging of the fundus. *Am J Ophthalmol* **157**：1005-1012, 2014. doi：10.1016/j.ajo.2014.01.025. [Epub 2014 Feb 3].
14) Mrejen S, Sato T, Curcio CA, et al：Assessing the cone photoreceptor mosaic in eyes with pseudodrusen and soft drusen in vivo using adaptive optics imaging. *Ophthalmology* **121**：545-551, 2014.
15) Ooto S, Ellabban AA, Ueda-Arakawa N, et al：Reduction of retinal sensitivity in eyes with reticular pseudodrusen. *Am J Ophthalmol* **156**：1184-1191, 2013.
16) Ueda-Arakawa N, Ooto S, Ellabban AA, et al：Macular choroidal thickness and volume of eyes with reticular pseudodrusen using swept-source optical coherence tomography. *Am J Ophthalmol* **157**：994-1004, 2014. doi：10.1016/j.ajo.2014.01.018. [Epub 2014 Jan 31].

コラム　フーリエ級数

　フーリエが生み出したフーリエ級数とは「周期をもった波は, どんなに複雑なものでも単純な波を足し合わせてできている」というものである. 単純な波の単位は, 正弦波（サイン波）と余弦波（コサイン波）であり, 両者は90°位相がずれているだけで, 形は同じである. 複雑な波を単純な波に分解し, 各周波数の波がそれぞれどのくらい含まれているかを求める方法をフーリエ展開という. サイン波とコサイン波は, それぞれをかけあわせて, その面積をとると（積分すると）, 同じ周波数の波をかけ算した時以外は, 面積が0になるという面白い性質をもっている. この性質を利用して順次, 周波数ごとの波の量を算出することができる. フーリエ展開により複雑な波をデータの形で表すことができるようになったのである.

2. 網膜色素上皮剝離

1. 網膜色素上皮剝離

　網膜色素上皮剝離（retinal pigment epithelial detachment：PED）は，網膜色素上皮（retinal pigment epithelium：RPE）がBruch膜から分離し，RPEがBruch膜に対し隆起した状態である．電子顕微鏡による観察では，分離はRPEの基底膜とBruch膜の内膠原線維層の間で生じる[1]．PEDは，おもに加齢黄斑変性や中心性漿液性脈絡網膜症（central serous chorioretinopathy：CSC）で生じるが，ぶどう膜炎や脈絡膜腫瘍にも合併する[2]．ぶどう膜炎でのPEDは，血管透過性亢進と蛋白の漏出がその形成に関与している．CSCではその他にRPEのバリア機能の障害が加わっていると推察されている．加齢黄斑変性ではBruch膜の老化（局所的肥厚，脂質沈着，組成の変化）やドルーゼンの集積が起こると，脈絡膜新生血管（choroidal neovascularization：CNV）が脈絡膜側からBruch膜を貫通しRPEとBruch膜との間に侵入する．これによりRPEの剝離が起こると，その部位で出血や透過性亢進が生じ，PEDが増大すると考えられている．

■ OCT所見

　PEDはRPEのドーム状隆起として観察される．PED内部の成分により反射が異なり，1）漿液性PED（serous PED），2）出血性PED（hemorrhagic PED），3）drusenoid PED，4）線維血管性PED（fibrovascular PED）に分類される．

1）漿液性PED（図1）

　RPEがなだらかなドーム状隆起を形成する．PEDの内部は無反射となる．中心窩下に漿液性網膜剝離を伴うこともある．Serous PEDが遷延化すると，網膜内に顆粒状の高反射塊が出現することがある（図2）．これは増殖したRPEが網膜内に迷入したと考えられ，地図状脈絡膜萎縮のリスクファクターの一つである（図2）[2]．CSCではフルオレセイン造影での蛍光漏出部に一致した小さなserous PEDが観察される[3]（図3）．

2）出血性PED（図4）

　PEDの内部は出血のため，RPEの直下では中等度反射を示すが，深部では低反射になる．出血源はCNVであり，CNVを含む背の低いPEDがしばしば隣接する．この背の低いPEDの内部にはRPEの直下に帯状の高反射が観察され，これは新生血管自体と考えられる．

3）Drusenoid PED（図5）

　Drusenoid PEDはconfluent soft drusenが拡大し，さらに集簇して形成されるものと考えられている．ドーム状のRPEの隆起が複数並列した例を観察することが多い．PEDの内部は一様な中等度の反射を呈する．Drusenoid PEDが増大すると，網膜色素上皮裂孔が生じることがある[4]．

4）線維血管性PED（図6）

　典型例ではRPEが一部肥厚した不整なドーム状隆起を呈する．PEDの内部反射は中等度〜低反射であり，RPE下のCNVを反映している．PEDの内部反射によりBruch膜は検出されにくくなる．経過とともに，このPEDの中に層状の中等度反射が出現することがある．これはCNVが線維化していることを示唆する．

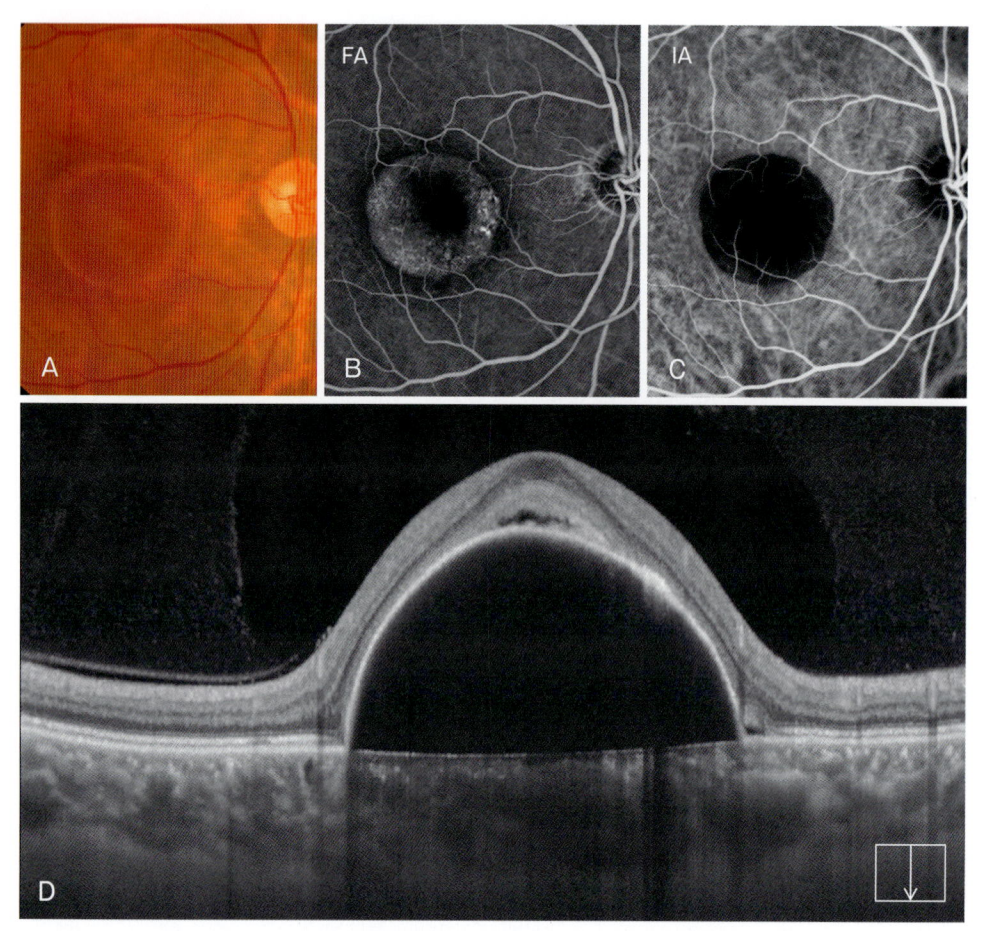

図1. 症例1：55歳，男性．漿液性網膜色素上皮剥離（serous PED）
A）右眼黄斑部に2乳頭径大のPEDを認める．B,C）フルオレセイン（FA）およびインドシアニングリーン（IA）蛍光造影．FAでは蛍光貯留がある．IAでは網膜色素上皮剥離による低蛍光を示す．D）SS-OCT．黄斑部にドーム状のPEDがあり，内部は無反射である．中心窩には軽度の漿液性網膜剥離を伴っている．

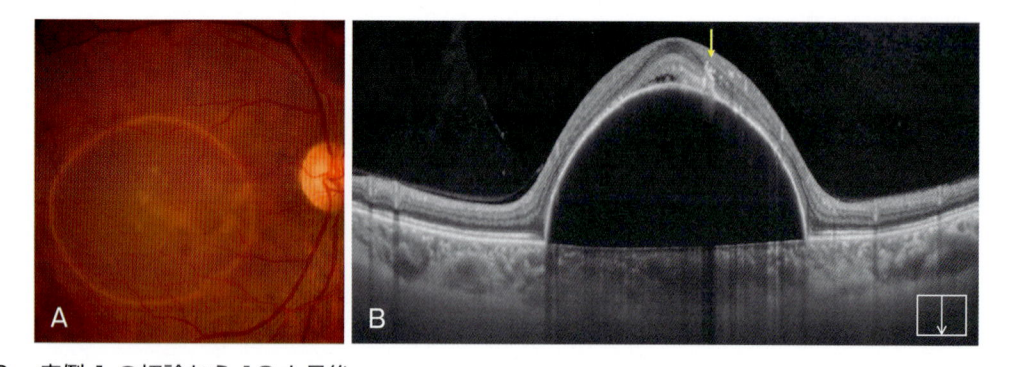

図2. 症例1の初診から18カ月後
A）PEDは初診より拡大している．PED部には色素沈着が見られる．B）SS-OCT．PED上の網膜内に高反射塊の出現がある（黄色矢印）．

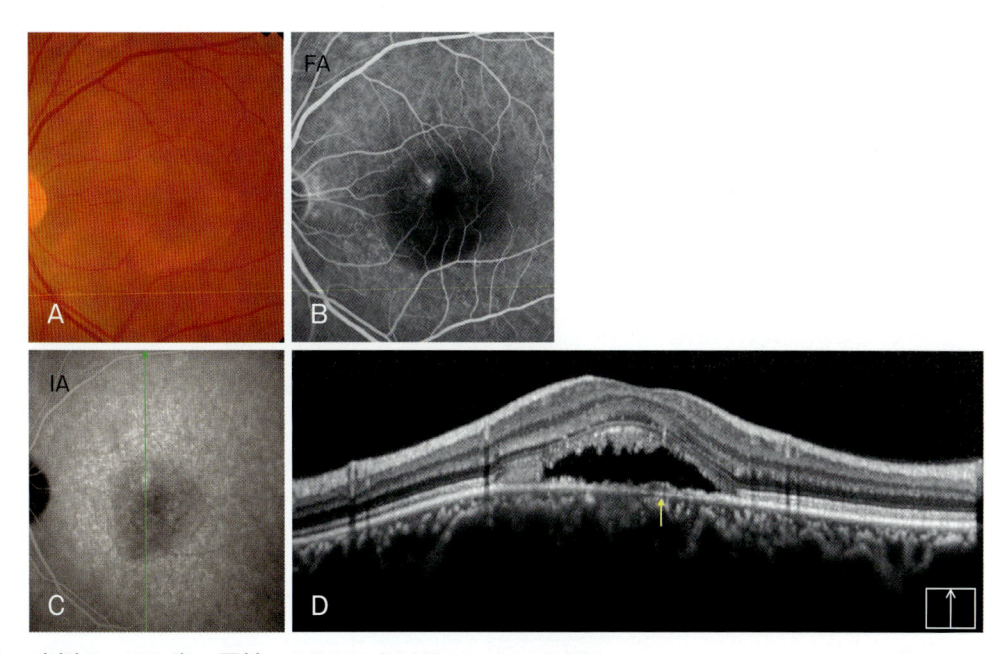

図 3. 症例 2：50 歳，男性．CSC における serous PED
A）左眼黄斑部に漿液性網膜剥離がある．B）FA．C）IA．黄斑部鼻上側に蛍光漏出点がある．D）SD-OCT．蛍光漏出点に小さな serous PED（黄色矢印）がある．

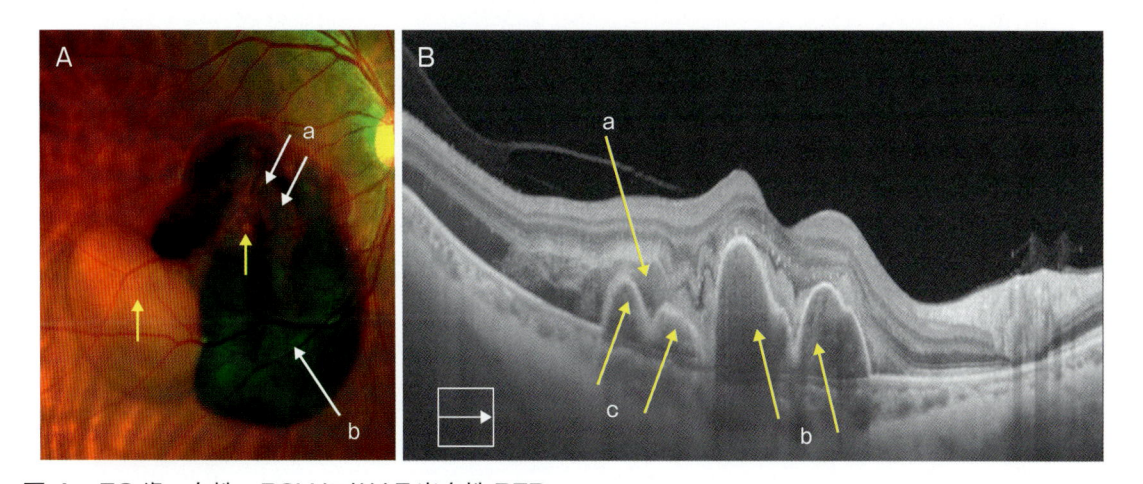

図 4. 53 歳，女性．PCV における出血性 PED
A）右眼黄斑部に網膜下血腫（b）と出血性 PED（a）がある．橙赤色隆起病巣（黄矢印）があり，ポリープが含まれている．B）SS-OCT 水平断．右眼黄斑部に網膜下血腫（a）と出血性 PED（b）がある．背の低い PED の内部では RPE の裏面に帯状の高反射（c）が観察され新生血管自体と考えられる．

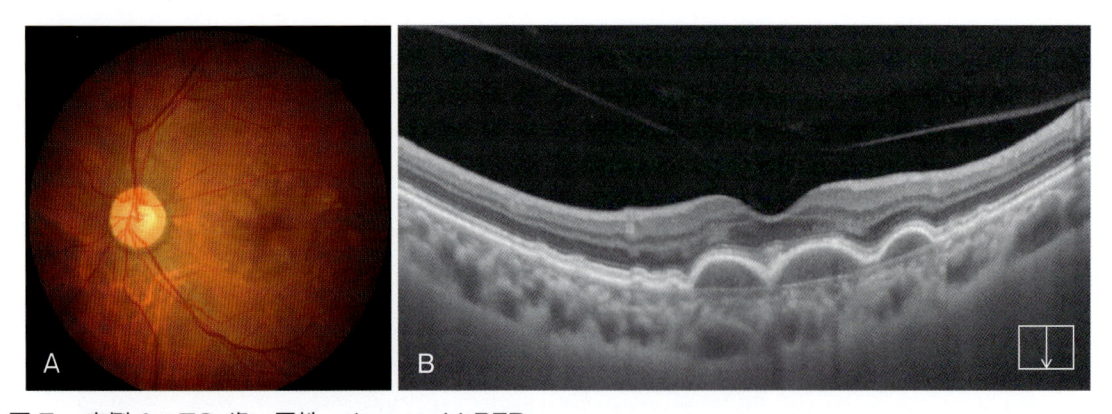

図5. 症例4：72.歳，男性．drusenoid PED
A）黄斑部に同心円状にドルーゼンが集簇している．B）SS-OCT．ドーム状の PED が複数個並列し，内部は一様に中等度反射を示している．

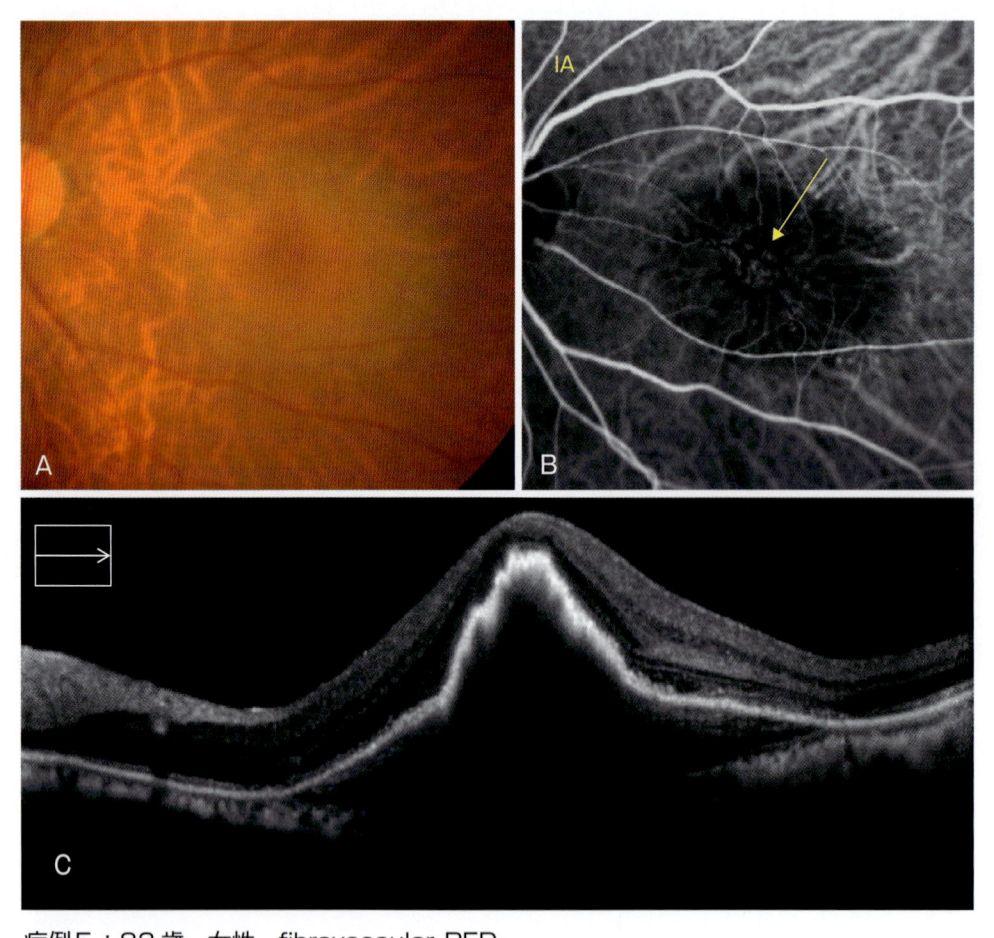

図6. 症例5：83歳，女性．fibrovascular PED
A）左眼黄斑部にフィブリンを伴う大きな PED がある．漿液性網膜剥離を軽度伴っている．B）IA．黄斑に脈絡膜新生血管（矢印）を認める．C）SD-OCT．黄斑部に巨大な PED があり，内部は RPE の裏面でやや中等度の反射を呈している．PED 部の RPE は不整に肥厚しやや高反射になっている．

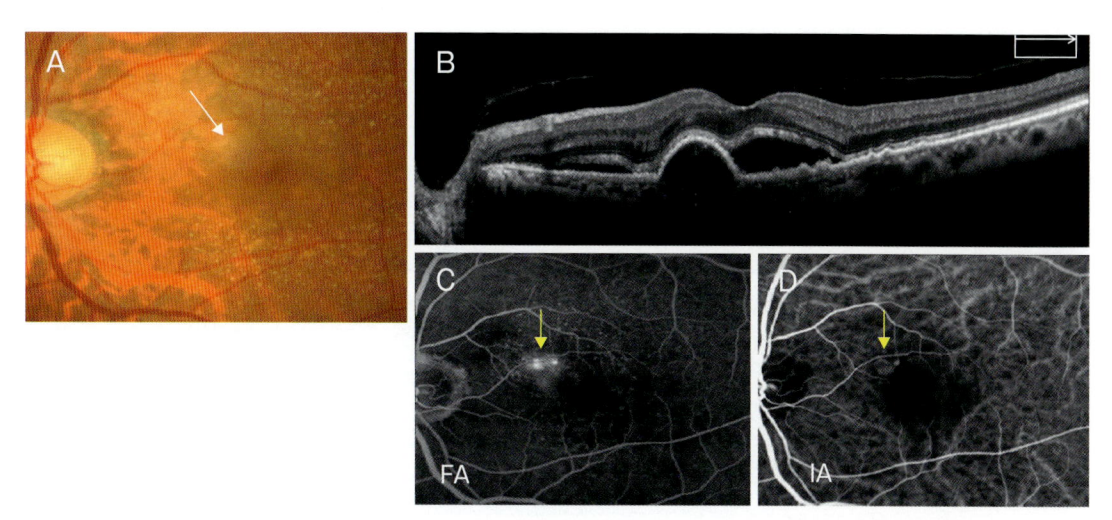

図 7. 症例 6：72 歳, 男性. 滲出型 AMD の加療中に RPE tear が出現した RAP の症例
A) 黄斑部に漿液性網膜剥離があり, 鼻上側に黄色調の PED（矢印）を伴っている. B) SD-OCT, PED 内に Type 1 CNV を示す反射が RPE 裏面にあり周囲に漿液性網膜剥離がある。フルオレセイン（C）およびインドシアニングリーン蛍光造影（D）. PED の内部に FA で強い過蛍光（黄色矢印）, 同部位に IA で網膜内新生血管が検出された（黄色矢印）. ラニビズマブ併用の光線力学療法を施行した.

2. 網膜色素上皮裂孔（RPE tear）

　滲出型 AMD（age-related macular degeneration）では, 自然経過あるいは光線力学療法や抗 VEGF 薬によって RPE（retinal pigment epithelium）tear が生じることがある（図 7, 8）[5〜8]. 発生メカニズムとしては, 自然発症では, 脈絡膜新生血管（choroidal neovascularization：CNV）からの滲出により RPE 剥離が生じ, その内圧が上がることで RPE 間の張力が増大し, 細胞間接着が破綻して RPE tear が生じる[6]. 一方, 加療中に RPE tear が生じる場合は, RPE に強く接着した RPE 下 CNV が, 加療により収縮することで, RPE に張力がかかり, RPE tear が生じると考えられている（図 9）[8,9]. したがって, RPE 下 CNV をもった巨大な網膜上皮剥離（pigment epithelial detachment：PED）を示す例では, その発生に注意が必要である. CNV と Bruch 膜の間に間隙が出現している例[9] や PED の丈が高い例[10] では, CNV に対する治療後に RPE tear のリスクが高い. RPE tear の発生後に裂孔部はすみやかに無色素性〜低色素性の RPE により被覆されるといわれている[5,6]. 長期経過では裂孔部は薄い RPE により覆われ治癒する場合と, 厚い増殖組織により覆われる場合がある. 視力予後は良好例, 不良例はさまざまで, 裂孔の発生部位, 大きさ, 網膜下出血の有無, 裂孔部での新生血管の活動性などに影響される[11〜13].

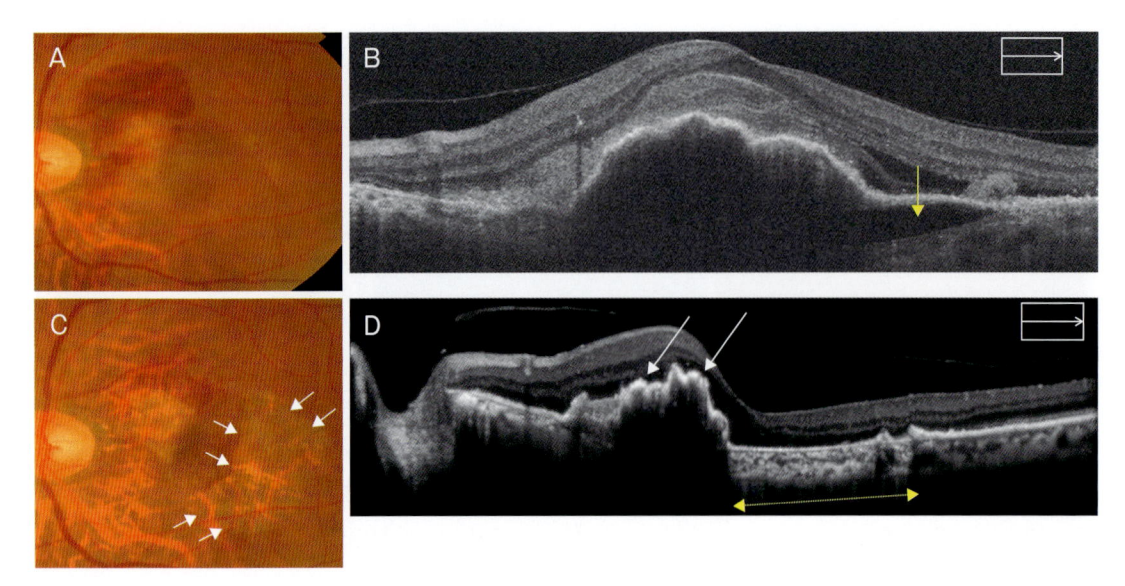

図8. 症例6のRPE tear 発生前後

A,B）図7の治療後7カ月．黄斑部では網膜下出血と漿液性網膜剥離を伴うPEDがあり，黄斑鼻側から視神経乳頭周囲まで広がっている．OCT：巨大な fibrovascular PED があり，PED 内はやや中程度の反射を呈する．PED の耳側起始部で RPE 下に広がる新生血管膜と脈絡膜の間に間隙があり（黄色矢印），同部位で Bruch 膜(脈絡膜)が後方に偏位している．ラニビズマブ併用の光線力学療法を追加した．C,D）A,B の治療後1カ月．黄斑耳側に三日月状の RPE tear（矢印）が生じた．裂孔部は薄い茶褐色を呈する．SD-OCT：黄色矢印の範囲が RPE tear．この部位では RPE の反射が減衰しており，同部位において RPE が欠損あるいは無色素上皮化していることが推察される．Rolling した RPE（白矢印）は波打つような形状をとっている．RPE 下に広がる新生血管膜と脈絡膜の間隙は消失している．

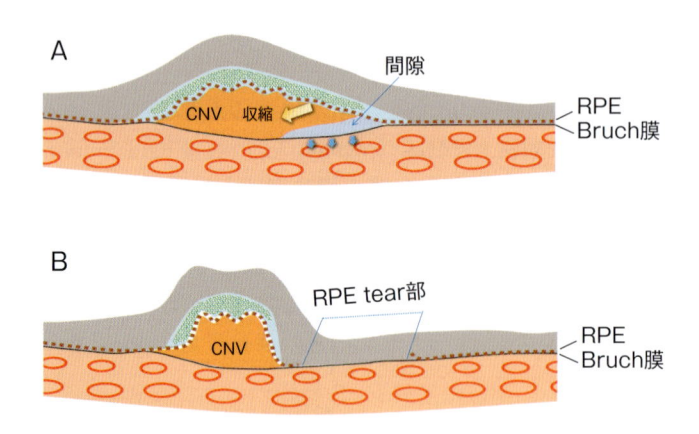

図9. 滲出型 AMD における RPE tear の発生機序

A）巨大な PED 部において RPE 下の新生血管 (CNV) からの滲出により，CNV と Bruch 膜に間隙（滲出液の貯留）が生じる．Bruch 膜は後方偏位する（青色矢印）．抗 VEGF 薬や光線力学療法により CNV が収縮する（橙色矢印）．B）間隙上の PED の起始部で RPE の断裂が発生する．RPE は収縮により波打っている．RPE と CNV は強く接着している．

文 献

1) Murphy RP, Yeo JH, Green WR, et al：Dehiscences of the pigment epithelium. *Trans Am Ophthalmol Soc* **83**：63-81, 1985.
2) Mrejen S, Sarraf D, Mukkamala SK, et al：Multimodal imaging of pigment epithelial detachment：a guide to evaluation. *Retina* **33**：1735-1762, 2013.
3) Mitarai K, Gomi F, Tano Y：Three-dimensional optical coherence tomographic findings in central serous chorioretinopathy. *Graefes Arch Clin Exp Ophthalmol* **244**：1415-1420, 2006.
4) Sato T, Mrejen S, Kishi S, et al：Subretinal migration of drusenoid material after a spontaneous retinal pigment epithelial tear. *Retinal Cases & Brief Reports* **8**：120-123, 2014.
5) Hoskin A, Bird AC, Sehmi K：Tears of detached retinal pigment epithelium. *Br J Ophthalmol* **65**：417-422, 1981.
6) Gass JD：Pathogenesis of tears of the retinal pigment epithelium. *Br J Ophthalmol* **68**：513-519, 1984.
7) Tsujikawa A, Hirami Y, Nakanishi H, et al：Retinal pigment epithelial tear in polypoidal choroidal vasculopathy. *Retina* **27**：832-838, 2007.
8) Nagiel A, Freund KB, Spaide RF, et al：Mechanism of retinal pigment epithelium tear formation following intravitreal anti-vascular endothelial growth factor therapy revealed by spectral-domain optical coherence tomography. *Am J Ophthalmol* **156**：981-988, e2, 2013.
9) Mukai R, Sato T, Kishi S：Precursor stage of retinal pigment epithelial tear in age-related macular degeneration. *Acta Ophthalmol* **92**：e407-e408, 2014.
10) Chan CK, Abraham P, Meyer CH, et al：Optical coherence tomography-measured pigment epithelial detachment height as a predictor for retinal pigment epithelial tears associated with intravitreal bevacizumab injections. *Retina* **30**：203-211, 2010.
11) Bressler NM, Finklestein D, Sunness JS, et al：Retinal pigment epithelial tears through the fovea with preservation of good visual acuity. *Arch Ophthalmol* **108**：1694-1697, 1990.
12) Machemer R, Heriot W：Retinal pigment epithelial tears through the fovea with preservation of good visual acuity. *Arch Ophthalmol* **109**：1492-1493, 1991.
13) Chuang EL, Bird AC：Repair after tears of the retinal pigment epithelium. *Eye (Lond)* **2**：106-113, 1988.

3. 典型加齢黄斑変性

　厚生労働省網膜脈絡膜・視神経萎縮症調査研究班の加齢黄斑変性診断基準ワーキンググループによって，わが国の加齢黄斑変性（age-related macular degeneration：AMD）の病期と病型分類が作成された（2008年）[1]．前駆病変として，軟性ドルーゼンと網膜色素上皮異常が含まれている．本格病変としては萎縮型AMDと滲出型AMDがある．滲出型には典型AMD以外に，特殊型としてポリープ状脈絡膜血管症（polypoidal choroidal vasculopathy：PCV）[2]と網膜血管腫状増殖（retinal angiomatous proliferation：RAP）[3]が加えられた（図1）．

1. 脈絡膜新生血管（CNV）の分類（図1）

1） フルオレセイン蛍光造影（FA）分類
　フルオレセイン蛍光造影（fluorescein angiography：FA）による分類ではClassic CNVとOccult CNVに分けられる．Classic CNVは造影早期に境界明瞭な過蛍光が出現し，造影後期に旺盛な蛍光漏出が見られる（図2）．造影早期に網目状血管が見られることがあるがその頻度は多くない．Occult CNVは名前のごとく，はっきりしないCNVである．造影中期から後期にかけて淡い蛍光漏出を示す．

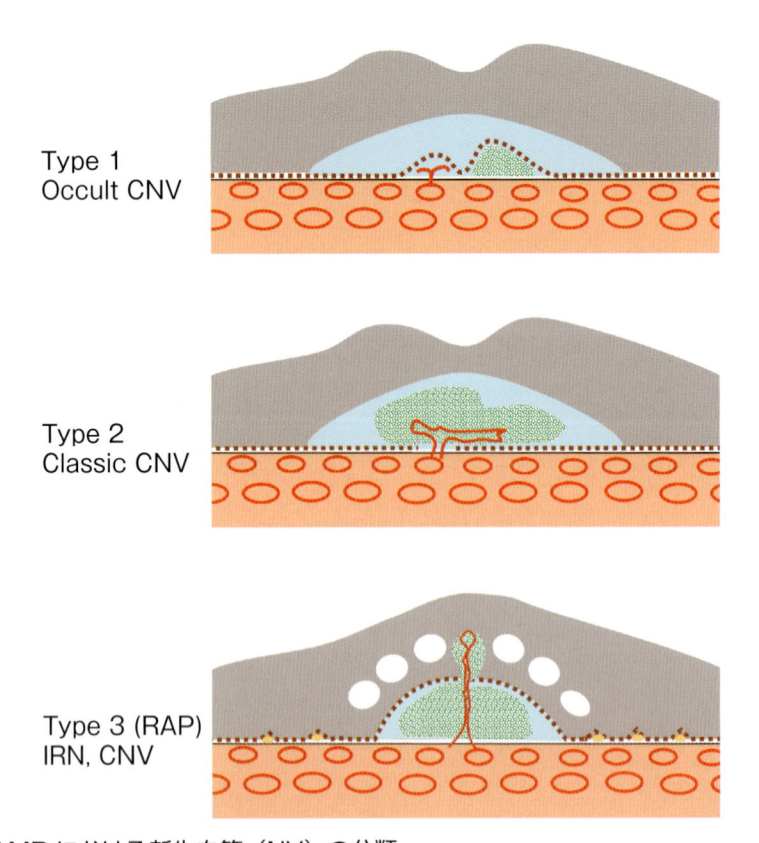

図1. 滲出型AMDにおける新生血管（NV）の分類
　NVの発生様式は，典型AMDではRPE下（type 1 CNV）と網膜下（type 2 CNV）がある．PCVは主にRPE下（type 1 CNV）である．RAPでは網膜内（type 3 NV）から新生血管が生じる．

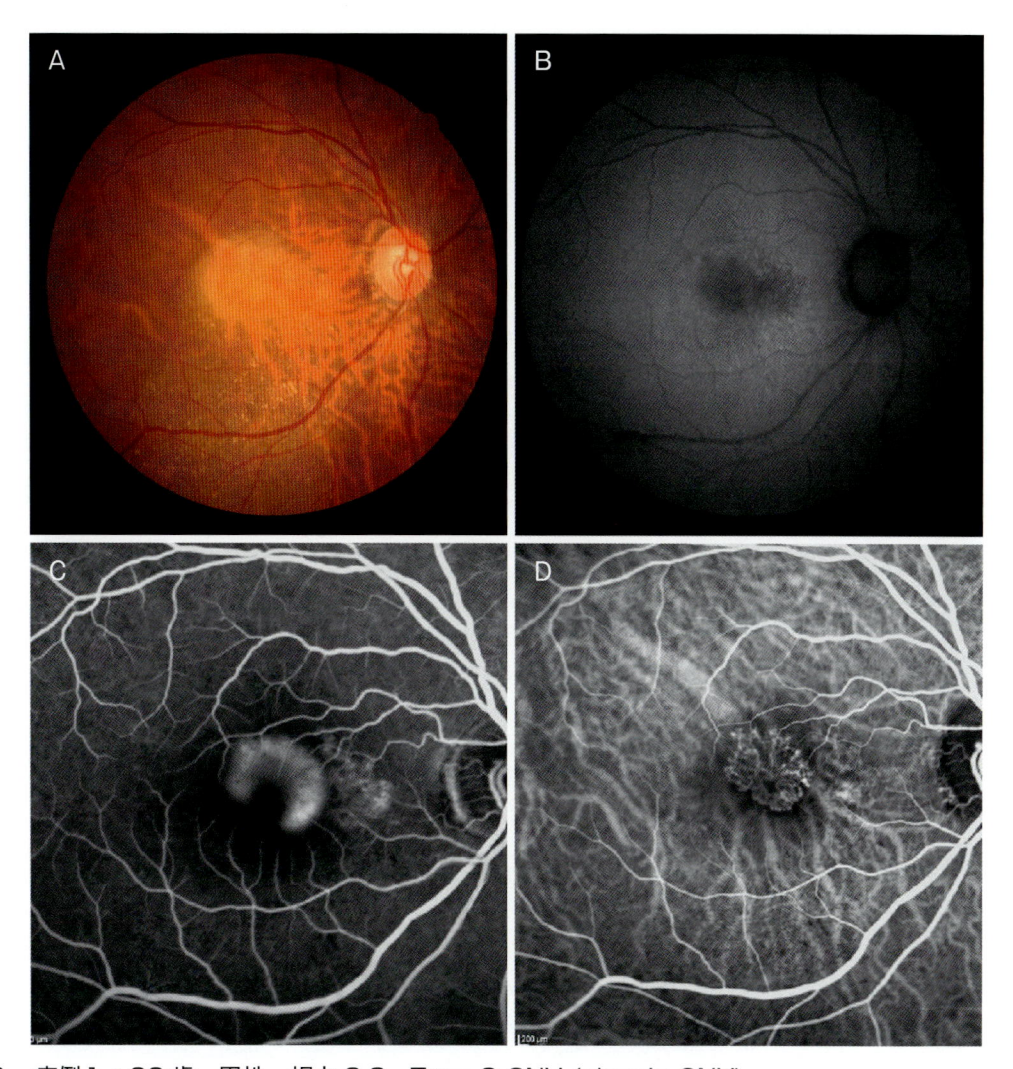

図2. 症例1：66歳，男性．視力0.3．Type 2 CNV（classic CNV）
A）カラー眼底写真．黄斑に約1乳頭径大の灰白色病巣とその周囲に漿液性網膜剥離がある．漿液性網膜剥離は下方に広がって中に黄白色点が多数ある．B）FAF．漿液性網膜剥離はわずかに過蛍光になっている．C）FA．造影早期に境界明瞭な過蛍光が出現し，造影後期に旺盛な蛍光漏出が見られる．D）IA．網目状の血管網が検出されている．

① late leakage of undetermined source と② fibrovascular PED（PED：色素上皮剥離）に分類されることもある．

2）Gass 分類（CNV 存在部位による分類）

　1994年，Gass は AMD の CNV について，網膜色素上皮（retinal pigment epithelium：RPE）との位置関係から RPE の下（type 1 CNV）と RPE の上（type 2 CNV）に分類した[4]．Classic CNV は type 2 CNV に相当し，occult CNV は type 1 CNV とほぼ等しいと考えられる．滲出型 AMD の新生血管の発生様式は，典型 AMD では RPE 下（type 1 CNV），網膜下（type 2 CNV）へ，PCV では主に RPE 下（type 1 CNV），RAP では網膜内（type 3 CNV）[5,6]に分類される（図1）．光線力学療法（photodynamic therapy：PDT）や抗 VEGF 療法に対する反応が異なるため，CNV のサブタイプ分類が治療方針の一助になる．

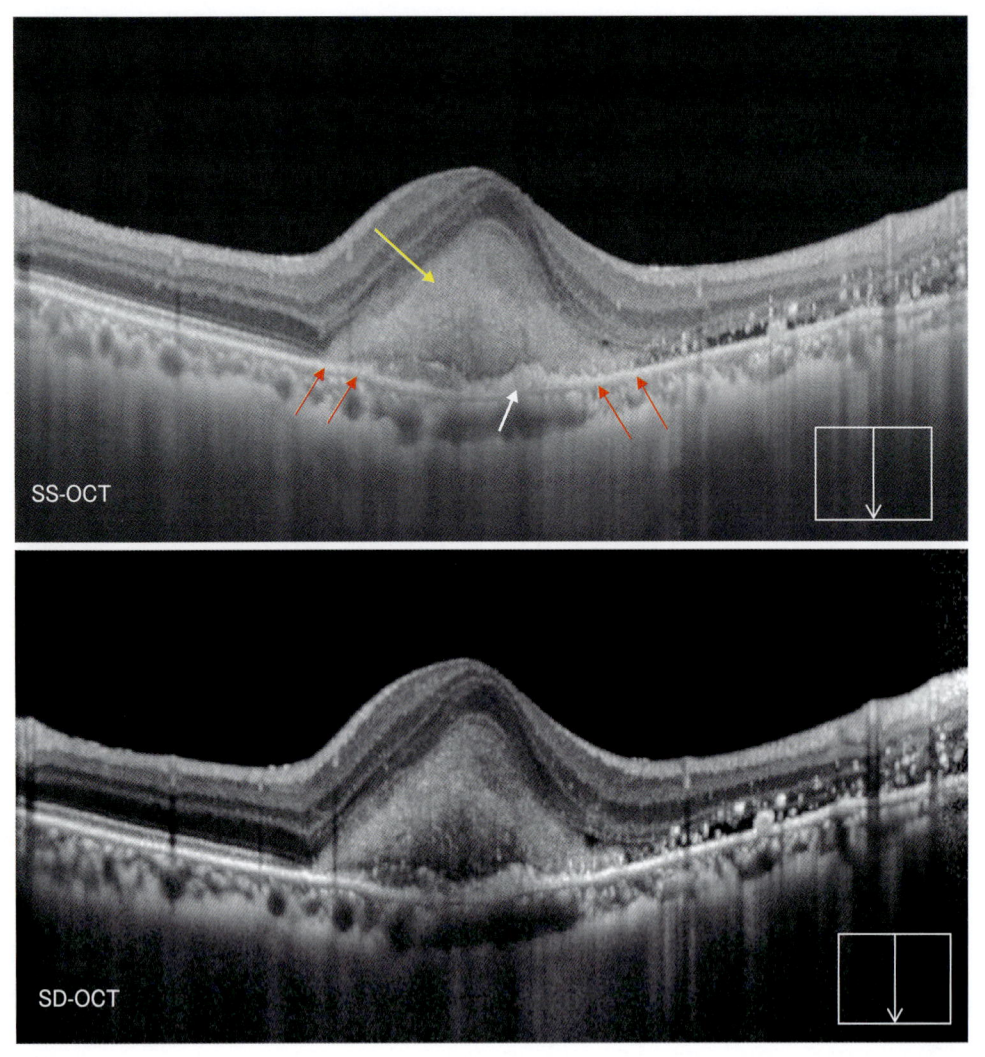

図3. 症例1のOCT
RPEの上で網膜下にCNV（白矢印）とフィブリンを示す反射塊がある（黄色矢印）．RPEはこの反射塊の下に嵌入している（赤色矢印）．

3) OCT分類

Type 1とtype 2の鑑別にはRPEの高反射層とCNVの位置関係（RPEの上か下か）に着目する[7]．Type 2 CNVはRPEに被覆されると，type 1と同様の所見を示すことがある[8]．SD-OCTやSS-OCTでは，type 2 CNVとその周囲のフィブリンなどの滲出物が区別できることもある．また，CNVより深部のBruch膜が検出されることもある．

2. Type 2 CNV（classic CNV）（図2, 3）

RPEを貫き網膜下に進展したCNVである．近視性CNVや特発性CNVと異なり，滲出型AMDではtype 1 CNVの頻度が高く，1＋2型の形を呈するパターンが多い．（純粋なtype 2 CNVは極めてまれである[12]．OCTでは，RPEの上（網膜下）にCNV自体とその周囲のフィブリンが高反射塊として検出される．SD-OCTやSS-OCTではRPEの高反射層の断裂部位を確認できることが多い．Type 2

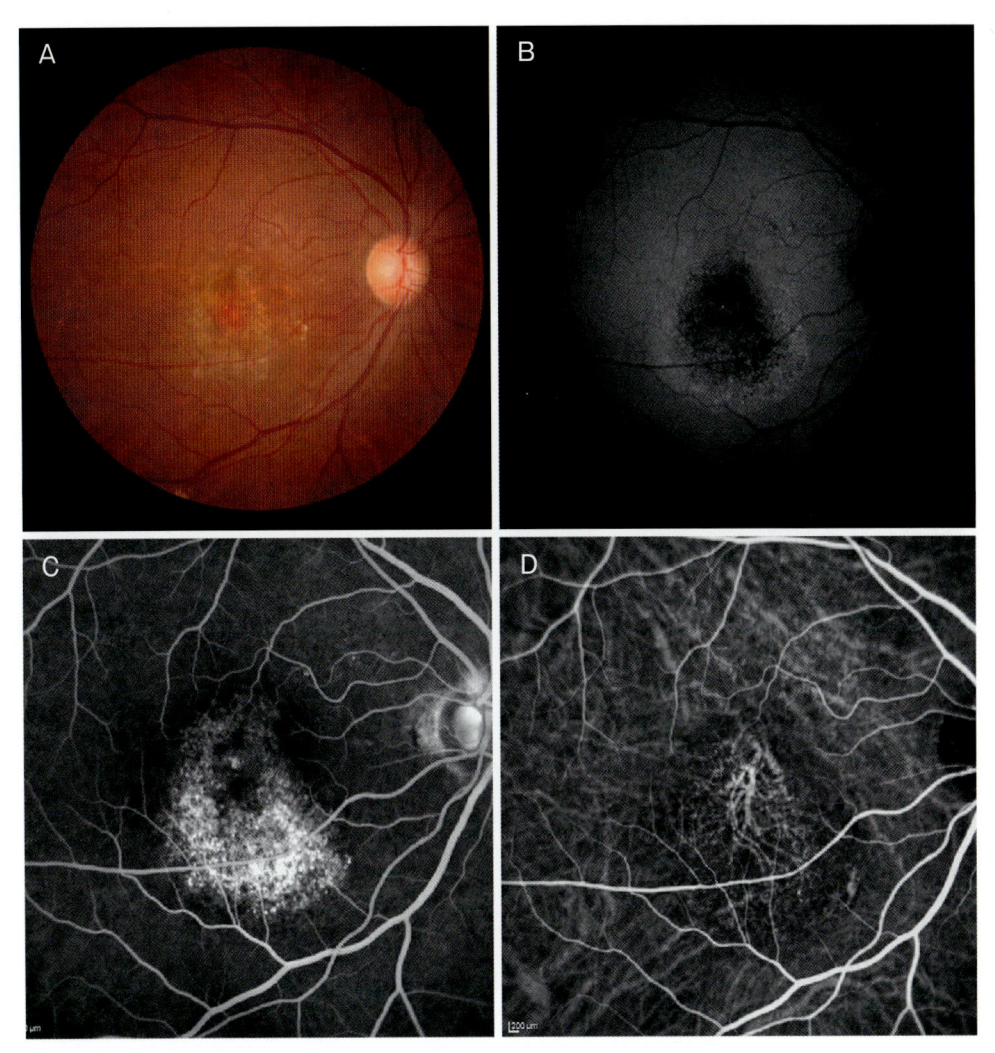

図4. 症例2：81歳，男性．視力0.4．Type 1 CNV（occult CNV）
A）カラー眼底写真．中心窩を含む漿液性網膜剝離と網膜下出血，網膜色素上皮異常を示す．B）眼底自発蛍光（FAF）．網膜色素上皮異常の部位が低蛍光を示す．C）FA では late leakage of undetermined source を示す．D）IA．FA の occult CNV の部位に CNV の網目状構造が検出されている．

CNV は RPE を貫いて網膜下に成長する．このため周囲の RPE の障害は軽いことが多い．一方，発生早期より新生血管からの強い滲出によって網膜外層に影響が及びやすく，網膜浮腫，囊胞様黄斑浮腫，網膜下出血などを起こしやすい．

3. Type1 CNV（occult CNV）

　RPE 下の CNV で扁平に進展するもの（図4, 5）と PED の下に進展するもの（図6～9）に分けられる．FA 分類 occult CNV の late leakage of undetermined source が前者に，線維血管性網膜色素上皮剝離（fibrovascular PED）が後者である．

1）Late leakage of undetermined source（図4～7）

　FA で造影早期には充盈遅延で蛍光漏出点を示さず，後期にかけて RPE レベルの漏出がびまん性に生じる．萎縮した RPE の下に，薄い type 1 CNV が広範囲に発育した状態で，OCT では RPE の高反

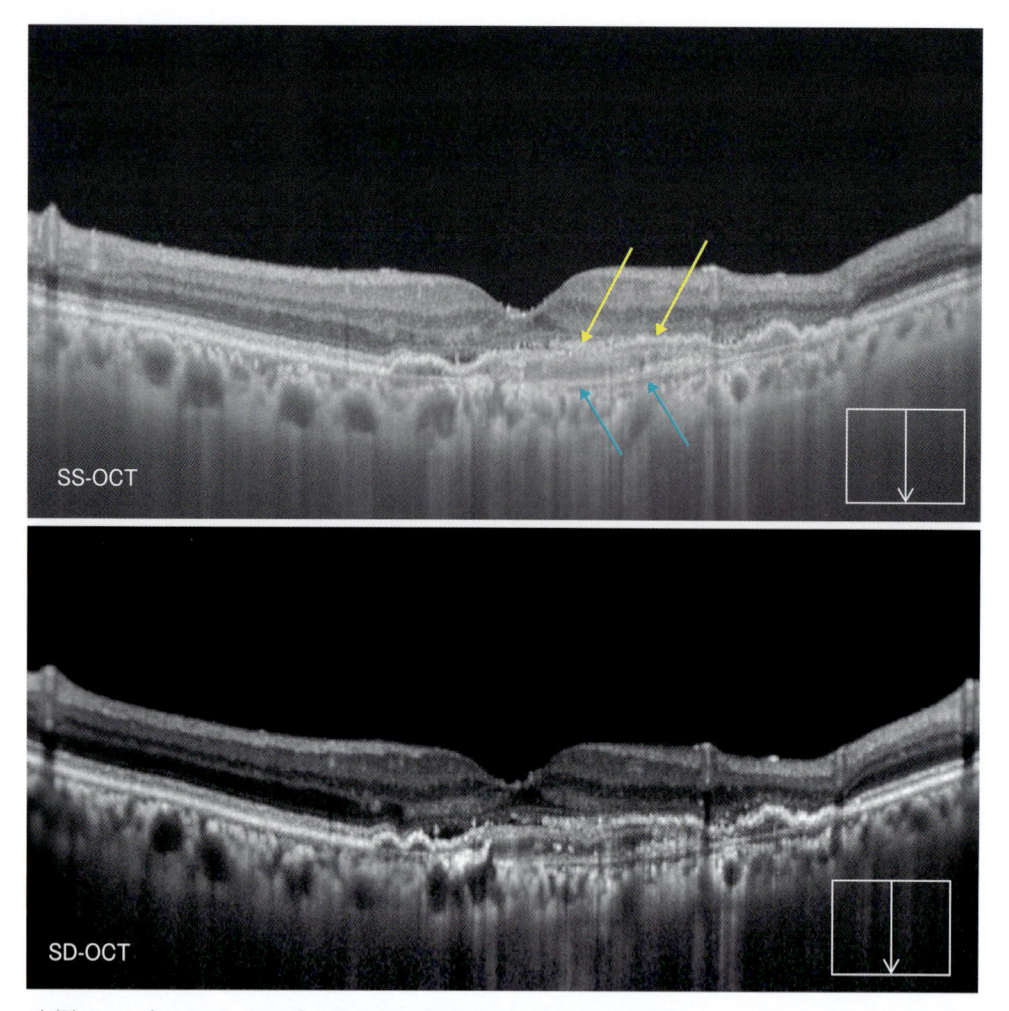

図5. 症例2の（type 1 CNV）のOCT（SS-OCT と SD-OCT）
RPE（黄色矢印）に扁平な凹凸の隆起があり，RPEとBruch膜（青色矢印）の間に反射組織がある．PCVの異常血管網で見られるdouble layer signと同様の所見である．

射層が不規則に軽度の隆起を示し，深部にBruch膜が描出される．RPEとBruch膜が分離し，2本の高反射ラインが出現した状態をdouble layer signといい，AMDでは頻繁に出現する．RPEとBruch膜の間は中等度反射がみられ，type 1 CNV自体と考えられる[9]．

2）Fibrovascular PED（図8, 9）

造影早期にCNVの存在は不明瞭で造影中期から後期にかけてPED内から点状の蛍光漏出がにじむように漏出する．類円形で不規則に隆起しているRPE下にCNVが存在するもの．OCTではRPEの不整なドーム状の隆起を示す．RPE直下に接するように内部反射（中等度）がみられる．SD-OCTやSS-OCTではRPE下の新生血管（type 1 CNV）の深部にBruch膜が検出される．FAではPEDの蛍光貯留部位の辺縁にくびれ（Gassのnotch sign）を示す．OCTではPEDの辺縁にくびれ（notch）がある．これは「空間的notch sign（tomographic notch sign）」と呼ばれる．これは漿液性PEDではRPEがドーム状に隆起する一方，隣接するfibrovascular PEDではRPEが下部組織に接着するため，ドーム状にならないため起こる現象である．AMD type 1 CNVやPCVにおいてRPE下のCNVの存在を示唆する重要な所見である[10]．EDI-OCTやSS-OCTを用いるとPEDのRPE下の情報が増え，CNVは

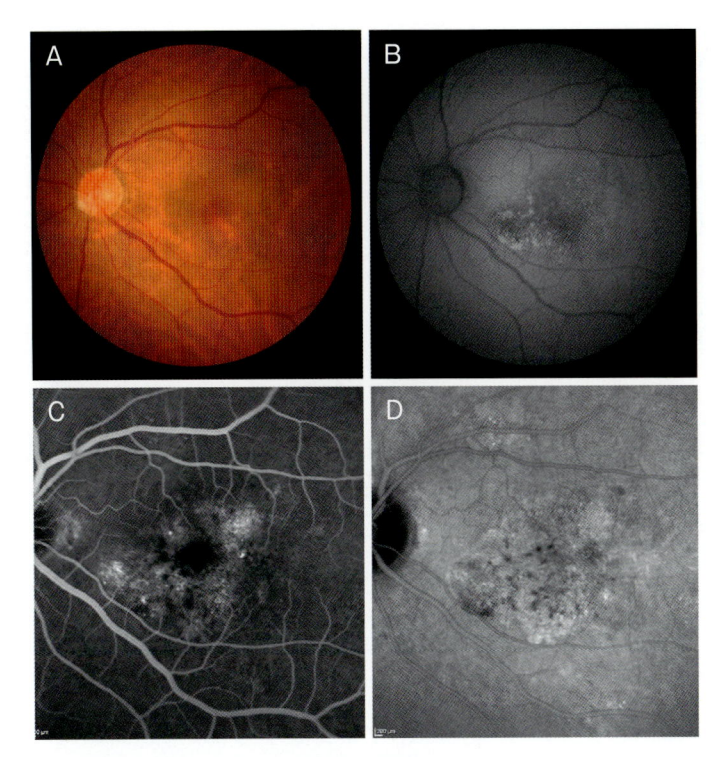

図6. 症例3：59歳，男性．視力1.0. type 1 CNV
A) カラー眼底写真．漿液性網膜剝離と軽度色素上皮異常がある．B) FAF．顆粒状低蛍光を示す．C) FA. late leakage of undetermined source を示す．D) IA. occult CNV と一致する plaque（造影後期の過蛍光斑）を呈する．

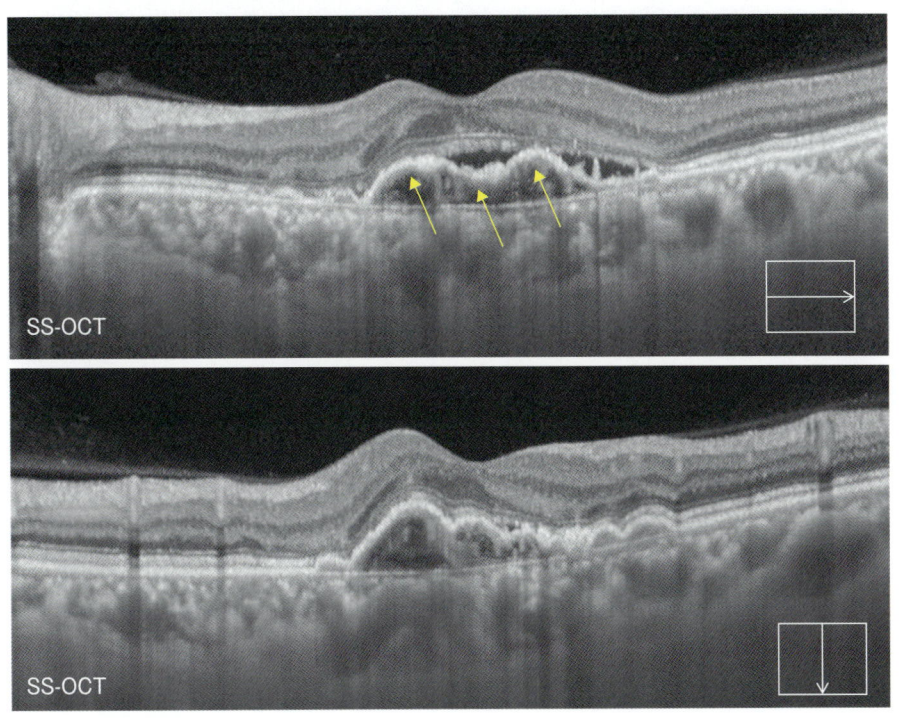

図7. 症例3のSS-OCT
type 1 CNV. RPE と Bruch 膜の層間に中〜低反射の type 1 CNV が RPE に付着しているように（黄色矢印）検出されている．RPE は波打ち所見を呈している．

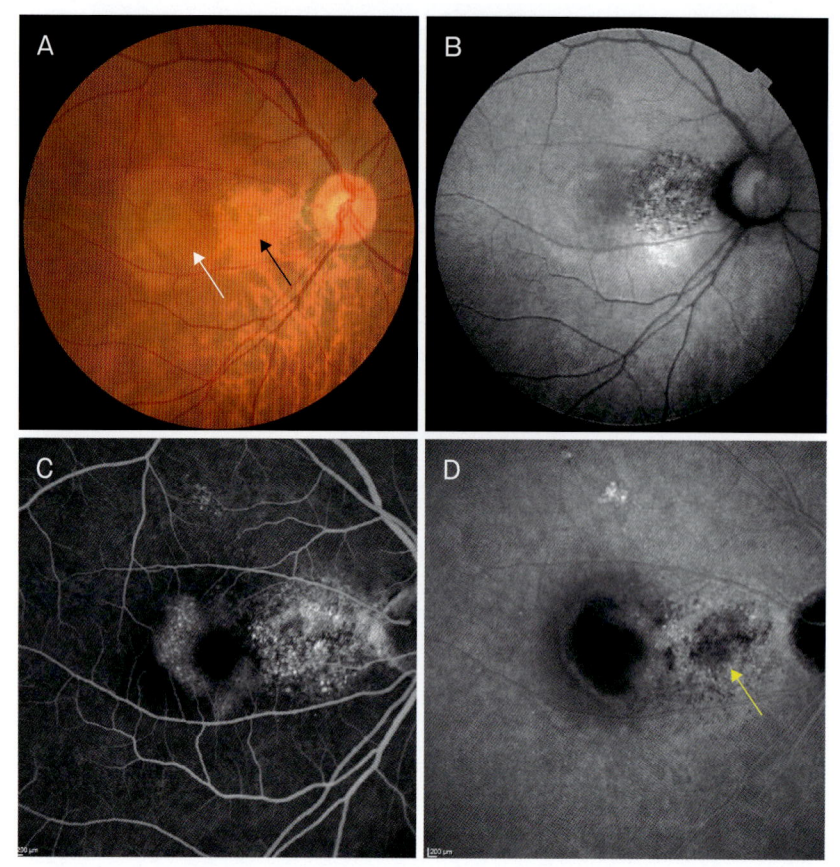

図8. 症例4：64歳, 女性. 視力0.9. type 1 CNV (occult CNV: fibrovascular PED)
A）カラー眼底写真．中心窩耳側に1乳頭径大のPED（白矢印）と鼻側に色素上皮異常（黒矢印）が存在する．B）FAF．色素上皮異常の部位が顆粒状の低蛍光を示す．C）FA．PED内へのpooling所見（黄斑部）とfibrovascular PED部の漏出（乳頭黄斑間）がある．D）IA．FA漏出部のplaque所見（黄色矢印）がある．

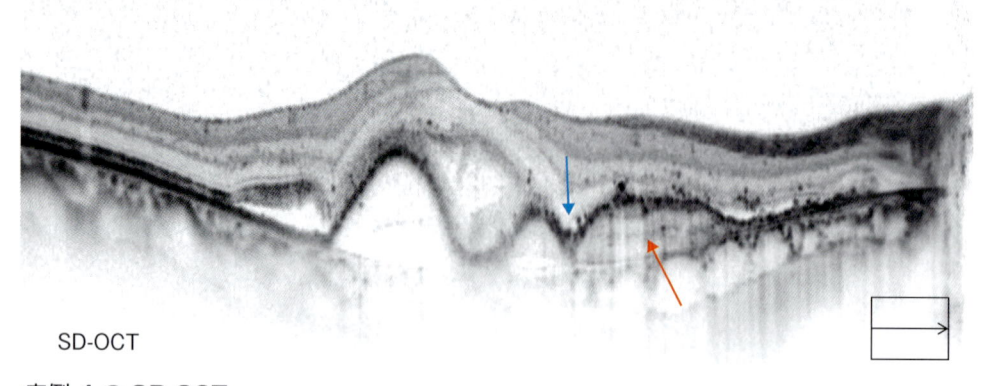

図9. 症例4のSD-OCT
RPEとBruch膜の間に厚みのある層状のCNV組織（赤色矢印）が検出されている．Type 1 CNVとPEDの間にtomographic notch sign（青色矢印）がある．

RPEに付着するように存在し(図7),層状の形態を示すもの(図9)やBruch膜から分離するもの(cleft)があることがわかり,RPE tearの病態解明にも役立っている[11].

4. 滲出型加齢黄斑変性における脈絡膜の観察

臨床現場において,中心性漿液性脈絡網膜症(central serous chorioretinopathy:CSC)とtype 1 CNVをもつ加齢黄斑変性やPCVの鑑別が困難なことはしばしば経験される.その際に役立つのがEDI(enhanced depth imaging)の手法,ないしSS-OCTを用いた脈絡膜厚の測定である.CSCでは正常眼よりも有意に脈絡膜厚が厚いことが報告されている[13].PCVの脈絡膜厚は典型AMDよりも有意に厚く,300μm以上の中心窩下脈絡膜厚をもつ眼は,オッズ比5.6でPCVになりやすいと報告されている[14,15].

文献

1) 高橋寛二,石橋達朗,小椋祐一郎,他:厚生労働省網膜脈絡膜・視神経萎縮症調査研究班加齢黄斑変性診断基準作成ワーキンググループ.加齢黄斑変性の分類と診断基準(解説).日眼会誌 112:1076-1084, 2008.
2) Yannuzzi LA, Sorenson J, Spaide RF, et al:Idiopathic polypoidal choroidal vasculopathy (IPCV). Retina 10:1-8, 1990.
3) Yannuzzi LA, Negrao S, Iida T, et al:Retinal angiomatous proliferation in age-related macular degeneration. Retina 21:416-434, 2001.
4) Gass JDM:Biomicroscopic and histopathologic considerations regarding the feasibility of surgical excision of subfoveal neovascular membranes. Am J Ophthalmol 118:285-298, 1994.
5) Freund KB, Ho IV, Barbazetto IA, et al:Type 3 neovascularizaion. The expanded spectrum of retinal angiomatous proliferation. Retina 28:201-211, 2008.
6) Yannuzzi LA, Freund KB, Takahashi BS:Review of retinal angiomatous proliferation or type 3 neovascularization. Retina 28:375-384, 2008.
7) Hee MR, Baumal CR, Puliafito CA, et al:Optical coherence tomography of age-related macular degeneration and choroidal neovasucularization. Ophthalmology 103:1260-1270, 1996.
8) Iida T, Hagimura N, Sato T, et al:Optical coherence tomographic features of idiopathic submacular choroidal neovascularization. Am J Opthalmol 130:763-768, 2000.
9) Coscas F, Coscas G, Souied E, et al:Optical coherence tomography identification of occult choroidal neovascularization in age-related macular degeneration. Am J opthalmol 144:592-599, 2007.
10) Sato T, Iida T, Hagimura N, et al:Correlation of optical coherence tomography with angiography in retinal pigment epithelial detachment associated with age-related macular degeneration. Retina 24:910-914, 2004.
11) Spaide RF:Enhanced depth imaging optical coherence tomography of retinal pigment epithelial detachment in age-related macular degeneration. Am J Ophthalmol 147:644-652, 2009.
12) Green WR, Enger C:Age-related macular degeneration. Histopathologic studies. The 1992 Lorenz E. Zimmerman lecture. Ophthalmolgy 100:1519-1535, 1993.
13) Imamura Y, Fujiwara T, Margolis R, et al:Enhanced depth imaging optical coherence tomography of the choroid in central serous chorioretinopathy. Retina 29:1469-1473, 2009.
14) Koizumi H, Yamagishi T, Yamazaki T, et al:Subfoveal choroidal thickness in typical age-related macular degeneration and polypoidal choroidal vasculopathy. Graefes Arch Clin Exp Ophthalmol 249:1123-1128, 2011.
15) Chung SE, Kang SW, Lee JH, et al:Choroidal thickness in polypoidal choroidal vasculopathy and exudative age-related macular degeneration. Ophthalmology 118:840-845, 2011.

4. ポリープ状脈絡膜血管症

ポリープ状脈絡膜血管症（polypoidal choroidal vasculopathy：PCV）は，瘤状の血管であるポリープ状病巣と脈絡膜の異常血管網（ネットワーク血管）の2つの成分からなる加齢黄斑変性の特殊型で，1990年にYannuzziらによって報告された[1,2]．PCVの最初の報告は異常血管が視神経乳頭近傍にある乳頭型であったが，わが国では黄斑型が多い[3~5]．PCVが脈絡膜新生血管（choroidal neovascularization：CNV）であるのか，脈絡膜血管異常（vasculopathy）であるのかは[6,7]，未だ議論が続いている．異常血管網が新生血管ならBruch膜（弾性線維層）を突き破って網膜色素上皮（retinal pigment epithelium：RPE）下に成長するはずである．異常血管網が脈絡膜血管の構造変化ならBruch膜の下にあるはずである．PCVではRPEとBruch膜の分離（double layer sign）がOCTでほとんどに見られる[8~11]．EDI-OCTやSS-OCT所見から，異常血管がBruch膜を突き破ってRPEとBruch膜の層間に見られる（double layer sign）ことからCNV説が有力になってきている[12]．

PCVの疾患概念の拡大に伴い，わが国では広義のAMD（age-related degeneration）の約50%は本疾患と考えられるようになっている[4]．PCVの診断にインドシアニングリーン蛍光造影（indocyanine green angiography：IA）は不可欠であり，わが国ではIAが普及していることが，PCVの頻度を押し上げている一因である．日本PCV研究会の診断基準では，PCVの確実例は眼底に橙赤色隆起病巣を認めるか，IAで特徴的ポリープ病巣を認めるものとしている[5]．IAにおける特徴的ポリープ病巣とは，瘤状あるいはぶどうの房状の病巣が造影時間の経過とともに大きくなり，ある時点から形と大きさが変わらなくなるものをいう．早期に内部に小さな過蛍光を認めることもあり，後期に輪状の過蛍光を示すこともある[13]．PCVに対するラニビズマブ単独療法と光線力学療法（photodynamic therapy：PDT）併用療法，PDT単独療法を比較したEVEREST studyに詳細な診断基準が設けられており[14]，ポリープ状病巣はIA静注後6分以内に描出される過蛍光としている．その他の特徴として，異常血管網との関連，IAでの拍動性ポリープ，立体撮影による結節状病巣，IA造影6分以内の低蛍光halo，IAでのポリープと一致する橙赤色隆起病巣，4乳頭経以上の巨大黄斑下血腫を付随所見としている．

■ OCT所見

1）ポリープ状病巣（図1, 2）

ポリープはRPEの高反射層の急峻なドーム状隆起として検出され，内部は低〜中等度の反射を示す[15~17]．内部に血管瘤自体が検出される場合がある．網膜色素上皮剥離（retinal pigment epithelial detachment：PED）を伴うPCVの特徴として，ポリープ状病巣はPEDの辺縁に多く，RPEの裏面側に接している[9]．

2）異常血管網（図3〜6）

RPEの高反射とBruch膜の高反射層の2層化（double layer sign）を示す[8~11]．Double layerの内層はRPEで，外層はBruch膜と考えられる．この2層の間には中〜低の反射が存在する．Double layer signは異常血管網からの漏出に伴う漿液の貯留が原因であると考えられたが，SD-OCTで，①RPEの不整な隆起があり，②Bruch膜が直線的で深部からの圧排像がないこと，③層間に反射物が存在することから，層間にCNVが進入している可能性が高い．Khanらは，ポリープ状病変や異常血管網はBruch膜内やBruch膜とRPEの間に存在し，1型CNVの一種と結論し，double layerに加えてもう一層Bruch膜と脈絡膜との間の空隙を検出しtriple layer signを報告した[12]．

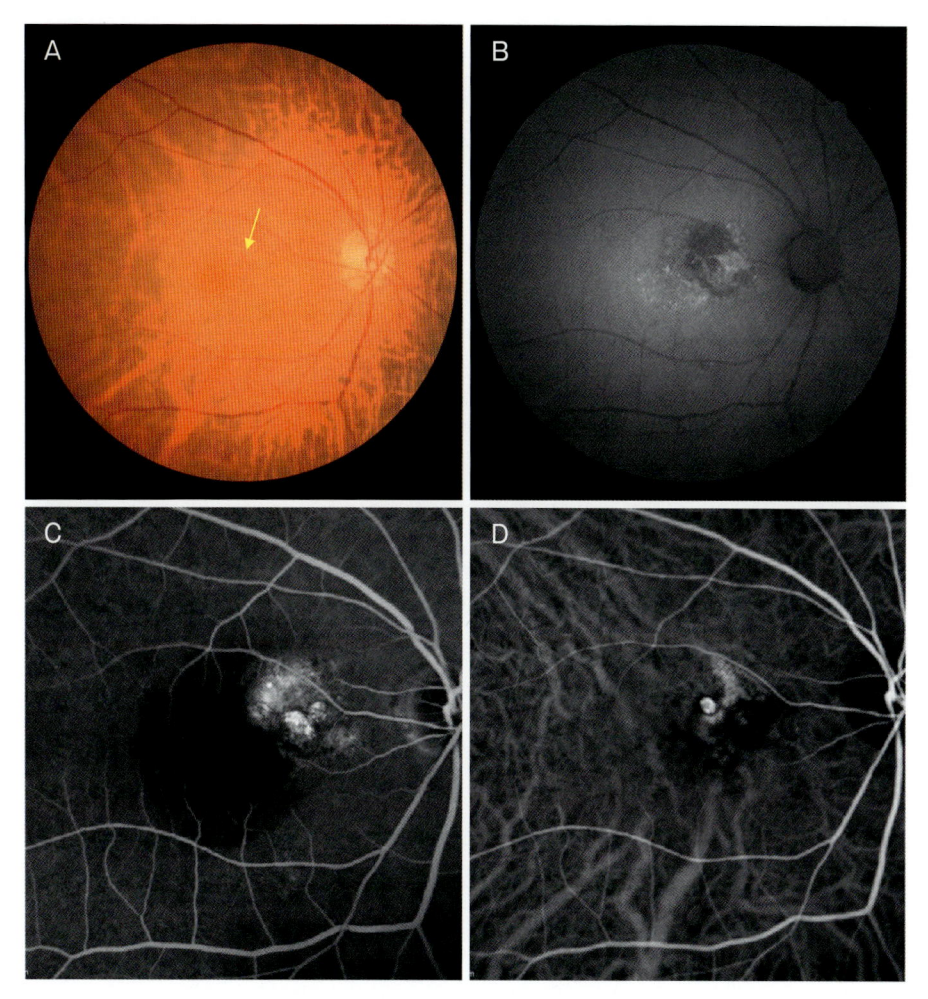

図 1. 症例 1：77 歳，男性．視力 0.4．PCV　ポリープ状病巣
A) カラー眼底写真ではポリープは橙赤色病巣（黄矢印）として見られる．B) 眼底自発蛍光（FAF）．C) フルオレセイン蛍光造影（FA）．D) インドシアニン蛍光造影（IA）．ポリープとその周囲に異常血管網が検出されている．

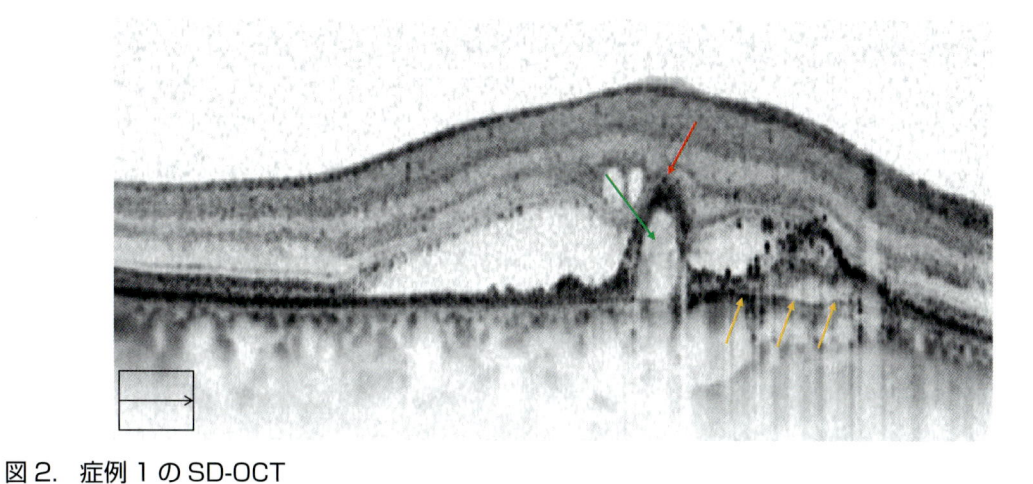

図 2. 症例 1 の SD-OCT
ポリープ病巣部の RPE の急峻な隆起所見（赤色矢印）の内部に中等度の反射（ポリープ血管自体，緑色矢印）と異常血管網の部位の double layer sign（橙色矢印）が検出されている．

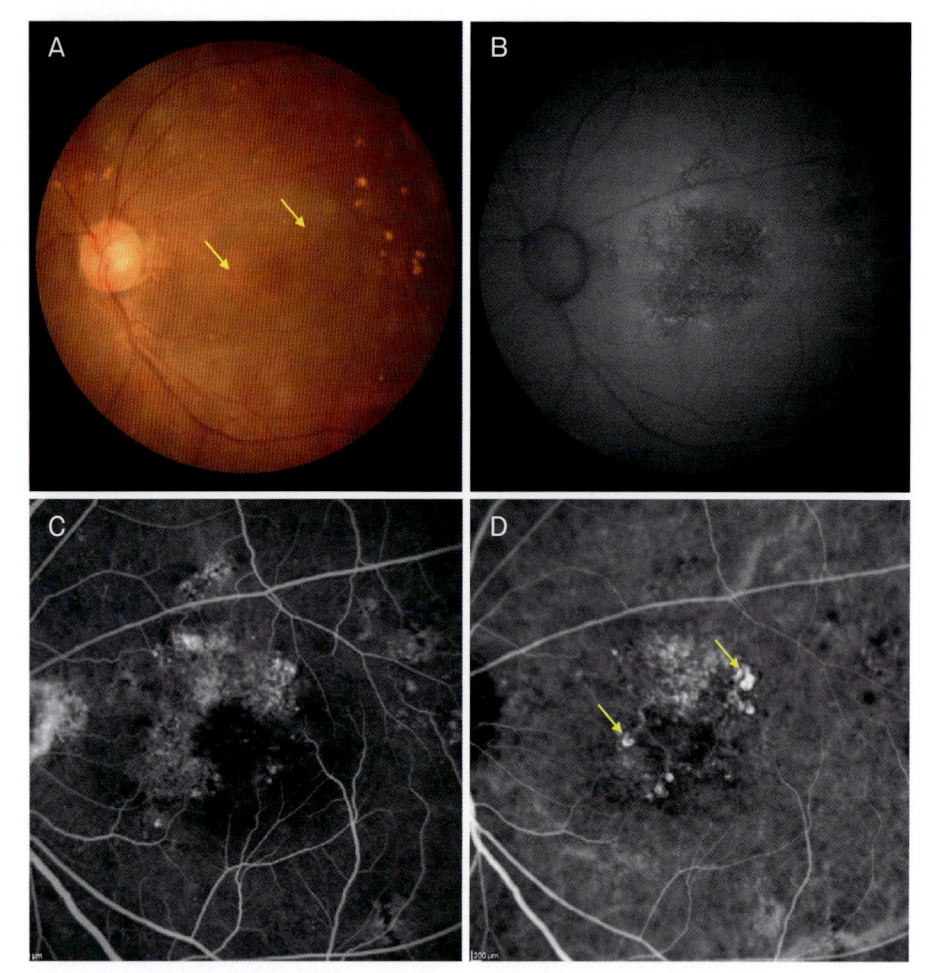

図3. 症例2：83歳, 男性. 視力0.3. PCV double layer sign
A) カラー眼底写真. 漿液性網膜剥離内に橙赤色隆起病巣（黄色矢印）がある. B) FAF. C) FA. D) IA. 異常血管網の先端がポリープ状に拡張している（黄色矢印）.

3) 血腫型（図7, 8）

PCVでは網膜下出血やRPE下出血を主病変とする血腫型が約30％でみられる. 出血性PEDはRPEの高反射層の不整な隆起で, 血腫による測定光の減衰のため, 内部は低～中反射を示す. SS-OCTやEDI-OCTでは出血より深部のポリープ状病巣が検出されることがあり, 診断に有用である. 網膜前出血, 内境界膜下出血が出現することは稀で, 網膜細動脈瘤の破裂による黄斑下血腫（図9）との鑑別に重要なポイントとなる.

4) 漿液性網膜剥離（SRD）型（図3, 4）

PCVではSRD（serous retinal detachment）を主病変とするものが約50％でみられる. OCTでは網膜下液は無～低反射である. ポリープはRPEの急峻な隆起として見える. SRDがあると, 異常血管網部でのdouble layer signは必発である. 2000年Yannuzziは, polypoidal choroidal vasculopathy masquerading as central serous chorioretinopathyとして中心性漿液性脈絡網膜症（central serous chorioretinopathy：CSC）と診断されているものの中にPCVが存在することを報告した[18]. PCVは初期の段階で出血がないものがCSCと誤診される可能性がある. また, PCVでもCSCに見られるような

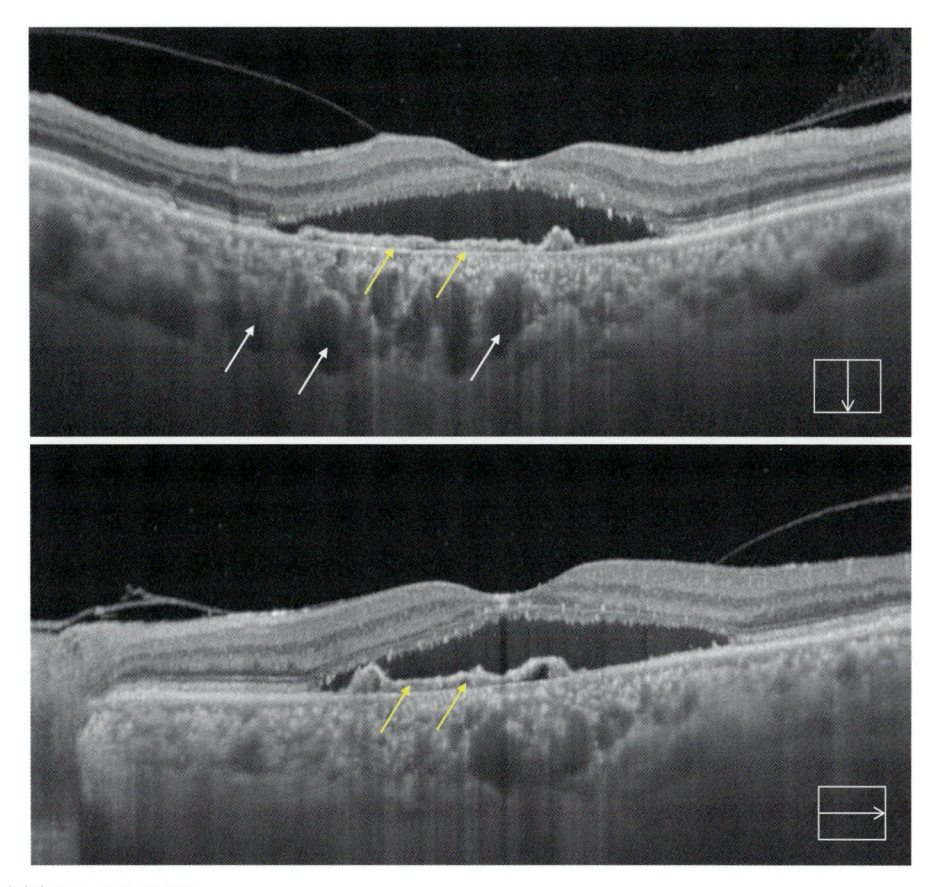

図4. 症例2のSS-OCT
異常血管網の部位がdouble layer sign(RPEとBruch膜が2層に分離して層間が中等度の反射)を示している(黄色矢印). 脈絡膜は厚く, 深層の血管の拡張(白矢印)が見られる. 剝離網膜内の視細胞外節の伸展は顕著でない.

IAでの脈絡膜血管透過性亢進所見が多い[19]. 鑑別にはIAでPCV病巣を確認することに加えて, OCTでのdouble layer signを確認すること, 脈絡膜の厚さを比較することが重要である. また, CSCでは剝離網膜の視細胞外節の延長することが知られており, PCVと比較して有意に長い[20,21].

5) PCV with fibrin(図10, 11)

検眼鏡的に灰白色病巣がある症例で, その病巣の中にIAでポリープが検出されることがある. このような症例をPCV with fibrin, 偽クラシック病巣などと呼ぶ[22,23]. 灰白病巣は, ポリープからの旺盛な漏出による網膜下のフィブリン沈着と考えられる. EDI-OCTやSS-OCTではフィブリン下のポリープの検出率が高くなった. フィブリンを伴うPCVはPDTなどの治療に反応しやすいという報告が多い.

6) 鮮赤色ポリープ(図12)

鮮赤色ポリープは, オレンジ病巣や出血性PEDとは異なる鮮赤色調を呈し, IAではRPE内に後期まで旺盛な漏出を示す複数個のポリープ病巣が検出される[24]. 自験例では血腫を生じたPCV 146眼のうち, 5乳頭径以上の巨大血腫は55眼(37.7%)に見られた. 「鮮赤色ポリープ」は15眼(10.2%)で見られ, この15眼中11眼(73.3%)が巨大血腫を生じた. 「鮮赤色ポリープ」は巨大血腫の前兆と考えられる. OCTでは急峻で大きなPEDとして検出され剝離の背が高いため内部構造は不明瞭となる.

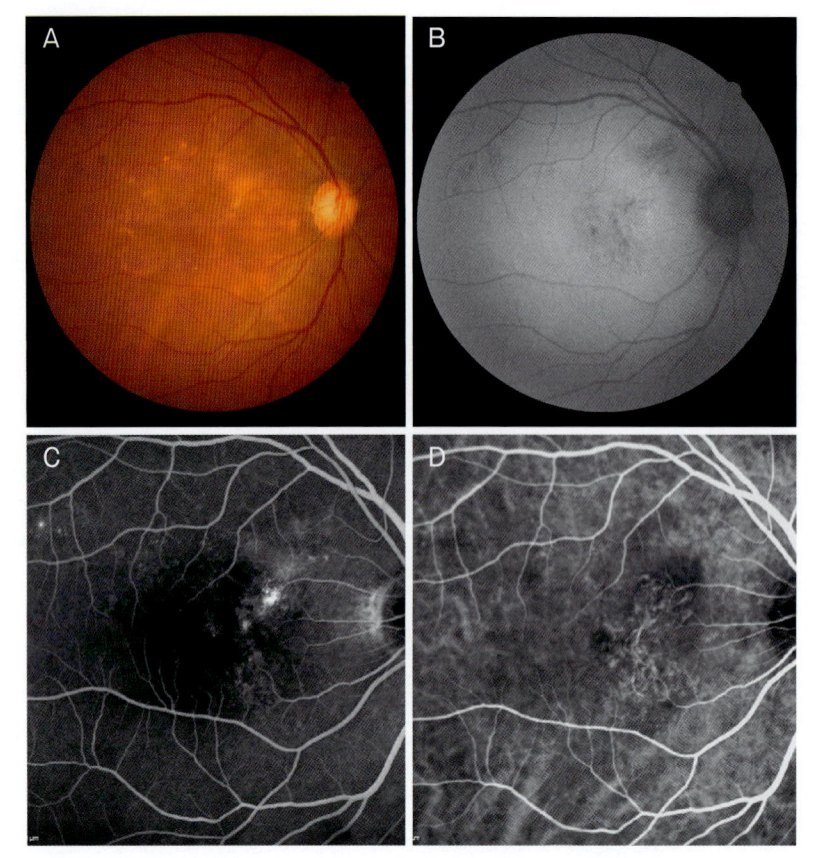

図5. 症例3：74歳，男性．視力0.5．PCVで抗VEGF療法3回治療後
A）カラー眼底写真．小さなPEDが多発しており，一見CSCを疑わせる眼底である．B）FAF．C）FA．D）IAで異常血管網とポリープが検出されている．

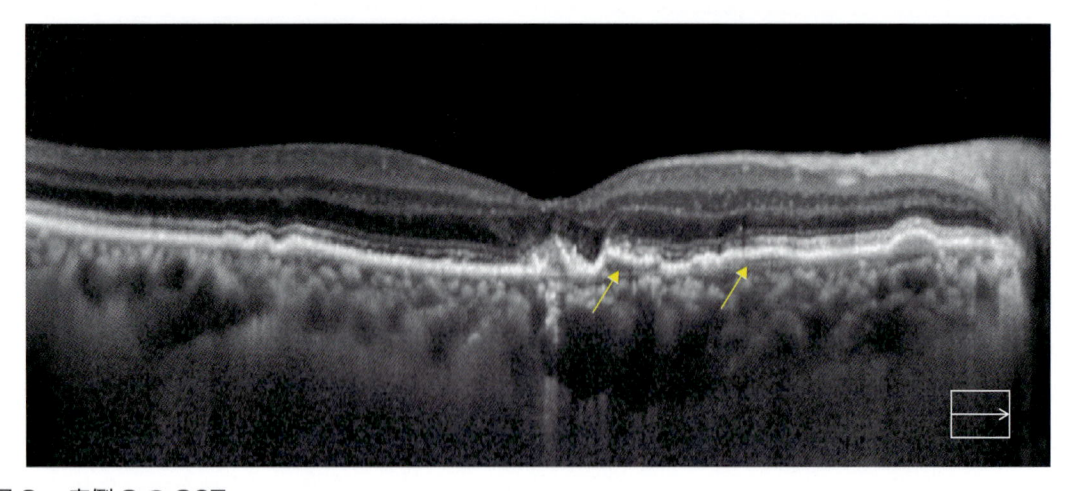

図6. 症例3のOCT
脈絡膜血管の拡張が見られ一見CSCを疑わせるが，異常血管網の部位がdouble layer sign（黄色矢印）を呈している．

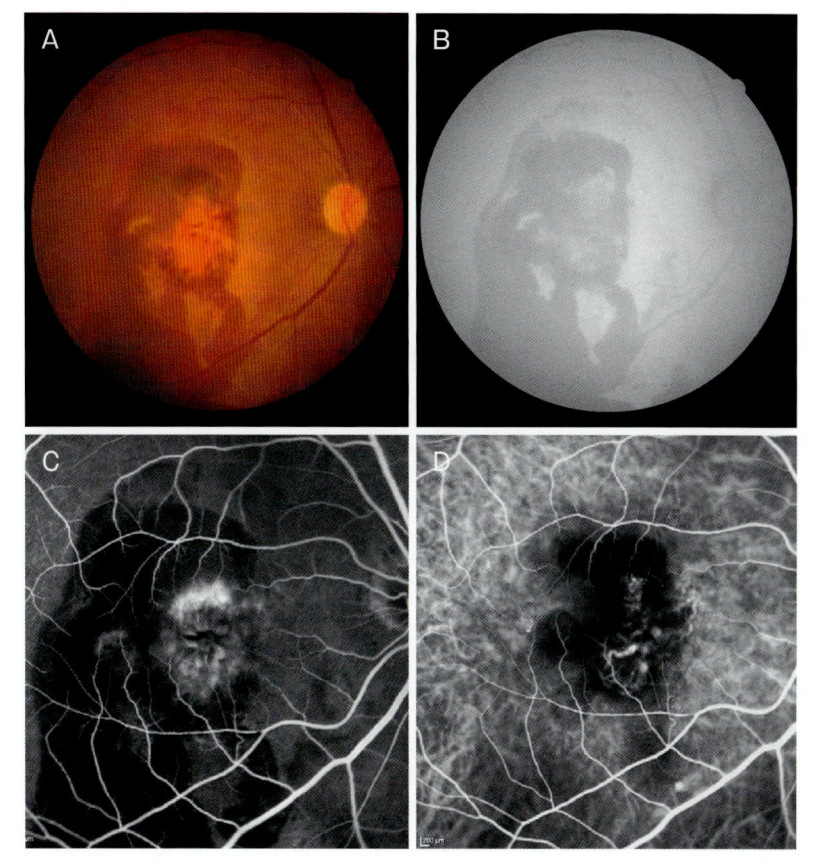

図 7．症例 4：66 歳，男性．視力 0.1　PCV 血腫型
A）カラー眼底写真．約 5 乳頭経大の網膜下出血と出血性 PED がある．C，D）IA にて異常血管網とポリープ状病巣が検出されている．

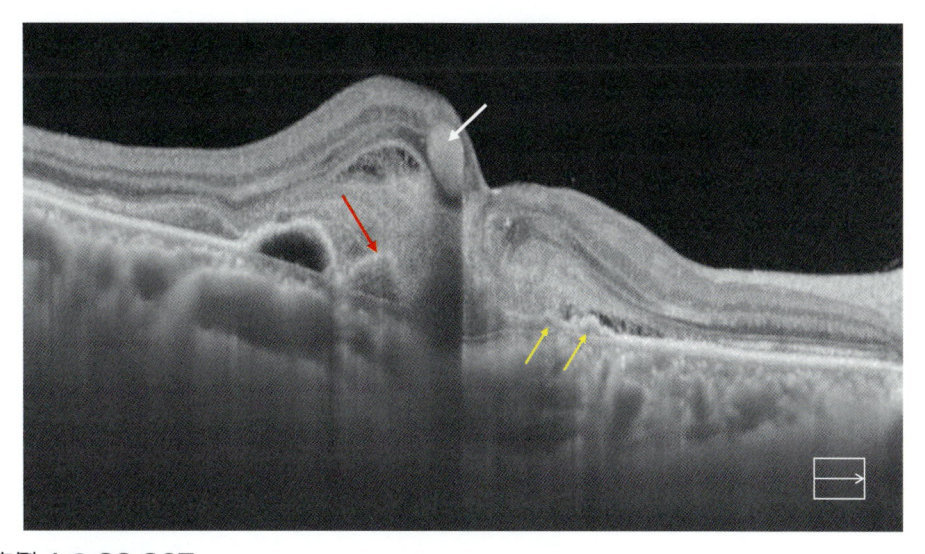

図 8．症例 4 の SS-OCT
網膜下出血の深部にポリープ状病巣（赤色矢印）と double layer sign（黄色矢印）が描出されている．網膜内に迷入した出血（白矢印）がある．

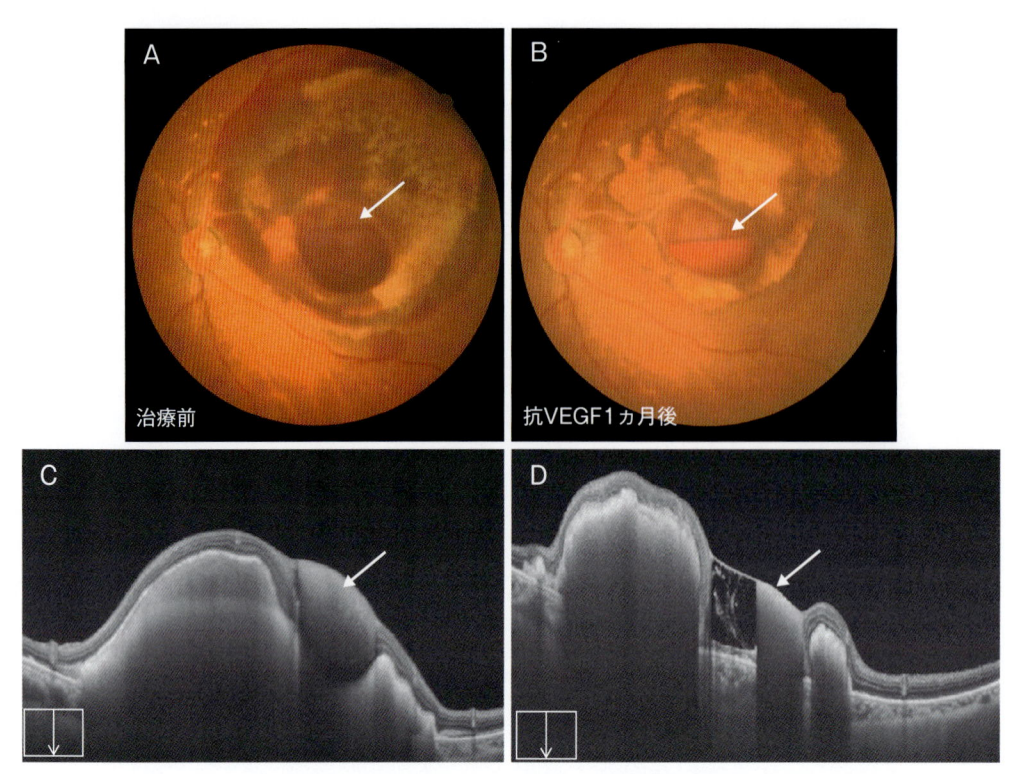

図9. 症例5：82歳，女性．網膜細動脈瘤破裂．PCV の血腫型に類似
A）治療前，視力 0.04．広範な網膜下出血に加えて内境界膜下出血（矢印）がニボーを形成している（PCV では通常生じない）．B）アバスチン注射後1カ月．視力 0.06．出血の器質化が進み，ニボーが減少している．RPE ラインの不整はみられない．

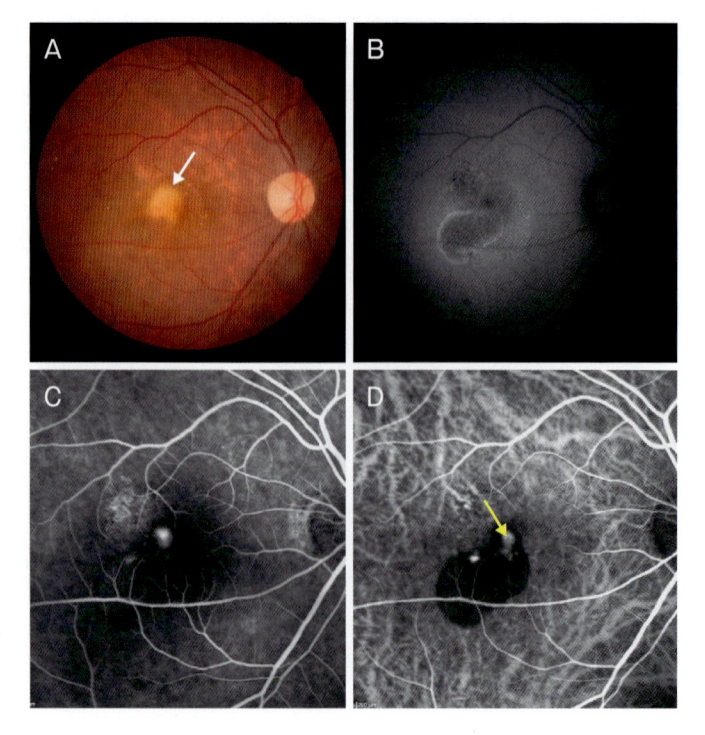

図10. 症例6：66歳，男性．視力 0.4．
PCV with fibrin
A）黄斑に灰白色病巣（矢印）がある．B）FAF．C）FA．灰白色病巣と一致しない過蛍光がある．D）IA．同部位（黄色矢印）にポリープが検出されている．

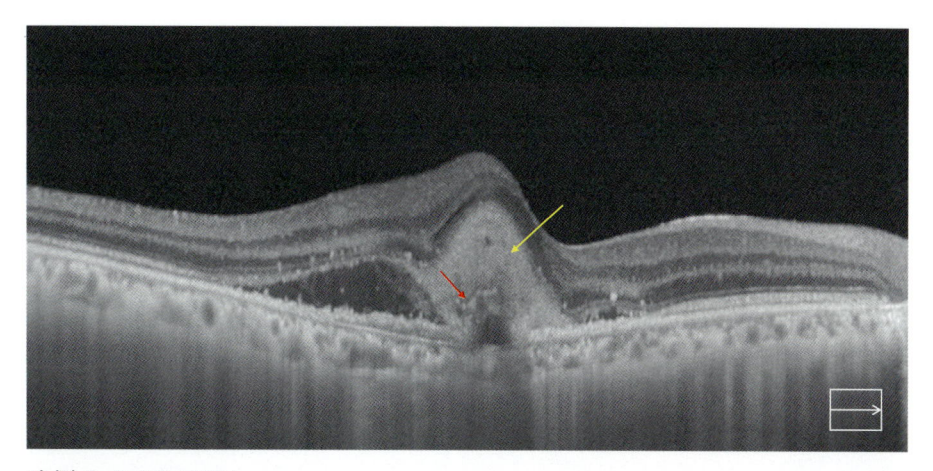

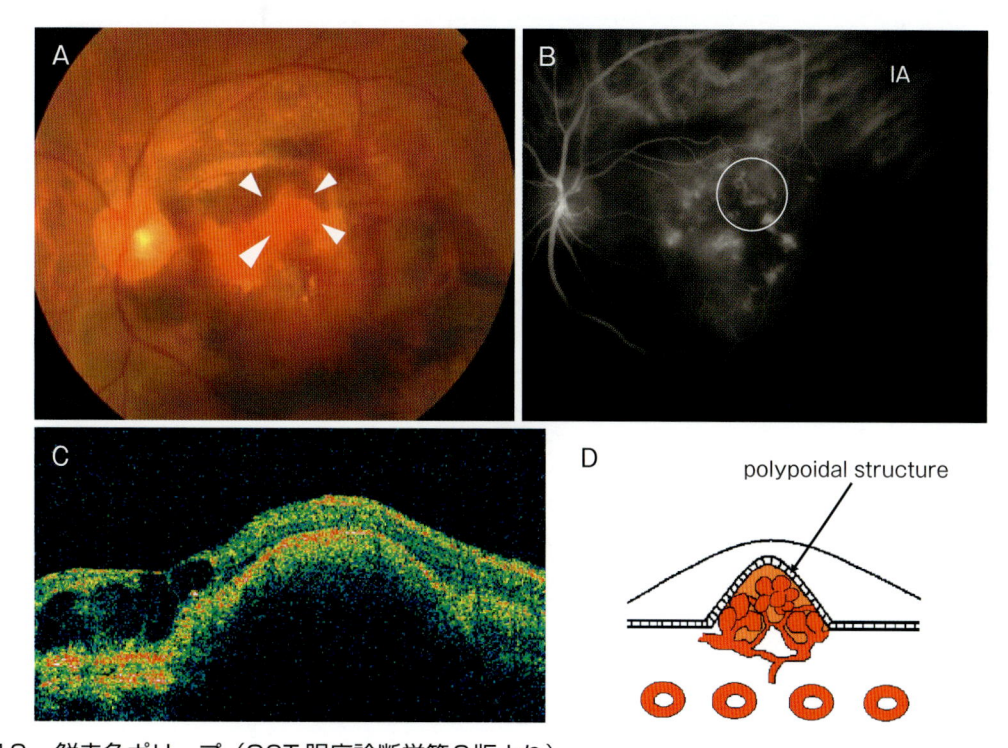

図 11. 症例 6 の SS-OCT
灰白色病巣に一致するフィブリンによる高反射塊（黄色矢印）とその深部にポリープ状病巣（赤矢印）が描出されている．

図 12. 鮮赤色ポリープ（OCT 眼底診断学第 2 版より）
A）鮮赤色のポリープ（矢印）が黄斑にある．B）IA では鮮赤色ポリープ内部（円形の範囲）のポリープ病巣が検出される．C）OCT では急峻な大きな PED として検出される．PED の背が高いため内部構造は不明瞭である．
D）鮮赤色ポリープのシェーマ．巨大な出血性 PED 内に活動性の高い多房性のポリープがあると考えられる．

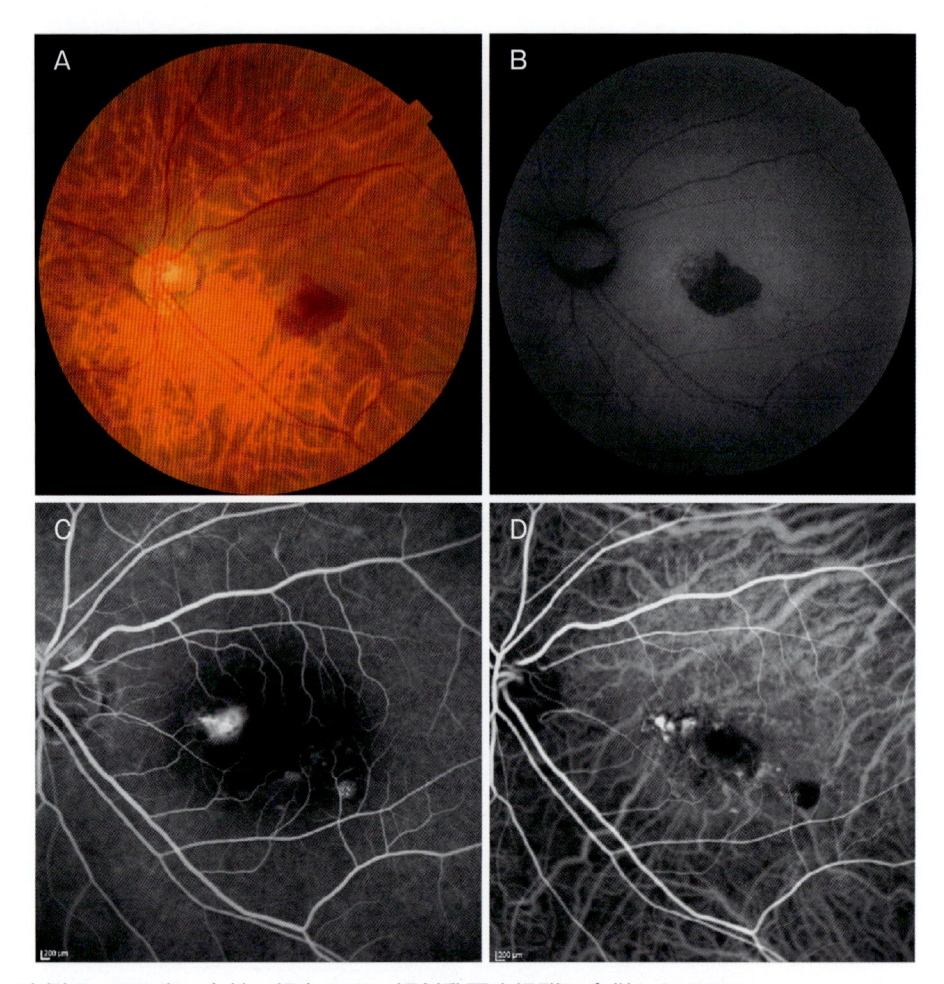

図 13. 症例 7：60 歳，女性．視力 0.5．傾斜乳頭症候群に合併した PCV
A) カラー眼底写真．Inferior conus がある．B) FAF．C) FA．D) IA．下方ぶどう腫の辺縁にポリープ状病巣が検出されている．

7) 傾斜乳頭症候群に合併する PCV（図 13，14）

傾斜乳頭症候群（tilted disc syndrome）に下方ぶどう腫が合併して，その辺縁が黄斑部に存在する症例ではさまざまな黄斑疾患が併発する．従来からその辺縁から脈絡膜新生血管や漿液性網膜剥離が発生することが知られていたが，ポリープ病巣も合併する[25〜28]．中心窩下の脈絡膜は薄く強膜が肥厚していることが EDI-OCT により示されている．

8) Pachychoroid pigment epitheliopathy（図 15，16）

特徴的所見として，眼底モザイク所見の減弱，色素上皮異常，FAF 異常，EDI-OCT での中心窩下脈絡膜厚の肥厚が網膜下液を伴わずに生じる病態として報告された．CSC や PCV との関連が示唆される新しい疾患概念である[29]．

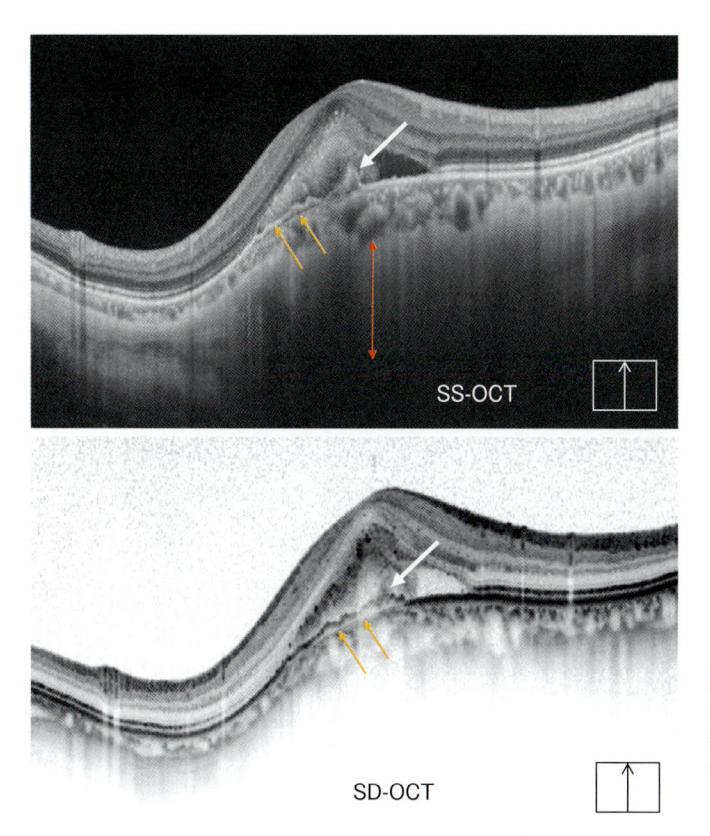

図 14. 症例 7 の下方ぶどう腫の辺縁に double layer sign（橙色矢印）とポリープ状病巣（白矢印）が検出されている．SS-OCT では中心窩下の強膜が肥厚（赤色矢印）してることが示されている．

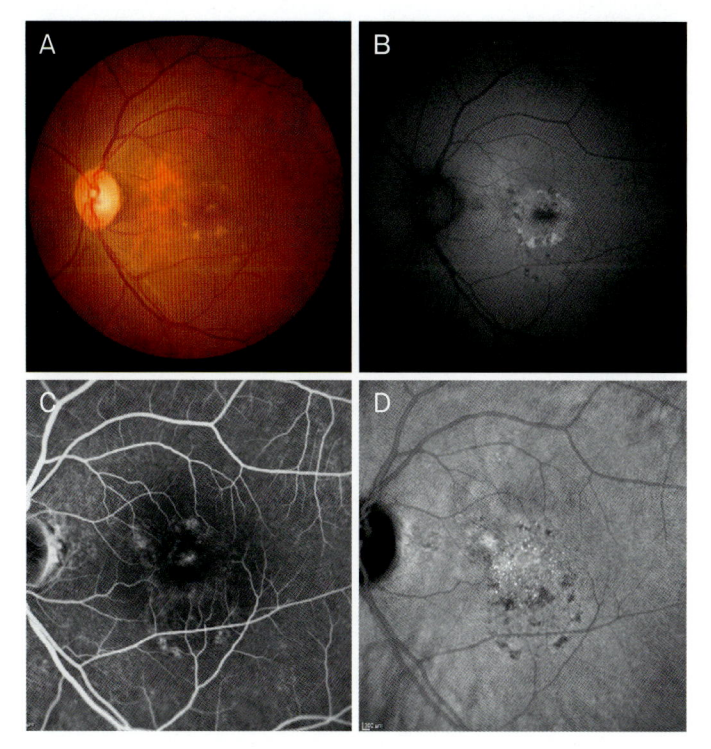

図 15. 症例 8：51 歳，男性．視力 0.2. Pachychoroid pigment epitheliopathy
A）カラー眼底写真．黄斑部に色素上皮異常所見がある．漿液性網膜剥離はない．B）FAF. C）FA. RPE 異常部に window defect がある．D）IA では透過性亢進を示すが，異常血管網や CNV は検出されない．

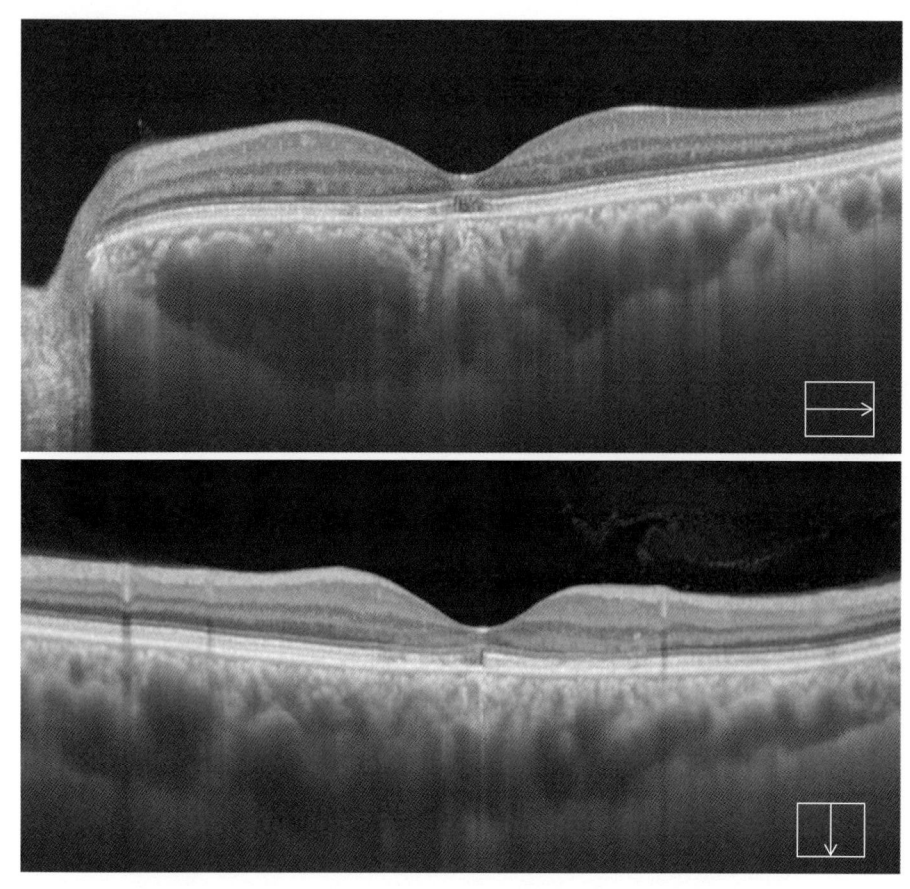

図 16. 症例 8 の SS-OCT
脈絡膜の著明な肥厚がある．近年 CSC や PCV に類似する脈絡膜肥厚に伴う網膜色素上皮異常をもつ新しい疾患概念を Pachychoroid pigment epitheliopathy と呼ぶ．

文　献

1) Yannuzzi LA, Sorenson J, Spaide RF, et al：Idiopathic polypoidal choroidal vasculopathy (IPCV). *Retina* **10**：1-8, 1990.
2) Spaide RF, Yannuzzi LA, Slakter JS, et al：Indocyanine green videoangiography of idiopathic polypoidal choroidal vasculopathy. *Retina* **15**：100-110, 1995.
3) Yannuzzi LA, Ciardella A, Spaide RF, et al：The expanding clinical spectrum of idiopathic polypoidal choroidal vasculopathy. *Arch Ophthalmol* **115**：478-485, 1997.
4) Maruko I, Iida T, Saito M, et al：Clinical characteristics of exudative age-related macular degeneration in Japanese patients. *Am J Ophthalmol* **144**：15-22, 2007.
5) 日本ポリープ状脈絡膜血管症研究会：ポリープ状脈絡膜血管症の診断基準．日眼会誌 **109**：417-427, 2005.
6) Yuzawa Ml, Mori R, Kawamura A：The origins of polypoidal choroidal vasculopathy. *Br J Ophthalmol* **89**：602-607, 2005.
7) Nakashizuka H, Mitsumata M, Okisaka S, et al：Clinicopathologic findings in polypoidal choroidal vasculopathy. *Invest Ophthalmol Vis Sci* **49**：4729-4737, 2008.
8) Sato T, Kishi S, Watanabe G, et al：Tomographic features of branching vascular networks in polypoidal choroidal vasculopahty. *Retina* **27**：589-594, 2007.
9) Tsujikawa A, Sasahara M, Otani A, et al：Pigment epithelial detachment in polypoidal choridal vasculopathy. *Am J Ophthalmol* **143**：102-111, 2007.
10) Saito M, Iiida T, Nagayama D：Cross-sectional and en face optical coherence tomographic features of polypoidal choroidal vasculopathy. *Reitna* **28**：459-469, 2008.

11) Ojima Y, Hangai M, Sakamoto A, et al：Improved visualization of polypoidal choroidal vasculopathy lesions using spectral-domain optical coherence tomography. *Retina* **29**：52-59, 2009.
12) Khan S, Engelbert M, Imamura Y, et al：Polypoidal choroidal vasculopathy： simultaneous indocyanine green angiography and eye-tracked spectral domain optical coherence tomography findings. *Retina* **32**：1057-1068, 2012.
13) 佐藤 拓，飯田知弘，萩村徳一，他：ポリープ状脈絡膜血管症の活動性とインドシアニングリーン蛍光造影所見．臨眼 **55**：859-862, 2001.
14) Koh A, Lee WK, Chen LJ, et al：EVEREST study：efficacy and safety of verteporfin photodynamic therapy in combination with ranibizumab or alone versus ranibizumab monotherapy in patients with symptomatic macular polypoidal choroidal vasculopathy. *Retina* **32**：1453-1464, 2012.
15) Iijima H, Imai M, Gohdo T, et al：Optical coherence tomography of idiopathic polypoidal choroidal vasculopathy. *Am J Ophthalmol* **127**：301-305, 1999.
16) Iijima H, Iida T, Imai M, et al：Optical coherence tomography of orange-red subretinal lesions in eyes with idiopathic polypoidal choroidal vasculopathy. *Am J opthalmol* **129**：21-26, 2000.
17) Otuji T, Takahashi K, Fukushima I, et al：Optical coherence tomographic findings of idiopathic polypoidal choroidal vasculopathy. *Ophthalmic Surg Lasers* **31**：210-214, 2000.
18) Yannuzzi LA, Freund KB, Goldbaum M, et al：Polypoidal choroidal vasculopathy masquerading as central serous chorioretinopathy. *Ophthalmology* **107**：767-777, 2000.
19) Sasahara M, Tsujikawa A, Musashi K, et al：Polypoidal choroidal vasculopathy with choroidal vascular hyperpermeability. *Am J Ophthalmol* **142**：601-607, 2006.
20) Ooto S, Tsujikawa A, Mori S, et al：Retinal microstructural abnormalities in central serous chorioretinopathy and polypoidal choroidal vasculopathy. *Retina* **31**：527-534, 2011.
21) Ooto S, Tsujikawa A, Mori S, et al：Thickness of photoreceptor layers in polypoidal choroidal vasculopathy and central serous chorioretinopathy. *Graefes Arch Clin Exp Ophthalmol* **248**：1077-1086, 2010.
22) 尾辻 剛，津村晶子，高橋寛二，他：自然経過観察中に classic 脈絡膜新生血管の所見を示したポリープ状脈絡膜血管症の検討．日眼会誌 **110**：454-461, 2006.
23) Tamura H, Tsujikawa A, Otani A, et al：Polypoidal choroidal vasculopathy appearing as classic choroidal neovascularization on fluorescein angiography. *Br J Opthalmol* **91**：1152-1159, 2007.
24) 高橋 牧，佐藤 拓，萩村徳一，他：ポリープ状脈絡膜血管症における巨大血腫の前兆としての鮮赤色ポリープ．臨眼 **58**：741-746, 2004.
25) Nakanishi H, Tsujikawa A, Gotoh N, et al：Macular complications on the border of an inferior staphyloma associated with tilted disc syndrome. *Retina* **28**：1493-1501, 2008.
26) Mauget-Faÿsse M, Cornut PL, Quaranta El-Maftouhi M, et al：Polypoidal choroidal vasculopathy in tilted disk syndrome and high myopia with staphyloma. *Am J Ophthalmol* **142**：970-975, 2006.
27) Furuta M, Iida T, Maruko I, et al：Submacular choroidal neovascularization at the margin of staphyloma in tilted disk syndrome. *Retina* **33**：71-76, 2013.
28) Maruko I, Iida T, Sugano Y, et al：Morphologic choroidal and scleral changes at the macula in tilted disc syndrome with staphyloma using optical coherence tomography. *Invest Ophthalmol Vis Sci* **52**：8763-8768, 2011.
29) Warrow DJ, Hoang QV, Freund KB：Pachychoroid pigment epitheliopathy. *Retina* **33**：1659-1672, 2013.

5. 網膜内血管腫状増殖

　2001年，Yannuzziにより報告された比較的新しい滲出型加齢黄斑変性（age-related macular degeneration：AMD）の特殊型で[1]，網膜内の新生血管（intraretinal neovascularization：IRN）を初発病変として，網膜血管と吻合し（retinal-retinal anastomosis：RRA），網膜下，網膜色素上皮（retinal pigment epithelium：RPE）下に進展して網膜色素上皮剥離（retinal pigment epithelial detachment：PED）が生じる．一般的なAMDは脈絡膜新生血管（choroidal neovascularization：CNV）を起源とするのに対し，網膜内血管腫状増殖（retinal angiomatous proliferation：RAP）は，網膜内新生血管を起源とするとされていた．RAPはわが国では約5%で，多発性軟性ドルーゼン（drusen）を伴う高齢の女性の中心窩外に発生する．病初期の段階から網膜内出血（通常滲出型AMD晩期に見られる）や囊胞様黄斑浮腫（cystoid macular edema：CME）に伴い急激な視力低下とともにPEDが生じる（図1〜4）．

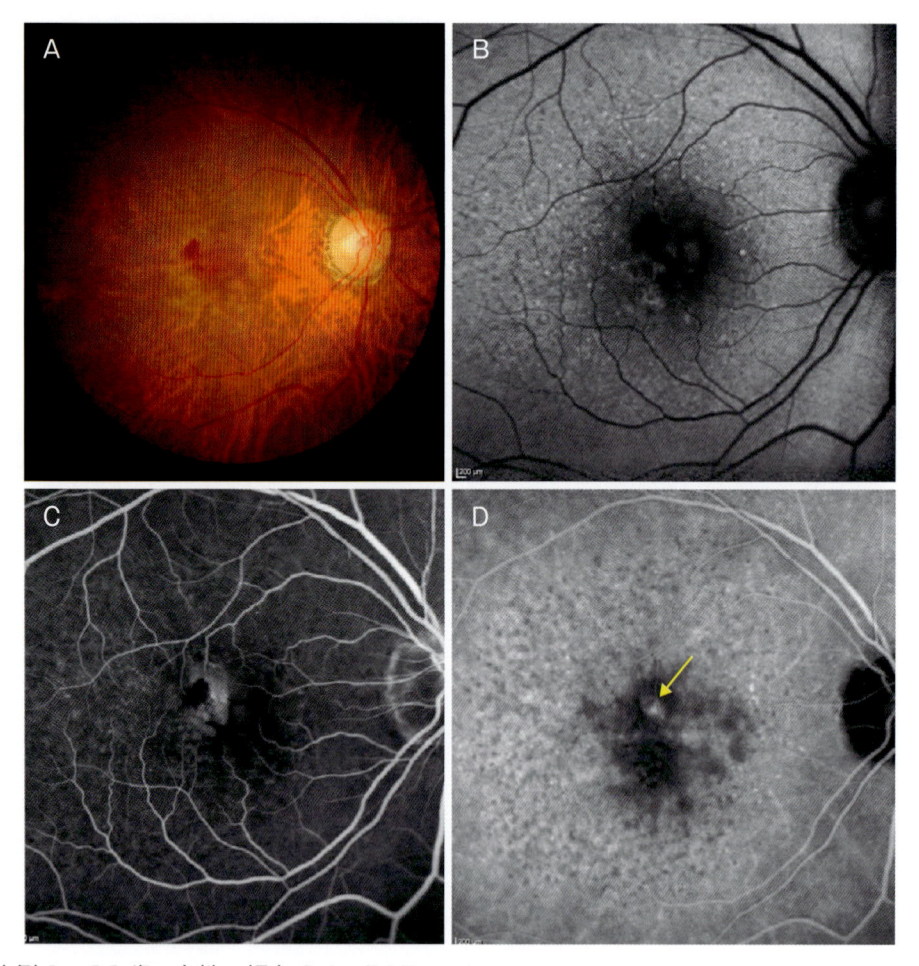

図1．症例1：82歳，女性．視力0.6．RAP early stage
A）カラー眼底写真．黄斑部に多発性軟性ドルーゼンとreticular pseudodrusenがある．中心窩上方耳側に網膜内出血がある．B）FAF．C）FA．D）IA．網膜内出血の部位に網膜内新生血管からの過蛍光 hot spot（黄色矢印）がある．

5. 網膜内血管腫状増殖   129

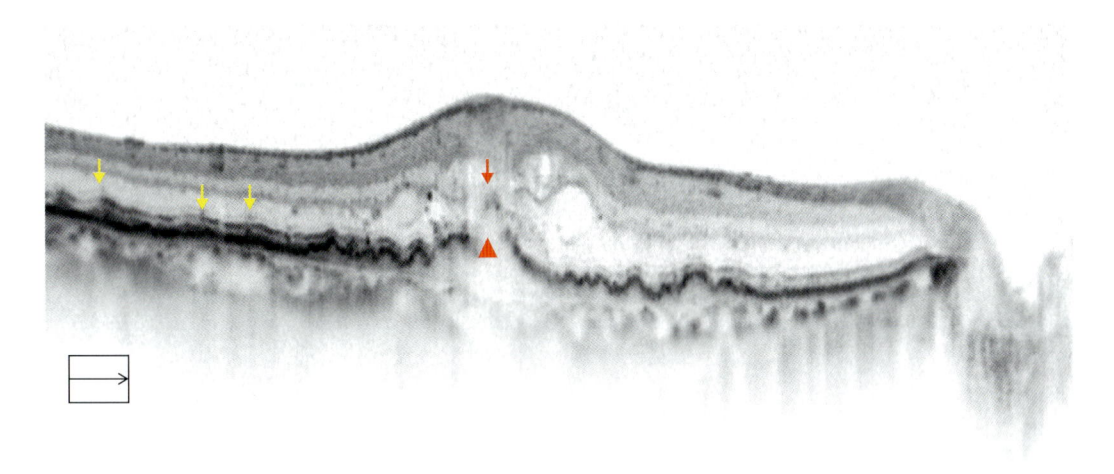

図2. 症例1のSD-OCT（Spectralis）
軟性ドルーゼンの一部がRPEと視細胞の断裂が生じ（赤矢頭），網膜内新生血管に一致した外網状層から深層にかけて広がりをもつ中反射塊（赤矢印）が見られる．周囲には網膜浮腫がある．網膜内の高反射塊が中心窩下の軟性ドルーゼンと連絡している．Reticular pseudodrusenは網膜下沈着物として検出されている（黄色矢印）．脈絡膜は薄い．

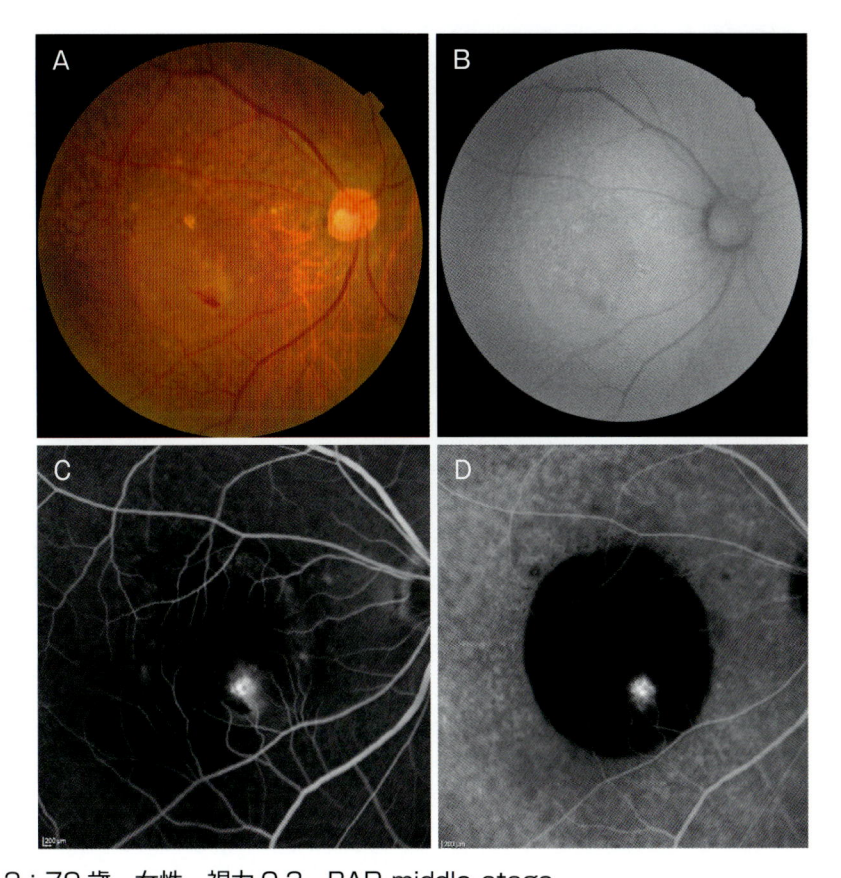

図3. 症例2：79歳，女性．視力0.3，RAP middle stage
A）カラー眼底写真．黄斑部に約2乳頭経大のPEDがあり，下方に網膜内出血を伴っている．その周囲にreticular pseudodrusenがある．B）FAF．C）FA．D）IA．網膜内血管からの旺盛な漏出（hot spot）が見られ，網膜血管との吻合がある．

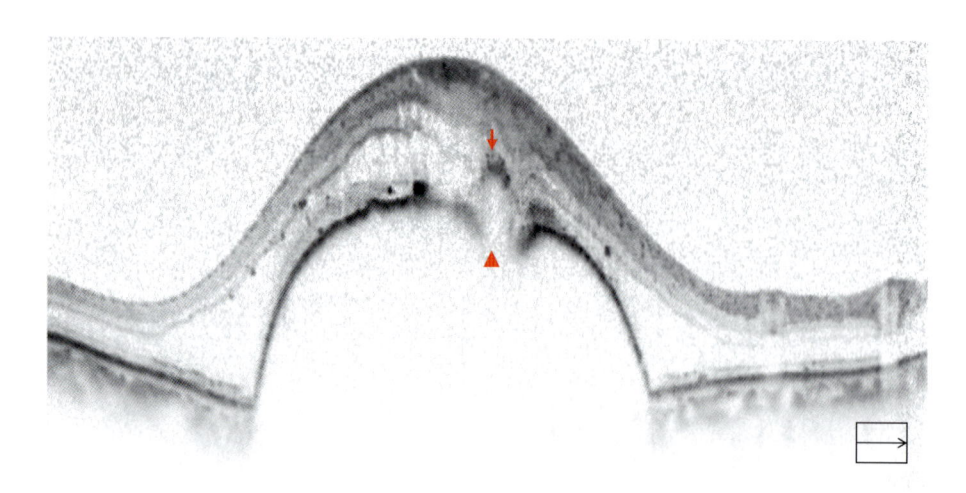

図 4. 症例 2 の SD-OCT（Spectralis）
ドーム状の漿液性 PED の上に網膜内新生血管に一致する高反射（外網状層から深部，赤矢印）と視細胞と RPE の断裂像（赤矢頭）が見られる．その周囲の網膜浮腫も顕著である．PED 周囲の脈絡膜は薄い．

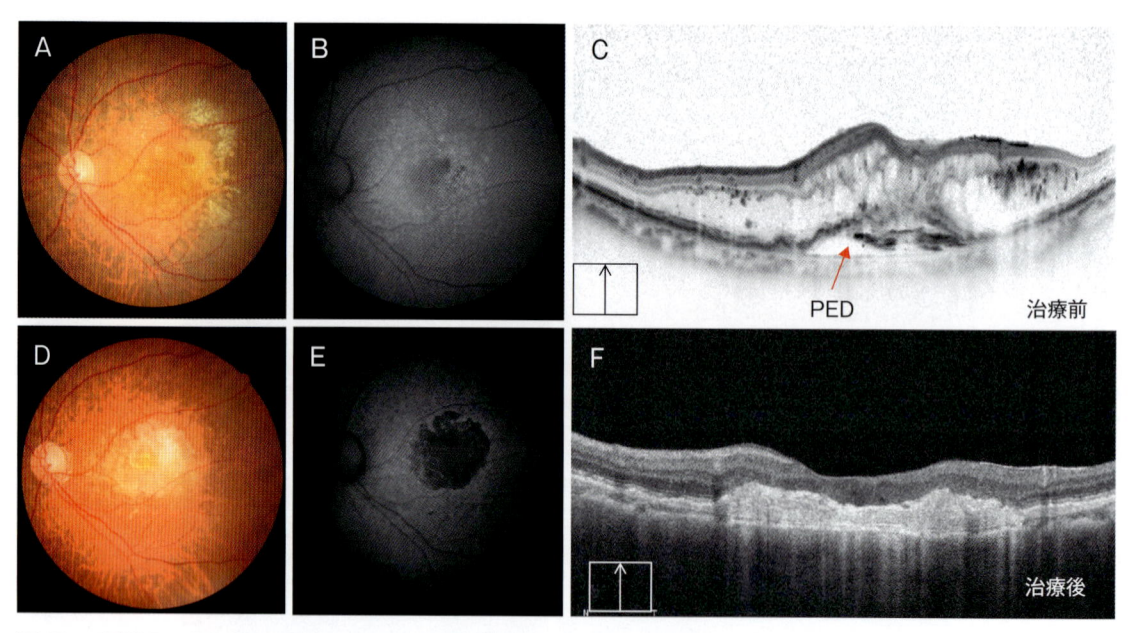

図 5. 症例 3：82 歳，男性．RAP．地図状萎縮（GA）拡大例
上）治療前視力 0.09．A）カラー眼底写真．黄斑に PED と小出血がある．B）FAF．C）SD-OCT．著明な黄斑浮腫と PED（矢印）がある．下）PDT 3 回，抗 VEGF14 回治療後．視力 0.15．D）黄斑は広範囲に線維性瘢痕がある．E）FAF．GA に一致して境界明瞭な低蛍光がある．F）SD-OCT．PED と網膜浮腫はなくなったが，黄斑に線維性瘢痕がある．

Reticular pseudodrusen との関連が示唆されており，RAP の約 83％に存在することが報告されている[2]．視力予後不良な疾患であり，両眼性に発症する確率が高く[3]，レーザーや光線力学的療法（photodynamic therapy：PDT）に対して難治性であることが報告された．抗 VEGF 療法に対する反応は良好であるが，再発が多く，長期的には地図状萎縮（geographic atrophy：GA）が高頻度に生じる（図 5）[4]．

1. 疾患概念の変遷

Yannuziらが提唱したRAPの概念に対して，2003年にGassらは，RAPはもともとtype 1 CNVを有し，早い時期に網膜血管との吻合をきたすという考えを述べた[5]．そして，2008年にYannuzziらは，Gassの疾患概念を加えて，RAPの新生血管の中には脈絡膜由来のものが存在するという論文が報告された[6,7]．彼らは，Bruch膜と網膜色素上皮を貫いた脈絡膜からの新生血管が神経網膜の方向へ伸展して網膜血管と吻合を形成するとし，このような新生血管をtype 3 neovascularizationと呼んでいる．

■ OCT所見

RAPではIRN周囲に網膜浮腫を示す低反射領域が見られ，IRNは網膜外層の中～高反射塊として描出されることが多い[8～11]．軟性ドルーゼンによる局所的なRPEの隆起とRPEと視細胞の断裂が生じて，外網状層がRPEに接着するようになる（図1，2）．RAPが進行するとPEDが急速に大きくなる（図3，4）．また，RAPでは脈絡膜厚が正常眼に比べ有意に薄い（図2，4）ことがEDI-OCTで示されている[12]．SD-OCTでは，RAPの新生血管が網膜由来であることを示唆する所見が示されている[13]．早期のRAP病巣をSpectralis OCTでICG（indocyanine green）造影と同時撮影した報告では，IRNは網膜外層の高反射塊がRPEに接するように存在するという[14,15]．OCTでは局所的RPE断裂があり，網膜内の高反射塊がdrusenやdrusenoid PED内の中等度反射と連絡している（図2）一方，造影検査では脈絡膜血管との交通は確認できなかったという．これもRAPの新生血管が網膜由来であることを支持する所見である．

文献

1) Yannuzzi LA, Negrao S, Iida T, et al：Retinal angiomatous proliferation in age-related macular degeneration. *Retina* **21**：416-443, 2001.
2) Ueda-Arakawa N, Ooto S, Nakata I, et al：Prevalence and genomic association of reticular pseudodrusen in age-related macular degeneration. *Am J Ophthalmol* **155**：260-269, 2013.
3) Gross NE, Aizman A, Brucker A, et al：Nature and risk of neovascularization in the fellow eye of patients with unilateral retinal angiomatous proliferation. *Retina* **25**：713-718, 2005.
4) McBain VA, Kumari R, Townend J, et al：Geographic atrophy in retinal angiomatous proliferation. *Retina* **31**：1043-1052, 2011.
5) Gass JD, Agarwal A, Lavina AM, et al：Focal inner retinal hemorrhages in patients with drusen：an early sign of occult choroidal neovascularization and chorioretinal anastomosis. *Retina* **23**：741-751, 2003.
6) Freund KB, Ho IV, Barbazetto IA, et al：Type 3 neovascularization：the expanded spectrum of retinal angiomatous proliferation. *Retina* **28**：201-211, 2008.
7) Yannuzzi LA, Freund KB, Takahashi BS：Review of retinal angiomatous proliferation or type 3 neovascularization. *Retina* **28**：375-384, 2008.
8) Brancato R, Intrioni U, Piero L, et al：Optical coherence tomography (OCT) in retinal angiomatous proliferation (RAP). *Eur J Ophthalmol* **12**：467-472, 2002.
9) Truong SN, Alam S, Zawadzki RJ, et al：High resolution Fourier-domain optical coherence tomography of retinal angiomatous proliferation. *Retina* **27**：915-925, 2007.
10) Lim EH, Han JI, Kim CG, et al：Characteristic findings of optical coherence tomography in retinal angiomatous proliferation. *Korean J Ophthalmol* **27**：351-360, 2013.
11) Rouvas AA, Papakostas TD, Ntouraki A, et al：Angiographic and OCT features of retinal angiomatous proliferation. *Eye (Lond)* **24**：1633-1642, 2010.
12) Yamazaki T, Koizumi H, Yamagishi T, et al：Subfoveal choroidal thickness in retinal angiomatous proliferation. *Retina* 2014. [Epub ahead of print]
13) Matsumoto H, Sato T, Kishi S：Tomographic features of intraretinal neovascularization in retinal angiomatous proliferation. *Retina* **30**：425-430, 2010.

14) Querques G, Souied EH, Freund KB：Multimodal imaging of early stage 1 type 3 neovascularization with simultaneous eye-tracked spectral-domain optical coherence tomography and high-speed real-time angiography. *Retina* **33**：1881-1887, 2013.
15) Querques G, Querques L, Forte R, et al：Precursors of type 3 neovascularization: a multimodal imaging analysis. *Retina* **33**：1241-1248, 2013.

6. 萎縮型加齢黄斑変性

　萎縮型加齢黄斑変性（atrophic AMD または dry AMD）は，高齢者の黄斑やその周囲に脈絡膜血管が透見できる境界鮮明な地図状萎縮（geographic atrophy：GA）をきたす病態である．萎縮型 AMD では，網膜色素上皮（retinal pigment epithelium：RPE）の異常やドルーゼンなどの前駆病変が増悪し，視細胞の減少や，脈絡膜毛細管血管板の閉塞が起こる．厚生労働省網膜脈絡膜・視神経萎縮症調査研究班の診断基準[1]では，「網膜色素上皮の地図状萎縮は大きさを問わない」としている．滲出型 AMD のように脈絡膜新生血管を伴わないため，出血や硬性白斑，漿液性網膜剥離などの滲出性変化は伴わないが，徐々に GA は進行し，視力低下をきたす．GA は，通常軟性ドルーゼンが自然消滅したあとに生ずることが多く[2]，長期間のドルーゼンの存在が発生に関与している．最近では reticular pseudodrusen が GA に高頻度に合併することが注目されている[3]．OCT で網膜内の高反射病巣として見られる RPE の遊走が，GA の発生率と相関しているという報告もある[4]．GA は脈絡膜新生血管（choroidal neovascularization：CNV）発生母体としても重要である[5]．

　欧米では萎縮型 AMD の割合が多いのに対し，わが国では少ないとされている．久山町スタディ[6]では，50歳以上の一般住民を対象に，1998年と2007年に AMD の有病率を調査しているが，萎縮型 AMD は，1998年が0.2％，2007年が0.1％である．滲出型 AMD が，0.7％から1.2％へと有意に増加しているのに対し，萎縮型 AMD の有病率はほとんど変わっていない．しかし，萎縮型 AMD の有効な治療法はなく，その重要性が認識されてきている．

■ OCT 所見

　GA にはドルーゼンを伴わないものと伴うものがある．前者では境界鮮明な GA が見られ，同部位で脈絡膜血管が透見できる（図1）．後者では多数のドルーゼンや RPE の色素異常（色素沈着・脱色素斑）が併発している（図2）．眼底自発蛍光（fundus autofluoresence：FAF）では，GA は低蛍光となり GA の検出とモニタリングに有用である．一定のパターンで GA が進行しやすいことから，FAF 所見による分類がなされるようになっている[7]．OCT では GA 部で IS/OS と RPE が消失する．ドルーゼンを伴わないタイプでは外顆粒層も消失し，網膜は菲薄化する（図1C）．ドルーゼンを合併するタイプでは網膜の菲薄化は少ないが，ドルーゼンに一致した多数の RPE の凹凸があり，reticular pseudodrusen ではドルーゼンが突出して IS/OS にくい込むのが見られる（図2B）．RPE の欠損部では，測定光の過剰浸透のため脈絡膜と強膜が高反射になる[8]．

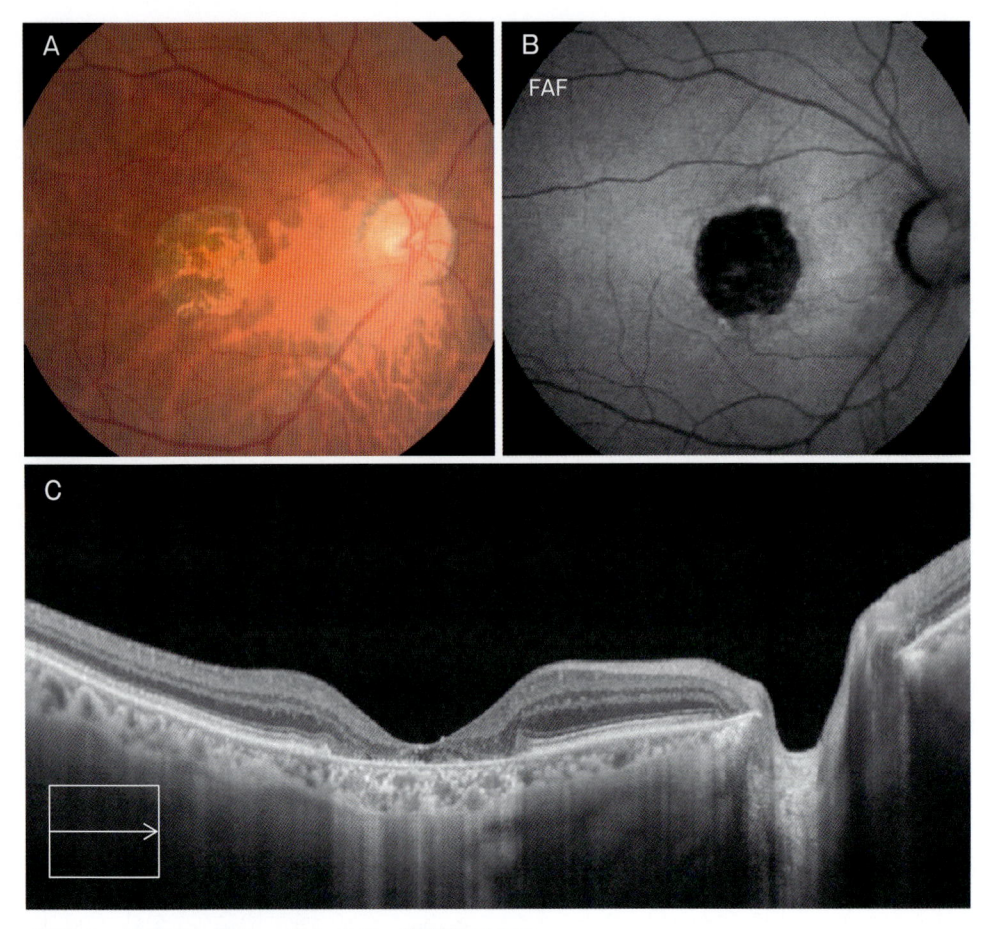

図1. 症例1:74歳, 男性. 視力0.5. 萎縮型AMD
A) 黄斑部に境界鮮明な萎縮病巣が見られ, 脈絡膜血管が透見できる. B) 萎縮巣では自発蛍光が欠損している.
C) SS-OCT. 萎縮部では網膜外層が欠損している. RPEの欠損により, 測定光の過剰深達により脈絡膜と強膜が高反射になっている.

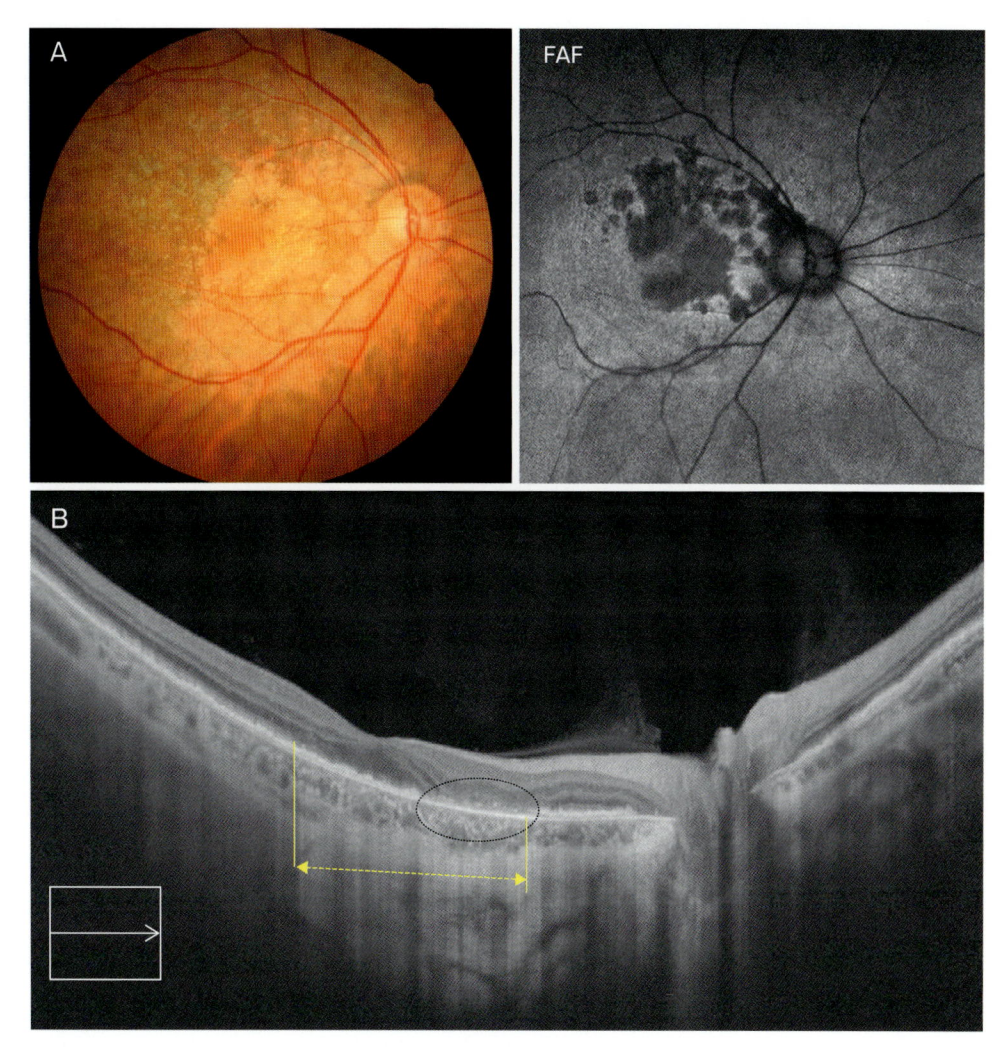

図2. 症例2：64歳, 女性. 視力0.09. 萎縮型AMD
A) 黄斑部の萎縮病巣と, その周囲に円形の萎縮巣が散在している. 黄斑耳側にドルーゼンが密集している. 萎縮巣はFAFで低蛍光斑として見られる. B) SS-OCT 中心窩鼻側の萎縮巣（黒楕円）ではＲＰＥが欠損している. 黄色矢印の範囲ではIS/OSがなくなっている. 萎縮巣（黒破線の楕円）以外ではドルーゼンに一致してRPEの凹凸がある. ドルーゼンはIS/OSに向かってスパイク状に突出しているものがかなりあり, reticular pseudodrusenと考えられる. 萎縮巣の後方では測定光の過剰深達がある.

文 献

1) 高橋寛二（関西医科大学眼科学教室），石橋達朗，小椋祐一郎，他：厚生労働省網膜脈絡膜・視神経萎縮症調査研究班 加齢黄斑変性診断基準作成ワーキンググループ：加齢黄斑変性の分類と診断基準（解説）．日眼会誌 112：1076-1084, 2008.
2) Klein ML, Feriss FL, 3rd, Armstrong J, et al：AREDs Research Group：Retinal precursors and the development of geographic atrophy in age-related macular degeneration. *Ophthalmology* 115：1026-1031, 2008.
3) Schmitz-Valckenberg S, Alten F, Steinberg JS, et al：Geographic Atrophy Progression (GAP) Study Group. Reticular drusen associated with geographic atrophy in age-related macular degeneration. *Invest Ophthalmol Vis Sci* 52：5009-5015, 2011.
4) Christenbury JG, Folgar FA, O'Connell RV, et al：Progression of intermediate age-related macular degeneration with proliferation and inner retinal migration of hyperreflective foci. *Ophthalmology* 120：1038-1045, 2013.
5) Sunness JS, Gonzalez-Baron J, Bressler NM, et al：The development of choroidal neovascularization in eyes with the geographic atrophy form age-related macular degeneration. *Ophthalmology* 106：910-919, 1999.
6) Oshima Y, Ishibashi T, Murata T, et al：Prevalence of age-related maculopathy in a representative Japanese population：the Hisayama study. *Br J Ophthalmol* 85：1153-1157, 2001.
7) Holz FG, Binderwald-Wittich A, FIeckenstein M, et al：Progression of geographic atrophy and impact of fundus autofluorescence patterns in age-related macular degeneration. *Am J Ophthalmol* 143：463-472, 2007.
8) Fleckenstein M, Charbel Issa P, Helb HM, et al：High-resolution spectral domain-OCT imaging in geographic atrophy associated with age-related macular degeneration. *Invest Ophthalmol Vis Sci* 49：4137-4144, 2008.

各論Ⅲ 分類不能な黄斑病変

1. 中心窩外節の微小欠損

OCTの分解能が向上するにつれ，さまざまな疾患でIS/OSが中心窩で断裂あるいは欠損することがわかってきた．

1. Aborted macular hole

中心窩外節微小欠損の最も多い原因は，perifoveal PVD（posterior vitreous detachment）による中心窩牽引によるものと考えられる．I-2で述べたようにperifoveal PVDは生理的な現象である．硝子体牽引がMüller cell coneを介して外境界膜に達すると，微小網膜剝離やIS/OSの欠損を生じる．硝子体の中心窩での接着がはずれると，黄斑円孔への進行は停止する．IS/OSの断裂は修復されるが，IS/OS欠損のまましばらく残っていることがある（図1，2）．

2. 復位したCSC

中心性漿液性脈絡網膜症（central serous chorioretinopathy：CSC）が慢性化すると，外節の脱落が生じる．このような場合，網膜が復位しても外節欠損が残ることがある．IS/OSの微小欠損の形をとったり（図3），ある範囲でIS/OSが不連続になる（図4）ことがある．眼底自発蛍光をとると，蛍光漏出部位の網膜色素上皮（retinal pigment epithelium：RPE）の異常を検出することができる．

3. 可逆性の外節破壊

コンピュータゲームなどのLEDディスプレイを，長時間見つめて中心暗点を訴えてきた患者を数人経験した[1]．全員が右眼で，中心窩に黄色い顆粒があり，OCTでは中心窩下に雲状のIS/OSの破壊があった（図5）．2カ月以内にIS/OSは修復され自覚症状も消失した．局所的なMEWDSであった可能性もある．

4. 鈍性外傷

野球ボールなどによる鈍性外傷で黄斑の網膜外節がびまん性破壊されることがある．外節が修復する過程で中心窩だけにIS/OSの微小欠損を呈することがある（図6）．

5. Macular microhole

Zambarakjiら（2005）らは，タイムドメインOCTで中心窩にIS/OSの微小欠損を生じる病態をmacular microholeと呼んだ[2]．今ではここであげた疾患や日光網膜症でIS/OS欠損を起こすことがわかっている．したがって，macular microholeが独立した疾患単位であるかは不明である．図7は原因不明のIS/OS欠損例である．

文 献

1) Kishi S, Li D, Takahashi M, et al：Photoreceptor damage after prolonged gazing at a computer game display. *Jpn J Ophthalmol* **54**：514-516, 2010.
2) Zambarakji HJ, Schlottmann P, Tanner V, et al：Macular microholes：pathogenesis and natural history. *Br J Ophthalmol* **89**：189-193, 2005.

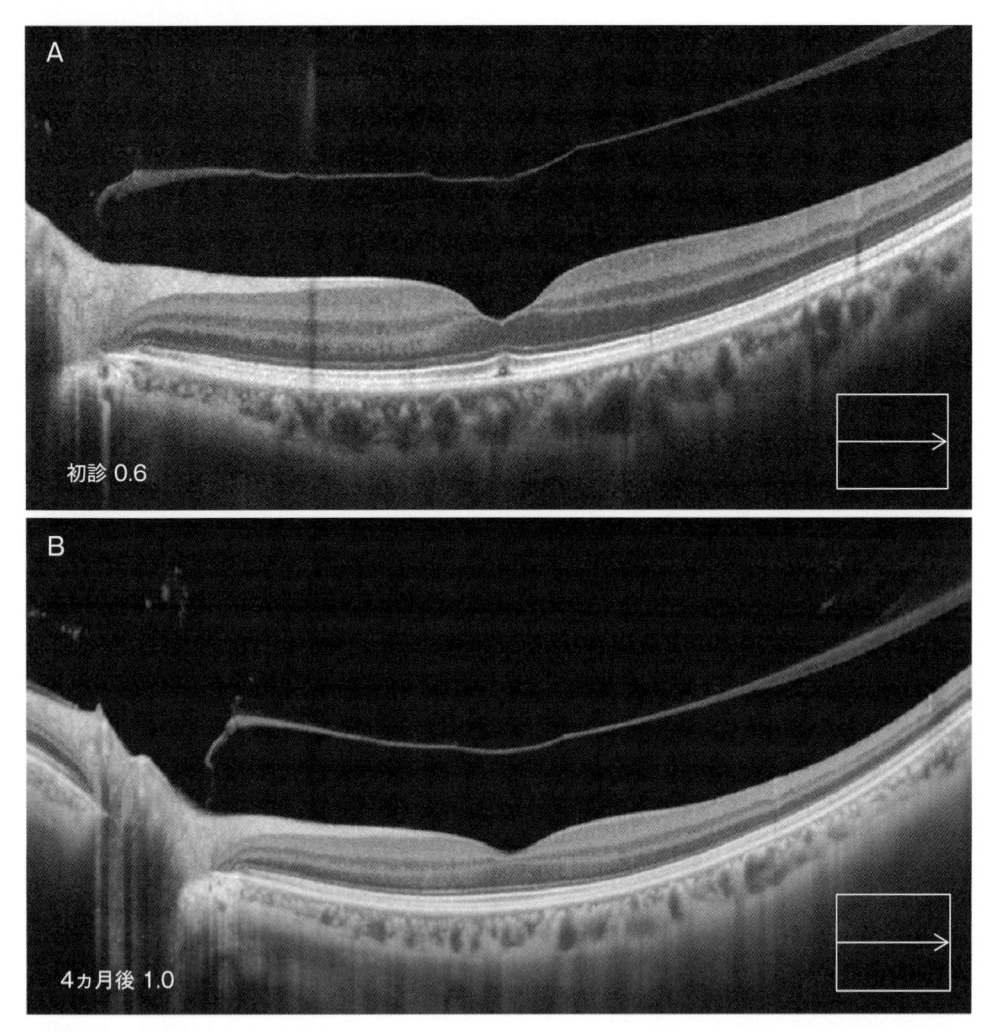

図 1. 症例 1：48 歳，女性．視力 0.6 × −4.0D
2 週前から左眼中心暗点を自覚．A) 中心窩に IS/OS の微小断裂がある．B) 4 カ月後．IS/OS は正常化した．

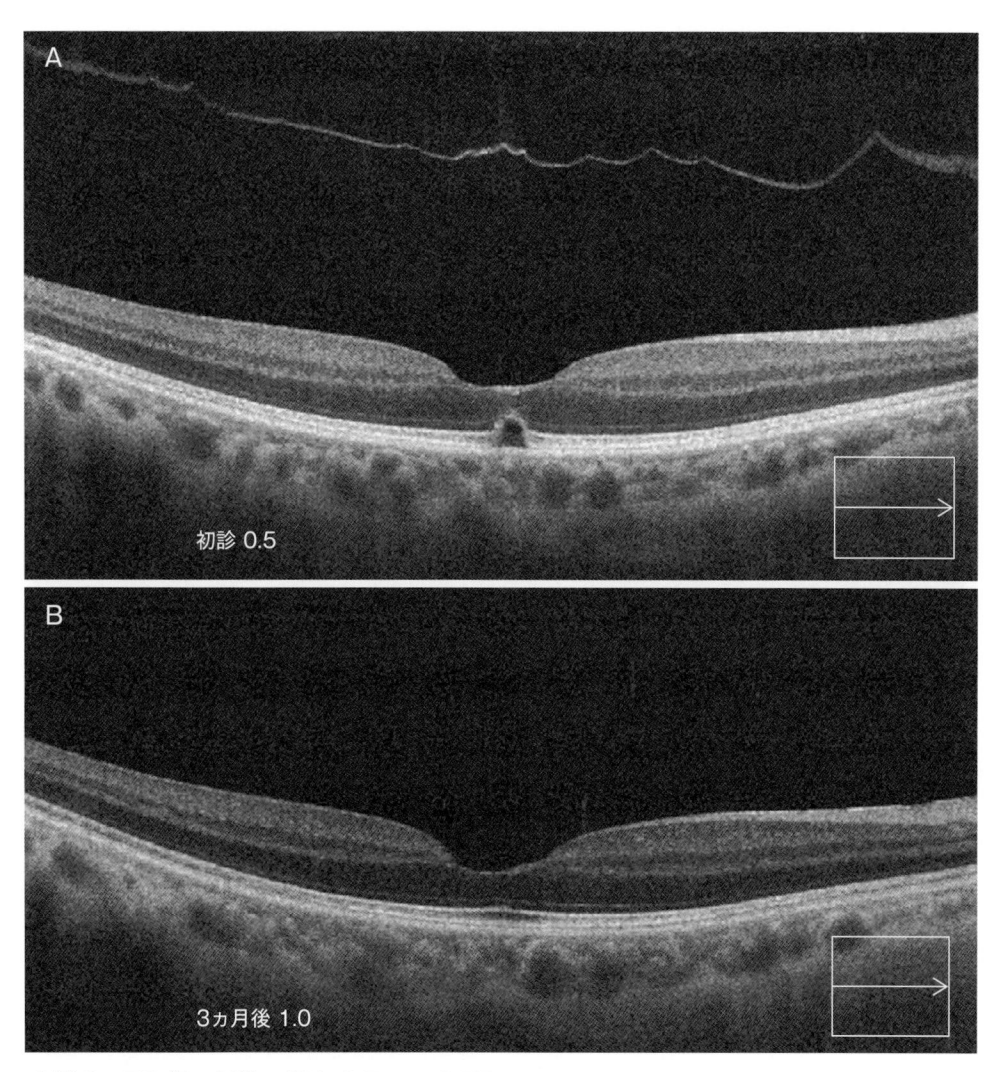

図 2. 症例 2：58 歳．男性．視力 0.5 × −6.0D
半年前から右視力低下．10 日前から中心暗点に気づく．A) 黄斑部に PVD がある．中心窩で IS/OS 欠損がある．
B) 3 カ月後，IS/OS は正常化．

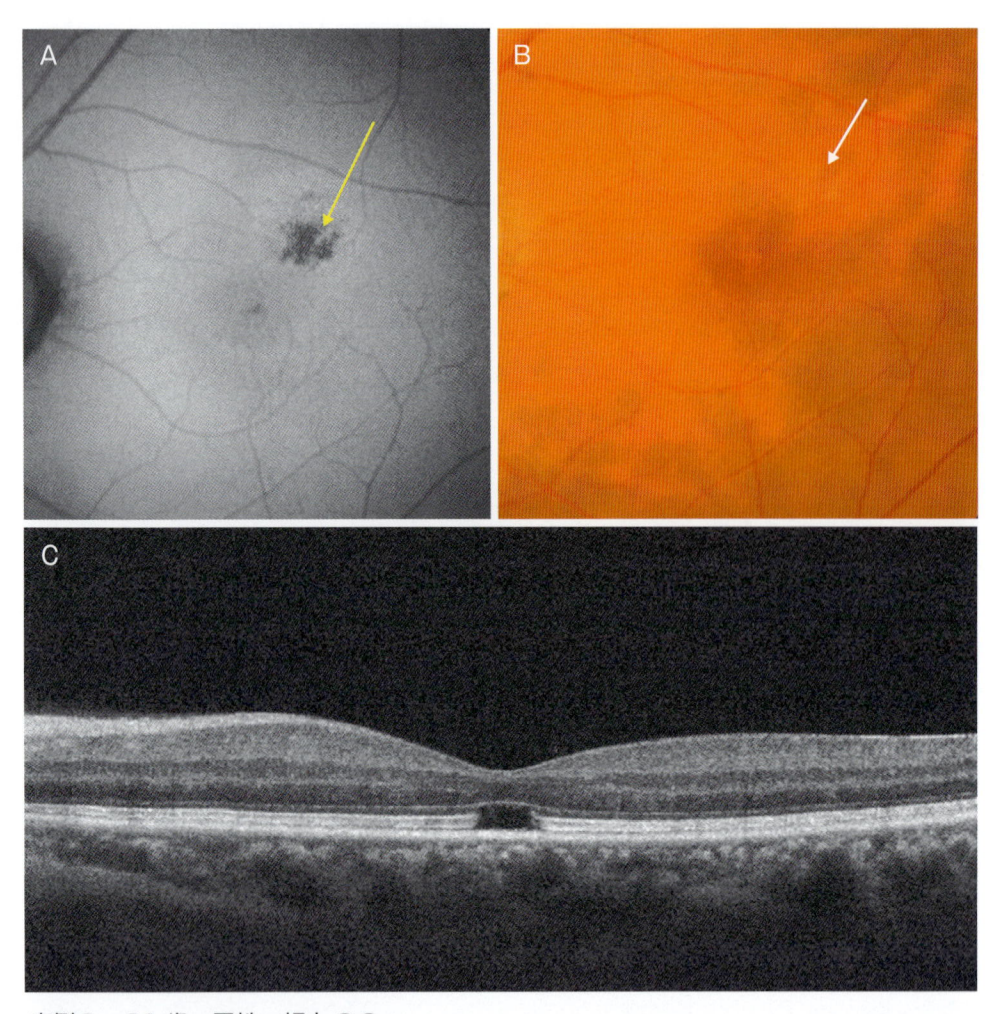

図3. 症例3：61歳, 男性. 視力0.6
7年前から macular microhole として経過観察していた. 4年前に漿液性網膜剝離が出現し, CSC と診断されレーザー光凝固をした. A）眼底自発蛍光（FAF）. 光凝固した部位が無蛍光斑（矢印）になっている. B）カラー眼底写真. レーザー瘢痕（矢印）. C) SD-OCT 水平断. 網膜は復位しているが, 中心窩で IS/OS と COST が欠損している.

1. 中心窩外節の微小欠損　　141

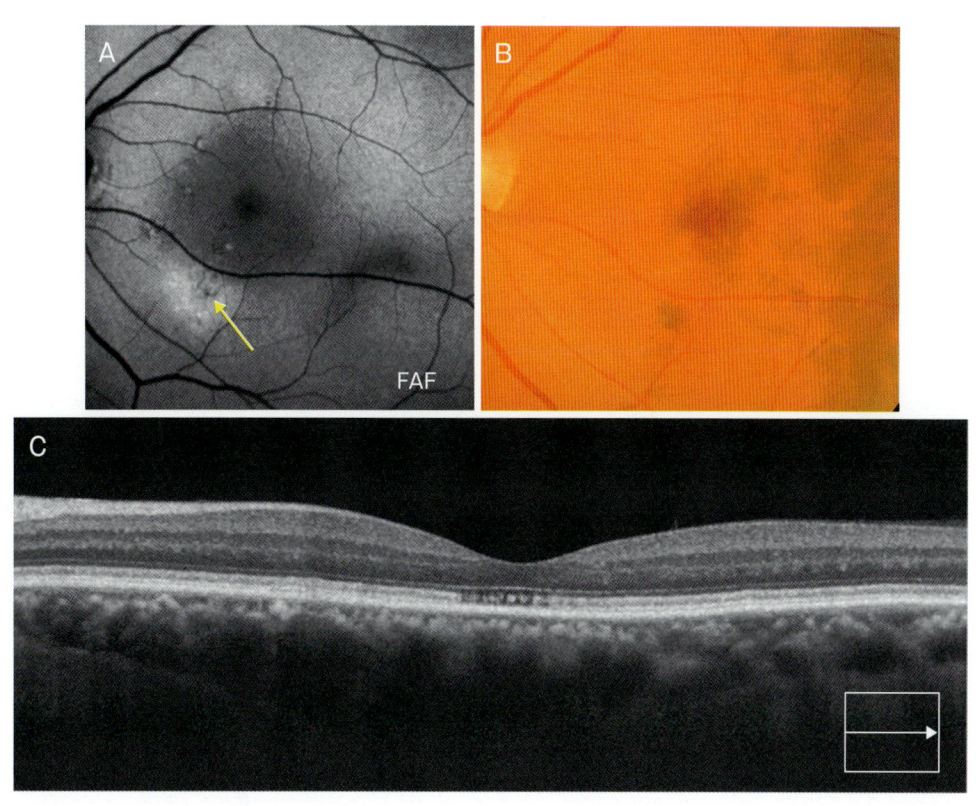

図4. 症例4：54歳，男性．視力0.3
陳旧性 CSC の疑い．2年前から左眼の変視があったが，中心のぼやけが徐々に進行．A）眼底自発蛍光（FAF）で漏出点と思われるが高輝度になっている．B）カラー眼底写真は一見正常．C）SD-OCT．中心窩の IS/OS が不連続になっている．脈絡膜外層の血管拡張がある．

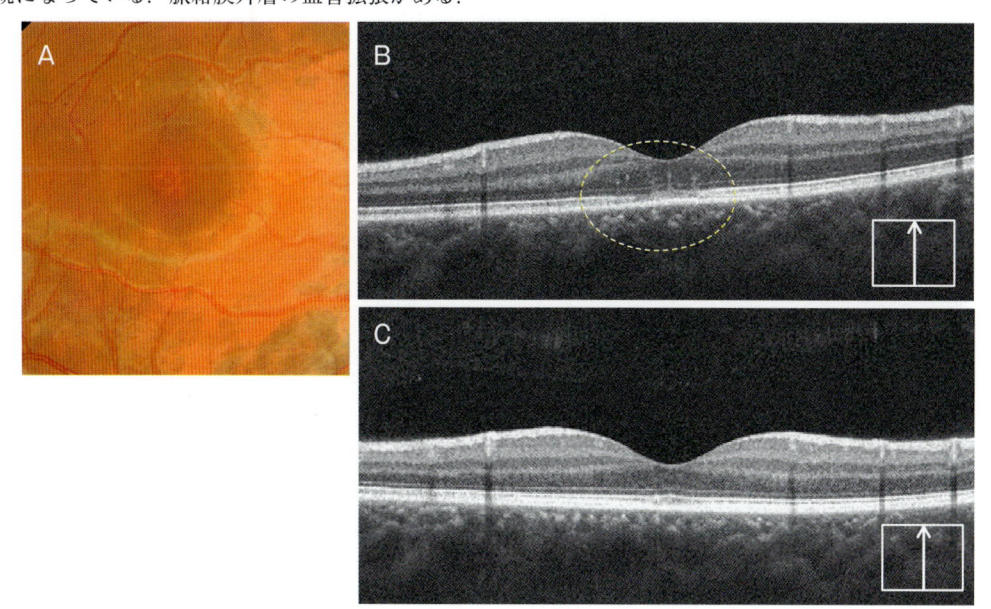

図5. 症例5：21歳，男性
5日前から右眼中心がにじんで見える．視力1.0（正視）．スロットマシーンに夢中という．A）カラー眼底写真．中心窩に黄色顆粒がある．B）SD-OCT．中心窩下に IS/OS の破壊があり，高反射点が一部，外顆粒層に侵入している（黄色破線囲み）．C）5週後，IS/OS は正常化し，自覚症状もなくなった．

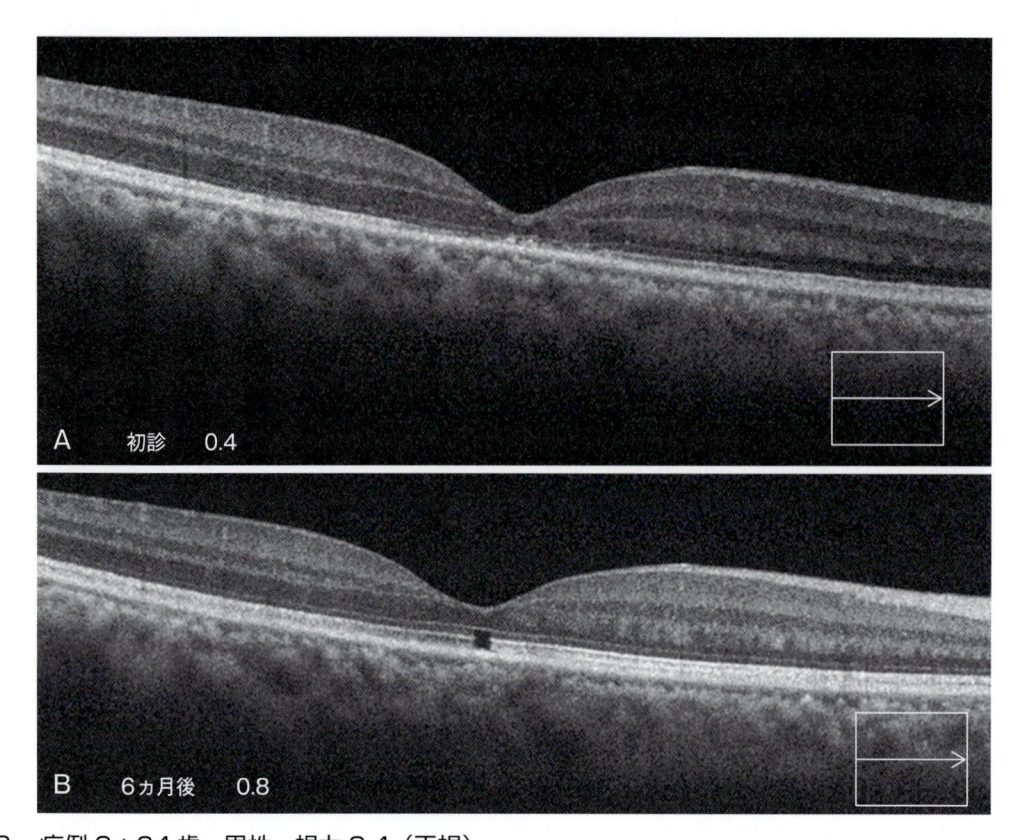

図6. 症例6：64歳, 男性. 視力0.4（正視）
2週間前に野球のファウルチップが右眼に当たった. 中心がぼける. A）初診時, 中心窩にびまん性のIS/OS破壊がある. B）6カ月後, 中心窩にIS/OSの微小欠損がある.

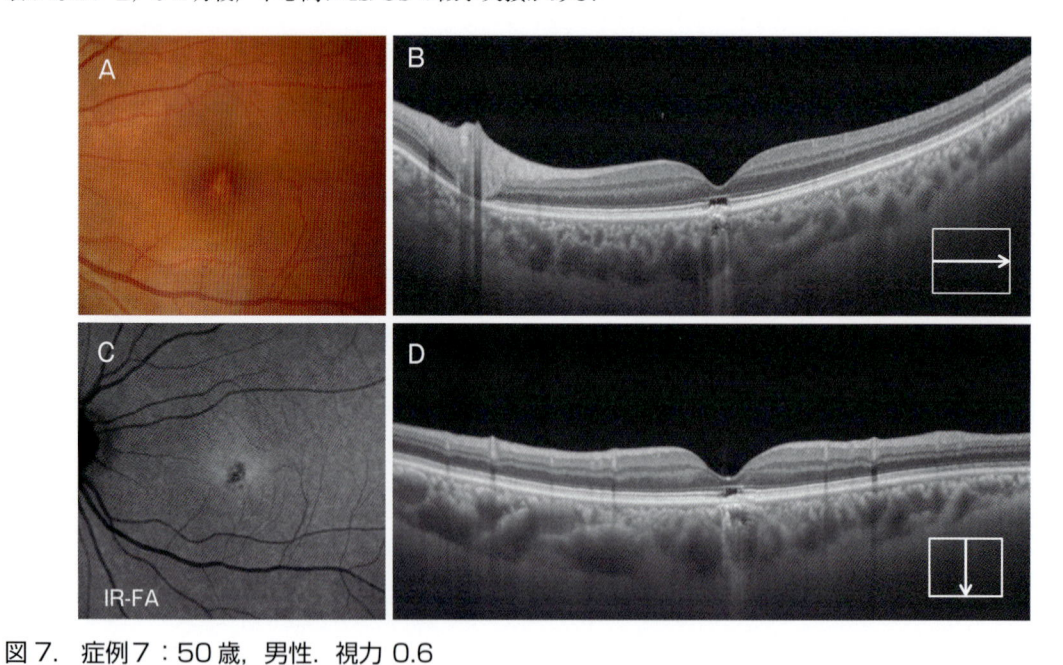

図7. 症例7：50歳, 男性. 視力0.6
7, 8年前から左眼視力低下自覚. 3, 4年前からさらに悪化. 他眼は1.2. A）中心窩にRPEの脱色素がある. C）同部で赤外自発蛍光（IR-FA）は無蛍光になっている. B,D）SS-OCT水平と垂直断. 中心窩にIS/OSの欠損がある. 初診から15カ月間, 変化がない. 脈絡膜外層の血管拡張があるので, 陳旧性CSCは否定できない.

2. 特発性傍中心窩毛細血管拡張症

　特発性傍中心窩毛細血管拡張症（idiopathic juxtafoveolar retinal telangiectasis：IJRT）は，傍中心窩毛細血管の拡張，黄斑浮腫，滲出物，嚢胞様黄斑浮腫を生じる症候群である[1]．本症はおもに2つのグループからなるが，最近，両者はまったく異なる疾患であることがわかってきた．一つは滲出性病変であり，Coats 病の亜型とみなされる．もう一つは視細胞または Müller 細胞の異常が本体であり，毛細血管異常は二次的な変化である．歴史的には，1993 年に Gass と Blodi は，IJRT を検眼鏡と蛍光眼底造影所見により 3 群に分類した[2]．各群は A, B のサブグループに分けられ，Group 2A は 5 段階の病期に分類された．2006 年 Yannuzzi らは，本症を黄斑部毛細血管拡張症（idiopathic macular telangiectasia，略称：MacTel）と呼び，分類を簡素化し，aneurysmal telangiectasia（type 1）と perifoveal telangiectasia（type 2）に分類した[3]．Type 1 は Gass の Group 1 に，type 2 は Group 2 に相当する．Gass の Group 3（occlusive telangiectasia）は，ほとんど存在しないため，Yannuzzi 分類には含まれていない．実際に見るのは Yannuzzi 分類の macular telangiectasia type 1 と type 2 がほとんどである．本項ではこの 2 つの疾患を解説する．

1. Macular telangiectasia type 1 (aneurysmal telangiectasia)

　Gass-Blodi 分類：unilateral, idiopathic, focal juxtafoveolar telangiectasis（IJRT-1B）
　Coats 病の亜型とみなされるもので，傍中心窩耳側の毛細血管拡張による滲出病変を特徴とする．非家族性で，毛細血管拡張と毛細血管瘤，嚢胞様黄斑浮腫が観察される．多くは中心窩の耳側に毛細血管拡張があり，それをとり囲むように硬性白斑が認められる．蛍光眼底造影で早期に拡張した毛細血管と毛細血管瘤が観察され，後期には毛細血管からの漏出により過蛍光となる．毛細血管拡張の範囲によりサブグループに分けられている．中年男性に多く，ほとんどは片眼性である．原因として網膜血管の発達異常が示唆されている（図 1）．

■ OCT 所見

　嚢胞様黄斑浮腫によって中心窩が隆起する．中心窩には大きな嚢胞様変化があり，その周囲では内顆粒層と外網状層に嚢胞様変化が起こる．中心窩下に漿液性網膜剝離が起こることもある．硬性白斑は高反射点となる（図 1）．

2. Macular telangiectasia type 2 (perifoveal telangiectasia)

　Gass-Blodi 分類：bilateral, idiopathic, acquired parafoveolar telangiectasis（IJRT-2A）
　ほとんどの患者が 40 〜 50 歳代（平均 55 歳）で，性差はない．病変は両眼性で，傍中心窩耳側，ときに全周の毛細血管が拡張するが，滲出病変に乏しく網膜浮腫は起こりにくい．網膜内の血管吻合と網膜下新生血管を生じる．まれに脈絡膜新生血管との吻合も起こる．血管病変の進行により 5 段階に分けられる．Stage 1 は無症候で検眼鏡では一見，正常であるが，フルオレセイン蛍光眼底造影（fluorescein angiography：FA）ではごく軽度の毛細血管拡張があるかないかであり，造影後期では軽度の組織染がある．Stage 2 では中心窩耳側の網膜がわずかに灰色になり，軽度の毛細

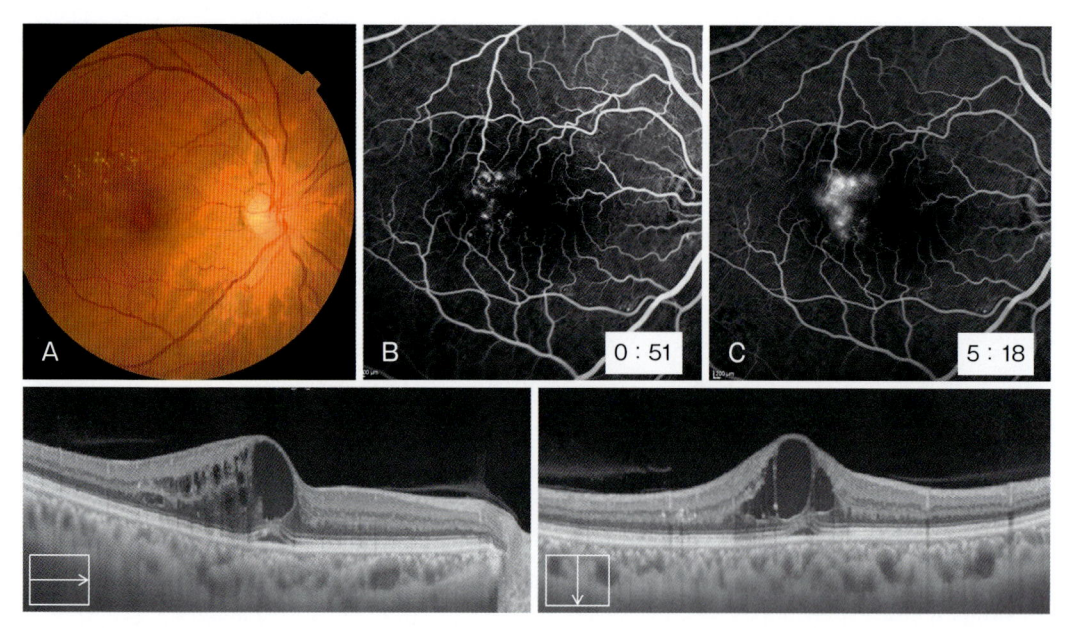

図1. 症例1：64歳，男性．Juxtafoveal telangiectasis 1B (Yannuzzi: aneurysmal telangiectasia)
視力0.4．中心窩耳側の毛細血管瘤を囲むように硬性白斑がある（A）．フルオレセイン蛍光造影の51秒（B）で中心窩耳側に毛細血管瘤があり，5分18秒（C）で色素の漏出と中心窩囊胞への貯留がある．下）OCT：水平断では中心窩とその耳側に囊胞があり，中心窩下にはわずかに漿液性網膜剥離がある．垂直断も同様に中心窩に大きな囊胞様変化がある．

血管拡張がある．Stage 3では網膜細静脈が拡張し，直角に曲がり中心窩耳側の網膜深層に伸びてゆく．Stage 4では網膜色素上皮の過形成による黒色斑がいくつか出現し，直角の細静脈を包む．この網膜内の黒色斑は本症に特有で診断価値がある．Stage 5では網膜下新生血管が傍中心窩で，しばしば黒色斑の隣接部に生じる．Stage 2以降では，約半数の患者に金色のクリスタリン様沈着が網膜内層に見られる．

最近のOCTによる観察からは，IS/OSの欠損を伴う網膜外層の萎縮と網膜浮腫を伴わない網膜囊胞が特徴的であることがわかった[4〜6]．蛍光造影で組織染があっても，網膜浮腫や囊胞への蛍光貯留がなく，網膜はむしろ菲薄化していた．このことから視細胞やMüller細胞の機能不全が一次病変であり，二次的に網膜毛細血管のバリア機能の破壊をきたすと考えられるようになった（図3〜8）．組織学的にも中心窩におけるMüller細胞の欠損が確認された[7]．

■ OCT所見

MacTel 2（本症の通称）のOCTは特徴的である．一般に囊胞様黄斑浮腫（cystoid macular edema：CME）では，網膜の膨化を伴うが，本症では囊胞があるのに網膜の浮腫はなく，むしろ薄くなる．囊胞は扁平で網膜内層にできる（図3〜6）．このため，CMEと区別して，この囊胞をinner lamellar cystと呼ぶが，cystというより組織の欠損というべき病態である．組織の欠損は，IS/OSとCOSTで起きるが（図4，5），拡大すると網膜外層の空洞となる（図3，6）．網膜外層の欠損が進行すると，IS/OSだけでなく，外顆粒層が消失し，無構造の高反射組織（プラーク）に置き換わる（図2，7）．表層網膜はプラークに引き寄せられるようにBruch膜側に沈下する．網膜血管が網膜深層に向かって直角に折れ曲がるのはこのためである．MacTel末期（stage 4）の黒色プラークは網膜表層にあり高反射になる．

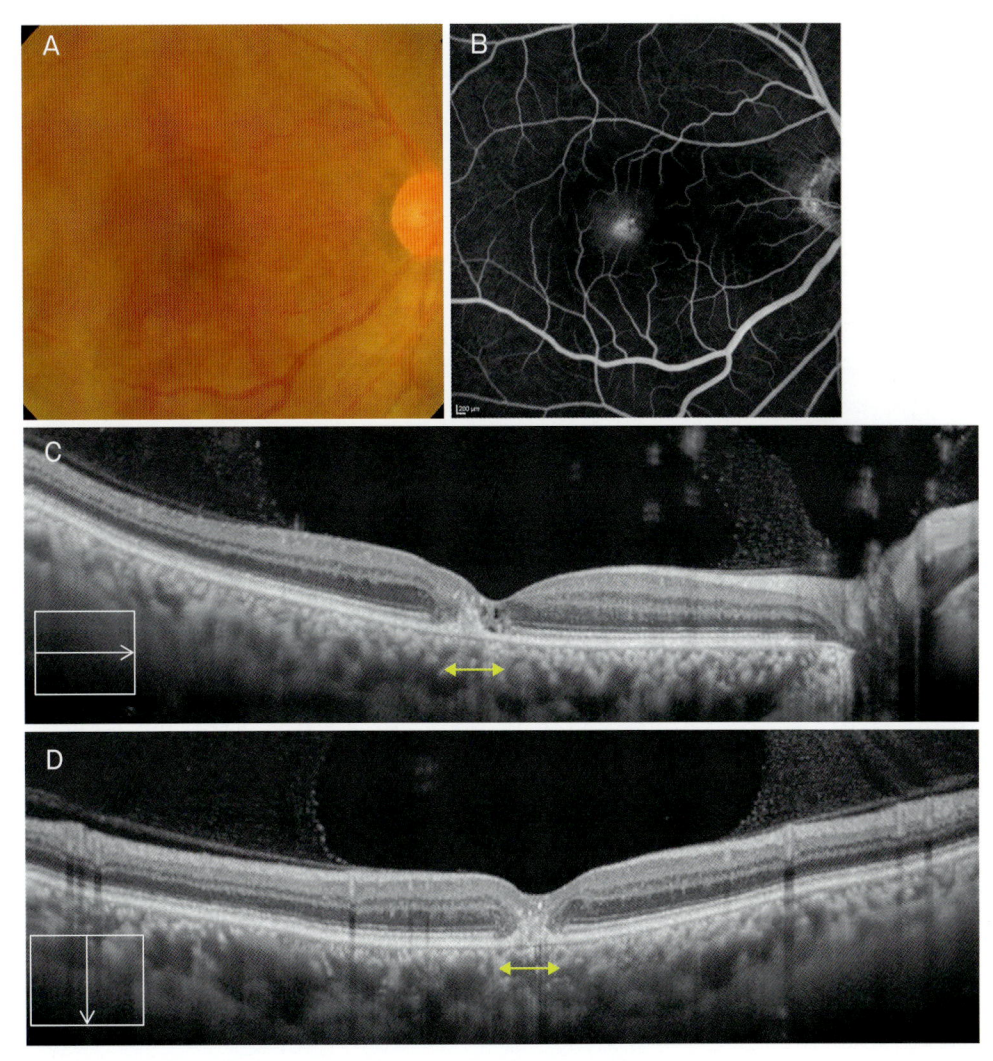

図 2. 症例 2：69 歳, 女性. 右眼：Macular telangiectasia type 2
視力は 0.9. A）硝子体閃輝症のため眼底の詳細は不明. B）蛍光造影（5 分 30 秒）では中心窩耳側が萎縮部位の window defect と周囲の血管からの漏出によって過蛍光になっている. C, D）OCT では, 中心窩耳側の網膜の層構造と IS/OS のラインが消失し, 網膜外層が薄くなっている（黄色矢印）.

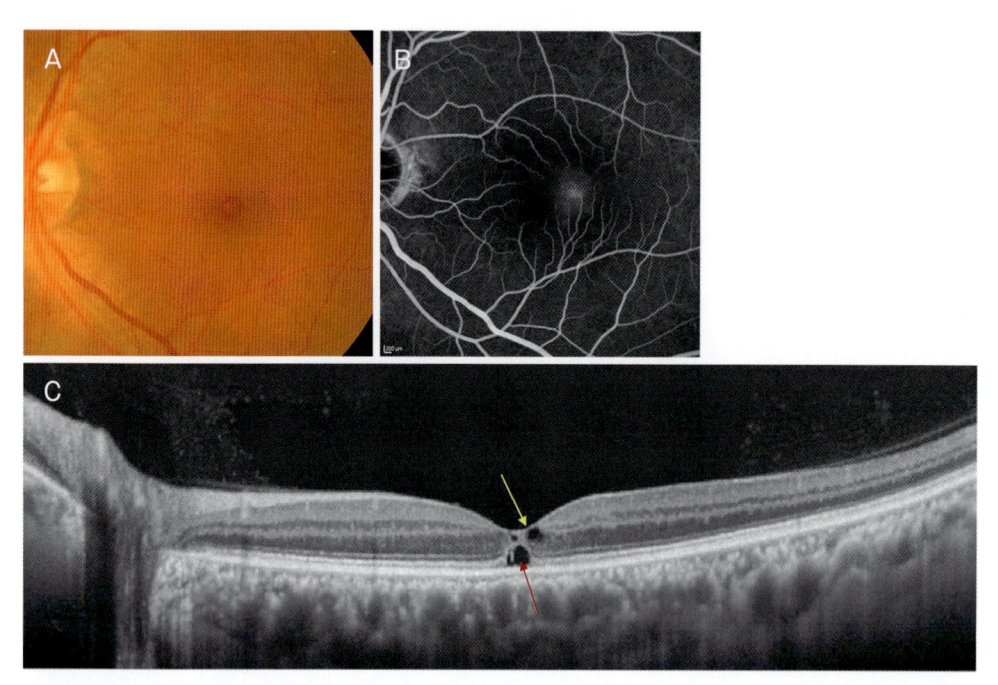

図3. 症例2の左眼. Macular telangiectasia type 2
視力は1.0. A) 中心窩の病変は囊胞様黄斑浮腫のように見える. B) 蛍光造影 (6分11秒) では中心窩耳側に毛細血管の拡張があり, 蛍光漏出によって過蛍光になっている. C) OCT. 中心窩の網膜外層が欠損 (赤矢印) し, 網膜内層には inner lamellar cyst (黄色矢印) がある.

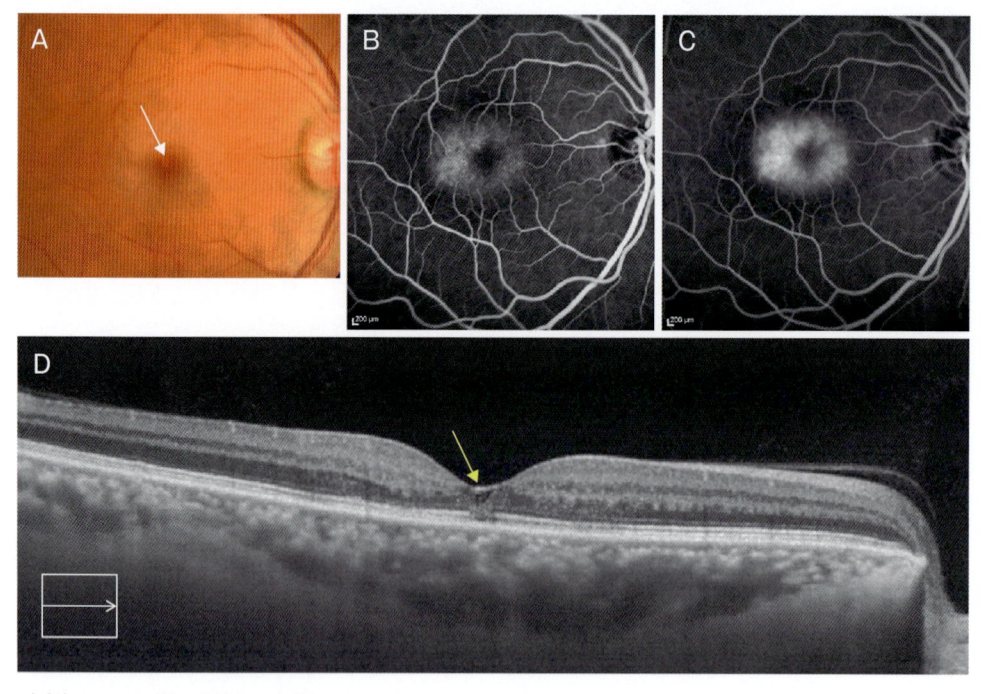

図4. 症例3：52歳, 男性. 右眼. Macular telangiectasia type 2
視力は1.0. A) 中心窩に脱色素性病変がある (矢印). B) 蛍光造影 (1分25秒) では中心窩周囲に軽度の蛍光漏出がある. C) 造影後期 (4分47秒) では蛍光漏出が増強している. D) OCT (水平12mm) では中心窩の IS/OS が欠損し, 網膜表層に囊胞様変化 (黄色矢印) がある.

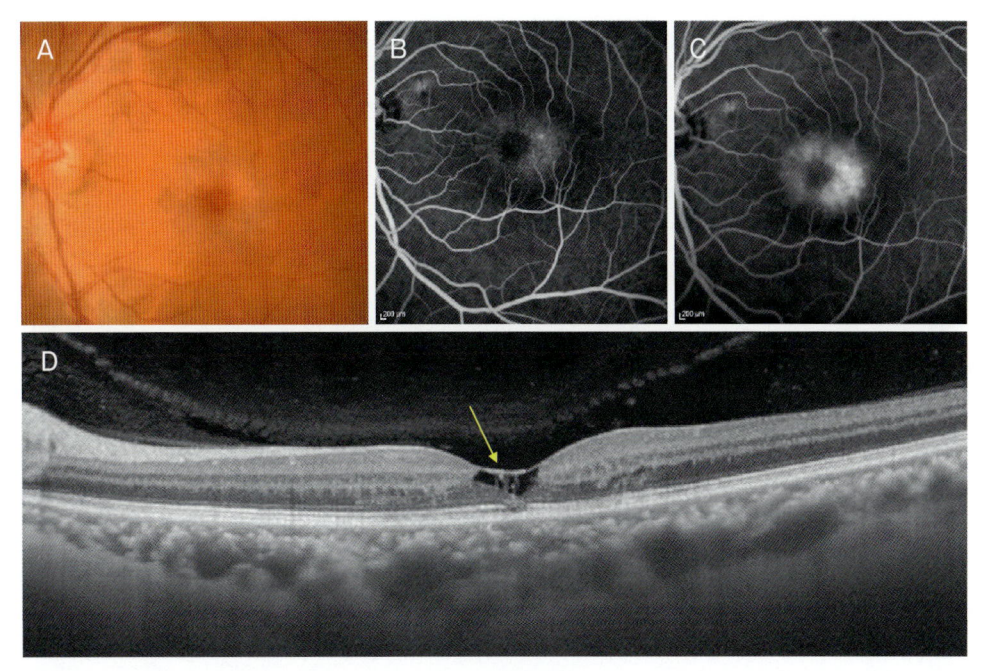

図5. 症例3の左眼. Macular telangiectasia type 2
視力は 0.5. A) 中心窩に囊胞様黄斑浮腫がある. B) 蛍光造影 (52秒) では中心窩周囲の毛細血管の拡張があ. C) 造影後期 (4分18秒) では拡張した毛細血管からの蛍光漏出がある. D) OCT (水平12mm) では中心窩の IS/OS が欠損し, 網膜表層に inner lamellar cyst (囊胞様変化) (黄色矢印) があるが網膜は厚くなっていない.

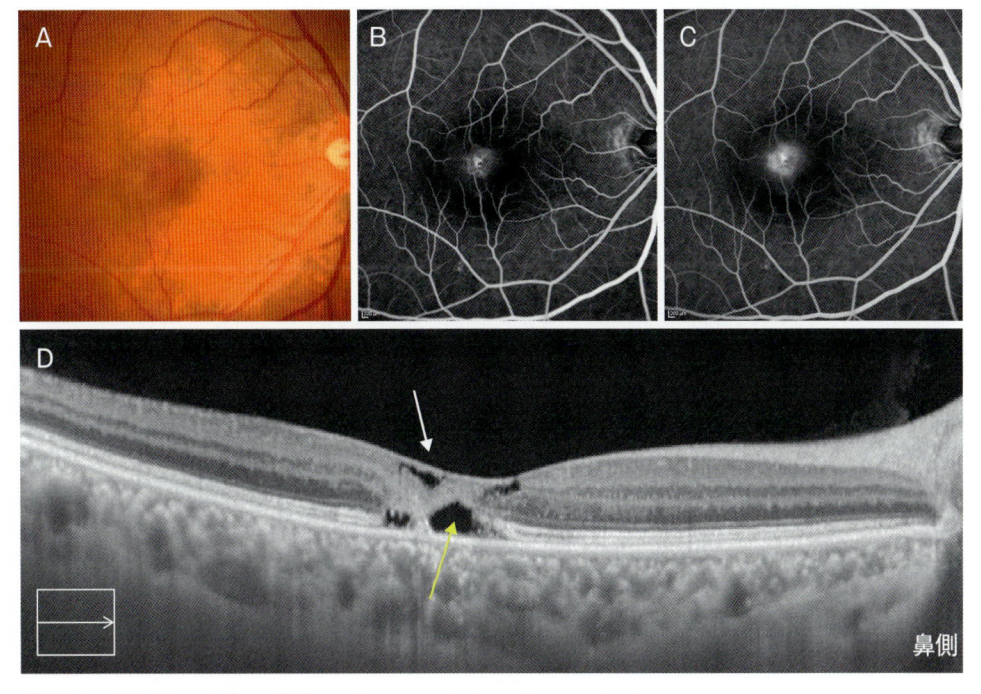

図6. 症例4:71歳, 女性. 右眼. Macular telangiectasia type 2
視力は右眼 0.9, 左眼 0.4. A) 中心窩耳側には網膜毛細血管の拡張と網膜色素上皮の萎縮がある. B) 蛍光造影 (55秒) では造影初期に中心窩耳側に毛細血管の拡張と萎縮部位が window defect によって過蛍光になっている. C) 造影後期 (5分42秒) になると毛細血管からの漏出がある. D) OCT. 中心窩では IS/OS が消失し, 網膜剥離のようになっている (黄色矢印). 網膜の表層付近にも分離様の変化がある (白矢印).

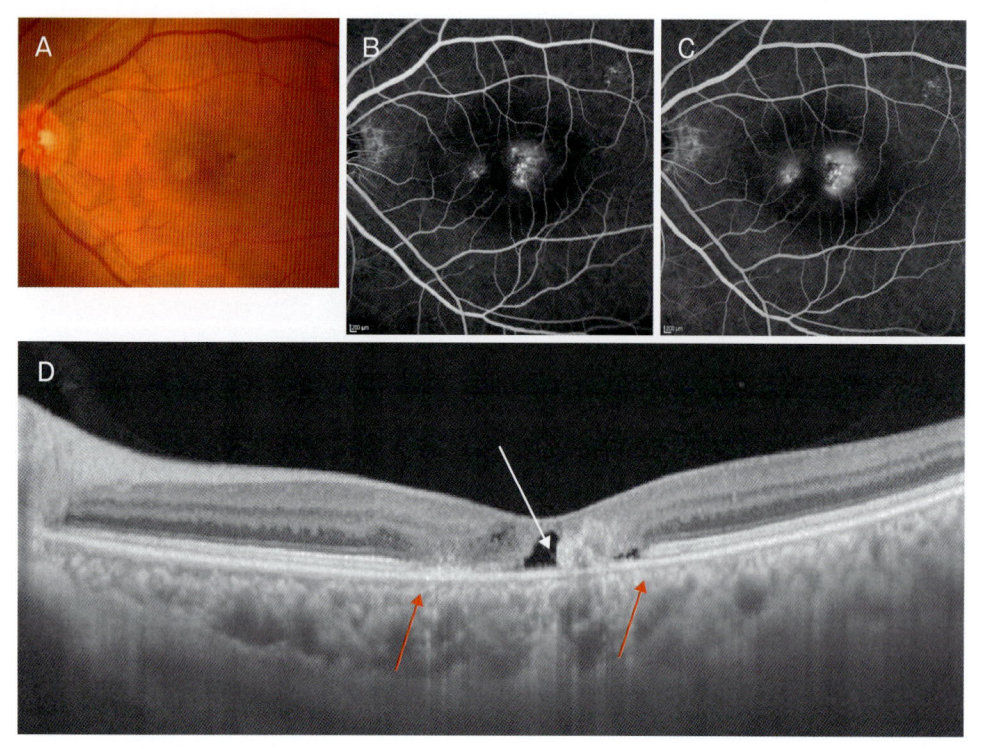

図 7. 症例 4 の左眼
A) 中心窩耳側に黒色プラークがある．B) 蛍光造影（1分 22 秒）では中心窩耳側は window defect によって過蛍光になっているがプラークは低蛍光となっている．C) 造影後期（5分 54 秒）になると耳側毛細血管からの蛍光漏出がある．D) OCT では赤矢印の間では IS/OS が欠損している．中心窩の網膜外層は欠損して網膜剝離のようになっている（白矢印）．

文 献

1) Gass JD, Oyakawa RT：Idiopathic juxtafoveolar retinal telangiectasis. *Arch Ophthalmol* **100**：769-780, 1982.
2) Gass JD, Blodi BA：Idiopathic juxtafoveolar retinal telangiectasis. Update of classification and follow-up study. *Ophthalmology* **100**：1536-1546, 1993.
3) Yannuzzi LA, Bardal AM, Freund KB, et al：Idiopathic macular telangiectasia. *Arch Ophthalmol* **124**：450-460, 2006.
4) Cohen SM, Cohen ML, El-Jabali F, et al：Optical coherence tomography findings in nonproliferative group 2a idiopathic juxtafoveal retinal telangiectasis. *Retina* **27**：59-66, 2007.
5) Gaudric A, Ducos de Lahitte G, Cohen SY, et al：Optical coherence tomography in group 2A idiopathic juxtafoveolar retinal telangiectasis. *Arch Ophthalmol* **124**：1410-1419, 2006.
6) Maruko I, Iida T, Sekiryu T, et al：Early morphological changes and functional abnormalities in group 2A idiopathic juxtafoveolar retinal telangiectasis using spectral domain optical coherence tomography and microperimetry. *Br J Ophthalmol* **92**：1488-1491, 2008.
7) Powner MB, Gillies MC, Tretiach M, et al：Perifoveal müller cell depletion in a case of macular telangiectasia type 2. *Ophthalmology* **117**：2407-2416, 2010.

3. 特発性脈絡膜新生血管

特発性脈絡膜新生血管（idiopathic choroidal neovascularization：ICNV）は，網膜色素上皮（retinal pigment epithelium：RPE）の上に成長する新生血管で，Gass 分類で2型に相当する．Type 2 CNV（choroidal neovascularization）は 50 歳以下では強度近視，網膜色素線条，外傷性脈絡膜断裂，米国では presumed ocular histoplasmosis syndrome などで生じるが，これらの素因のないものを ICNV と呼ぶ．ICNV はわが国では若年性 CNV の主要原因である．

■ OCT 所見

ICNV はフルオレセイン蛍光造影（fluorescein angiography：FA）では classic CNV を呈する．CNV が RPE を突き抜けて網膜下に成長していること，CNV の基底部に RPE の嵌入があること，漿液性網膜剝離や網膜浮腫を伴うことが特徴である．ICNV は活動期では type 2 であるが，RPE に囲い込まれた安定期では type 1 CNV に類似する．診断には CNV の病期を勘案する必要がある．

1. 活動期の ICNV

CNV が RPE の上に中～高反射の塊として描出される．CNV の基底部に RPE が嵌入する．活動期の CNV は次の2型に分類できる[1]．
1) 突出型（protruding 型）：CNV が RPE 上に突出する型（図 1A，2A，3A）
2) 扁平型：突出型以外の型（図 2B），網膜下の新生血管膜と考えられる．

2. 安定期の ICNV

ICNV は安定期には滲出性の変化が減少する．この時期には CNV と RPE が区別し難くなり，CNV の下に RPE の高反射層を同定ことはできない．OCT 像は，以下のパターンを示すが，これらの型は，病期により変化していくこともある．
1) PED 様所見型：RPE が CNV を被覆すると，RPE の高反射が連続性を保ったままドーム状隆起する（図 1C）．その内部はある程度の反射を示すことが多い．
2) 1 型 CNV 様所見型：CNV が RPE に被覆され，かつ CNV の隆起がやや扁平であると，一見 type 1 CNV（RPE 下 CNV）に類似する．内部は，中～高反射を示す（図 2D）．
3) 紡錘状所見型：1，2 に当てはまらない形．CNV と RPE が一塊となり，RPE の肥厚に見える（図 4）．

自験例では安定期の ICNV において，PED 様所見のものが 12 眼中 10 眼 83.3％，Gass 分類の 1 型 CNV 様所見のものが 12 眼中 2 眼 16.6％，CNV と RPE が一塊となった紡錘状所見が 4 眼 33.3％であった．

3. 活動期から安定期への移行期（図 3）

CNV は安定期に移行する過程で以下の所見を呈する．①網膜に付着する中～高反射塊（これはフィブリンらしい），②網膜と CNV の間隙が生じる，③ CNV の中～高反射塊である．自験例では，これらの所見が ICNV の連続症例 10 眼中の 4 眼に出現した．この間隙は，病初期には判別不能で，安定期には消失する．このことから，間隙は新鮮例の寛解期に多く出現する特徴的所見と考えられる．

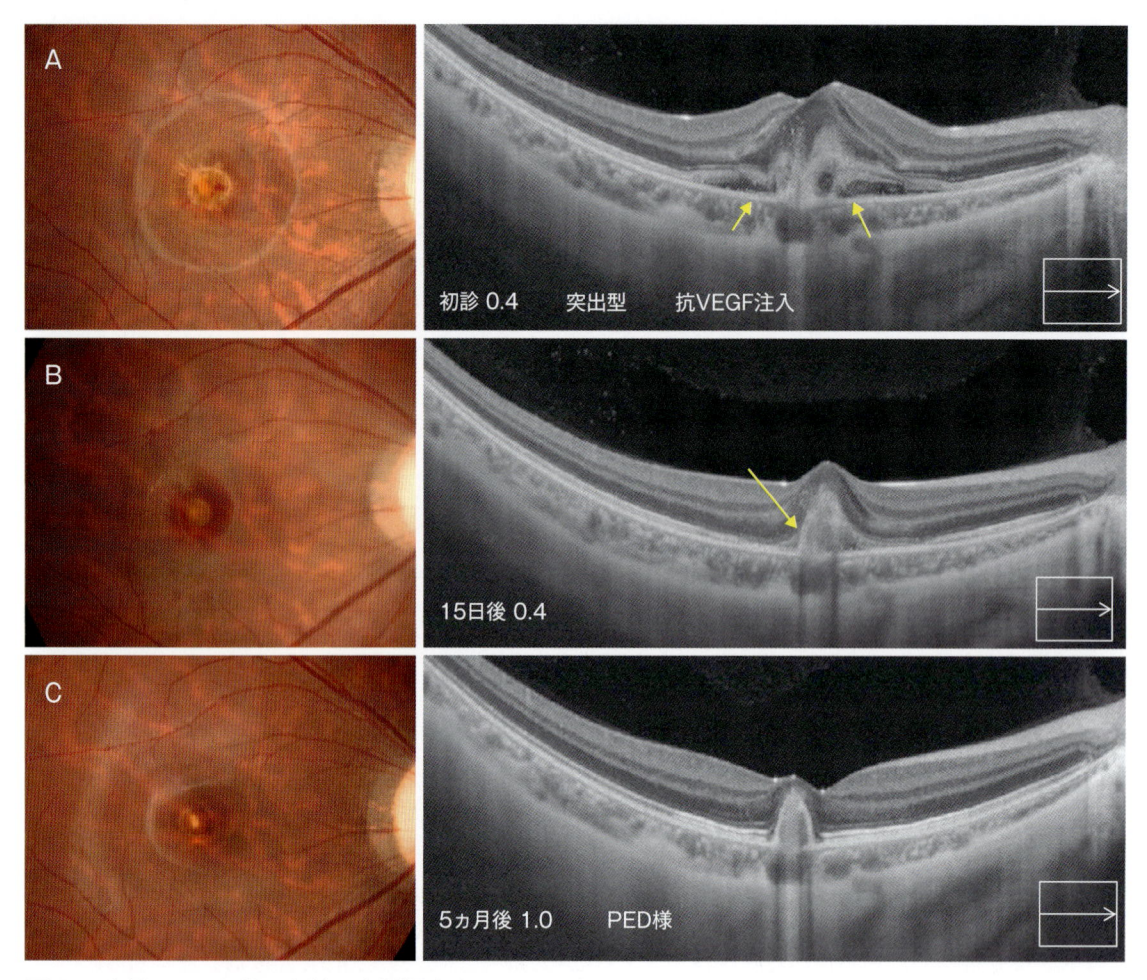

図1. 症例1：18歳，女性．右眼視力0.3 × −5.0D
A) 初診時は突出型CNV．RPEがCNV塊の基底に嵌入している（矢印）．当日に抗VEGF抗体硝子体注射施行．
B) 15日後，CNVは凝集しドーム型になった．CNVの一部がRPEで包み込まれている（矢印）．C) 5ヵ月後，CNVはRPEに囲い込まれて，PED様になった．視力は1.0に回復．

4. 治療による変化（図1, 2）

抗VEGF抗体を硝子体注入すると，突出型CNVがRPEに包み込まれてPED様所見を呈するようになる．またはtype 1 CNVに類似してくる．

文 献

1) Iida T, Hagimura N, Sato T, et al：Optical coherence tomographic features of idiopathic submacular choroidal neovascularization. *Am J Ophthalmol* **130**：763-768, 2000.

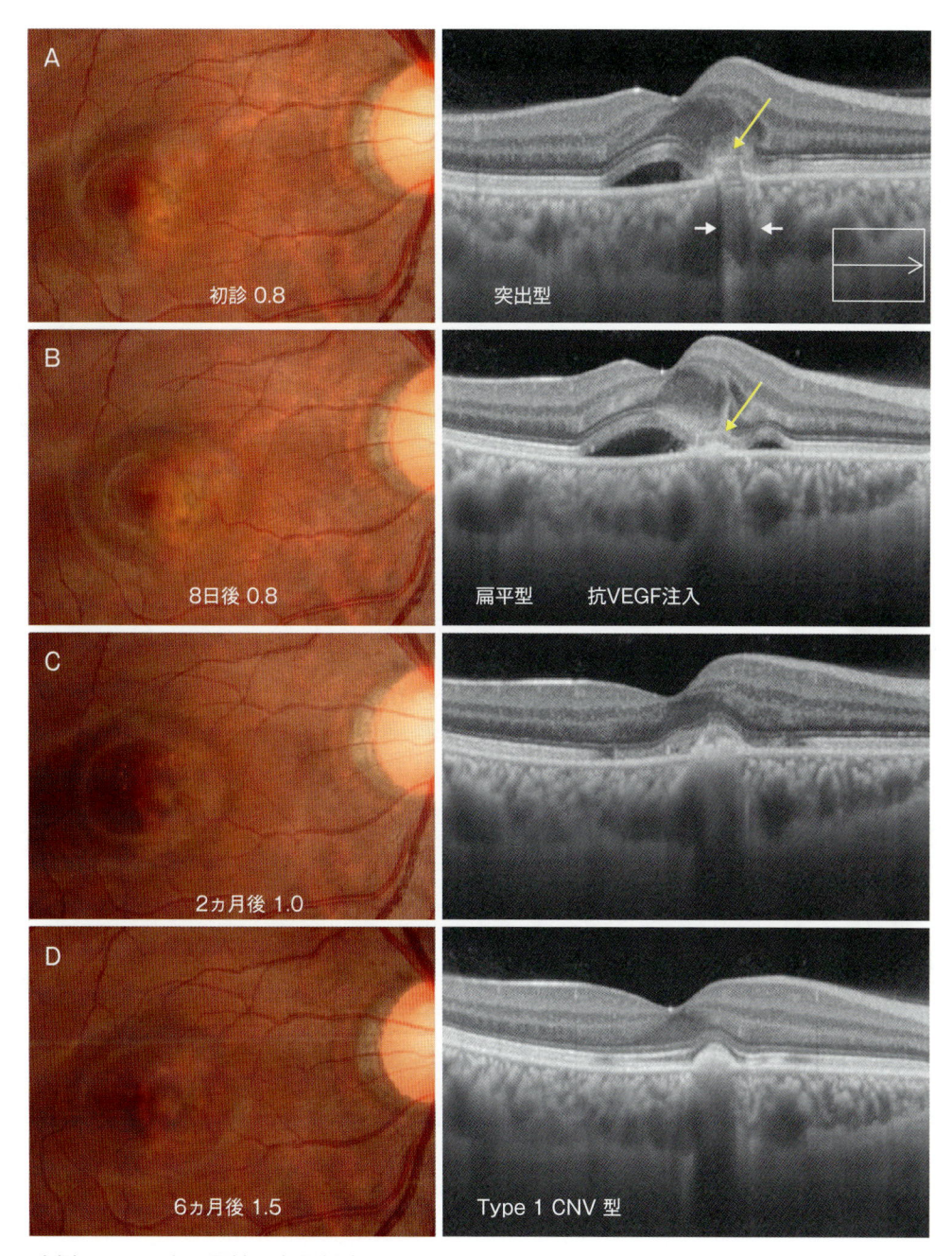

図2. 症例2：32歳，男性．左眼視力 0.8 × −6.0D
A) 初診時, 突出型の CNV. B) 8日後, CNV は扁平になった．この時点で抗 VEGF 抗体の硝子体注射施行.
C) 2ヵ月後, CNV は縮小し, 網膜下液が吸収. D) 6ヵ月後, CNV は RPE に囲い込まれ, 一見 type 1 CNV に見える．周囲の IS/OS は復活して視力は 1.5 に回復した. OCT はすべて水平断.

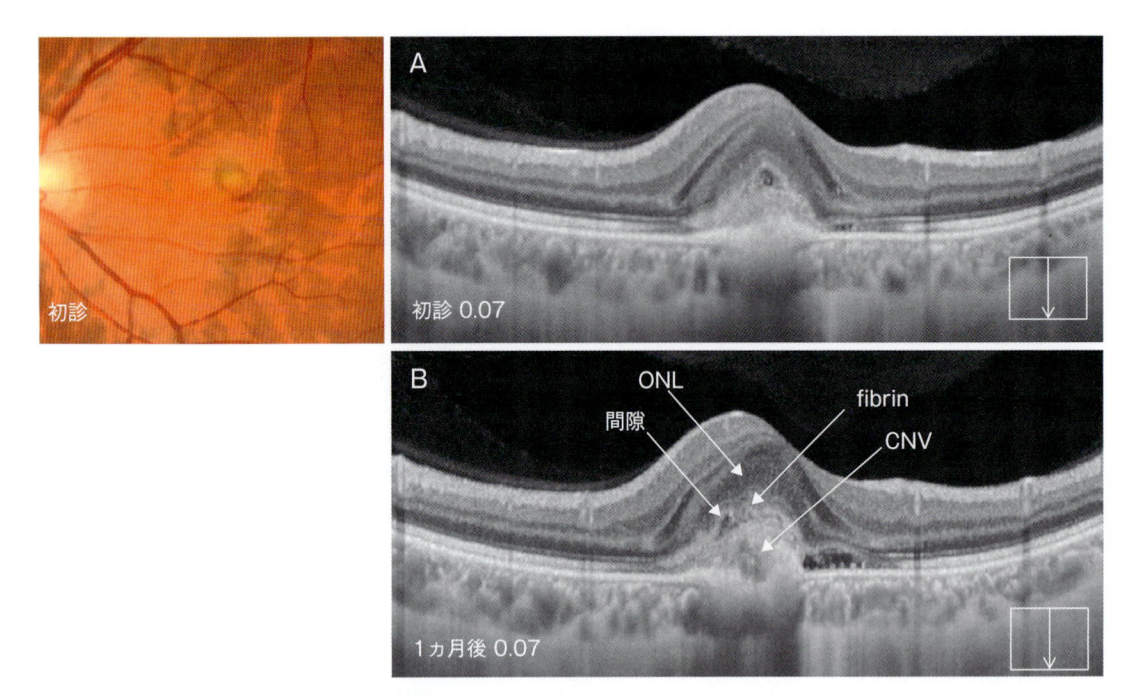

図 3. 症例 3：39 歳，女性．左眼視力 0.07 × −3.0D
A) 初診時，網膜下に CNV がある．B) 活動期から安定期への移行期．網膜に接してフィブリン様浸出物がある．CNV と網膜には間隙ができている．CNV は中〜高反射塊になっている．

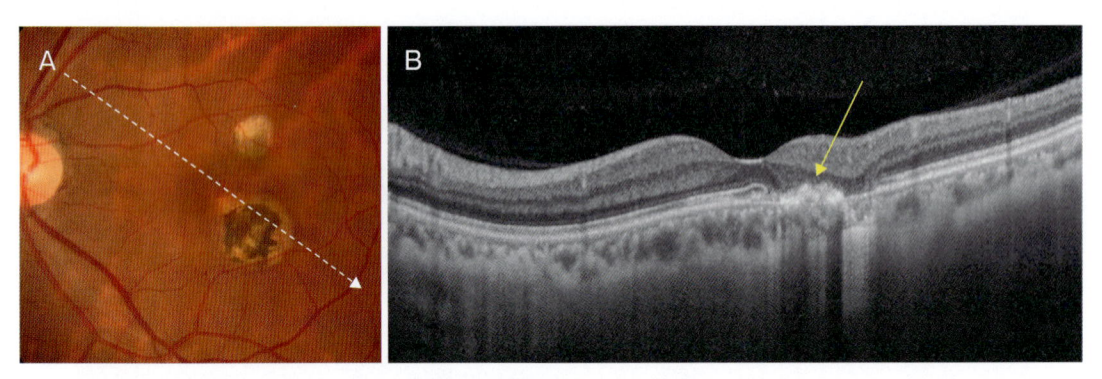

図 4. 症例 4：51 歳，女性．紡錘状所見型．視力 1.2 × −5.5D
A) 中心窩耳側下方に萎縮斑がある．B) SS-OCT．CNV と RPE が一塊となった陳旧性の CNV（黄色矢印）がある．

4. Outer retinal tubulation

　Outer retinal tubulation（ORT）は，2009年にZweiselらがSD-OCTを用いて報告した病態で，変性した視細胞によって網膜外層に形成される管状の形態を示す[1]．Zweiselらの報告では63人中54人（86％）が加齢黄斑変性であったが，その後の報告では，パターンジストロフィ，急性帯状潜在性網膜外層症（acute zonal occult outer retinopathy：AZOOR），網膜色素変性，スターガルト（Stargardt）病，コロイデレミア，クリスタリン網膜症など，さまざまな網膜変性疾患でも観察されている[2,3]．通常ORTは，視細胞や網膜色素上皮（retinal pigment epithelium：RPE）の障害が進行した眼で見られるが，視細胞が保たれている部位の近くに形成されることが多い．末期の網膜色素変性のように視細胞が完全に消失しているような状態では観察されない[1]．管状構造は，1本の管からなるものから分岐を繰り返して複雑なネットワークを形成するものもある．その数や分布は経時的に変化しないことが多いが，網膜の障害部位が拡大するとORTの数も増加する[3]．

■ OCT所見

　ORTの断面は円形ないし楕円形で，内腔は低反射となりそれを囲む外壁は高反射となる（図1，2）．内腔内には変性した視細胞外節と考えられる高反射点が見られることがある．ORTは，網膜外層（外顆粒層）にRPEあるいはBruch膜に接するように存在する．病理学的な原因は不明だが，視細胞やRPEの障害によって視細胞内節および外節が外向きに折れ，再構築する過程で管状構造を形成するのではないかと考えられている[1]．

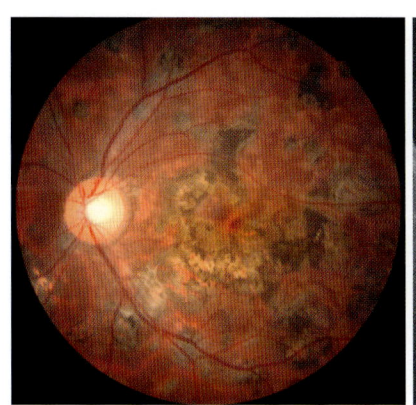

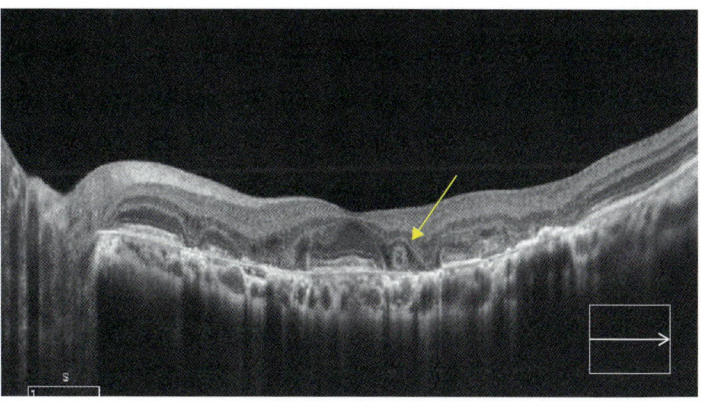

図1．症例1：31歳，男性．視力1.2
12年前に両眼に活動性のgeographic choroiditisがあった．現在陳旧病変．左眼はCNVが出現している．OCTでは中心窩の耳側の網膜外層に管状の構造がある（矢印）．中心窩では視細胞外節は保たれている．

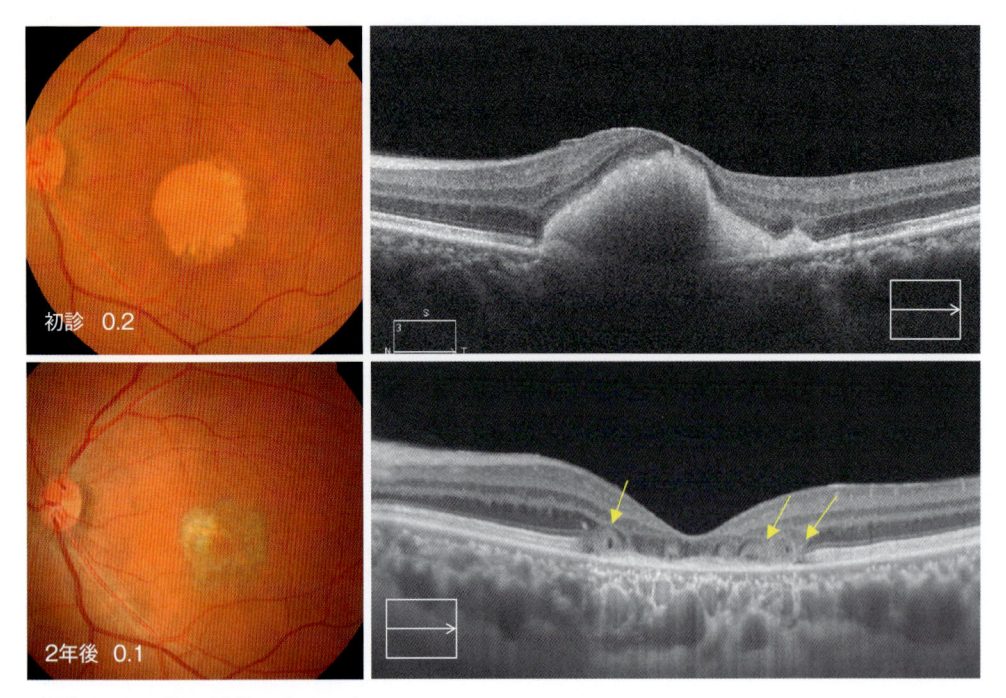

図2. 症例2：51歳，男性．Best病
上）初診時には黄斑に卵黄様物質が貯留している．OCTで中等度の反射を示す卵黄様物質が網膜下に描出されている．下）2年後，卵黄様物質は吸収され黄斑萎縮となっている．OCTでは，萎縮部位の外境界膜・視細胞外節・COSTが消失し，黄斑は薄くなっている．萎縮部位内には数個の管状構造が見られる（矢印）．

文　献

1) Zweifel SA, Engelbert M, Laud K, et al：Outer retinal tubulation：a novel optical coherence tomography finding. *Arch Ophthalmol* **127**：1596-1602, 2009.
2) Iriyama A, Aihara Y, Yanagi Y：Outer retinal tubulation in inherited retinal degenerative disease. *Retina* **33**：1462-1465, 2013.
3) Goldberg NR, Greenberg JP, Laud K, et al：Outer retinal tubulation in degenerative retinal disorders. *Retina* **33**：1871-1876, 2013.

5. Focal choroidal excavation

　2006年にJampolらは，OCTを用いて黄斑の脈絡膜が陥凹している症例を報告した[1]．その後Margolisらは同様の所見を有する12例13眼を報告し，focal choroidal excavation（FCE）と名付けた[2]．彼らの報告した12例をまとめると，平均年齢は45歳（22～62歳），平均屈折度数は－3.54D（－8D～＋6D），平均視力は0.65（0.2～1.0），自覚症状（変視・霧視）ありが6例，自覚症なしが6例であった．検眼鏡的には中心窩に色素性変化があり（図1），フルオレセイン蛍光造影では，病変部位の網膜色素上皮（retinal pigment epithelium：RPE）の状態により過蛍光あるいは低蛍光を示し，インドシアニングリーン蛍光造影では病変部位は低蛍光となった．経過中に漿液性網膜剥離や脈絡膜新生血管が発症したものが各1例あったとのことである．Leeらは，FCEと他の網脈絡膜疾患との関連について指摘し，FCE41眼中10眼（24％）は中心性漿液性脈絡網膜症を合併し，9眼（22％）は脈絡膜新生血管・ポリープ状脈絡膜血管症を合併したと述べている〔22眼（54％）は合併疾患なし〕[3]．FCEの原因については，先天性の形成異常[2]，脈絡膜循環障害[4]などが推測されている．

■ OCT所見

　中心窩のRPEと脈絡膜がU字あるいはV字様に陥凹する（図2）．陥凹が二段になるとW字のようになる．脈絡膜陥凹部に沿うように神経網膜も陥凹するが，網膜外層とRPEが分離してスペースが生じることもある．FCE周囲の脈絡膜は正常よりも厚いが，強膜には異常はない[2]．

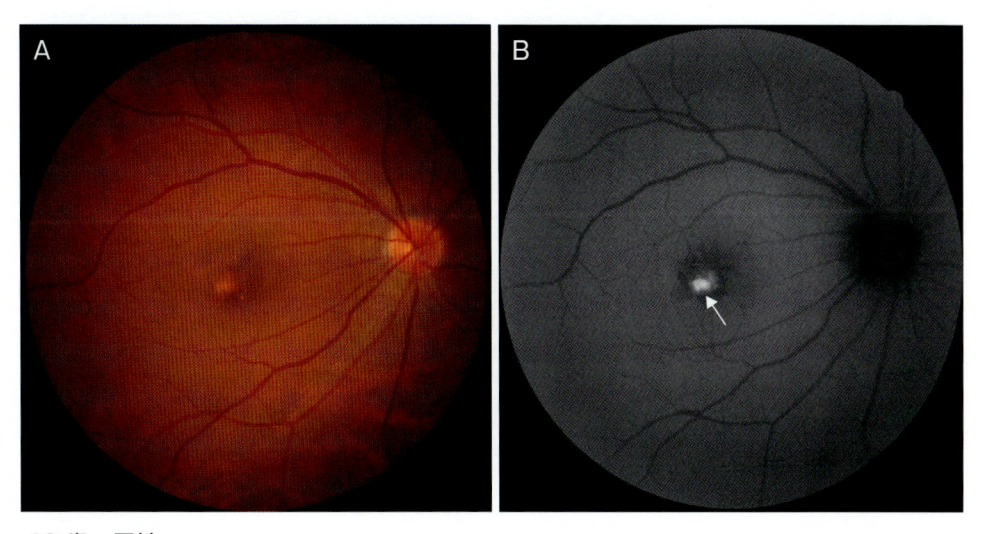

図1．48歳，男性
検診で右眼の異常を指摘された．右眼だけで見ると歪みがあり，視力は1.2×－6.50D．A）カラー眼底写真では中心窩付近に黄色病変がある．B）眼底自発蛍光では，病変部位は過蛍光となっている（矢印）．

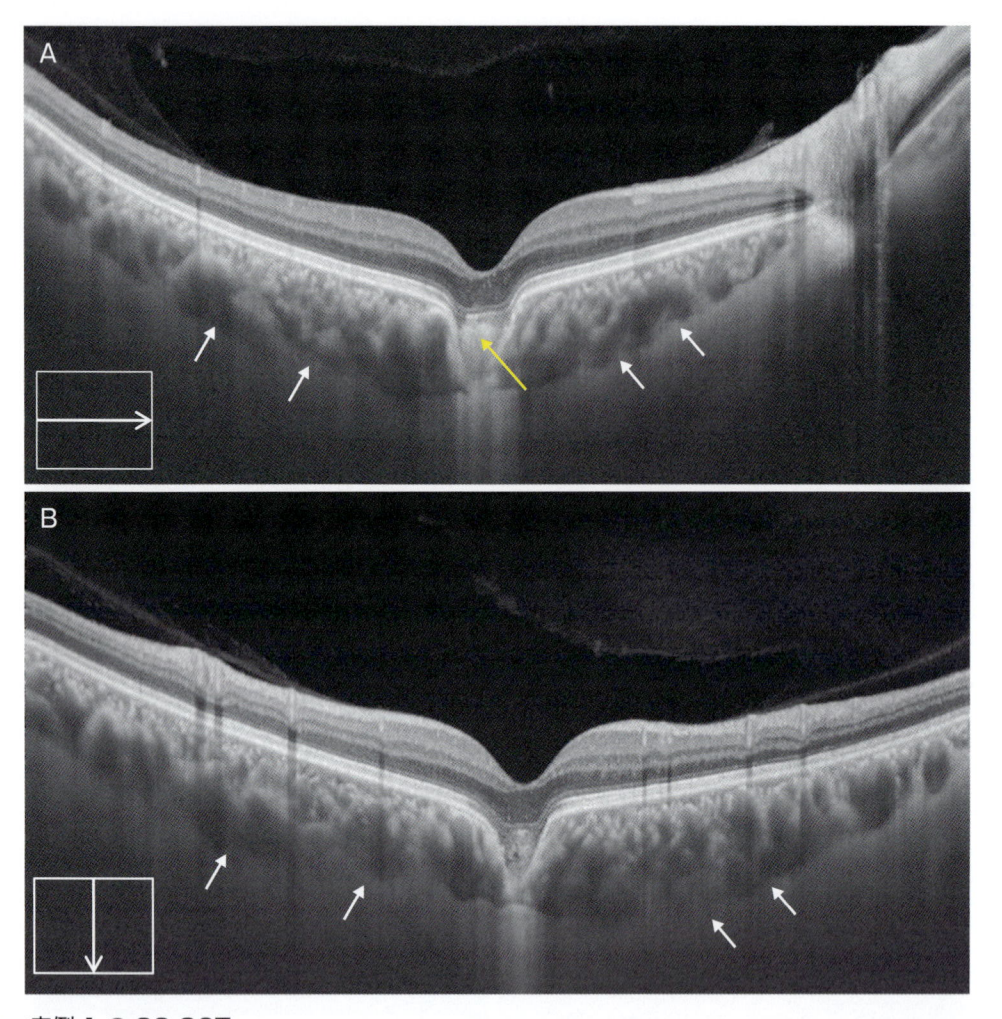

図2. 症例1のSS-OCT
A）水平断．B）垂直断．中心窩に脈絡膜のU字状の陥凹がある．神経網膜の一部は陥凹部に落ち込んでいる．神経網膜と網膜色素上皮の間のスペースはやや高反射となっている（黄色矢印）．白矢印は脈絡膜と強膜の境界を示す．陥凹部以外では脈絡膜の外層血管が拡張している．

文献

1) Jampol LM, Shankle J, Schroeder R, et al：Diagnostic and therapeutic challenges. *Retina* **26**：1072-1076, 2006.
2) Margolis R, Mukkamala SK, Jampol LM, et al：The expanded spectrum of focal choroidal excavation. *Arch Ophthalmol* **129**：1320-1325, 2011.
3) Lee CS, Woo SJ, Kim YK, et al：Clinical and spectral-domain optical coherence tomography findings in patients with focal choroidal excavation. *Ophthalmology* **121**：1029-1035, 2014.
4) Wakabayashi Y, Nishimura A, Higashide T, et al：Unilateral choroidal excavation in the macula detected by spectral-domain optical coherence tomography. *Acta Ophthalmol* **88**：87-91, 2010.

各論IV 中心性漿液性脈絡網膜症

1. 急性 CSC

　中心性漿液性脈絡網膜症（central serous chorioretinopathy：CSC）は，黄斑部に漿液性網膜剝離（serous retinal detachment：SRD）をきたす疾患である．典型的には壮年男性に好発し，症状として変視症，小視症，中心暗点を自覚する．発症原因は不明だが，さまざまなストレスが誘因になるとされている．A型気質，ステロイド使用などが関係する．病態として，外血液網膜柵である網膜色素上皮（retinal pigment epithelium：RPE）のバリア機構の破綻，網膜下液吸収能（ポンプ機能）の低下，脈絡膜の循環障害があげられている．

　フルオレセイン蛍光造影（fluorescein angiography：FA）では，初期には点状過蛍光で始まり，後期にかけて円形増大型（ink-blot）や吹き上げ型（smoke-stack）の蛍光漏出を示す（図1）．インドシアニングリーン蛍光造影（indocyanine green angiography：IA）では，脈絡膜充盈遅延，脈絡膜静脈拡張，脈絡膜血管の透過性亢進所見である異常脈絡膜組織染を認める[1]．FAと同様に蛍光漏出を示す場合もある．眼底自発蛍光（fundus autofluorescence：FAF）では，漏出点のRPE障害を示す点状低蛍光や網膜下液部の点状過蛍光所見を呈する[2,3]．自然治癒傾向があり，予後良好な疾患とされているが，罹病期間が長くなると視細胞〜RPEの萎縮をきたし，視力が低下することがある[4,5]．また，再発蛍光を示す場合もあるため，FAでの蛍光漏出点が中心窩外であればレーザー光凝固術が勧められる．慢性化傾向があれば，光線力学療法（photodynamic therapy：PDT）も一手である．SRD消失後も変視症などの自覚症状が残る場合がある．急性CSCは古典的CSC（classic CSC）と呼ばれることもある．

■ OCT所見

　OCTによりCSCの疾患概念はかなり変化した．SRD中のプレシピテート（precipitate）は，かつては下液が濃縮して蛋白が凝集したものと考えられていたが，今では外節を貪食したマクロファージとみなされている．EDIやSS-OCTによって脈絡膜が可視化されると，深部の脈絡膜血管の著明な拡張がCSC特有な病変であると認識されるようになった．

1) 漿液性網膜剝離

　網膜下液によって神経網膜がRPEから剝離し硝子体側に隆起する．下液は低反射となることが多い（図2）が，漏出液にフィブリンなどを多く含む場合，中反射塊として観察される[6]（図3）．また，析出したフィブリンを介してRPEと神経網膜が癒着し，剝離網膜の外層が引き伸ばされるdipping patternを呈することもある[7]．剝離した神経網膜には軽度の浮腫が起こっていることがある．

2) 外節の延長

　網膜剝離がある部位ではRPEによる視細胞外節の貪食が行われないために，外節の延長（elongation）が起こる[8]（図3）．この外節を貪食したマクロファージが網膜内へも遊走するために，網膜外層，剝離網膜下に高反射として粒状のプレシピテートが描出されることがある[9,10]．プレシピテートは自発蛍光を有し（図3），外節由来であることを示唆する．剝離網膜では視細胞の減少に伴い，外顆粒層の菲薄化が起こる．網膜復位後も外顆粒層の菲薄は残存し，外顆粒層厚は視力と正の相関がある[9]．視

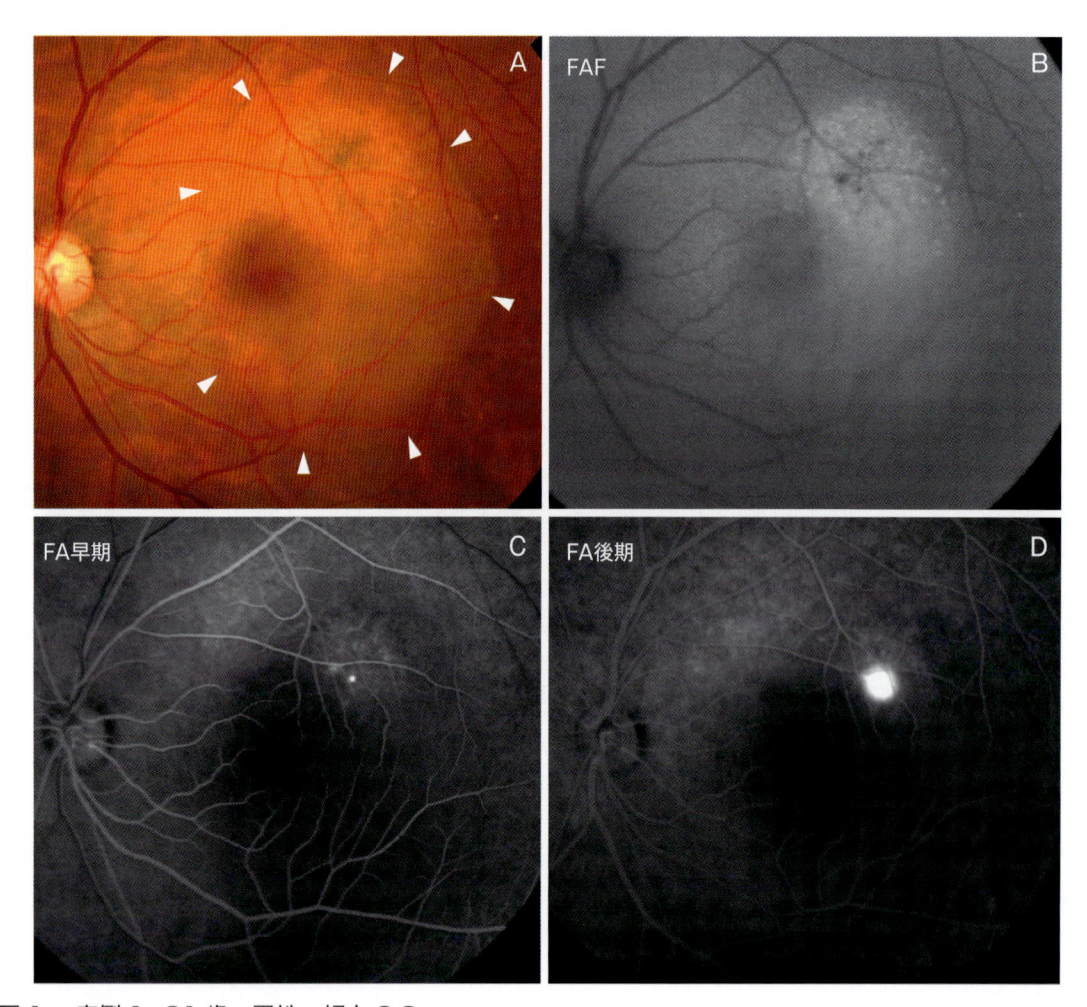

図1．症例1：31歳，男性．視力 0.8
A）黄斑部に大きなSRDがある（矢印）．B）自発蛍光では，SRDの範囲は淡い過蛍光，中心窩上耳側3乳頭径大の斑状過蛍光があり，内部に低蛍光斑が散在している．C）FA早期に黄斑部上耳側に点状過蛍光で始まり，D）後期にかけて蛍光漏出は拡大している．典型的な円形増大型の蛍光漏出である．

細胞の減少が進行すると，復位網膜において視細胞内節外節境界（IS/OS）の不整が見られるようになる[11,12]．

3）僚眼の脈絡膜肥厚

IAにより，CSCでは僚眼にも脈絡膜血管の拡張や透過性亢進があることが指摘されていたが，EDI（SD-OCT）やSS-OCTにより，僚眼でも患眼同様の脈絡膜肥厚があることが明らかになった（図4）．

4）網膜色素上皮剥離

扁平〜小さな網膜色素上皮剥離（retinal pigment epithelial detachment：PED）があることが多くbulgeといわれる（図3，5〜7）．蛍光漏出部はPED上または縁にRPEの欠損部位として観察できることがある．

5）脈絡膜深層の血管拡張

EDI-OCTやSS-OCTにより，CSCでは脈絡膜が肥厚していることがわかってきた．肥厚の原因

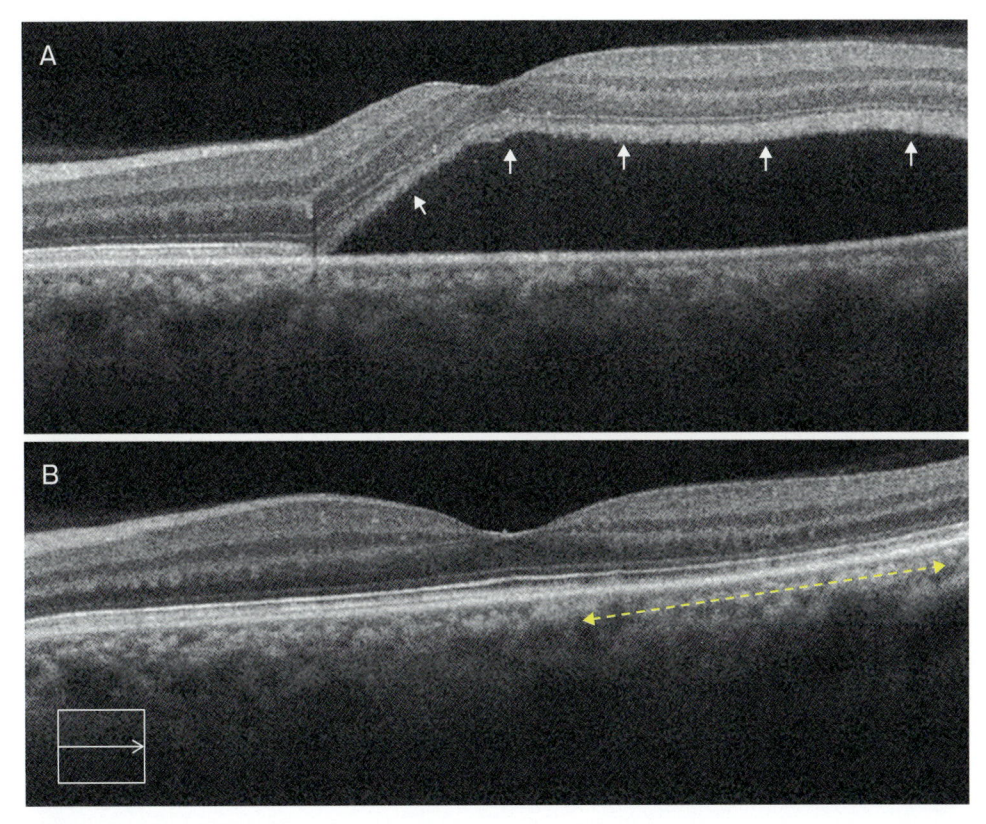

図2. 症例1のSD-OCT
A）網膜下液によって神経網膜がRPEから剝離し，硝子体側に隆起している．脈絡膜の後方が見えないことから脈絡膜が肥厚していることがわかる．剝離網膜のRPE側には外節が肥厚している．B）光凝固2カ月後．SRDは消失しているが，黄破線部のIS/OSは不明瞭．COSTは消失している．

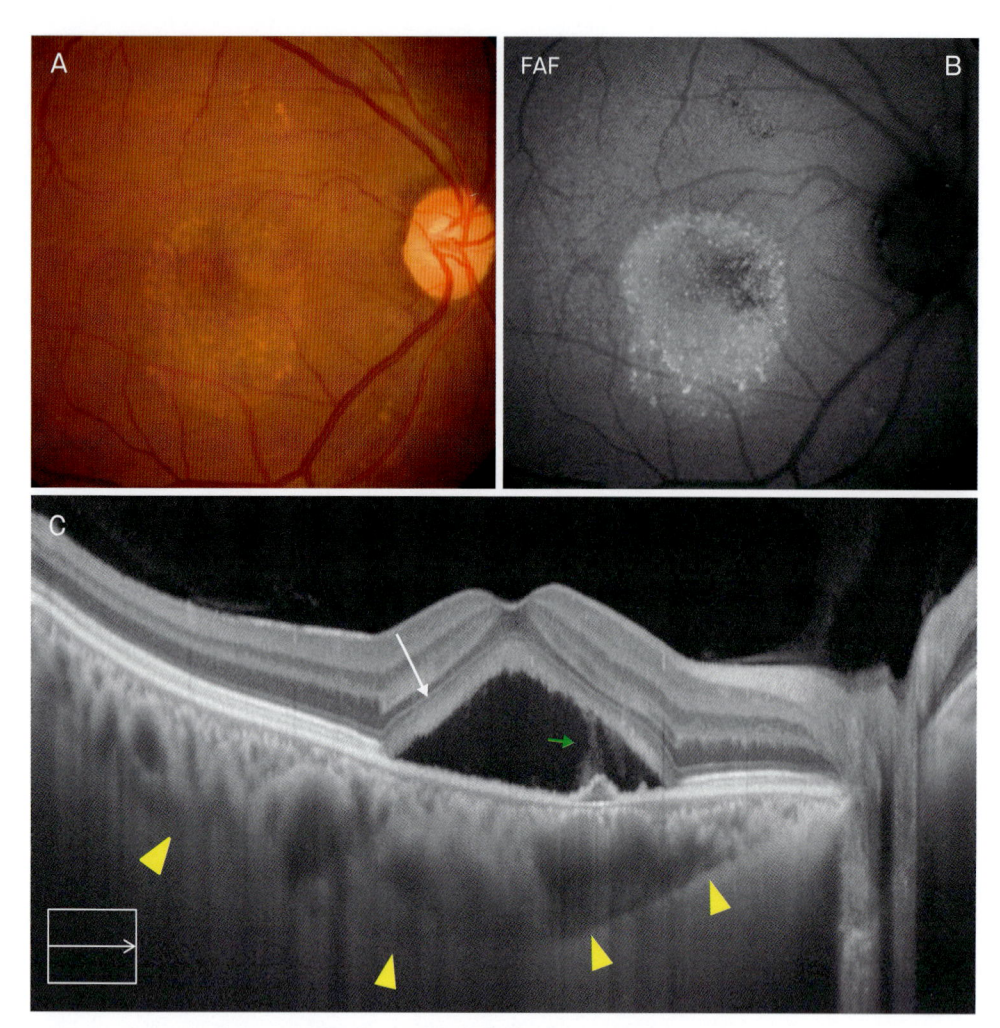

図3. 症例2：36歳，男性．右眼症例，両眼脈絡膜肥厚．右眼視力 1.0
A）カラー眼底写真では黄斑部に黄白色のプレシピテートが円形に散在している．B）自発蛍光ではプレシピテートは過蛍光を呈している．C）SS-OCT．神経網膜がドーム状に RPE から剝離している．視細胞外節の延長（白矢印）と小さな色素上皮剝離（PED）の前方に析出したフィブリン（緑色矢印）が中～高反射として見られる．黄矢頭に示されるように脈絡膜が肥厚している．脈絡膜深層の血管が拡張している．

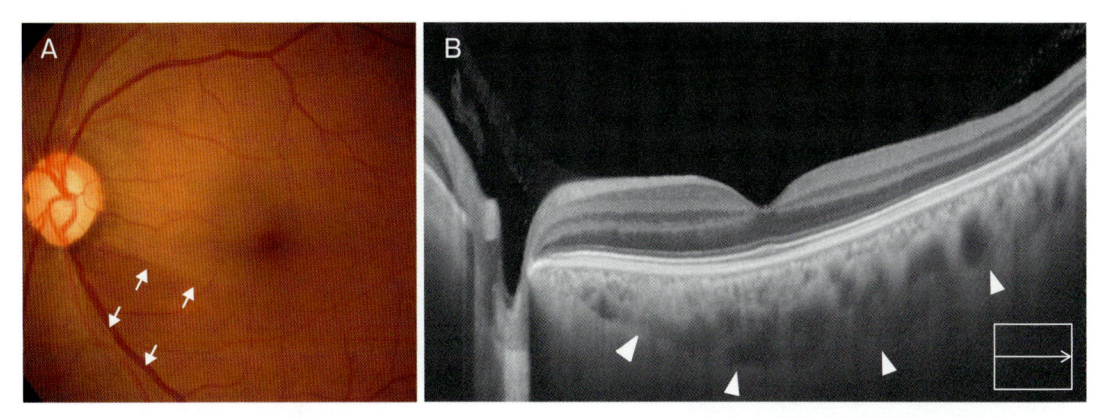

図4. 症例2の僚眼. 左眼視力1.2
A) カラー眼底写真では，視神経乳頭陥凹拡大と網膜神経線維層欠損（矢印）があるが，黄斑部には異常がない.
B) SS-OCTでは，神経網膜～RPEには異常がないが，脈絡膜の肥厚がある（矢頭）.

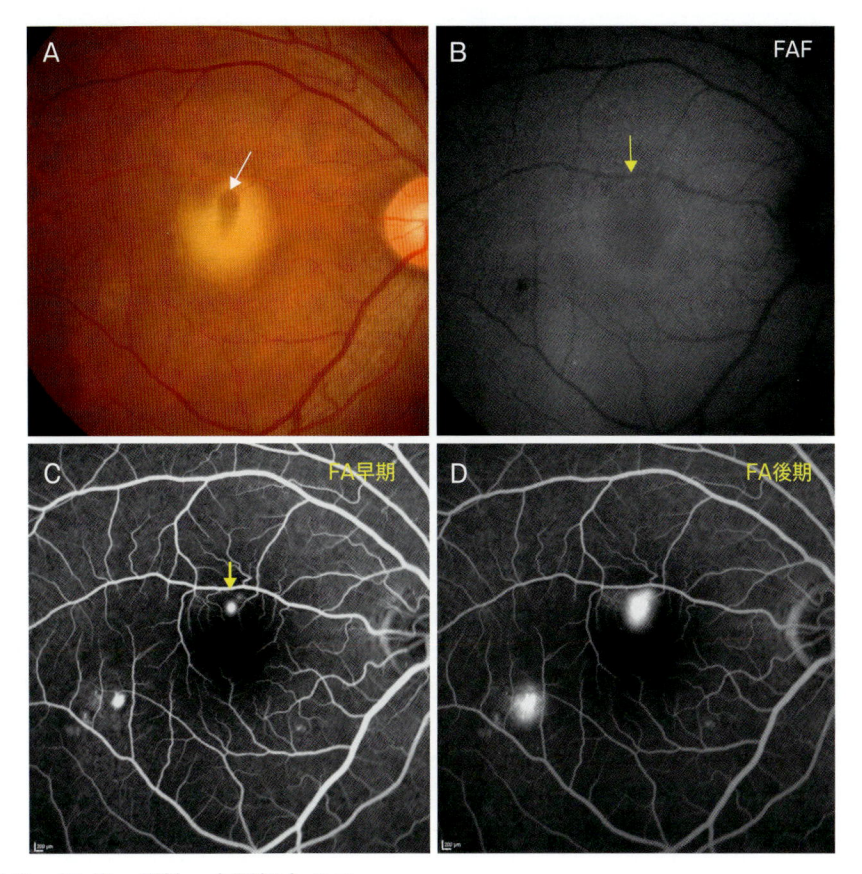

図5. 症例3：46歳，男性. 右眼視力0.3
A) カラー眼底写真では，黄斑部に1乳頭径大の黄白色滲出斑がある. 黄白色沈着物内，中心窩やや上方に透明帯（矢印）がある. B) 眼底自発蛍光では，黄白色浸出斑の部分は淡い低蛍光になっている. 透明帯の部分に低蛍光点がある. C) フルオレセイン蛍光造影（FA）早期ではFAFでの低蛍光点の部分から蛍光漏出が始まっている. D) FA後期では蛍光漏出は漏出点から下方に沈下していることがわかる. 沈下型（吹き下げ型）蛍光漏出を示した1例である.

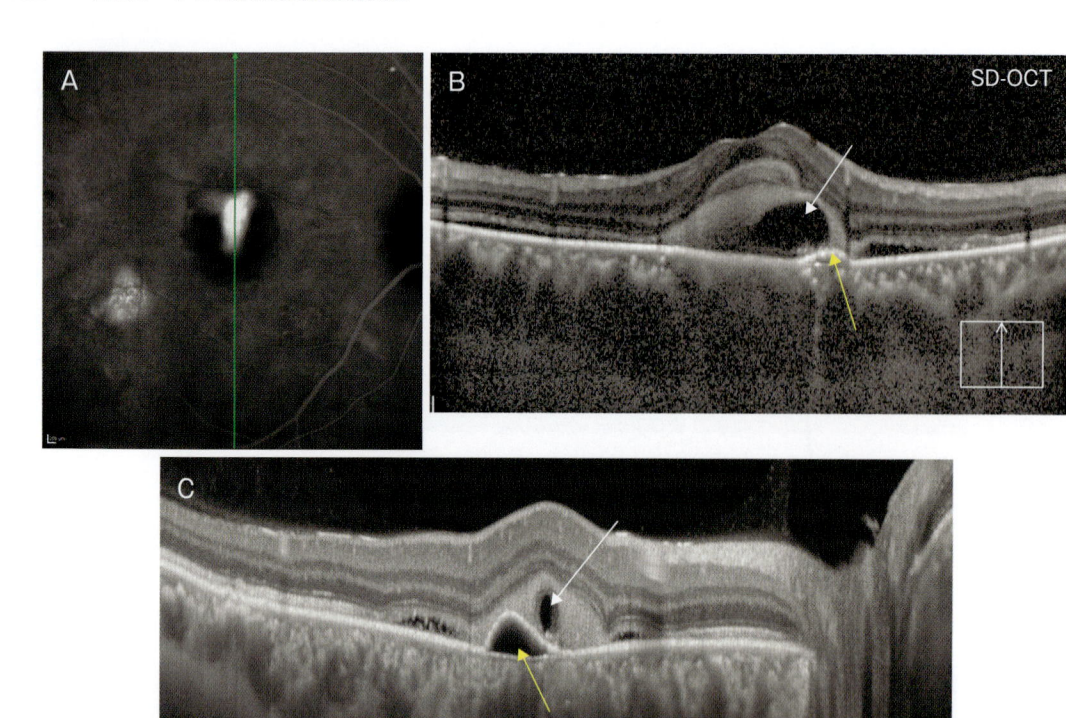

図6. 症例3のOCT
A) 吹き下げ型の蛍光漏出. B) SD-OCT. 網膜下には黄白色滲出物に一致して,中〜高反射塊がある. 眼底での透明帯の部分は低反射となっている(白矢印). 蛍光漏出部のRPEは,bulgeといわれる軽度隆起がある(黄色矢印). C) SS-OCT. 蛍光漏出部の水平断. 網膜下の中〜高反射塊とその中に透明帯に一致した低反射部(白矢印),小さな色素上皮剥離(PED)がある(黄色矢印). 脈絡膜は著明に肥厚.

は脈絡膜深層の血管拡張によるものである(図3,4,6,7). これはぶどう膜炎における全体的な脈絡膜の肥厚と異なり,CSCに特徴的である. これらの血管は渦静脈の枝であり,CSCの原因が渦静脈のうっ滞である可能性を示している.

6) PDT

CSCの治療はもっぱらレーザー光凝固であったが,漏出点が中心窩直下でSRDが遷延化する例ではPDTが行われるようになった[13]. レーザーではSRDが吸収しても脈絡膜は肥厚したままであるが,PDTでは脈絡膜厚が減少する[14](図8)ので,より根治的な治療ではないかとの意見がある. しかし,PDTは脈絡毛細血管板の閉塞をきたすので,長期的な予後の検証が必要である.

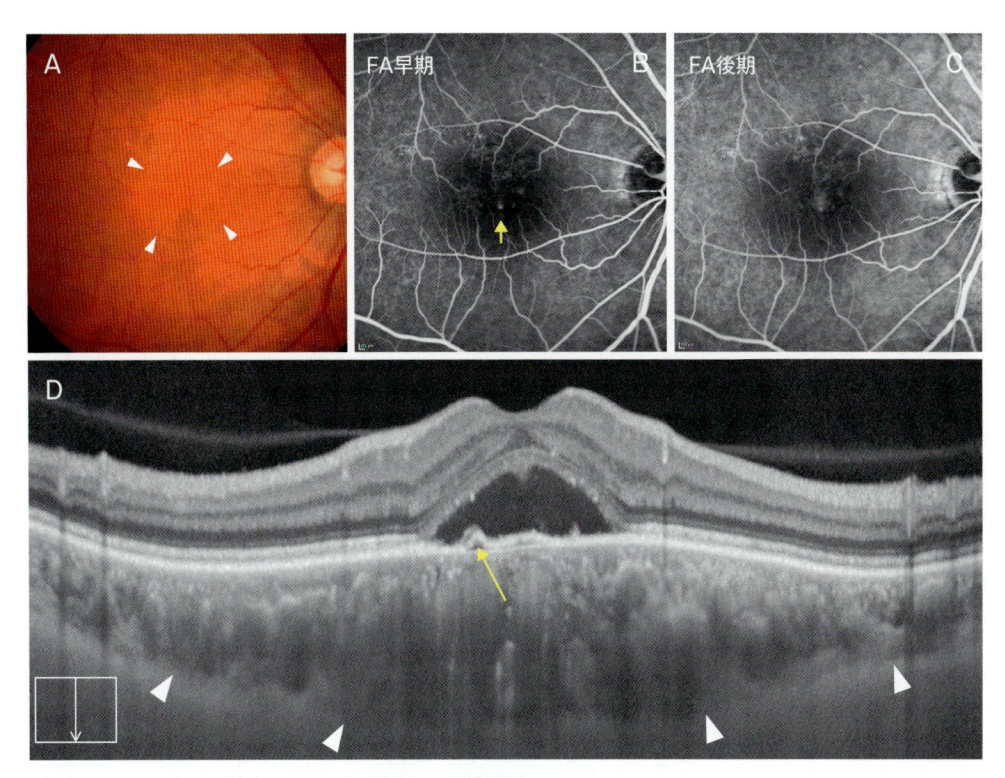

図7. 症例4：56歳，男性．PDT施行例．右眼視力0.6
A) カラー眼底写真で白矢頭部に漿液性網膜剝離（SRD）．B,C) フルオレセイン蛍光造影では早期に中心窩無血管野（FAZ）内から蛍光漏出が始まり（黄色矢印），後期にかけて拡大している．D) SS-OCT．黄斑部に漿液性網膜剝離(SRD)があり，中心窩近傍に bulge と見られる小PEDがある（黄色矢印）．脈絡膜は442μmと厚い（白矢頭）．

文献

1) Iida T, Kishi S, Hagimura N, et al：Persistent and bilateral choroidal vascular abnormalities in central serous chorioretinopathy. Retina **19**：508-512, 1999.
2) Schmitz-Valckenberg S, Holz FG, Bird AC, et al：Fundus autofluorescence imaging：review and perspectives. Retina **28**：385-409, 2008.
3) Spaide RF：Autofluorescence from the outer retina and subretinal space：hypothesis and review. Retina **28**：5-35, 2008.
4) Wang MS, Sander B, Larsen M：Retinal atrophy in idiopathic central serous chorioretinopathy. AmJ Ophthalmol **133**：787-793, 2002.
5) Piccolino FC, de la Longrais RR, Ravera G, et al：The foveal photoreceptor layer and visual acuity loss in central serous chorioretinopathy. Am J Ophthalmol **139**：87-99, 2005.
6) Saito M, Iida T, Kishi S：Ring-shaped subretinal fibrous exudates in central serous chorioretinopathy. Jpn J Ophthalmol **49**：516-519, 2005.
7) Hussain N, Baskar A, Ram LM, et al：Optical coherence tomographic pattern of fluorescein angiographic leakage site in acute central serous chorioretinopathy. Clin Experiment Ophthalmol **34**：137-140, 2006.
8) Matsumoto H, Kishi S, Otani T, et al：Elongation of photoreceptor outer segment in central serous chorioretinopathy. Am J Ophthalmol **145**：162-168, 2008.
9) Spaide RF, Koncnik JM, Jr：Fundus autofluorescence and central serous chorioretinopathy. Ophthalmology **112**：825-833, 2005.
10) Kon Y, Iida T, Maruko I, et al：The optical coherence tomography-ophthalmoscope for examination of central serous chorioretinopathy with precipitates. Retina **28**：864-869, 2008.
11) Matsumoto H, Sato T, Kishi S：Outer nuclear layer thickness at the fovea determines visual outcomes in resolved central serous chorioretinopathy. Am J Ophthalmol **148**：105-110, 2009.

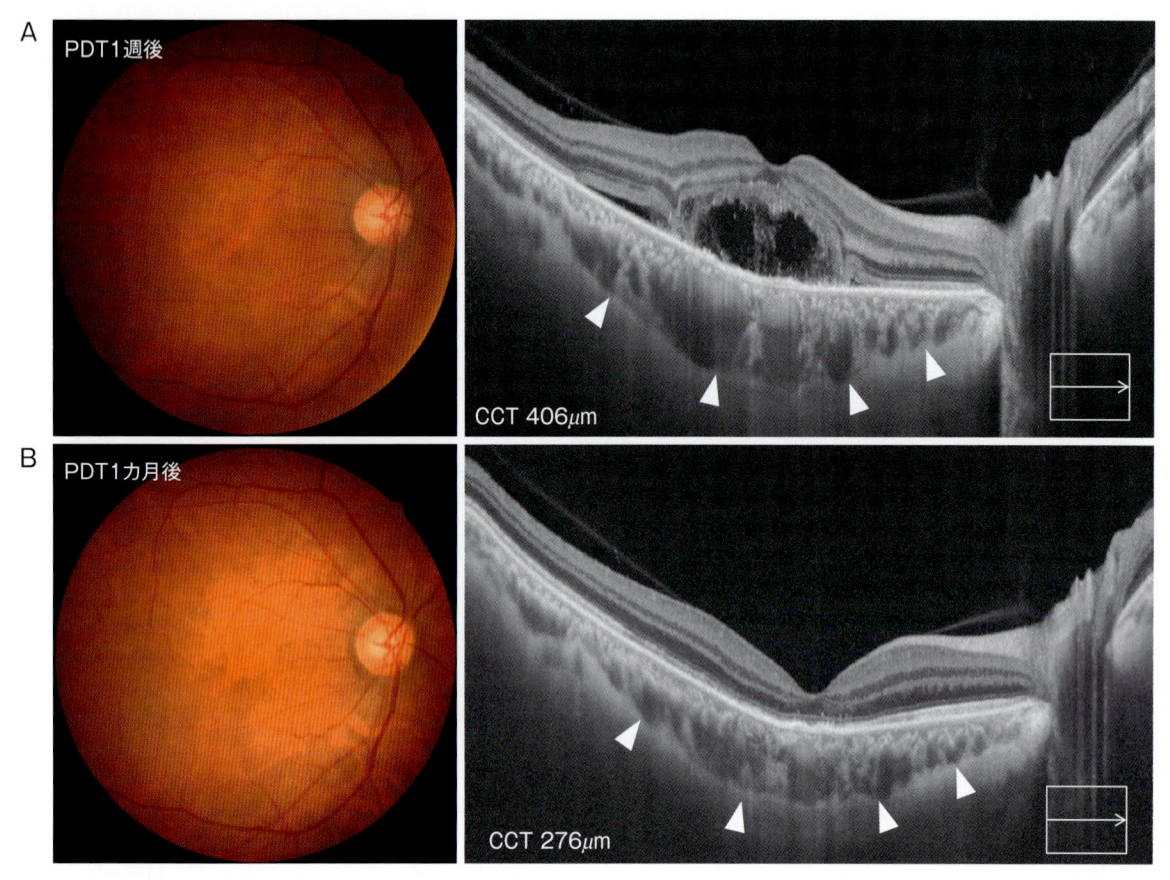

図8. 症例4のSS-OCT
A) PDT1週後. 視力0.4. SRDは拡大し（白矢頭），網膜下にフィブリンなどの滲出物と思われる中反射塊が出現した. 中心脈絡膜厚（CCT）は406μm. B) PDT1カ月後. 視力0.6. SRDは消失した. 黄斑部のIS/OSははっきりしない. 脈絡膜厚は276μmと減少した.

12) Ojima Y, Hangai M, Sasahara M, et al：Three-dimensional imaging of the foveal photoreceptor layer in central serous chorioretinopathy using high-speed optical coherence tomography. Ophthalmology 114：2197-2207, 2007.
13) Yannuzzi LA, Slakter JS, Gross NE, et al：Indocyanine green angiography-guided photodynamic therapy for treatment of chronic central serous chorioretinopathy：a pilot study. Retina 23：288-298, 2003.
14) Maruko I, Iida T, Sugano Y, et al：Subfoveal choroidal thickness after treatment of central serous chorioretinopathy. Ophthalmology 117：1792-1799, 2010.

2. 慢性 CSC

　慢性 CSC は，急性 CSC よりも高齢者に多く，広範な網膜色素上皮（retinal pigment epithelium：RPE）障害を伴い，慢性で再発性の経過をとる．このうち RPE 障害の強いものは，DRPE（diffuse retinal pigment epitheliopathy）と呼ばれる[1]．漿液性網膜剥離（serous retinal detachment：SRD）がおおむね6カ月以上遷延したものを chronic CSC ということが多い．フルオレセイン蛍光造影（fluorescein angiography：FA）では広範な RPE 障害による window defect がある．明瞭な蛍光漏出点を示すこともあるが，多くはびまん性の弱い蛍光漏出（oozing）を呈し，蛍光漏出点が同定しにくい．インドシアニングリーン蛍光造影（indocyanine green angiography：IA）では，classic CSC 同様に脈絡膜循環不全，異常脈絡膜組織染を示す．眼底自発蛍光（fundus autofluorescence：FAF）では，広範な RPE 障害に伴う低蛍光領域が見られる．SRD の遷延化，再発のために黄斑部の萎縮をきたし，視力予後不良なことが多いため，蛍光漏出点をすべて網膜光凝固することが望ましいが，はっきりしない場合も多く，治療に難渋する．最近は光線力学療法が有効との報告がある．

■ OCT 所見

1）漿液性網膜剥離（図1～3）
　Chronic CSC では SRD は背が低いことが多い．SRD 消失後も外顆粒層の菲薄化は残存し，視細胞内節外節接合部（IS/OS）は同定できないことが多い（図3～5）．

2）剥離網膜
　IS/OS が外境界膜から脱落し，外顆粒層は菲薄化する（図1，5）．網膜の障害が進行すると，網膜に囊胞様変化をきたし，囊胞様黄斑変性（cystoid macular degeneration：CMD）となる（図4）．

3）脈絡膜
　脈絡膜は肥厚していることが多いが，acute CSC ほどではない．脈絡膜肥厚の内訳は深層の血管拡張であり，脈絡膜内層はむしろ萎縮している（図1，4，5）．

文　献
1) Iida T, Yannuzzi LA, Spaide RF, et al：Cystoid macular degeneration in chronic central serous chorioretinopathy. *Retina* **23**：1-7, 2003.

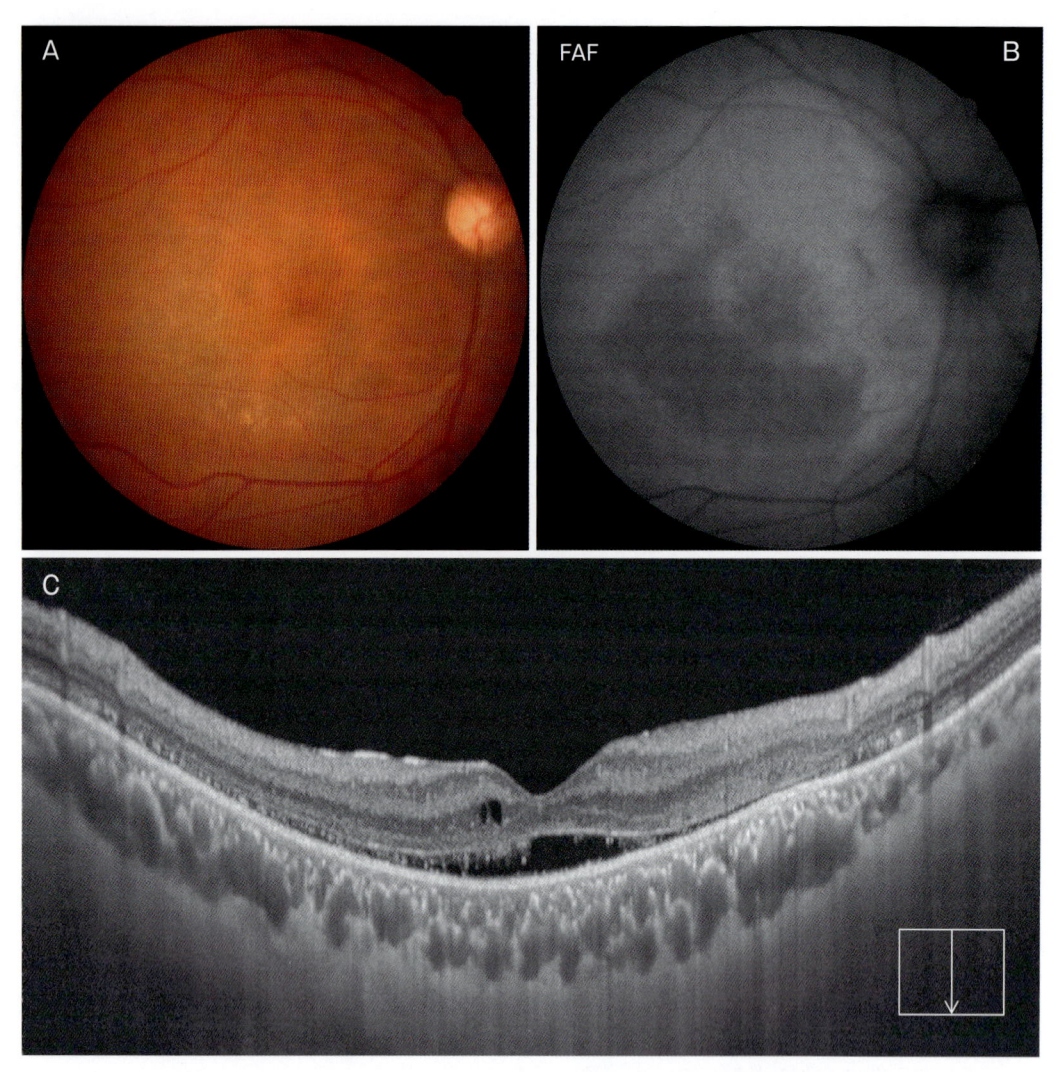

図1. 症例1：68歳，男性．両眼のchronic CSC．右眼視力0.2，左眼視力0.3
A）カラー眼底写真では黄斑部に広範なRPEの萎縮部がある．B）自発蛍光（FAF）ではRPE萎縮に一致した低蛍光がある．その他の後極は淡い過蛍光．C）SS-OCT．背の低いSRDと網膜内に嚢胞様変化がある．黄斑では外境界膜（ELM）から，視細胞の内節と外節が脱落して，IS/OSは消失している．中心窩網膜は薄くなっており，嚢胞がある．脈絡膜の肥厚はacute CSCより少ないが，深層血管の拡張がある．

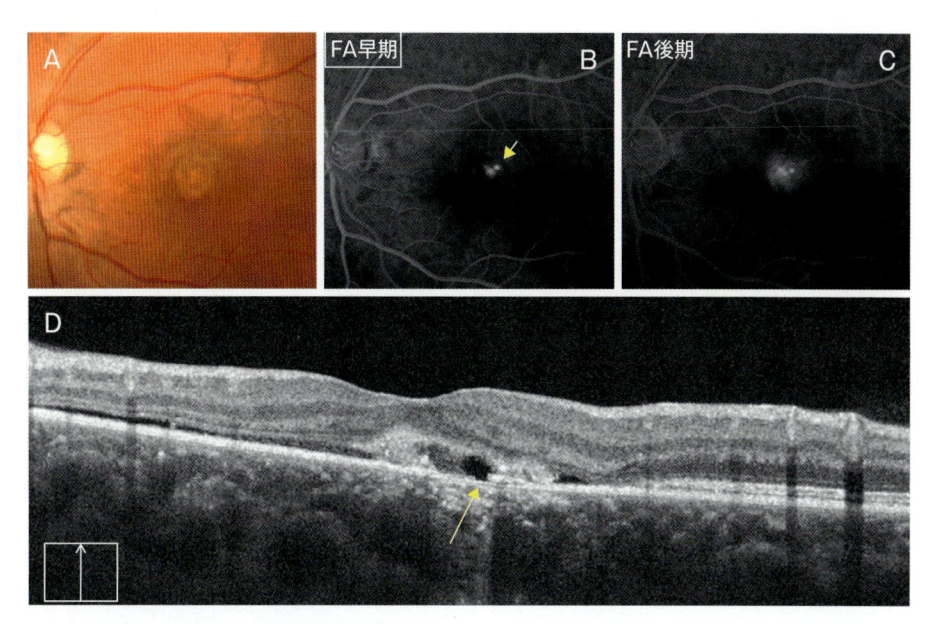

図2. 症例2：72歳, 男性. 左眼視力0.2
A) カラー眼底写真では中心窩に黄白色病巣。B,C) フルオレセイン蛍光眼底（FA）で中心窩近傍に蛍光漏出点がある（黄色矢印）. D) SD-OCT. 中心窩から下方にかけて薄くSRDがある. 黄白色斑に一致して網膜下にフィブリンと思われる中～高反射塊がある. IS/OSは消失している. 蛍光漏出点と思われる部分にRPEの欠損がある（黄色矢印）.

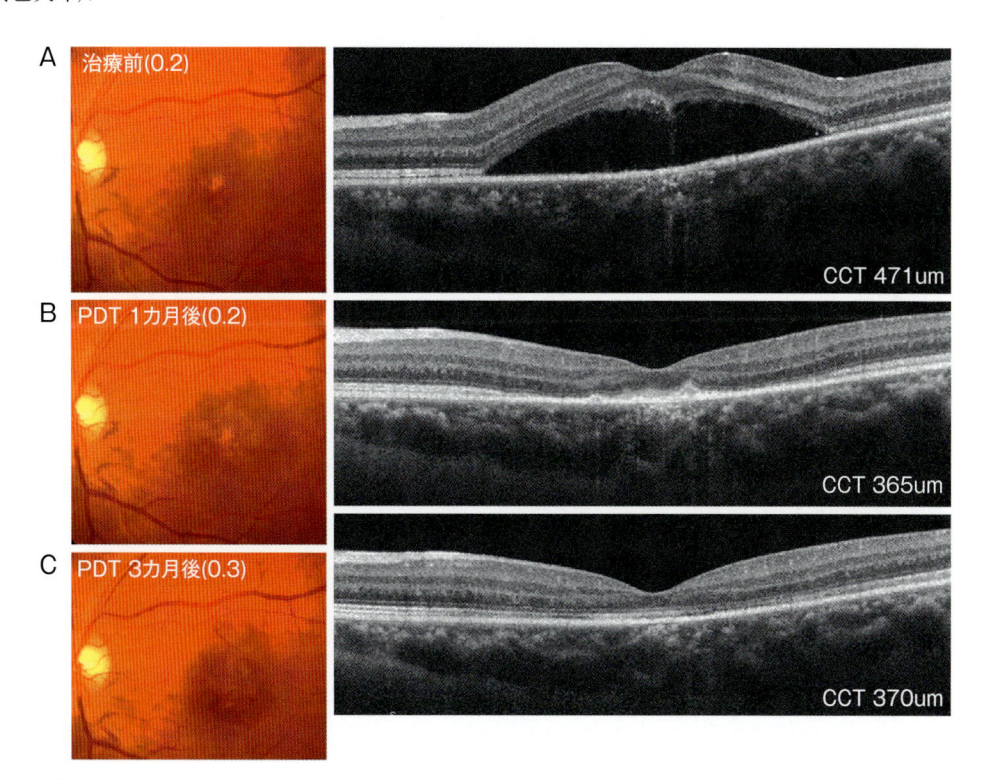

図3. 症例2のつづき
A) 初診から3カ月後, SRDの増加があったため光線力学療法（PDT）を施行した. B) PDT1カ月後. SRDは消失したが, 黄斑部のIS/OSは消失している. C) PDT3カ月後. 網膜の菲薄化はあるものの, IS/OSが復活した. 中心脈絡膜厚（CCT）はPDT後, 減少している.

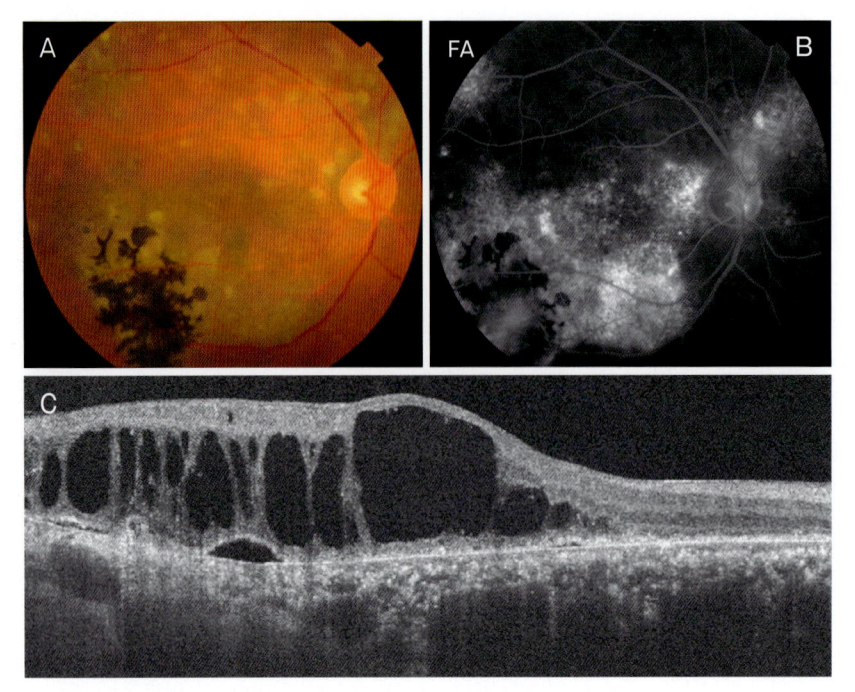

図4. 症例3:75歳,男性.両眼 chronic CSC.右眼視力 0.1
A) カラー眼底写真では黄斑部〜下方にかけて広範に色素上皮の萎縮,色素沈着がある.B) フルオレセイン蛍光造影 (FA) では window defect のみで蛍光漏出はない.C) SD-OCT.網膜は嚢胞様変化(嚢胞様黄斑変性,cystoid macular degeneration:CMD)を呈しており,IS/OS は消失している.脈絡膜内層は萎縮している.外層の血管は拡張している.

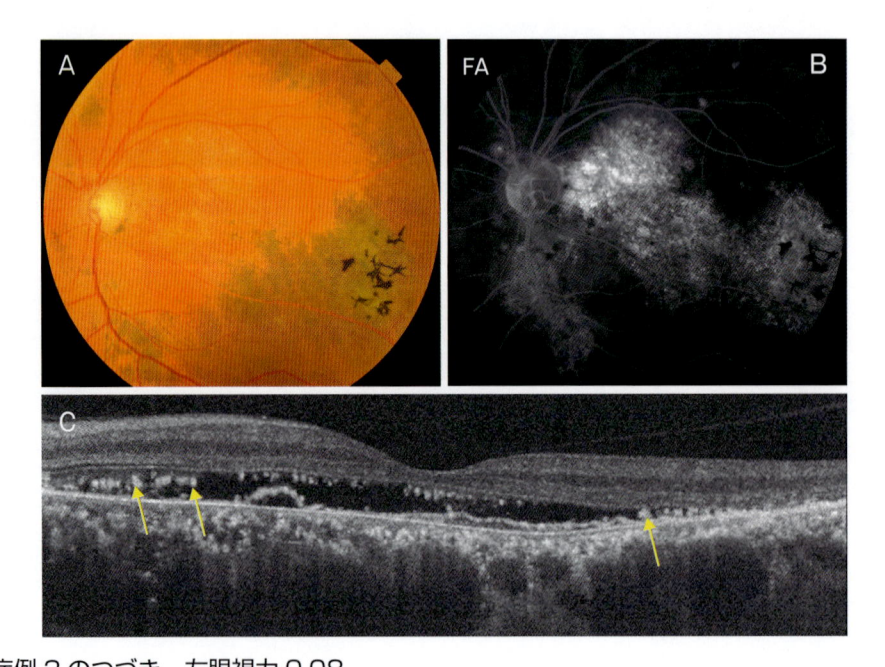

図5. 症例3のつづき.左眼視力 0.08
A) カラー眼底写真では右眼と同様に黄斑部の広範な RPE の萎縮がある.B) FA では window defect のみである.C) SD-OCT.光受容層が ELM から脱落し,IS/OS は消失している.黄斑網膜は菲薄化している.網膜下にプレシピテート(黄色矢印)が高反射塊として見られる.脈絡膜内層は萎縮,外層の血管は拡張している.

各論V 糖尿病網膜症

1. 糖尿病黄斑浮腫

　糖尿病網膜症での社会的失明（0.1以下）の最大の原因は，糖尿病黄斑浮腫（diabetic macular edema：DME）である．硝子体手術が発達した現在，黄斑症のない増殖糖尿病網膜症のほうが視力予後が良くなっている．DMEの評価は，おもに中心窩の網膜厚と視細胞内節外節接合部（photoreceptor inner/outer segment junction：IS/OS）の保存状態（integrity）によってなされる．DMEは網膜膨化と囊胞様黄斑浮腫（cystoid macular edema：CME）と漿液性網膜剥離（serous retinal detachment：SRD）の基本パターンからなっている[1]．OCTによりSRDが意外に多いこと，SRDの吸収過程で硬性白斑が中心窩下に集積し視力低下の原因になることがわかってきた．硝子体牽引はDMEの悪化因子になる．DMEは局所性浮腫とびまん性浮腫に分類される．局所性浮腫は，おもに毛細血管瘤からの漏出によって起こる部分的な浮腫であり，輪状の硬性白斑を伴うことが多い．毛細血管瘤に対する光凝固が有効である．びまん性浮腫は，毛細血管の透過性亢進によって起こる黄斑部を含む広い範囲の浮腫である．格子状光凝固が行われてきたが十分な効果が得られず，最近では抗VEGF抗体やステロイドなどの薬物治療あるいは硝子体手術が行われることが多い．

1. 網膜厚マップによる評価

1）びまん性浮腫と局所性浮腫

　黄斑浮腫は組織内の液体貯留によって網膜が厚くなった状態であり，その評価には網膜厚マップが有用である．網膜厚マップを見れば，びまん性浮腫と局所性浮腫を推測することができる（図1）．治療による浮腫の増減も定量的に評価できる（図2）．OCTは独自のアルゴリズムによって反射輝度の違いから神経網膜と網膜色素上皮（retinal pigment epithelium：RPE）の境界を決定し，網膜厚（内境界膜からRPEまでの距離）を表示する．硬性白斑などの強い反射を示す物体が網膜内にあると，OCTがそれをRPEと誤認することがある（図3）．網膜厚マップ内の網膜厚が非連続的に変化している場合には，その部位の網膜断層像をチェックする．

2）網膜の虚血性変化

　黄斑部の毛細血管が閉塞すると，網膜内層が虚血により菲薄化する．断層像では気づかない変化をマップにより同定することができる（図4）．

2. 網膜断層像による評価

1）中心窩の同定

　黄斑浮腫は，原則として中心窩を通る網膜断面によって評価する．正常黄斑部をOCTで観察すると，中心窩（直径0.4 mm）はその周囲よりも薄く，網膜の層構造は消失し低反射となる（図5A）．図5Bは正常者の黄斑断面であるが，中心窩をわずかにずらしただけで，正常であるにもかかわらず，中心窩の陥凹が消失し，網膜が膨化しているように描出されている．患者の固視が良好であれば問題はないが，不良である場合，得られた画像が中心窩を含むものであるかを判断しなければならない．

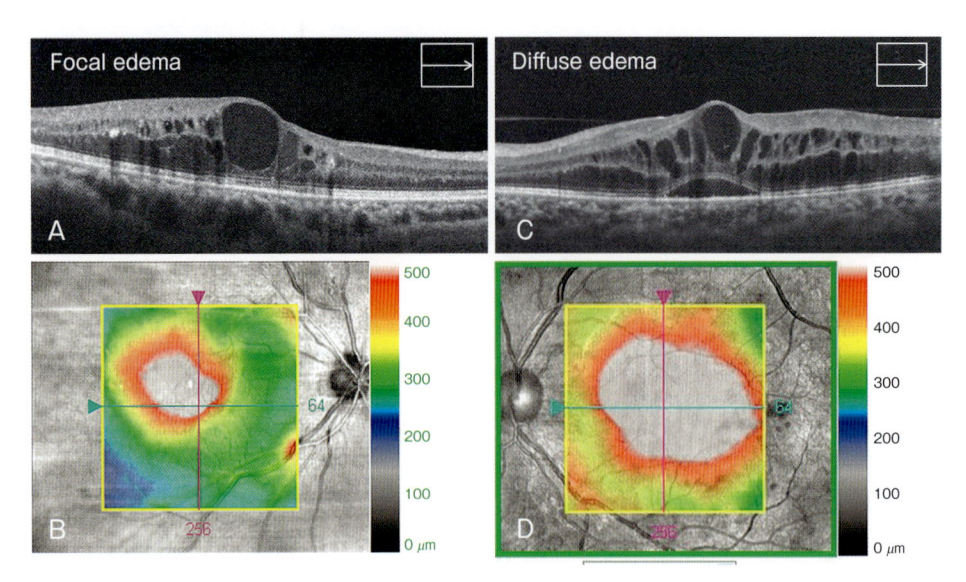

図 1. 局所性浮腫とびまん性浮腫
A) 局所性浮腫の網膜断層像（水平 6 mm）．囊胞様変化があるがこの断層像だけでは局所性とびまん性の区別は難しい．B) 網膜厚マップ（A と同一症例）では，浮腫はおもに中心窩から上耳側に限局しており，局所性浮腫であることがわかる．C) びまん性浮腫の網膜断層像（水平 6 mm）．囊胞様変化と中心窩下には漿液性網膜剝離がある．D) 網膜厚マップ（C と同一症例）では黄斑部全体に浮腫があり，びまん性浮腫であることがわかる．

2）中心窩を含む OCT 画像

OCT 画像では，神経線維層・内外網状層・RPE が高反射になり，神経節細胞層・内外顆粒層は低反射となる．中心窩ではきわめて薄い外網状層（Henle 線維層）が最内層となるため，神経線維層・内網状層の高反射帯と神経節細胞層・内顆粒層の低反射層はなくなる．このため中心窩では，外境界膜よりも内層では層構造の欠如したほぼ均一な低反射となる（図 6）．

3）中心窩を含む断面と含まない断面の鑑別

黄斑浮腫があって中心窩の陥凹が消失していても，断層像が中心窩を含む場合には中心窩の層構造はなく低反射のままである（図 7）．中心窩と考えられる部位に層構造や高反射帯があれば，中心窩を含まない OCT 画像である可能性が高い．図 8A は，SRD と網膜膨化によって中心窩の陥凹が消失しているように見えるが，中心窩と考えられる部位に層構造があるため中心窩からずれていると考えられた．再度撮り直したものが図 8B である．中心窩の網膜は低反射になり層構造はない．

中心窩に生じる囊胞様変化は外網状層に起こるため，囊胞様変化の内壁は OCT では内境界膜に接するように描出される（図 9）．囊胞様変化の内壁（硝子体側）が厚い場合は，中心窩を通っていない断面であると考えられる（図 10）．

3. DME の基本型 [1]

1）網膜膨化（図 11）

網膜が厚くなり網膜の反射が減弱する．網膜内の水分貯留によって網膜組織が疎になり，反射光が減衰した結果であると考えられる．黄斑浮腫での網膜膨化はおもに網膜の外層にある．

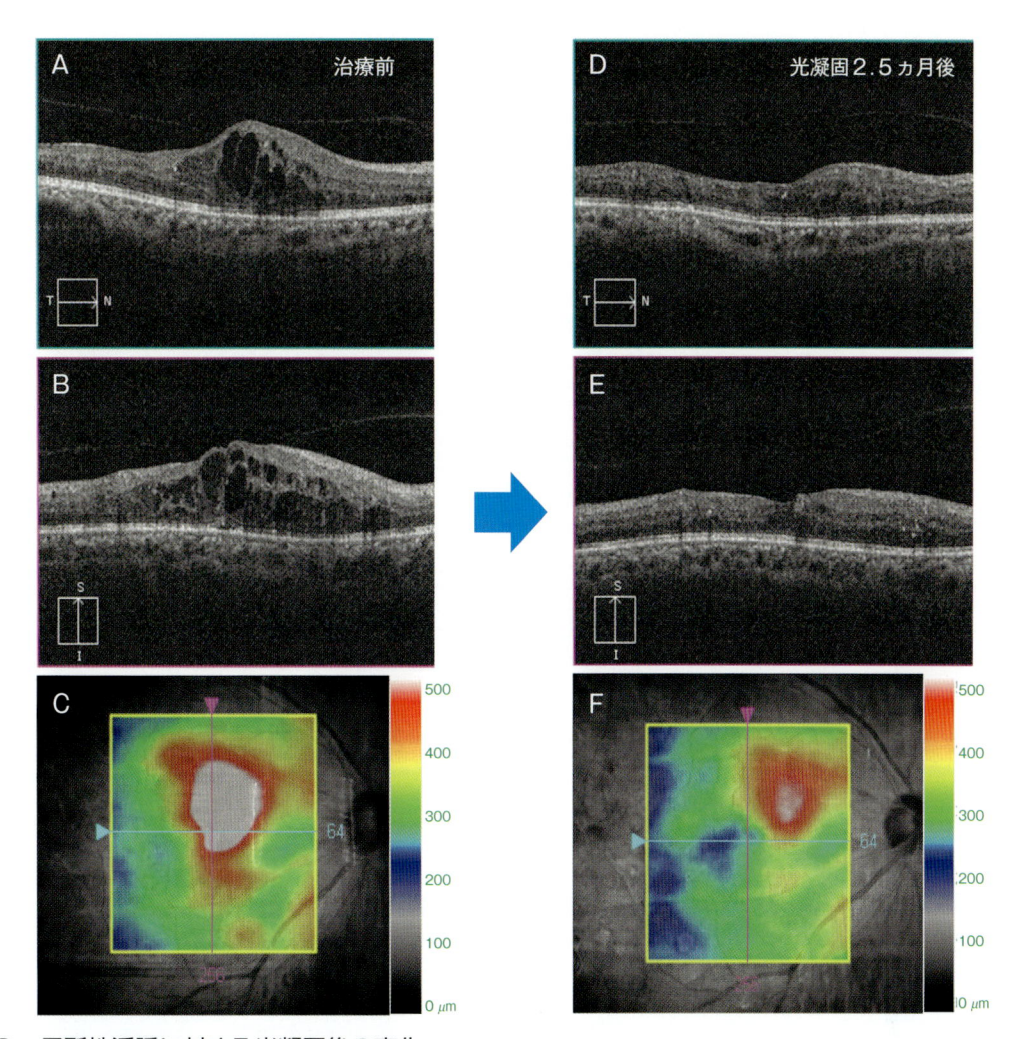

図2. 局所性浮腫に対する光凝固後の変化
光凝固治療前（A〜C）と治療後2.5カ月（D〜F）のOCT（A, D：水平6 mmの断層像．B, E：垂直6 mmの断層像．C, F：網膜厚カラーマップ）．網膜断層像では，治療前にあった嚢胞様変化は治療後にほぼ消失しているが，網膜厚マップでは黄斑部の上鼻側に浮腫が残っていることがわかる．

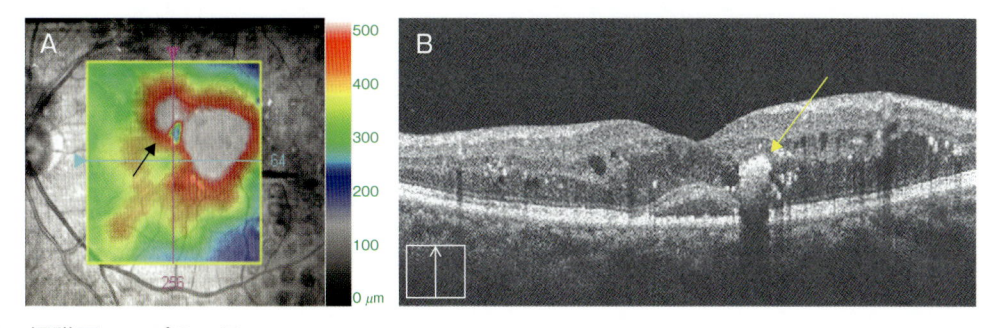

図3. 網膜厚マップのエラー
A）黄斑上耳側に浮腫がある．中心窩の上方に局所的に網膜が薄い部位がある（黒矢印）．B）上記の部位は網膜断層像（垂直断）で見ると，OCTが網膜内の硬性白斑（黄色矢印）を網膜色素上皮と誤認していることがわかる．

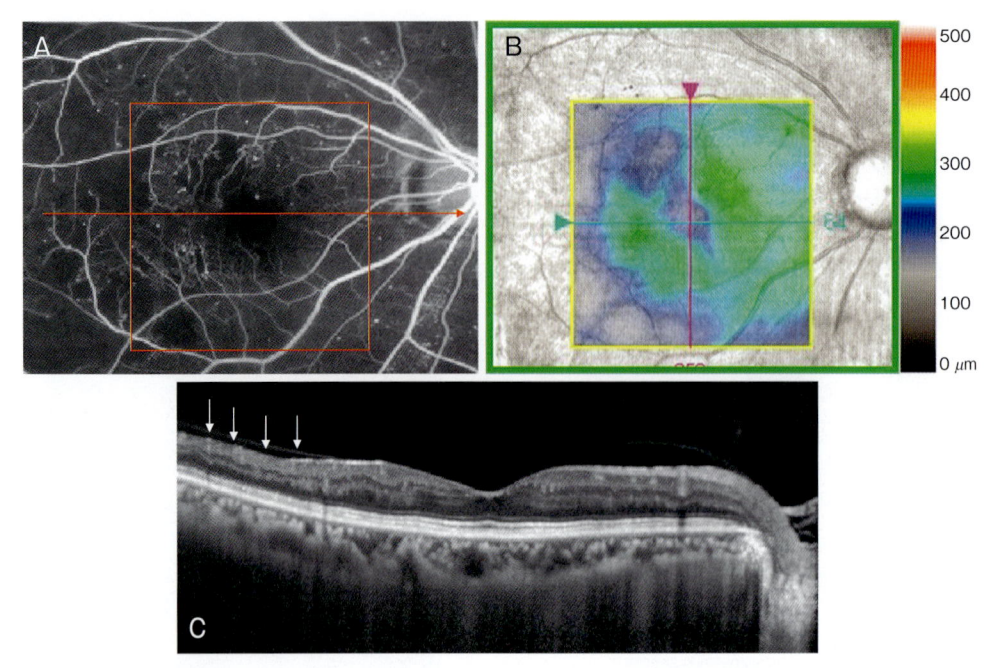

図4. 網膜の虚血性変化
A) フルオレセイン蛍光造影では黄斑の耳側から周辺にかけて毛細血管の閉塞がある（赤の四角は網膜厚マップの範囲に対応）. B) 網膜厚マップでは毛細血管閉塞の領域に一致して網膜が薄く表示されている. C) OCT水平断では毛細血管閉塞のある部位は網膜内層が薄い（矢印）.

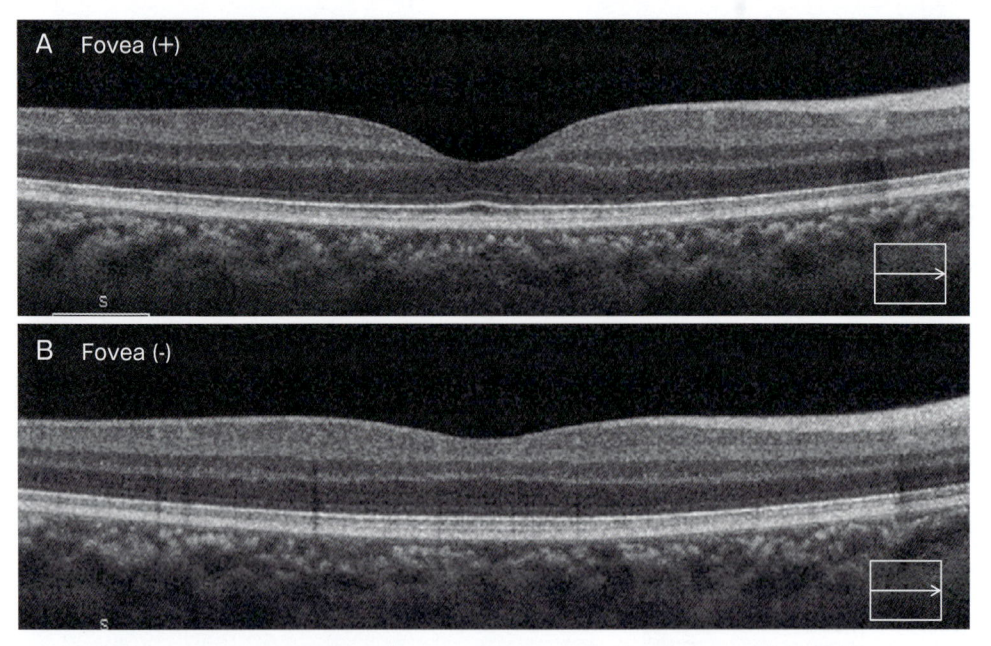

図5. A) 正常眼の中心窩を含む網膜断層像. B) 正常眼の中心窩を含まない網膜断層像

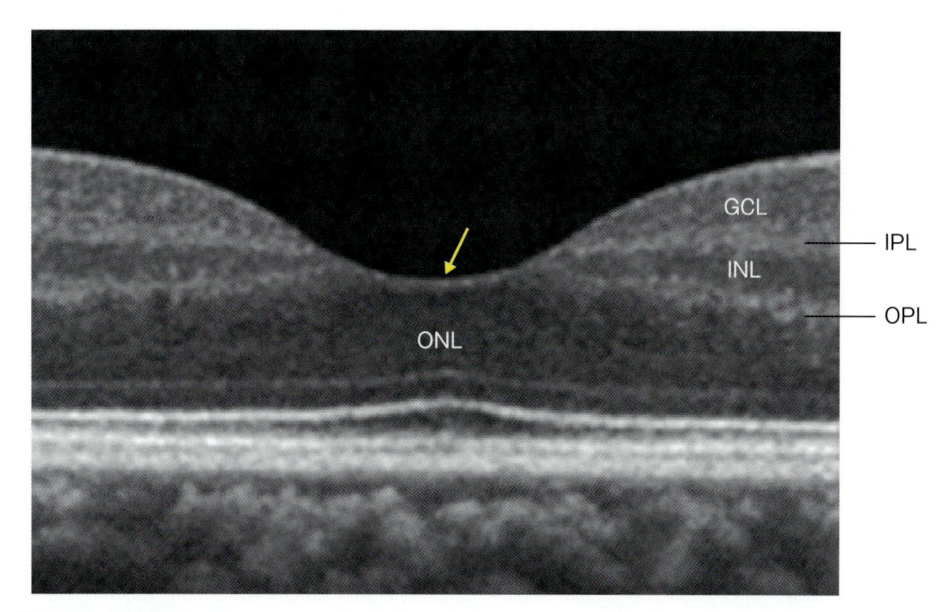

図6. 正常眼の中心窩
中心窩には神経線維層・神経節細胞層（GCL）・内網状層（IPL）・内顆粒層（INL）・外網状層（OPL）の層構造がない．中心窩底（黄色矢印）では外顆粒層（ONL）が薄い OPL を介して硝子体に接している．

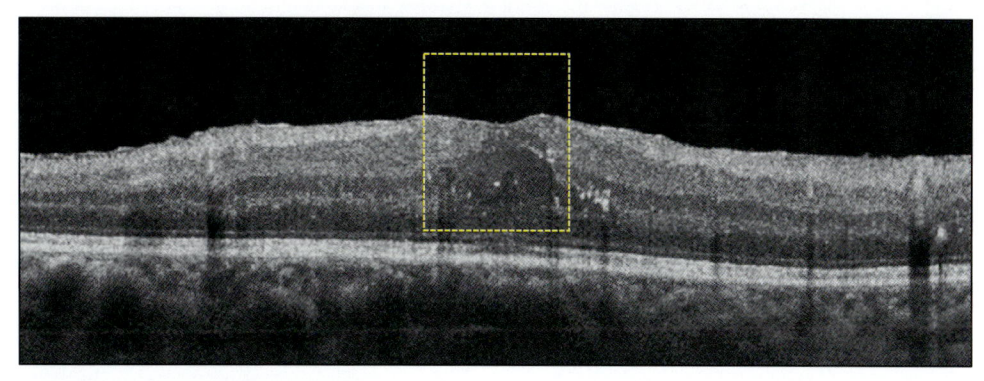

図7. 網膜膨化（中心窩を通った断面）
中心窩の断面は低反射で層構造がない．

2) 囊胞様変化（図 12）

　囊胞様変化は，境界鮮明な隔壁によって境されていることから，網膜膨化と区別できる．囊胞様変化内液が混濁していると網膜膨化のように見えることがある（図 13）．

3) 漿液性網膜剥離（図 14）

　黄斑浮腫に SRD が合併することは OCT によって明らかにされた．OCT では，剥離した神経網膜と RPE に囲まれた低反射領域として観察される．DME では 15％に SRD が存在する[1]．

4. 網膜膨化と SRD の鑑別

　網膜膨化と SRD は RPE に接する低反射領域として描出されるため，両者の区別がつきにくいことがある．網膜膨化と SRD の相違点として，SRD では，剥離部位の RPE 上に網膜組織を示す反射がないこと，

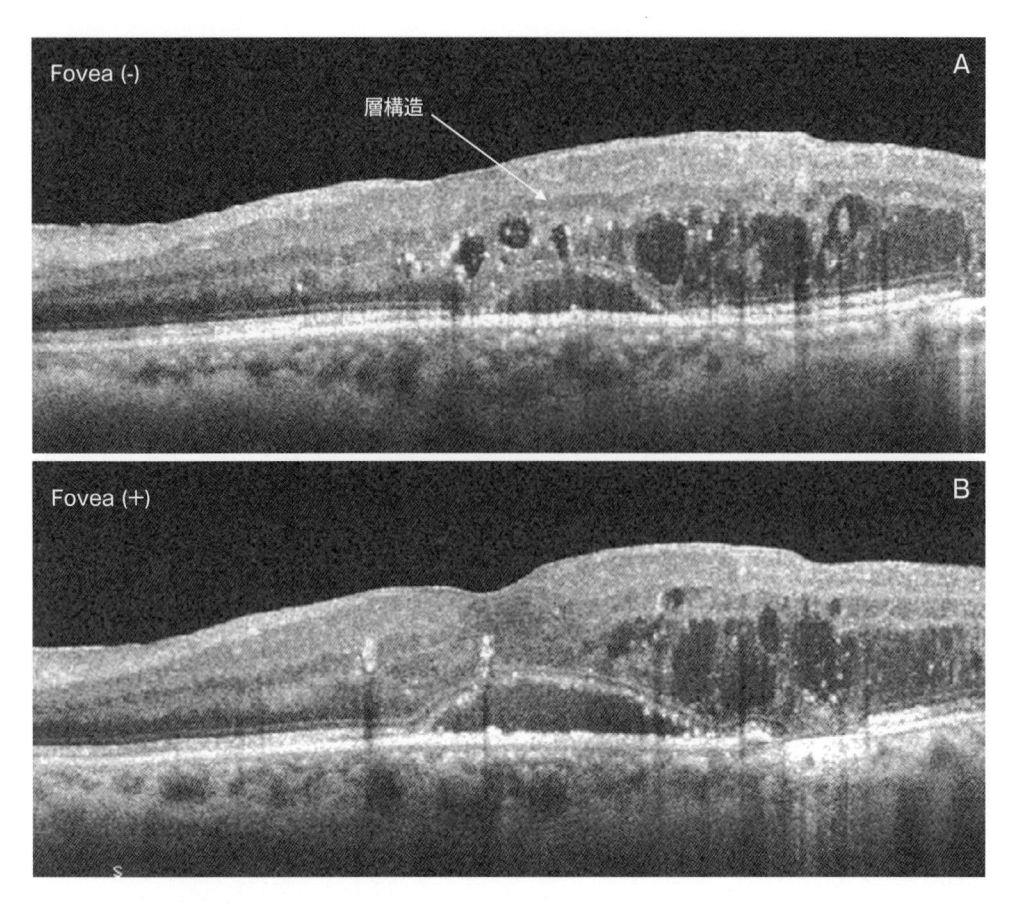

図 8. A) 中心窩を含まない断面. B) 中心窩を含む断面

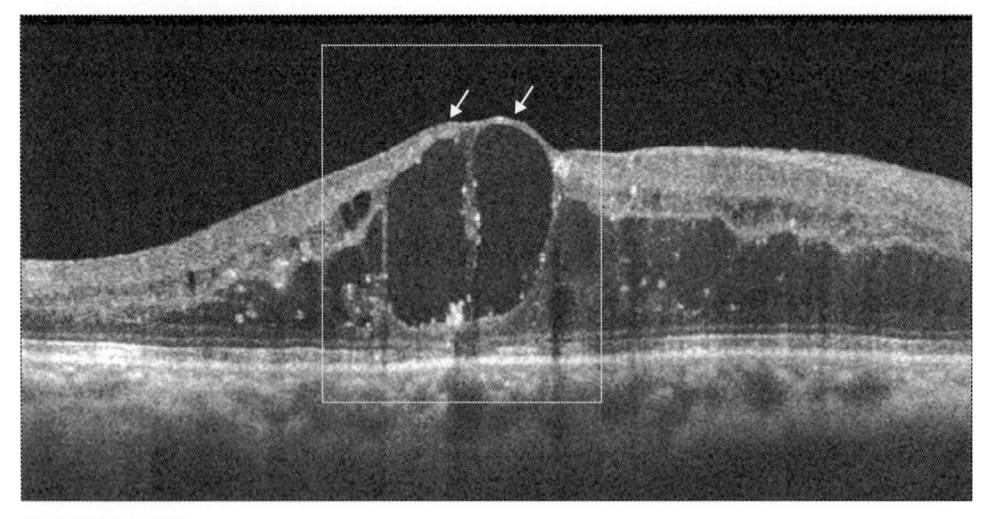

図 9. 囊胞様黄斑浮腫
中心窩を通った断面では，囊胞様変化の内壁は内境界膜（矢印）に接するように描出される．

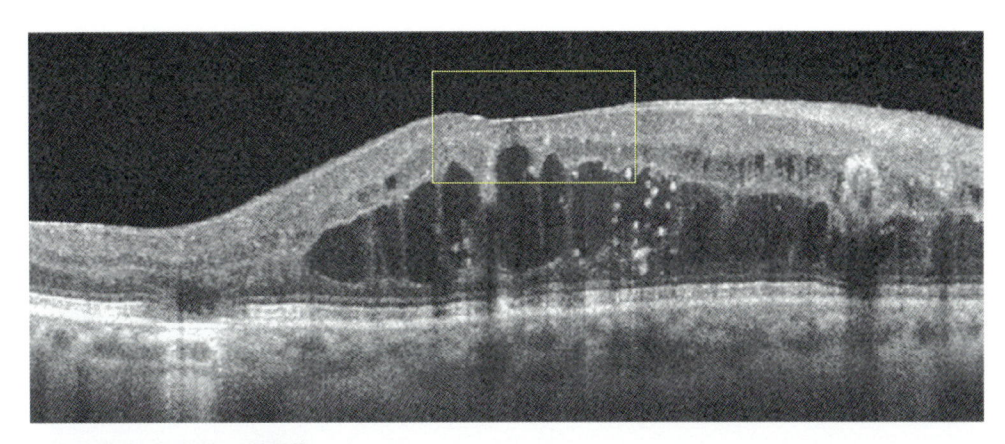

図 10. 中心窩を含まない断層像
囊胞様黄斑浮腫の上に層状構造をもった網膜がある.

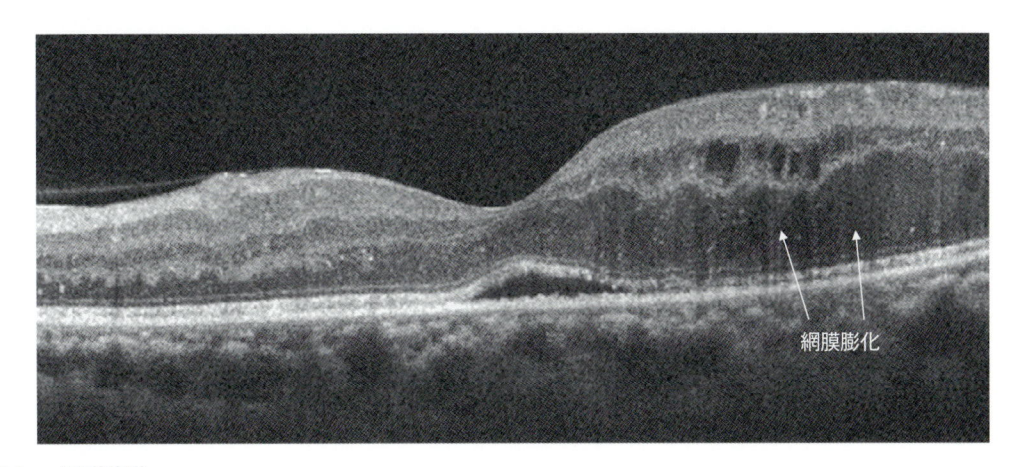

図 11. 網膜膨化

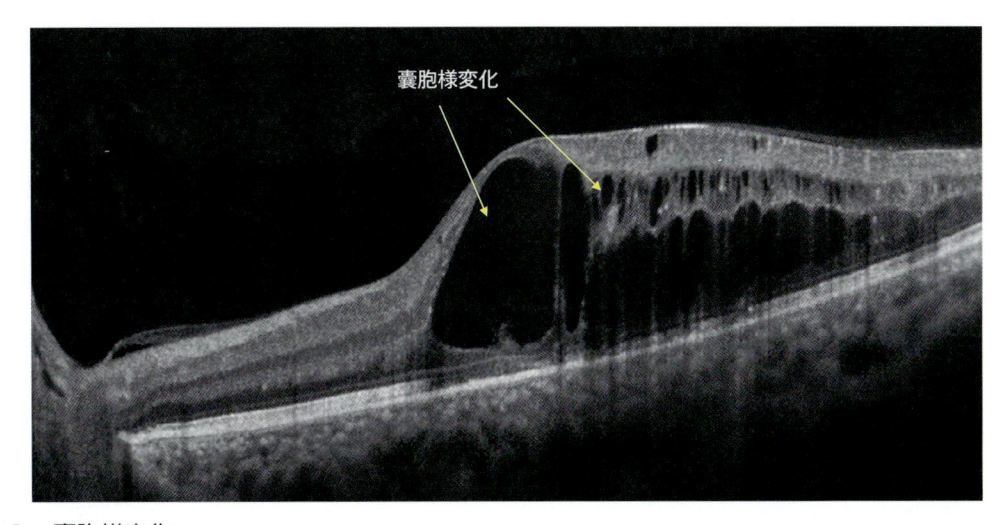

図 12. 囊胞様変化

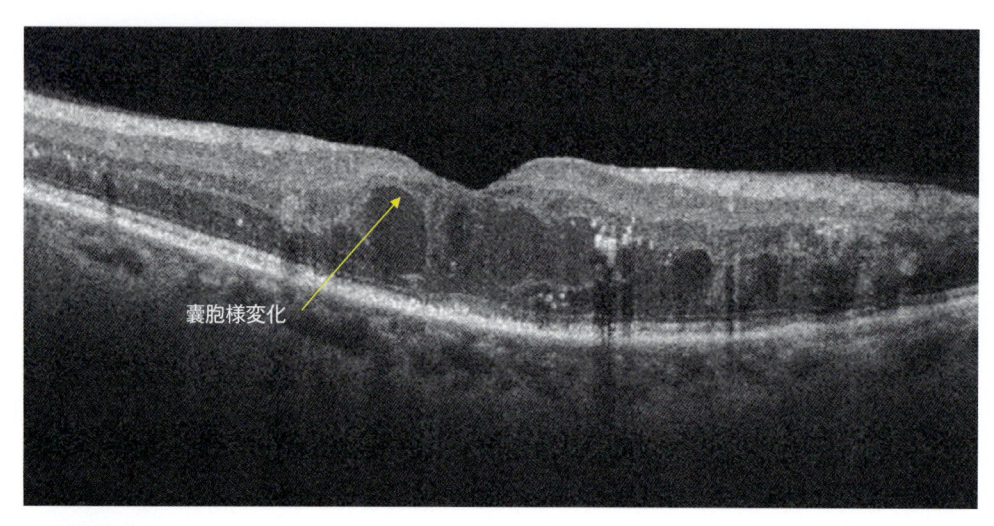

図 13. 囊胞様変化
囊胞腔内の混濁によって網膜膨化のようにも見える．

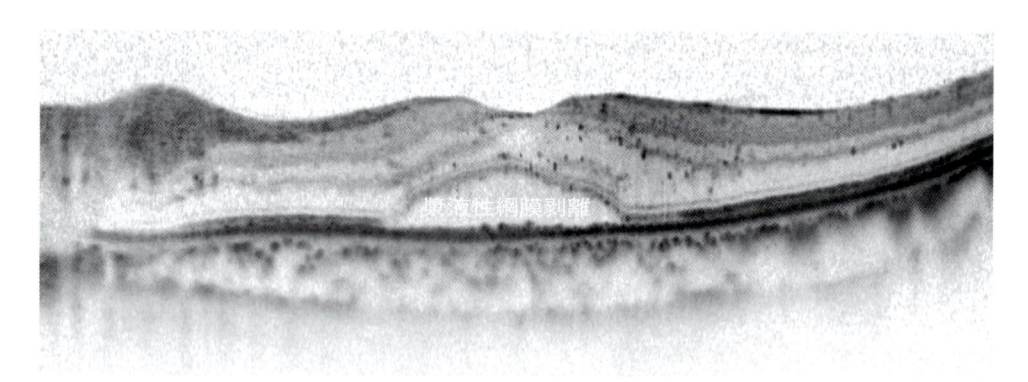

図 14. 漿液性網膜剥離

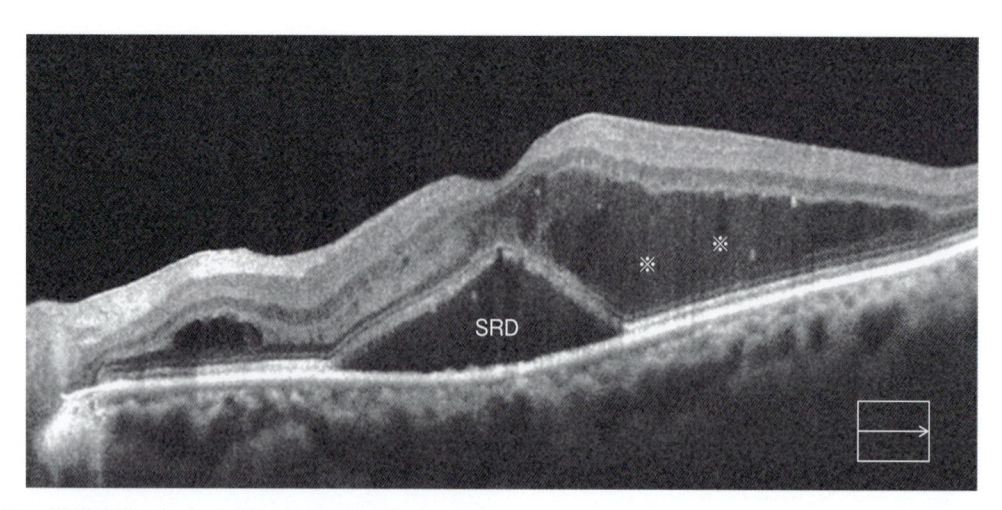

図 15. 網膜膨化（※）と漿液性網膜剥離（SRD）

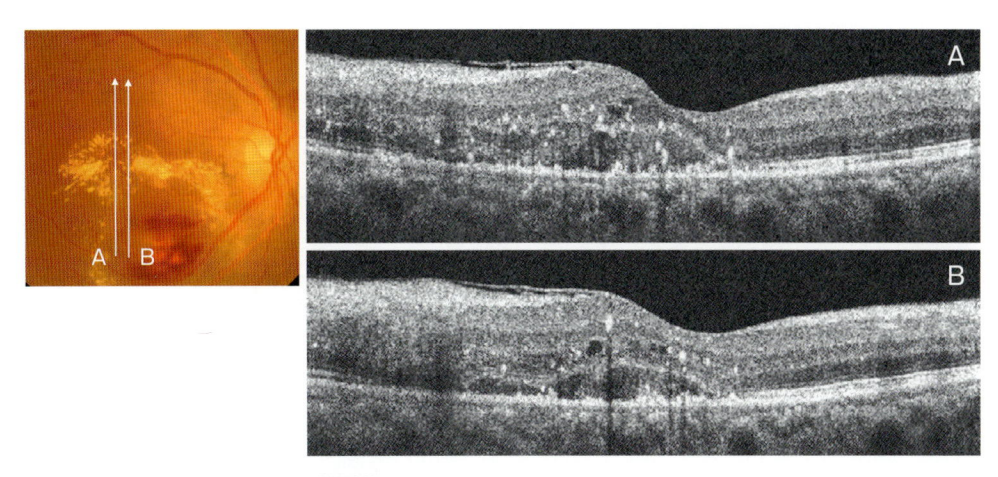

図 16. 下液の混濁した漿液性網膜剥離

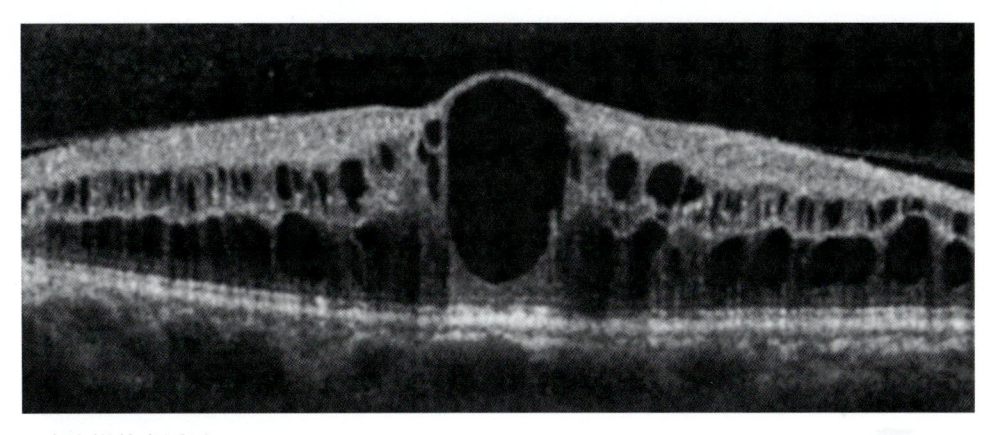

図 17. 嚢胞様黄斑浮腫の OCT

剥離した神経網膜後面が鮮明な境界を作ること，その境界線が RPE との接着部位まで追えることがあげられる．黄斑浮腫に合併する SRD では，網膜下液が中心窩下に貯留することが多い．図 15 は，黄斑に SRD があり，その周囲に SRD 様の低反射領域（※）があるが，これは SRD ではなく網膜膨化である．なぜならば網膜剥離様に見える低反射領域の RPE 上には視細胞外節を示す高反射線があるためである．

5. 網膜下液の混濁した SRD

DME では，網膜下液の混濁が起こることがある（図 16）．網膜下液が神経網膜と同程度の反射輝度を示すこともあり，網膜膨化と区別しにくくなる．しかし，よく観察すると，多くの場合は剥離した神経網膜の境界線がわかるので，SRD であると判断できる．

6. 嚢胞様変化の局在

嚢胞様変化は中心窩とその周囲に形成されることが多い．中心窩では網膜内表面に接するように比較的大きな嚢胞様変化となるが，その周囲では網膜の中層から外層にかけて，嚢胞様変化が 2 層に存在することがある（図 17）． CME の病理組織では嚢胞様変化はおもに外網状層と内顆粒層にあることが知られており[2]（図 18），OCT で 2 層に観察される嚢胞様変化もそれを示していると考えられる．

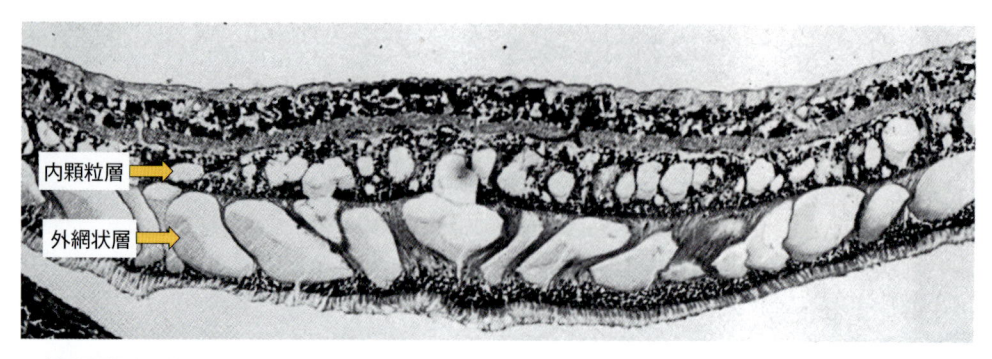

図 18. 黄斑浮腫の病理
（Gass JDM, Norton EWD：Cystoid macular edema and papilledema following cataract extraction. *Arch Ophthalmol* 76：646-661, 1966. から引用）

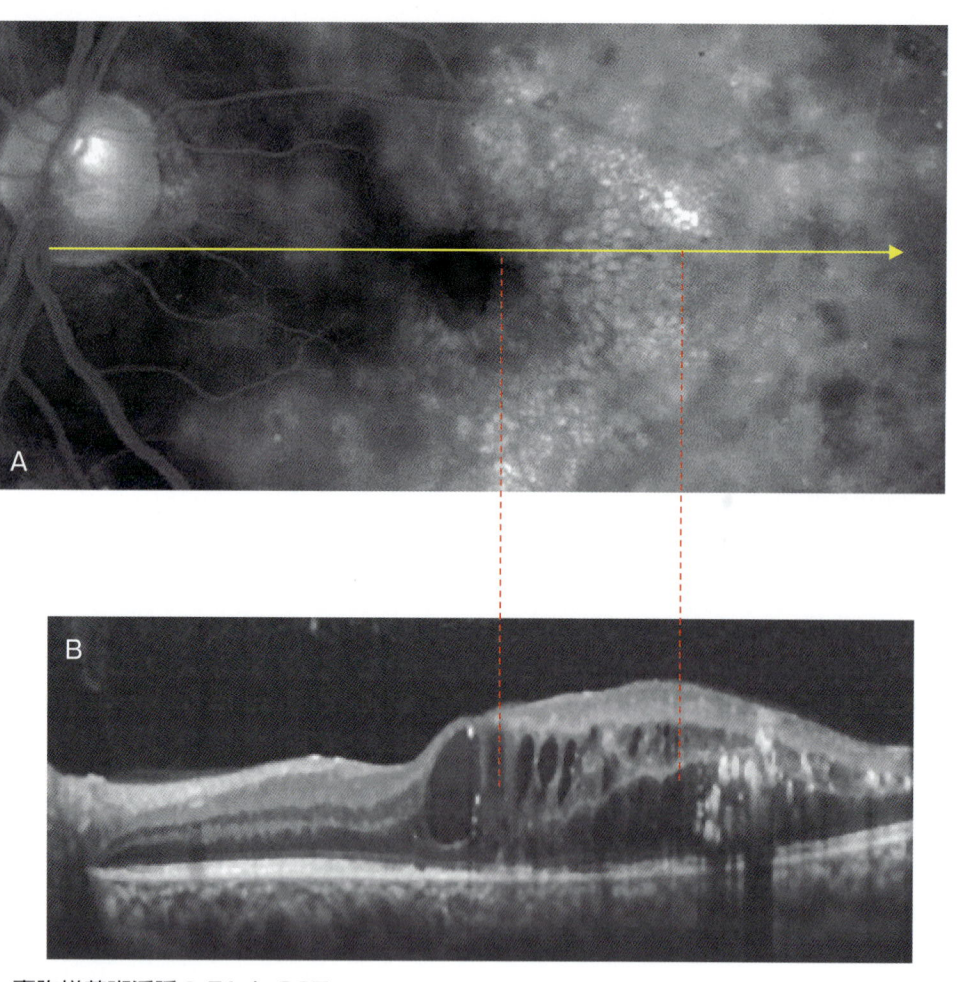

図 19. 嚢胞様黄斑浮腫の FA と OCT
A）FA では蜂巣状の過蛍光が中心窩周囲にある．B）中心窩を含む水平断の OCT では，中心窩の周囲には内顆粒層に嚢胞様変化があり，FA における蜂巣状の過蛍光の領域と一致する．

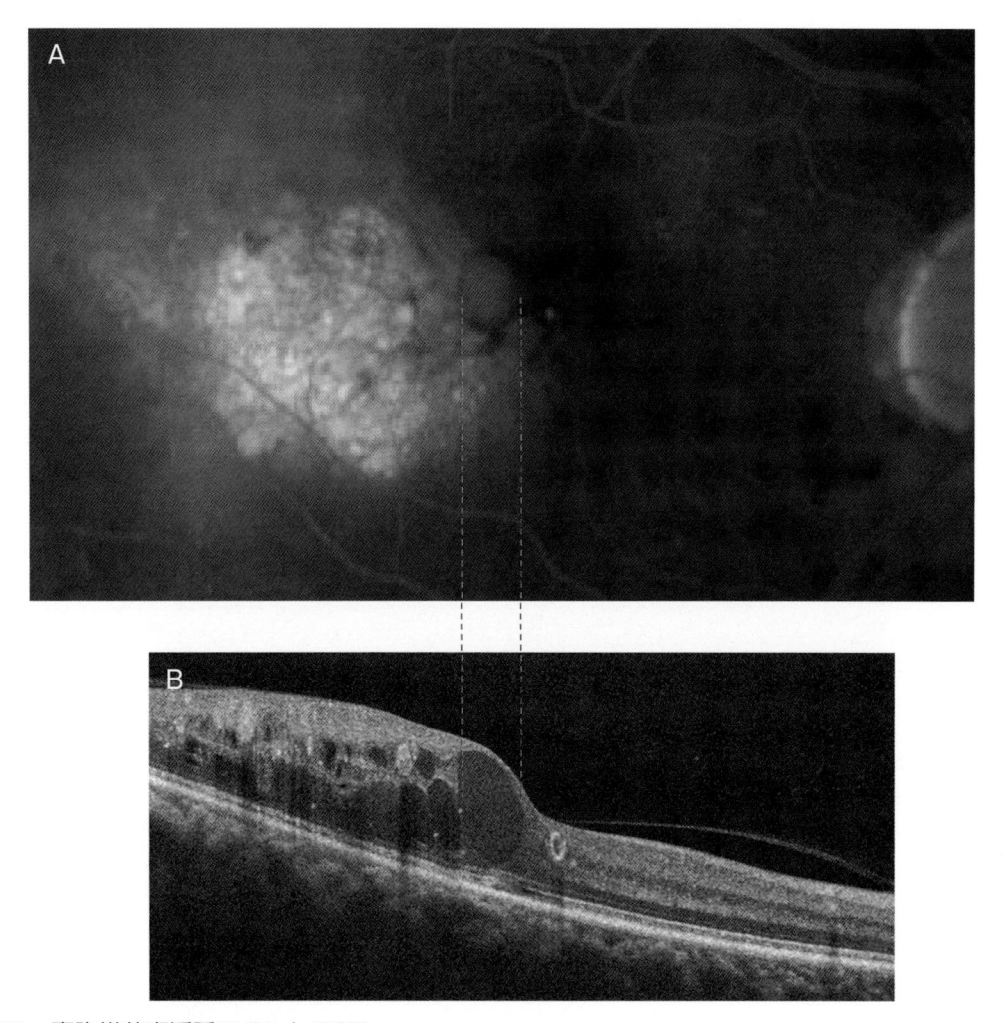

図20. 囊胞様黄斑浮腫のFAとOCT
A) FAでは中心窩に蛍光色素貯留があり，中心窩の耳側は蜂巣状の過蛍光がある．B) 中心窩を含む水平断のOCTでは，色素貯留に一致する部位に大きな囊胞様変化がある（赤点線）．

7. CMEのフルオレセイン蛍光造影とOCT

　黄斑浮腫のフルオレセイン蛍光造影（fluorescein angiography：FA）では，後期像が重要である．この時期の過蛍光は異常であり血液網膜柵の破綻による蛍光色素の漏出を意味する．蛍光漏出による過蛍光は，色素貯留（pooling）と組織染（tissue staining）に分類される．CMEはpoolingで，網膜内の囊胞腔に蛍光色素が貯留し，中心窩を中心に花弁状あるいは蜂巣状の過蛍光として描出される．FAでCMEのある糖尿病網膜症を，OCTで観察すると，中心窩の花弁状過蛍光はOCTの囊胞様変化とよく一致した．FAで中心窩周囲の蜂巣状過蛍光の部位をOCTでスキャンすると，外網状層と内顆粒層に相当すると考えられる2層の囊胞様変化や網膜膨化があった（図19）．一方，びまん性の過蛍光を示す部位（蜂巣状過蛍光のない部位）をOCTでスキャンすると，外網状層に相当すると思われる網膜外層の膨化だけで，内顆粒層に相当する部位の囊胞様変化はなかった（図20）．したがって，蜂巣状の過蛍光は内顆粒層の囊胞様変化に貯留した蛍光色素を反映している可能性がある[3]．

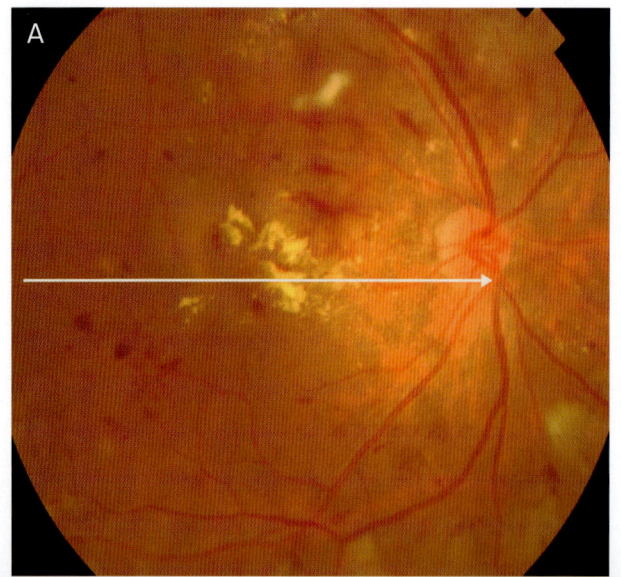

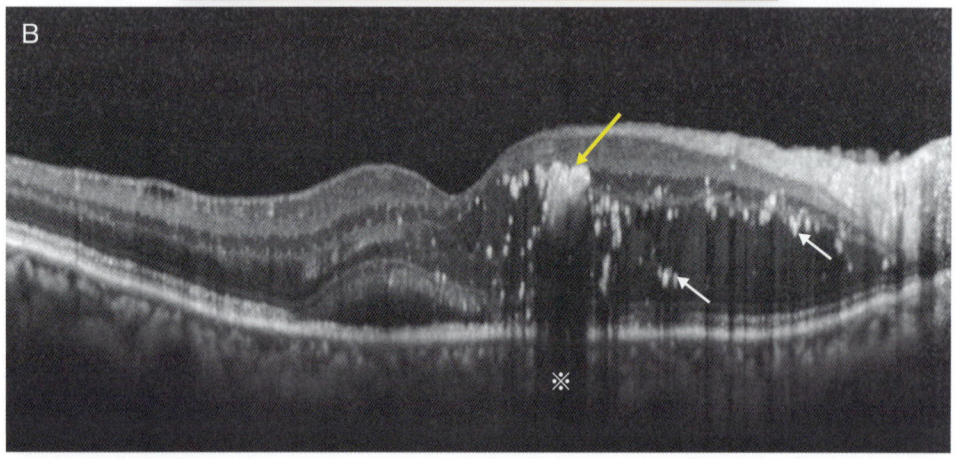

図21. 網膜内の硬性白斑
A) 中心窩の上方に硬性白斑がある．B) 水平方向の網膜断層像では中心窩下に漿液性網膜剝離があり，網膜内の硬性白斑は高反射塊として描出されている（黄色矢印）．硬性白斑によって測定光がブロックされるため硬性白斑の後方（強膜側）はシャドーとなっている（※）．網膜内に散在する高反射点（白矢印）は血管外に漏出した脂質や蛋白であると考えられている．

8. 硬性白斑

硬性白斑は網膜血管から漏出した脂質や血漿蛋白の沈着によって起こり，網膜内（外網状層）および網膜下に沈着する．局所性浮腫の辺縁に輪状に沈着する硬性白斑は網膜内のことが多い．網膜下の硬性白斑は黄斑浮腫の吸収過程で生じることが多く[4]，中心窩を含む黄斑部にべったりと沈着する．とくに中心窩下に大きな沈着が起こると fibrin basket と呼ばれる瘢痕形成が起こり，0.1 以上の視力は難しい．OCT では，硬性白斑は強い反射塊として表現され，硬性白斑の後方（強膜方向）では低反射領域となる（図21の※）．これは硬性白斑によって測定光がブロックされ，シャドーを生じるためである．中心窩下に沈着した硬性白斑は，OCT では硬性白斑と RPE が融合しているように描出される．図22は，中心窩下に硬性白斑がある．OCT で中心窩下の硬性白斑は RPE の高反射が中心

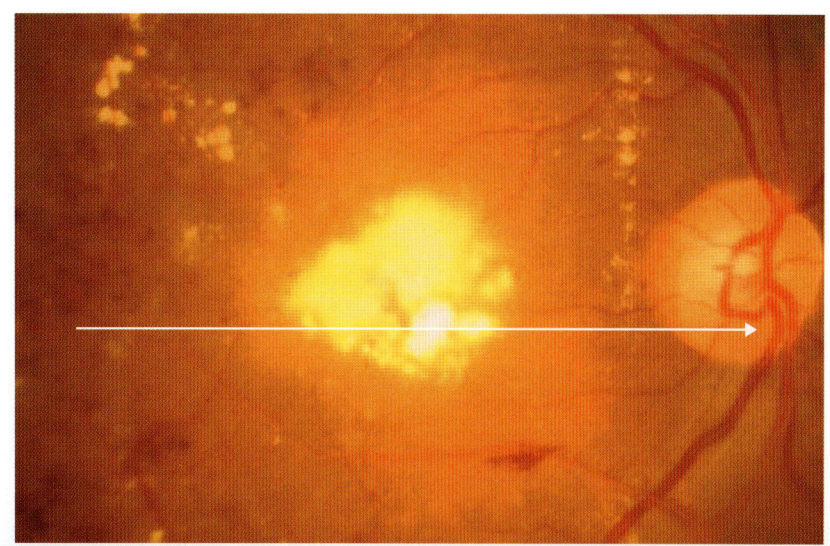

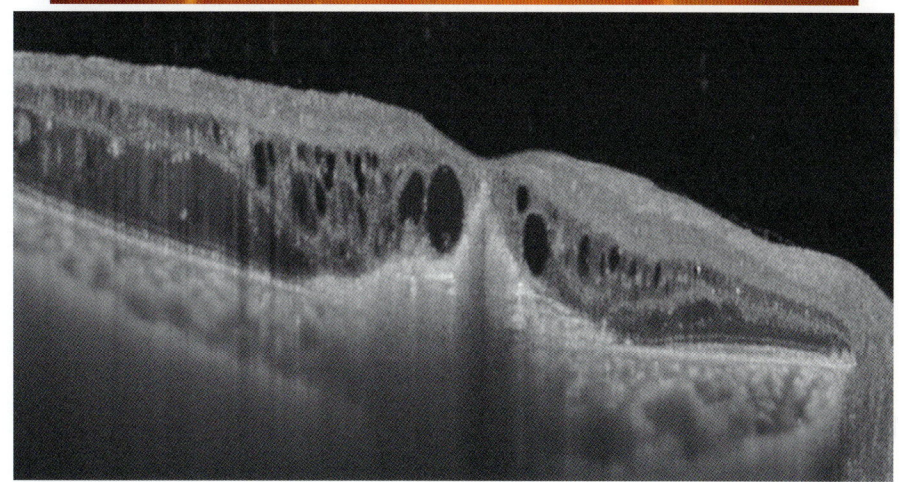

図22. 網膜下の硬性白斑

窩で隆起するように描出されている．また，DMEでは点状の高反射が網膜内（図21）や毛細血管瘤の周囲に散在することがある．この点状病巣は血管外に漏出した脂質蛋白や蛋白であり，DMEにおける超早期のバリア破壊を示唆しており，これらの物質の融合したものが硬性白斑であると考えられている[5]．

　硬性白斑が中心窩下に沈着した症例では，沈着前にSRDが見られることが多い．典型例を示す（図23）．47歳，男性．初診時（A）には網膜膨化と中心窩下にわずかにSRDがあった（視力：1.0）．初診から2年後（B），SRDが拡大し視力は0.4に低下した．その2カ月後（C），SRDは消失しているが黄斑下に硬性白斑が沈着し視力は0.15となった．さらに6カ月後（D），硬性白斑の範囲は縮小しているが黄斑下の硬性白斑の厚さは増加している（視力：0.2）．このような経過から，中心窩下の硬性白斑は，網膜内に生じたものが網膜下に移動するのではなく，網膜下液の吸収と濃縮によって直接網膜下に凝集すると考えられる．

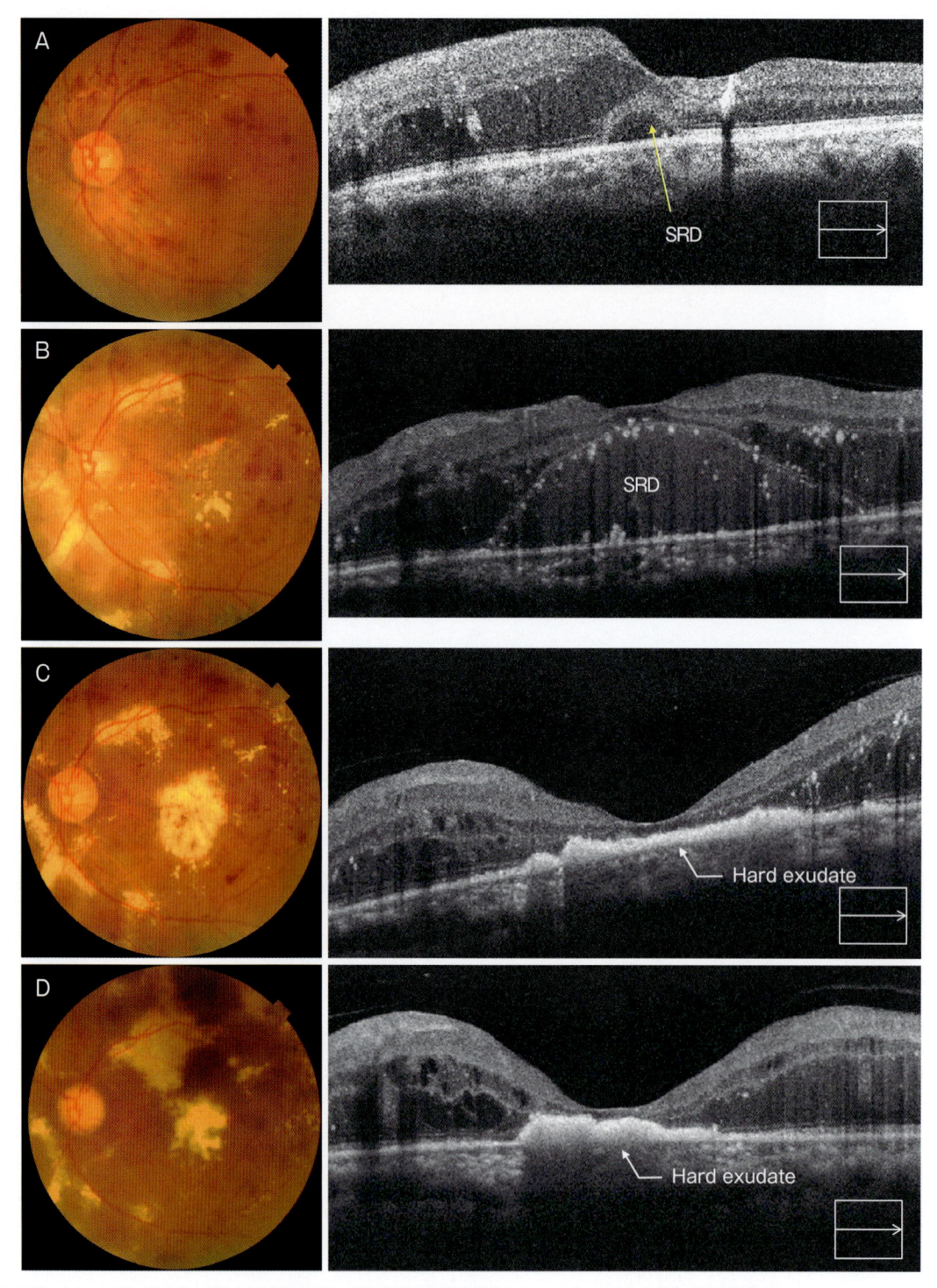

図23. A, B) 硬性白斑の沈着過程. 漿液性網膜剥離. C, D) 硬性白斑の沈着過程

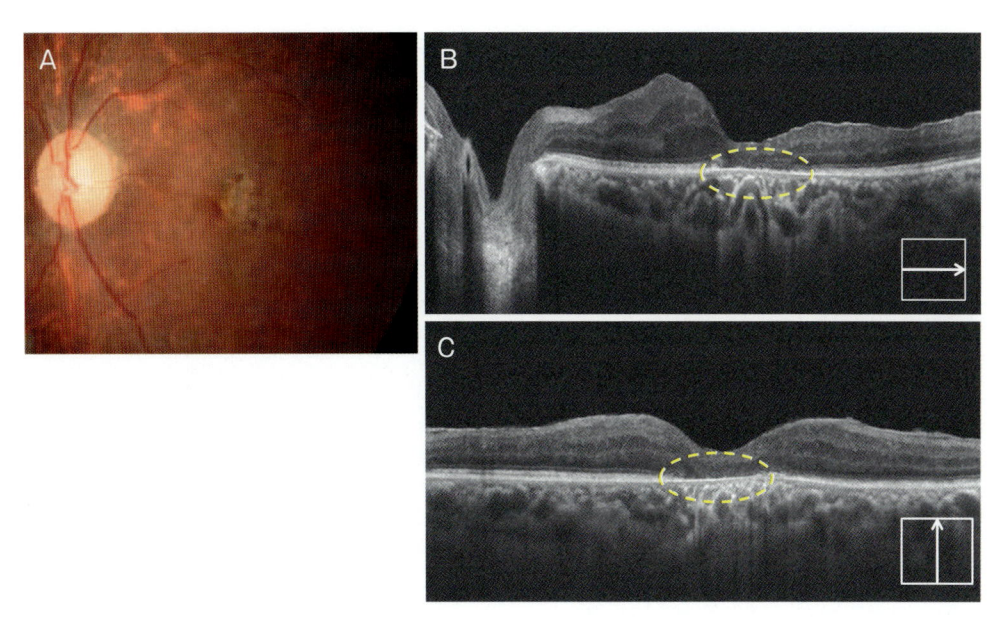

図 24. DME. 硝子体手術後, IS/OS の消失
37歳, 男性. 糖尿病黄斑浮腫があり硝子体手術を行い浮腫はほぼ消失したが視細胞障害のため視力は 0.3 である.
A) 黄斑には網膜色素上皮の変性がある. B) 水平方向の OCT では, 中心窩周囲の外境界膜と IS/OS は消失している (黄色破線囲み). C) 垂直方向の OCT も水平方向と同様である.

9. DME と IS/OS

　硝子体手術や薬物治療によって黄斑浮腫が消失しても, 視細胞の障害によって IS/OS が消失していると視力が改善しないことがある (図 24). DME では中心窩厚が増大していても IS/OS が保たれていれば視力も良好であることが多いが, IS/OS が消失していれば浮腫がなくても視力は不良である[6].

10. 黄斑浮腫への硝子体手術

　びまん性黄斑浮腫に対し硝子体手術を行うと, 多くの症例で浮腫の改善が見られる (図 25). Lewis らは, 肥厚した後部硝子体皮質の牽引が原因と考えられた DME に硝子体手術を行い, 硝子体手術の有効性を示した[7]. Tachi らは, 後部硝子体の肥厚や牽引が明らかではない黄斑浮腫に対しても, 硝子体手術によって浮腫の減少を見たと報告した[8]. わが国では, Tachi らの報告以後, びまん性黄斑浮腫に対し積極的に硝子体手術が行われている[9].

　筆者らは DME に対し硝子体手術を行い, 1 年以上の経過 (平均 25 カ月) を追えた 327 眼について, 視力と OCT 所見の経過を調べた. 術前の平均視力 0.21 は, 術後 1 年 0.31 ($p<0.001$), 最終時 0.44 ($p<0.001$) に改善した. 術前後の視力変化は, 2 段階以上の改善 45%, 不変 41%, 2 段階以上の悪化 14% であった. 中心窩網膜厚は術前平均 538μm が術後 1 年で 350μm ($p<0.001$), 最終的には 281μm ($p<0.001$) に減少した. 術前の網膜断層像は CME 244 眼 (76%), SRD 98 眼 (30%), 黄斑前膜 40 眼 (12%) であった. IS/OS の消失している症例は視力が不良であった.

文　献

1) Otani T, Maruyama Y, Kishi S: Patterns of diabetic macular edema with optical coherence tomography. *Am J Ophthalmol* **127**: 688-693, 1999.
2) Gass JDM, Norton EWD: Cystoid macular edema and papilledema following cataract extraction. *Arch Ophthalmol* **76**: 646-661, 1966.

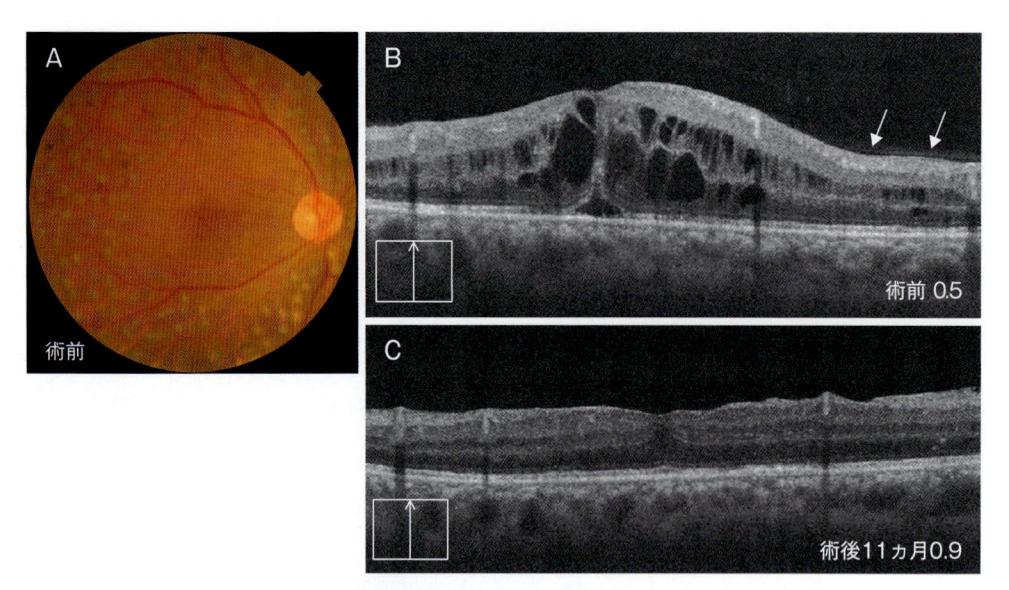

図 25. 糖尿病黄斑浮腫に対する硝子体手術
A）39歳，男性．術前視力は0.5で嚢胞様黄斑浮腫がある．B）術前のOCTでは嚢胞様変化が外網状層と内顆粒層にあり，中心窩には漿液性網膜剝離もある．硝子体皮質（矢印）が見える．C）術後11カ月で視力は0.9に改善し，嚢胞様変化は消失している．

3) Otani T, Kishi S：Correlation between optical coherence tomography and fluorescein angiography findings in diabetic macular edema. *Ophthalmology* **114**：104-107, 2007.
4) Otani T, Kishi S：Tomographic findings of foveal hard exudates in diabetic macular edema. *Am J Ophthalmol* **131**：50-54, 2001.
5) Bolz M, Schmidt-Erfurth U, Deak G, et al：Optical coherence tomographic hyperreflective foci：a morphologic sign of lipid extravasation in diabetic macular edema. *Ophthalmology* **116**：914-920, 2009.
6) Otani T, Yamaguchi Y, Kishi S：Correlation between visual acuity and foveal microstructural changes in diabetic macular edema. *Retina* **30**：774-780, 2010.
7) Lewis H, Abrams GW, Blumenkranz MS, et al：Vitrectomy for diabetic macular traction and edema associated with posterior hyaloidal traction. *Ophthalmology* **99**：753-759, 1992.
8) Tachi N, Ogino N：Vitrectomy for diffuse macular edema in cases of diabetic retinopathy. *Am J Ophthalmol* **122**：258-260, 1996.
9) Otani T, Kishi S：Tomographic assessment of surgical outcome of vitreous surgery for diabetic macular edema. *Am J Ophthalmol* **129**：487-494, 2000.

コラム　フーリエ変換への拡張

　フーリエ級数とフーリエ展開は「周期性のある波」にのみ適応できた．しかし自然界は，ほとんどが「周期性のない波」で占められている．OCTの干渉信号も周期性のない波である．フーリエ級数を「周期性のない波」にまで，適応を拡張したのがフーリエ変換である．フーリエ変換では1周期に要する時間を無限大と定義する．つまり「周期性のない波も無限の時間がたてばくり返す」と強引に考えることで，フーリエ展開式を使えるようにしたのである．干渉信号のような「周期性のない複雑な波の集合」でも，フーリエ変換により，各波長の波がどのくらい含まれているかを検出することができる．Spectral domain OCTでは回折格子により波長ごとに光を分解することで，フーリエ変換を行っているのである．

2. 硝子体と黄斑浮腫

　スウェプトソース（swept source OCT：SS-OCT）により，脈絡膜だけでなく，硝子体の断層像も描出できるようになった．このため糖尿病黄斑浮腫（diabetic macular edema：DME）における硝子体の関与が明らかになってきた（図1～4）．正常編で述べたように，後部硝子体剥離（posterior

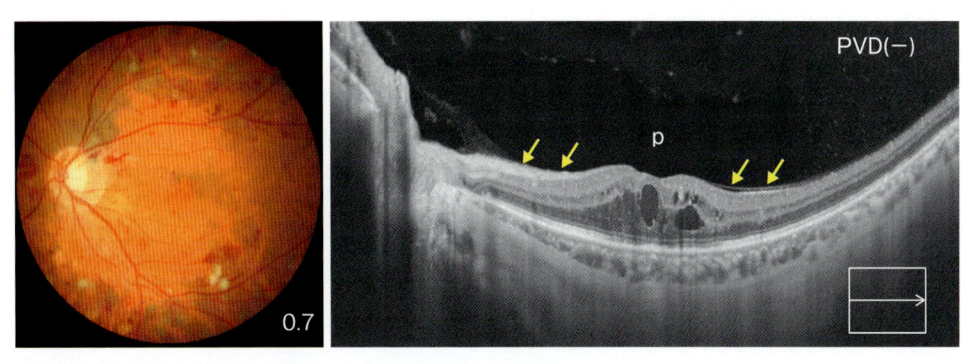

図1．症例1：66歳，男性．PVD（－）のDME．視力0.7
硝子体は未剥離．硝子体皮質（黄色矢印）．硝子体ポケット（p）．

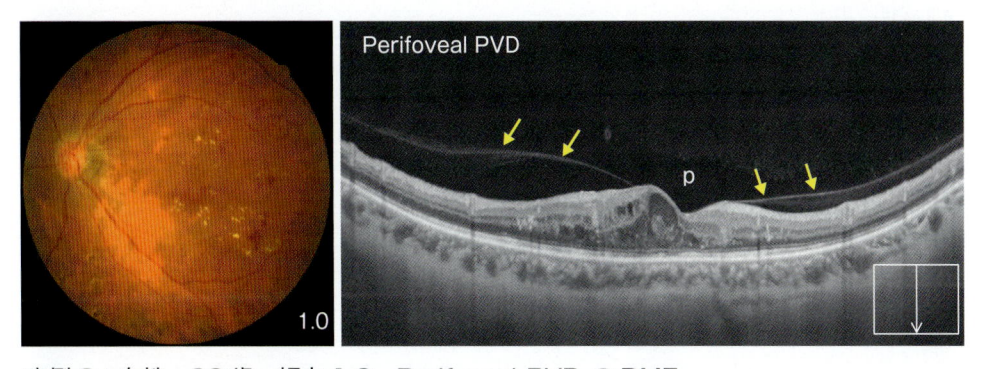

図2．症例2：女性，63歳，視力1.0．Perifoveal PVD のDME
硝子体皮質（黄色矢印）．硝子体ポケット（p）．

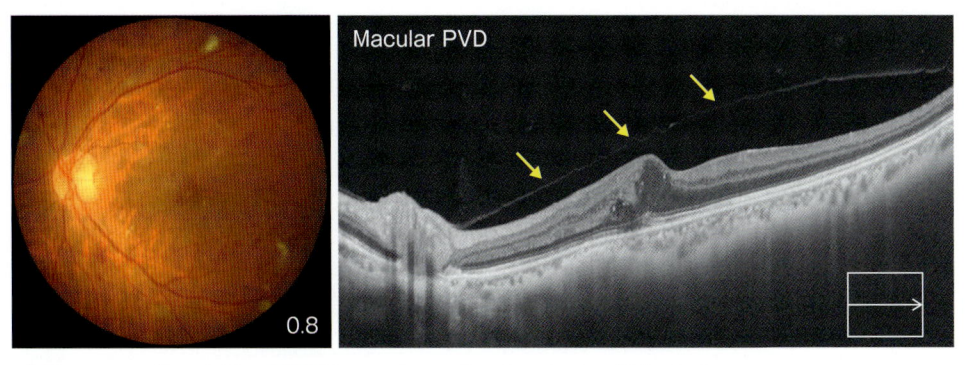

図3．症例3：65歳，女性，黄斑部のPVDの生じたDME．視力0.8
剥離した硝子体皮質（黄色矢印）．

図4. 症例4：65歳，男性．完全PVDのあるDME．視力0.6
OCT：漿液性網膜剥離が中心窩下にある（黄色矢印）．

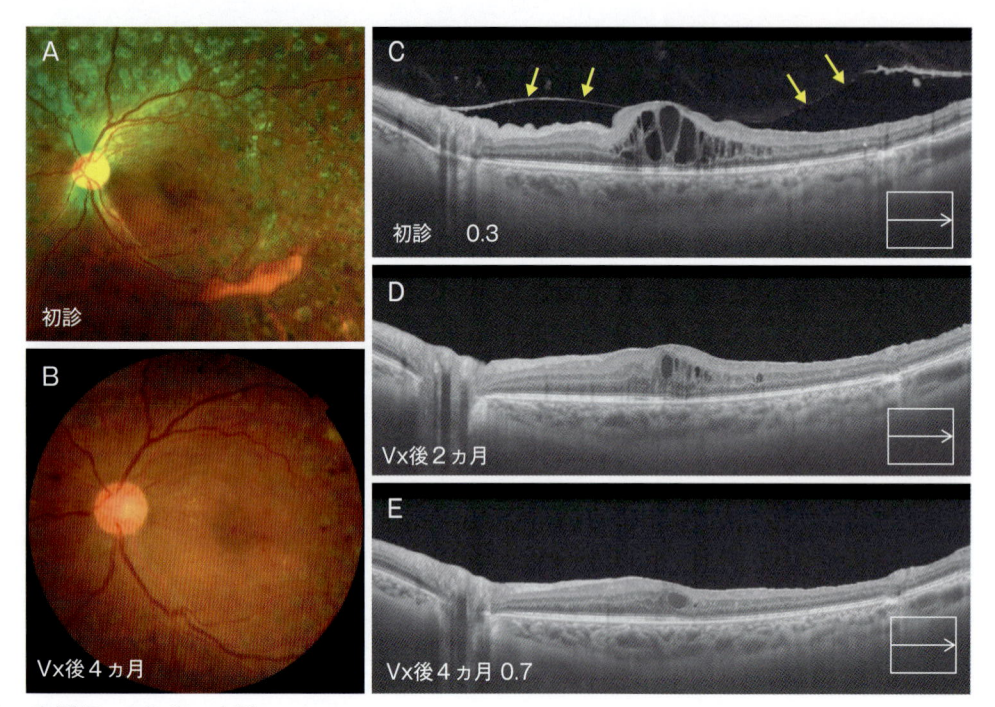

図5. 症例5：32歳，女性
10歳でI型糖尿病発症．1年前にPDRに対して汎網膜光凝固施行．その後，DMEのため当科へ紹介．A）初診時カラー眼底写真．血管アーケード下方に網膜前出血がある．B）硝子体手術4ヵ月後．C）初診時OCT．Perifoveal PVD + CMEがある．剝離した硝子体皮質（黄色矢印）．D）硝子体手術（Vx）2ヵ月後．CMEが縮小．E）4ヵ月後，CMEがさらに吸収された．

vitreous detachment：PVD）の前段階として中心窩周囲に硝子体剝離（perifoveal PVD）が中年以降で生理的に起こる．糖尿病患者でも同様である．Perifoveal PVDは黄斑円孔や硝子体黄斑牽引の原因になるが，DMEの悪化因子にもなる．自験例では，perifoveal PVDを有するDME（33眼）のうち，30眼（90％）に囊胞様黄斑浮腫（cystoid macular edema：CME）が認められた（図2, 5, 6）．一方，完全PVDのあるDMEではCMEの頻度は23眼中9眼（39％）に過ぎなかったが，漿液性網膜剝離（serous retinal detachment：SRD）は14眼（60％）で観察された（図4）．DMEにおけるCMEの形

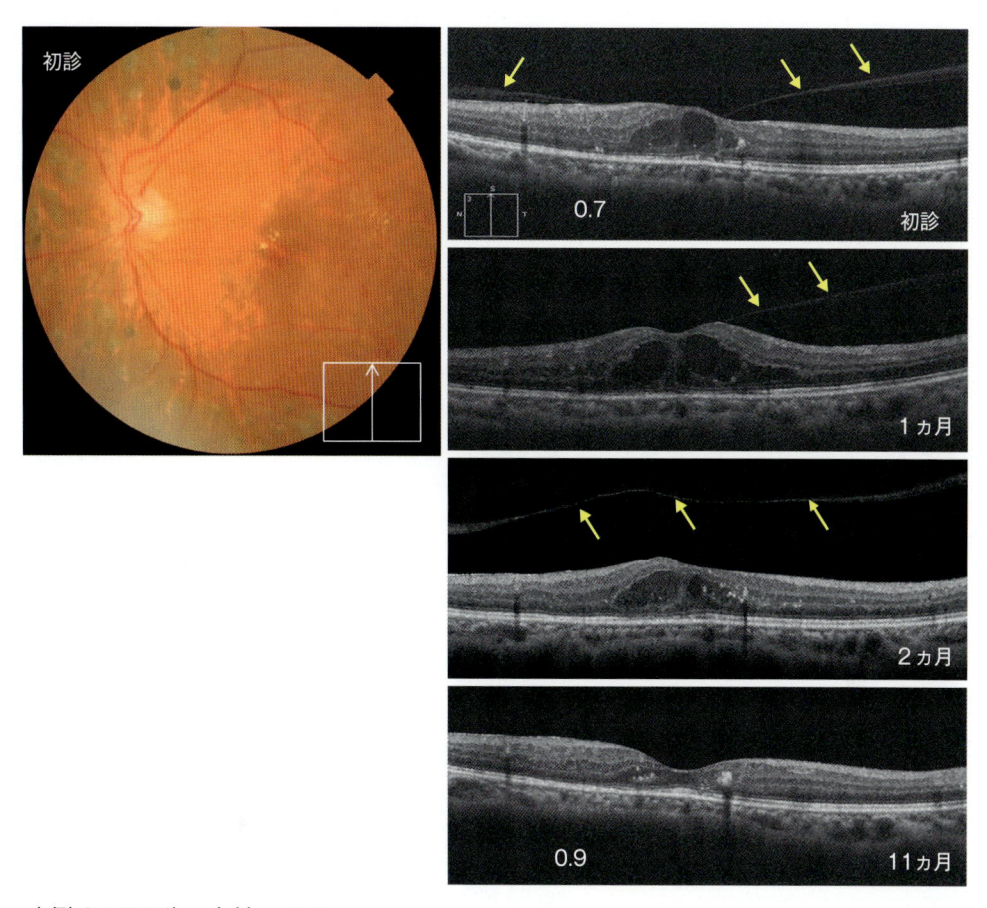

図6. 症例6：58歳，女性．DME
初診時にあった後部硝子体の牽引が自然に外れて CME は消退し，視力が改善した．OCT はすべて中心窩を通る垂直断．

成には perifoveal PVD の関与が濃厚である．硝子体手術を施行した例（**図5**）や自然に硝子体牽引がはずれた例[1]（**図6**）で，CME が吸収されることはしばしば経験される．

文　献

1) Yamaguchi Y, Otani T, Kishi S：Resolution of diabetic cystoid macular edema associated with spontaneous vitreofoveal separation. *Am J Ophthalmol* **135**：116-118, 2003.

3. 増殖糖尿病網膜症

　単純糖尿病網膜症から増殖糖尿病網膜症（proliferative diabetic retinopathy：PDR）への移行は，網膜虚血に対する網膜新生血管の発生が契機となる．網膜の血管閉塞は中間周辺部で好発し[1]，その範囲が広いと新生血管は網膜だけでなく，視神経乳頭，さらに虹彩・隅角からも発生する[2]．網膜や視神経乳頭から発生した新生血管は，硝子体の後面に沿って成長する．したがって，後部硝子体剝離（posterior vitreous detachment：PVD）が完成している場合には増殖化は起こらない[3,4]．成長した新生血管は線維性増殖膜を形成し，増殖膜と硝子体の牽引によって牽引性網膜剝離を起こす．糖尿病網膜症では，視神経乳頭から上下の血管アーケードに沿って輪状もしくはC字型に増殖組織が形成され，すり鉢状の部分硝子体剝離が起こることが多い（図1）．輪状の増殖組織は「後部硝子体皮質前ポケット」の外縁に沿って形成されたものである[5]（図2）．輪状の増殖組織では網膜と硝子体に強固な癒着ができ，硝子体牽引により網膜分離は剝離が生じる[6]（図3〜5）．視神経乳頭に新生血管があると，硝子体皮質の収縮によって乳頭黄斑間に部分的な硝子体剝離が起こりやすい[7]．黄斑にはゲルの牽引は直接かからないが，ポケットの後壁である硝子体皮質を介してさまざまな黄斑の病変が起こる（図6〜14）．

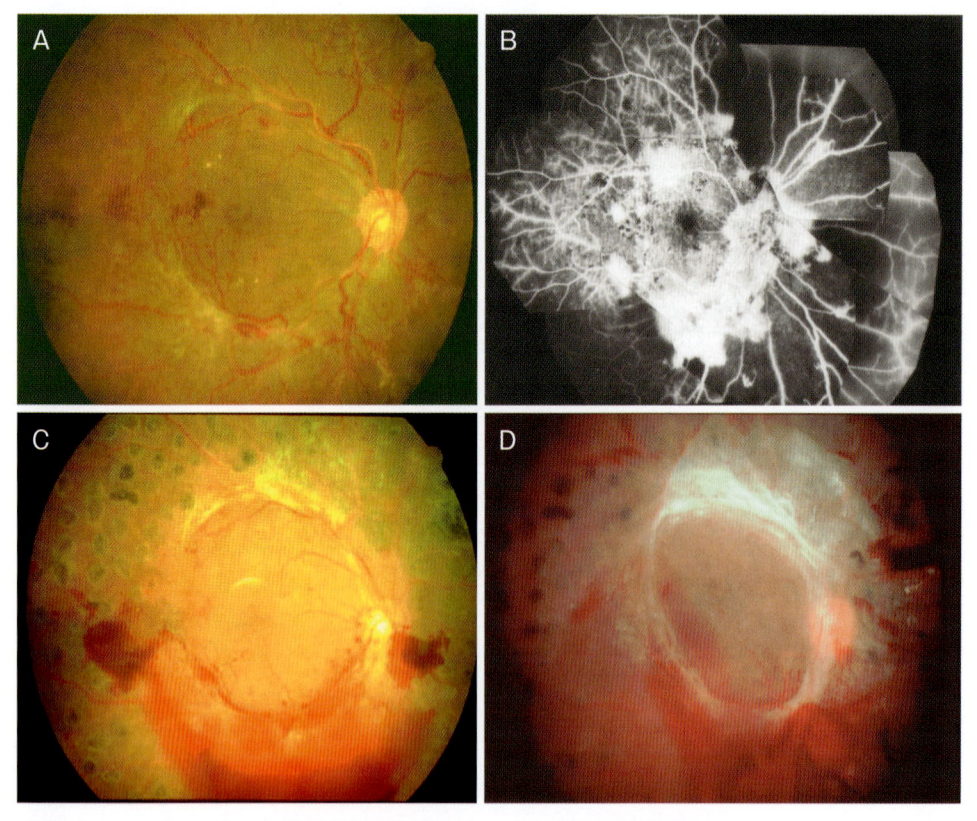

図1．症例1：51歳，男性．増殖糖尿病網膜症における円形の増殖病変
A）初診時．静脈拡張と新生血管がある．B）初診時の蛍光造影では広汎な毛細血管症閉塞と血管アーケードと乳頭から新生血管がある．C）汎網膜光凝固により静脈拡張は改善されたが，血管アーケードに沿って血管線維膜が形成されつつある．D）血管線維膜は黄斑を囲む円形の増殖膜となり，その周囲の不完全硝子体剝離に沿って血管線維膜が成長している．円形の増殖膜を中心に牽引性網膜剝離がある．

3. 増殖糖尿病網膜症   189

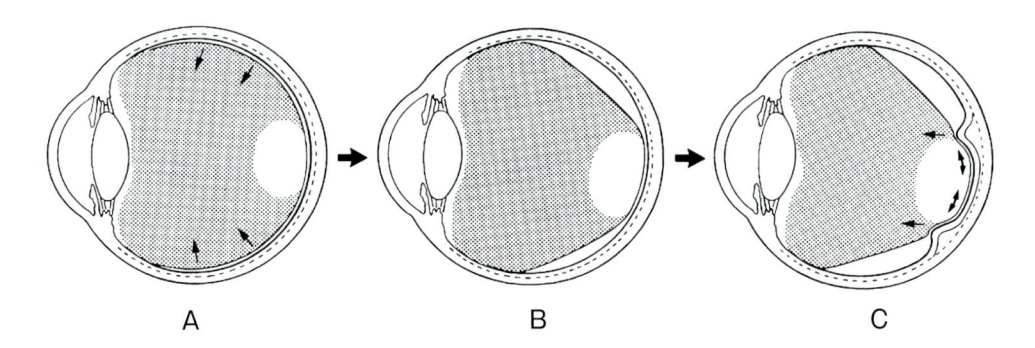

図2. 増殖糖尿病網膜症における後部硝子体皮質前ポケットの役割
A) 網膜症の進行とともに硝子体ゲルの収縮が起こる．B) ポケットのある後極ではゲルと硝子体皮質が分離しているので，皮質にはゲルの牽引がかからない．このためすり鉢型の不完全硝子体剝離になる．C) 不完全硝子体剝離に沿って増殖膜が成長するため，C字型ないしは円形の増殖組織がポケットの外縁に形成される．ポケットの外縁には硝子体牽引が集中する．ポケット後壁は接線方向の牽引を受ける．

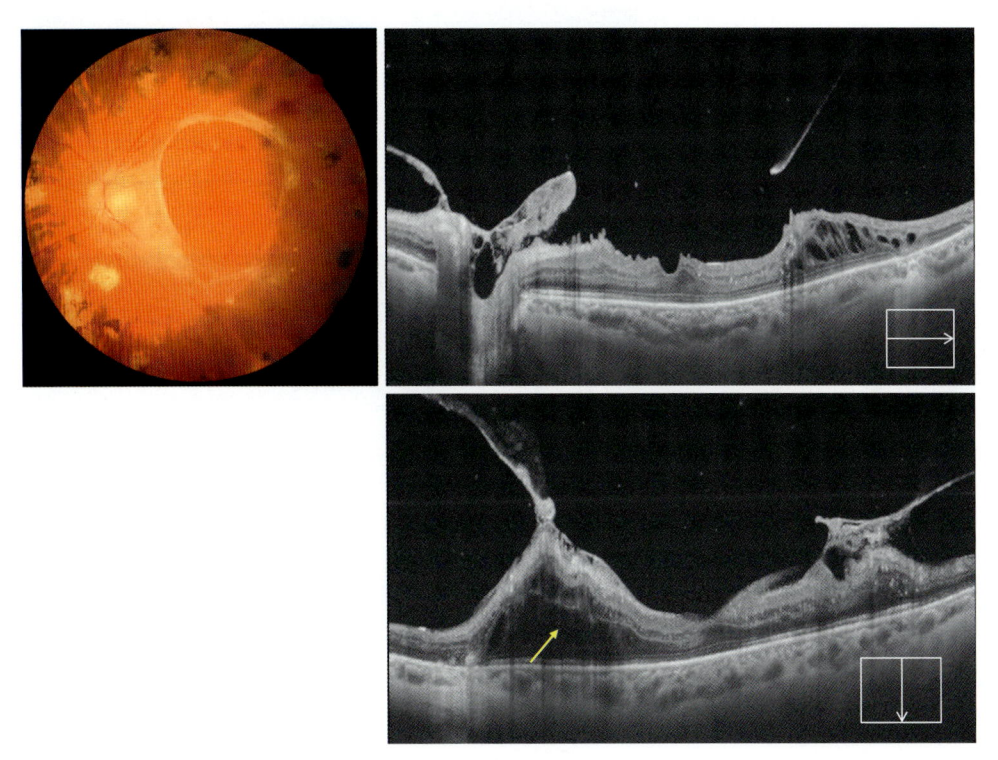

図3. 症例2：65歳，男性．輪状増殖のあるPDR．視力0.7
2年前に汎網膜光凝固．増殖膜出現のため紹介された．硝子体ポケット外縁の付着部で硝子体牽引による網膜分離がある（黄色矢印）が，ポケットの内部では牽引がなく，黄斑浮腫がない．

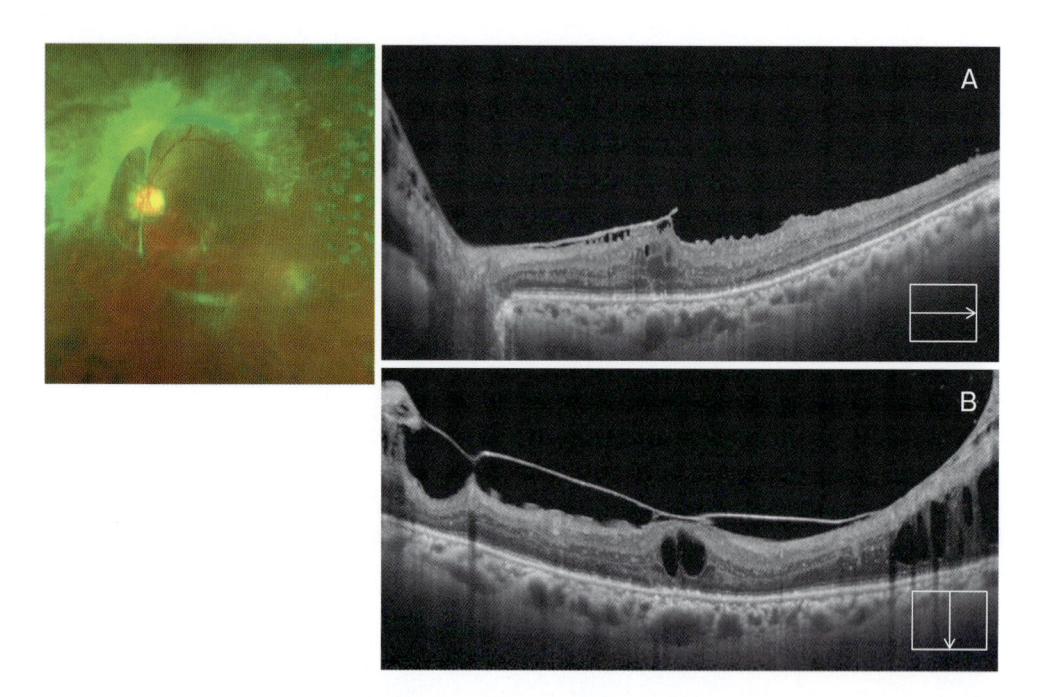

図4. 症例3：59歳，女性．輪状増殖のある PDR．左眼視力 0.3
1年前に抗 VEGF 硝子体注入と汎網膜光凝固を施行．A）水平断．ポケット後壁の硝子体皮質が乳頭黄斑間で網膜上にある．B）垂直断では perifoveal PVD があり，CME になっている．下方で牽引による網膜分離がある．

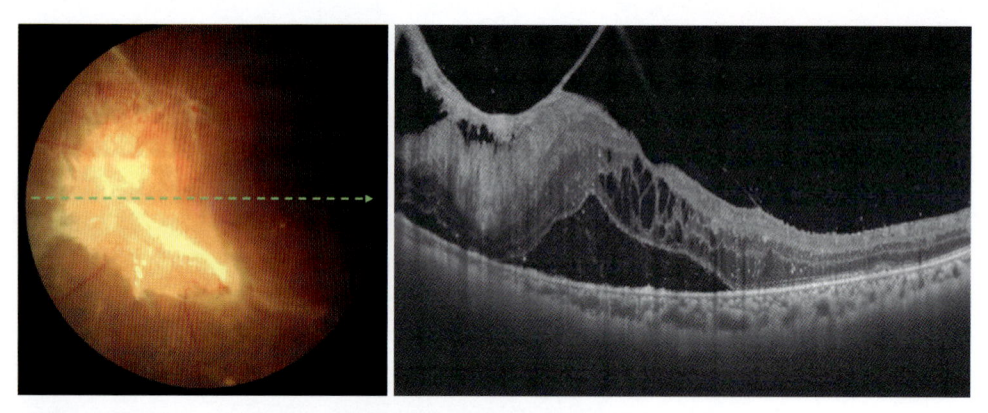

図5. 症例4：33歳，女性．PDR．乳頭付近の硝子体牽引．視力 0.15
視神経乳頭と血管アーケードにかけて強い増殖が起こっている．OCT（水平断 12mm）では乳頭黄斑間における硝子体牽引によって網膜が剥離している．

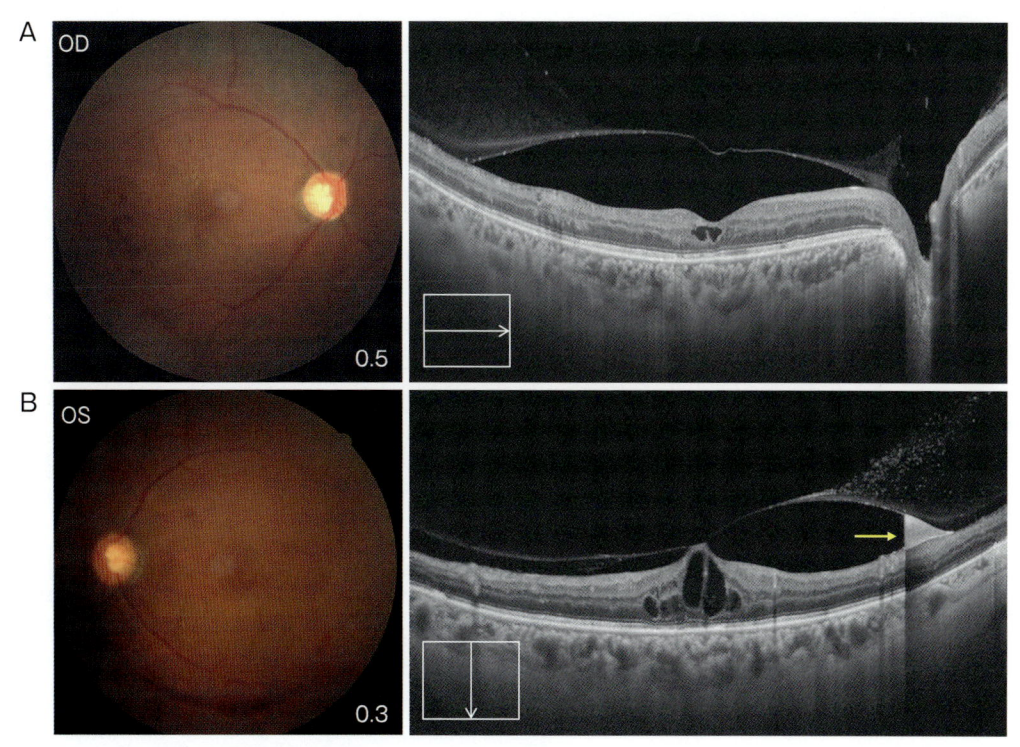

図6. 症例5：45歳，女性．PDR
A) 右眼, 視力 0.5. 黄斑で PVD が起こっている．小さな CME がある．B) 左眼, 視力 0.3．Perifoveal PVD があり，CME がある．下方に網膜前出血とニボーがある（黄色矢印）．

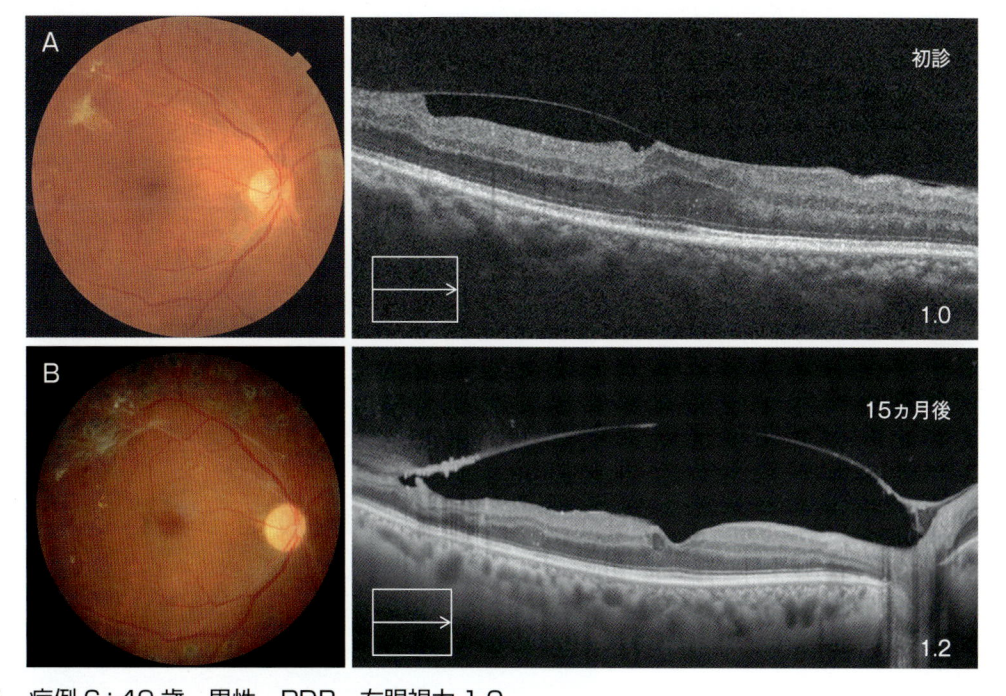

図7. 症例6：49歳，男性．PDR．右眼視力 1.0
A) 初診時．ポケット後壁は部分 PVD があり，網膜表層が挙上されている．B) 15 カ月後．macular PVD となり，牽引が解除された．中心窩の陥凹が復活した．

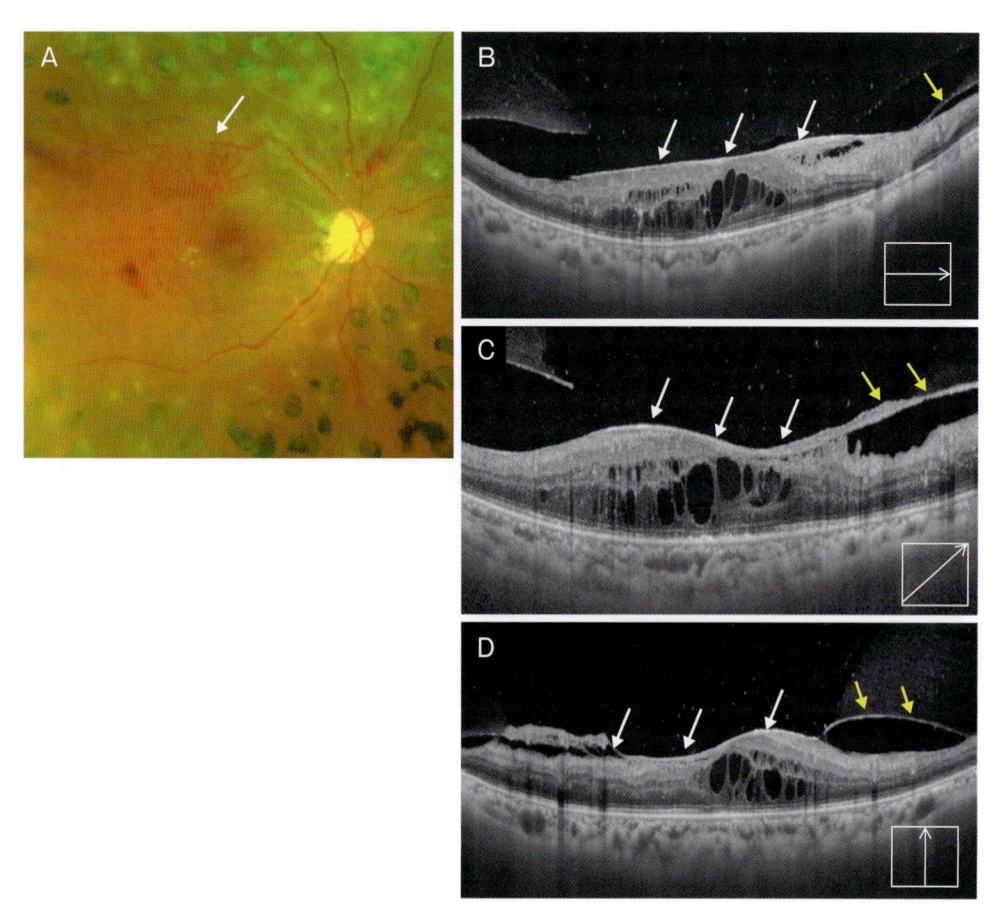

図 8. 症例 7：47 歳，女性．PDR．視力 0.3
A) 黄斑部上方に大きな新生血管がある．B) 水平断（12mm）．C) 斜め 45 度断（12mm）．D) 垂直断（12mm）．黄斑前の硝子体皮質の肥厚があり（白矢印），黄斑周囲では一部，硝子体皮質が剝離している（黄色矢印）．肥厚した硝子体皮質の下には CME がある．

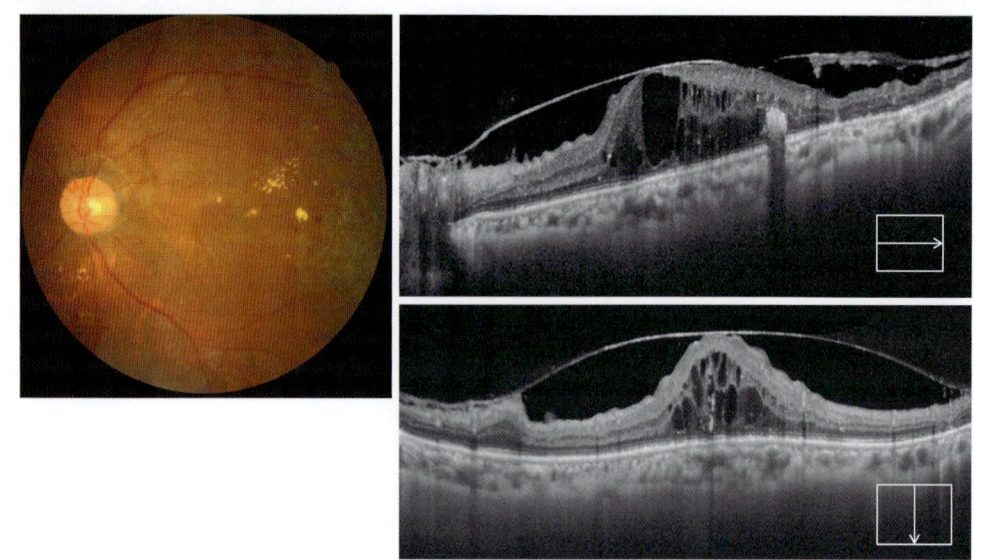

図 9. 症例 8：57 歳，女性．PDR．視力 0.05
肥厚した硝子体皮質が perifoveal PVD を形成している．硝子体接着部で CME がある．

3. 増殖糖尿病網膜症　193

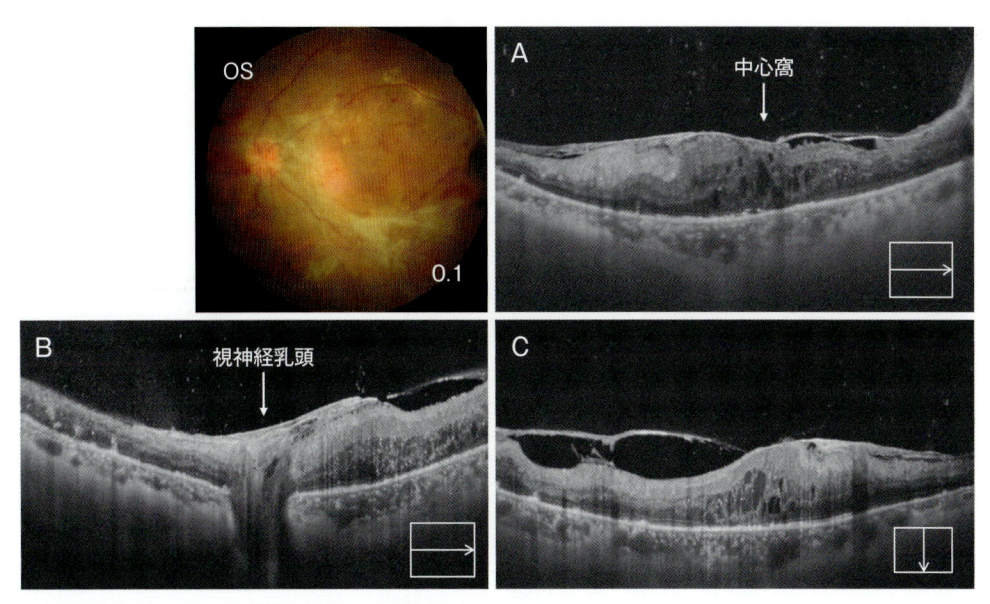

図10. 症例9：62歳，女性．PDR．左眼視力0.1
8カ月前に白内障手術を受け，その後，汎網膜光凝固が施行された．ほとんどPVDが起こっていない．A）厚い硝子体皮質が収縮して網膜皺襞と網膜肥厚を生じている．B, C）所々に部分PVDが見られる．

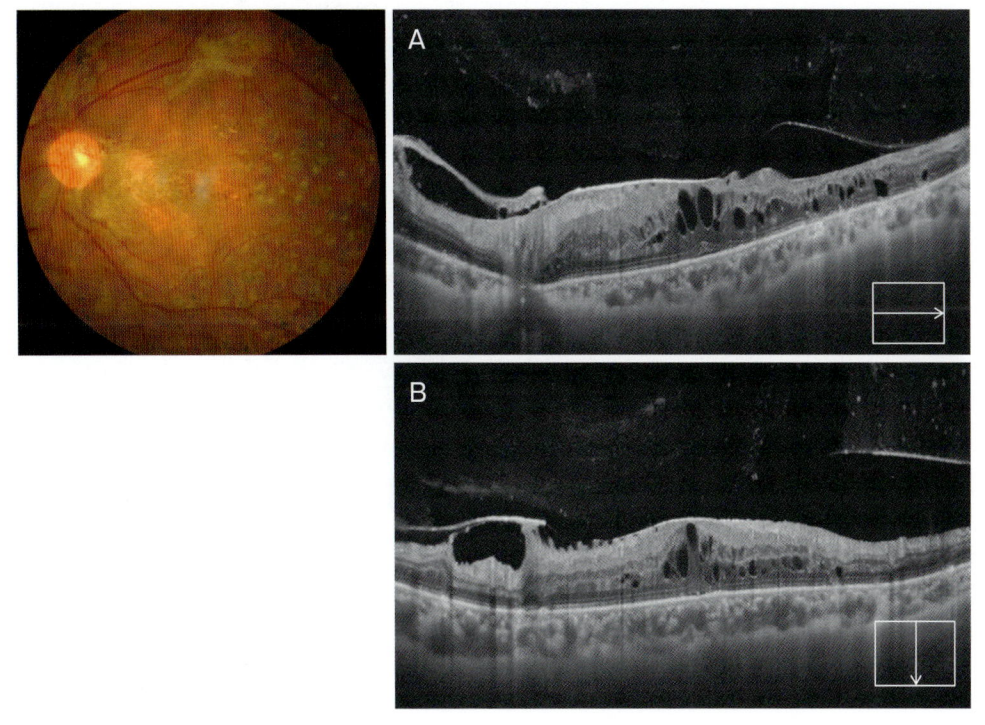

図11. 症例10：34歳，男性．PDR
半年前に抗VEGF硝子体注射と汎網膜光凝固を受けている．視力は0.9だが，ゆがみが強くなった．A, B）ポケット後壁が肥厚している．その収縮により黄斑網膜が浮腫を起こしている．ポケット外側では部分PVDがある．

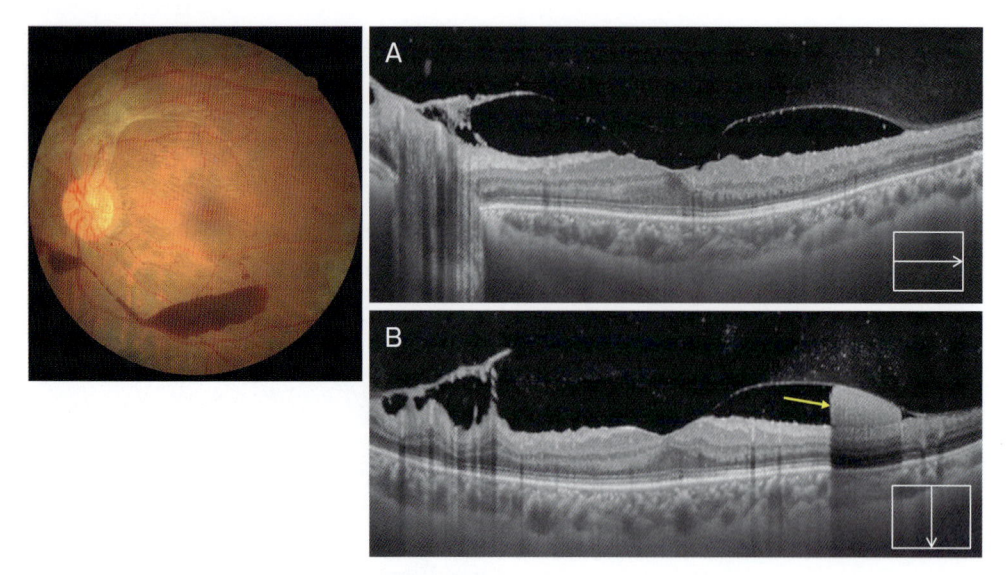

図 12. 症例 11：35 歳，男性．PDR．視力 0.9
視神経乳頭から血管アーケードにかけて増殖組織があり，黄斑部の下方には網膜前出血がある．A) ポケット後壁は perifoveal PVD を生じている．B) 部分 PVD と網膜の間に網膜前出血があり，ニボー（黄色矢印）を形成している．

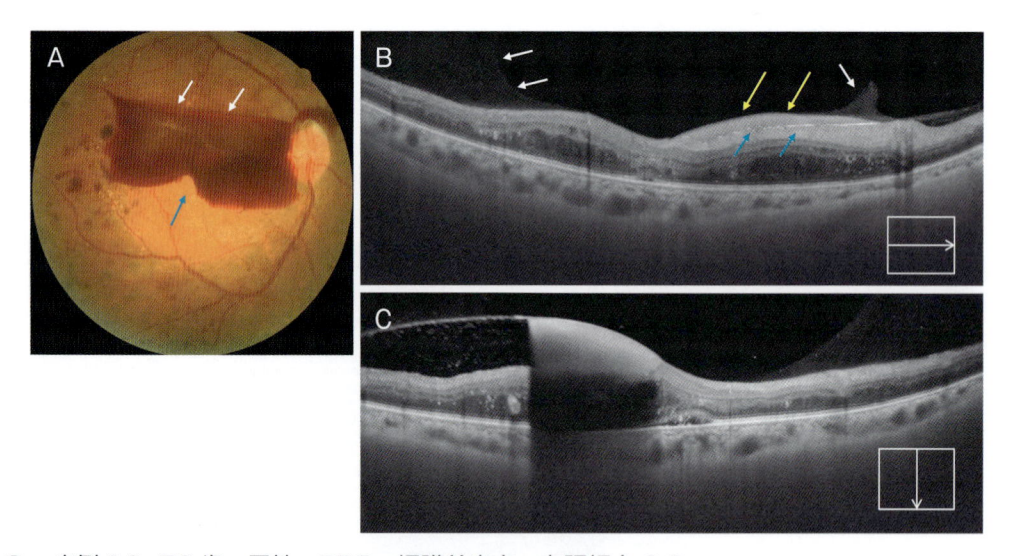

図 13. 症例 12：50 歳，男性．PDR．網膜前出血．右眼視力 0.3
1 年前に汎網膜光凝固を施行し経過観察．最近，急に視野欠損を自覚した．A) カラー眼底写真．前出血は中心窩で回避されている（青色矢印）．上方にはニボーがある（白矢印）．B) 網膜前出血は硝子体皮質（黄色矢印）と内境界膜（青色矢印）の間にある．硝子体ポケット（白矢印）が見える．C) 垂直断では前出血のニボーが見える．

1. 牽引性網膜剥離

　PDRでは輪状増殖部で網膜硝子体癒着ができ，その外側でPVDが起きやすい．このため，輪状増殖部には硝子体牽引が集中する．臨床的には網膜剥離でも，OCTでは網膜分離のことがある（図3，4）．牽引が強いと牽引性網膜剥離になる（図5）．

2. ポケット後壁のperifoveal PVD

　黄斑ではポケットがあるためゲルの牽引は直接かからないが，硝子体皮質がトランポリン状に剥がれようとする（すなわちmacular PVD）．しかし，中心窩と硝子体には生理的な接着があるのでperifoveal PVDの形をとりやすい．これが囊胞様黄斑浮腫（cystoid macular edema：CME）の悪化因子となる（図4，6〜9）．中心窩での牽引が解除されるとCMEも消退する（図6，7）．

3. ポケット後壁の線維性肥厚

　ポケット後壁の硝子体皮質が線維性に肥厚して収縮すると，網膜が求心性に引き寄せられて網膜が肥厚し，皺襞が形成される（図10，11）．さらに接線方向の収縮により前方へのベクトルが生じるとCMEを増悪させる（図8，11）．

4. 網膜前出血

　ポケット後壁が弧が弦になるように網膜から薄く剥離すると，三日月型の網膜前出血が起こる（図12）．ポケット内ではperifoveal PVDやトランポリン型のmacular PVDになる．網膜前出血が後極に起こると，出血はしばしば中心窩を回避する（図13）．これは，中心窩では生理的な網膜硝子体接着があるためである[8]．出血の量が多いとニボーを形成する（図13）．

文　献

1) 村岡兼光，小林義治，北川道隆：網膜周辺部の糖尿病性変化．臨眼 33：425-439, 1979.
2) Shimizu K, Kobayashi Y, Muraoka K：Midperipheral fundus involvement in diabetic retinopathy. *Ophthalmology* **88**：601-612, 1981.
3) Akiba J, Arzabe CW, Trempe CL：Posterior vitreous detachment and neovascularization in diabetic retinopathy. *Ophthalmology* **97**：889-891, 1990.
4) 大谷倫裕，飯田知弘，岸 章治：糖尿病網膜症の予後決定因子としての後部硝子体剥離．臨眼 51：744-748, 1997.
5) Kishi S, Shimizu K：Clinical manifestations of posterior precortical vitreous pocket in proliferative diabetic retinopathy. *Ophthalmology* **100**：225-229, 1993.
6) Imai M, Iijima H, Hanada N：Optical coherence tomography of tractional macular elevations in eyes with proliferative diabetic retinopathy. *Am J Ophthalmol* **132**：81-84, 2001.
7) 山口由美子，大谷倫裕，岸 章治：視神経乳頭新生血管と硝子体剥離．臨眼 55：85-88, 2001.
8) 戸部圭子，岸 章治，高橋京一：網膜前出血の中心窩回避現象．臨眼 45：1281-1285, 1991.

各論Ⅵ 網膜血管病変

1. 網膜中心静脈閉塞症

　網膜中心静脈閉塞症（central retinal vein occlusion：CRVO）は，篩状板付近の網膜中心静脈の血栓形成によって発症する[1]．基礎疾患として高血圧や動脈硬化を有することが多い[2]が，若年者では血管炎が関与することもある[3]．CRVOは網膜虚血の程度によって非虚血型（図1～3）と虚血型（図8，9）に分類される．発症初期のCRVOは，非虚血型が2/3で残りの1/3が虚血型である[4]．しかし，非虚血型の1/3が経過中に虚血型に移行する（図4～7）．非虚血型は50～60歳代に多く，若年者では視力が比較的良い．虚血型は60～70歳代に好発し，非虚血型よりも高齢者に多い．虚血型では高度な視力低下が比較的急激に起こり，血管新生緑内障を発症する危険性がある．
　CRVOの診断は，特徴的な眼底所見から容易であるが，虚血の程度を把握することが重要である．Hayreh[5]らは，急性期CRVOにおける虚血型と非虚血型の鑑別に，視力・視野・瞳孔反応・網膜電図

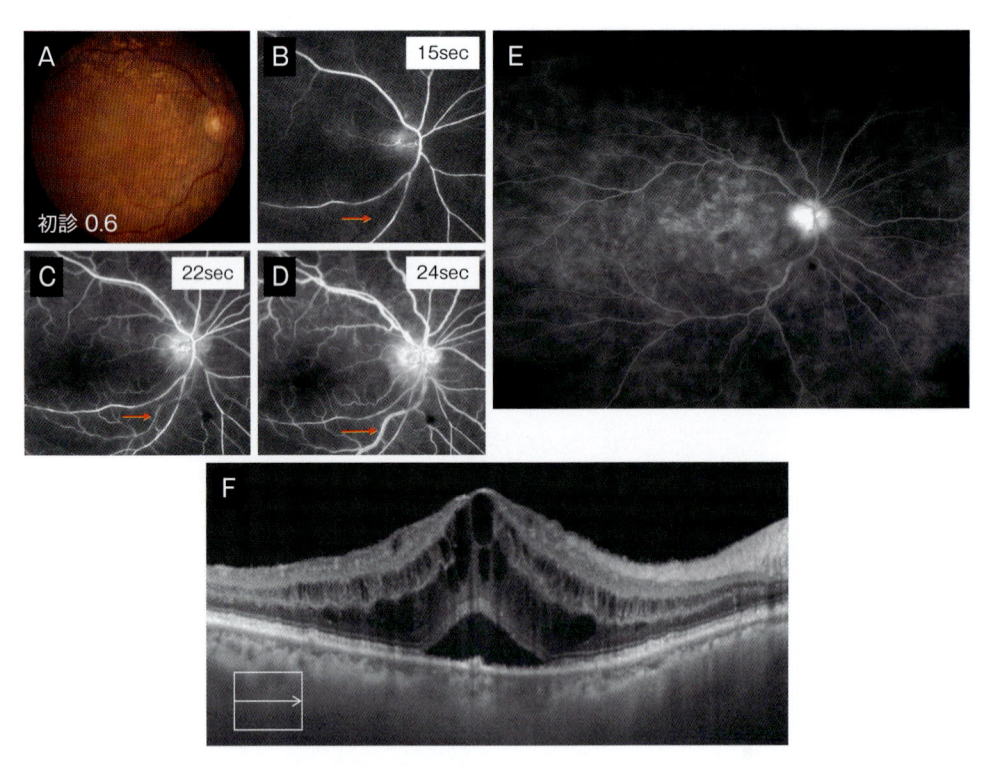

図1．症例1：82歳，女性．非虚血型のCRVO
A）初診時視力は0.6で網膜静脈の拡張，蛇行や網膜出血は軽度であった．B）フルオレセイン蛍光造影（FA）15秒，網膜動脈の造影開始．網膜動脈は造影されているが網膜静脈は造影されていない（赤色矢印）．C）FA22秒，網膜主幹静脈にも色素が流入しているが，完全には造影されていない（赤色矢印）．D）FA24秒，網膜主幹静脈もほぼ造影されている（赤色矢印）．網膜内循環時間は9秒で正常よりもわずかに遅れている．E）眼底全体の網膜静脈の蛍光漏出が見られたが，血管閉塞はなかった．F）OCT水平断では外網状層および内顆粒層に嚢胞様変化が見られ，中心窩下には漿液性網膜剥離（SRD）がある．

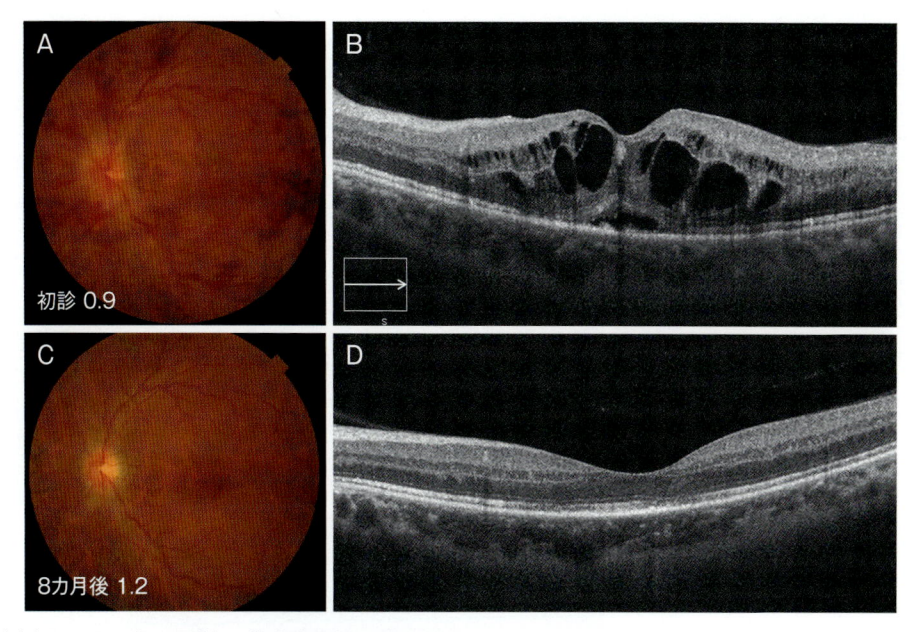

図2. 症例2：40歳，男性．非虚血型の CRVO
A) 初診時視力は 0.9．乳頭腫脹と網膜静脈の拡張・蛇行が見られた．B) 初診時の OCT 水平断．中心窩下にわずかに SRD があり，外網状層と内顆粒層に嚢胞様変化がある．C) 8カ月後．汎網膜光凝固術と4回の抗 VEGF 抗体硝子体注射を行い，網膜静脈の拡張は改善し，出血は吸収された．D) 8カ月後の OCT 水平断．網膜の層構造はほぼ正常化した．

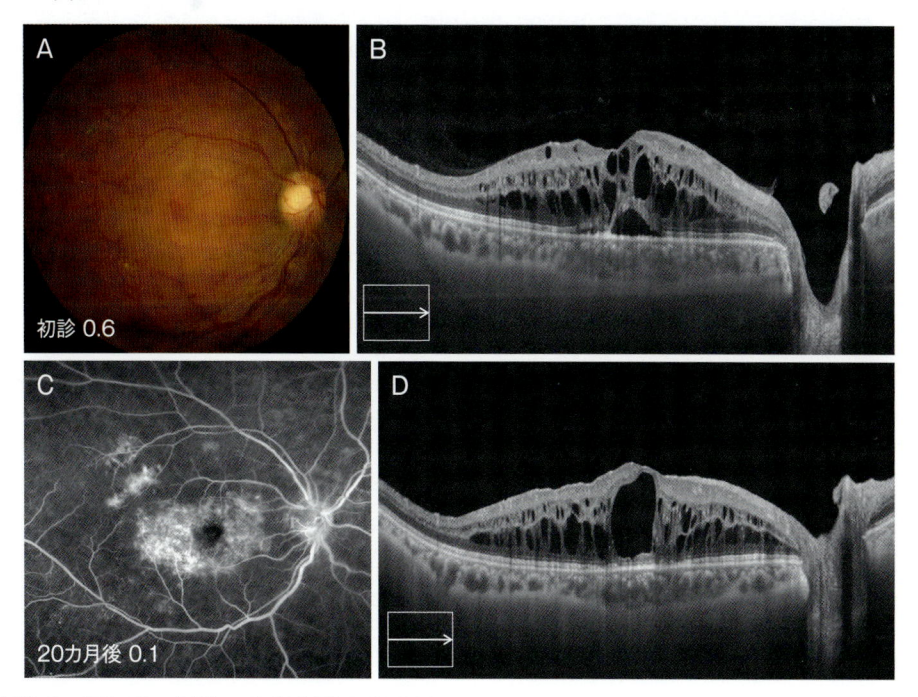

図3. 症例3：51歳，男性．非虚血型の CRVO
A) 初診時視力 0.6．出血は網膜全体にあったが，とくに下方の静脈の拡張蛇行が見られた．B) 初診時の OCT 水平断．外網状層，内顆粒層および神経節細胞層に嚢胞様変化が見られ，中心窩下には漿液性網膜剥離（SRD）があった．C) 20カ月後のフルオレセイン蛍光造影．初診後，3回アバスチンを投与するも改善がなく，7カ月後に硝子体手術施行．その後，トリアムシノロン Tenon 嚢下注射にも反応しなかった．D) C と同日の OCT．SRD はないが，巨大な CME がある．視力 0.1．

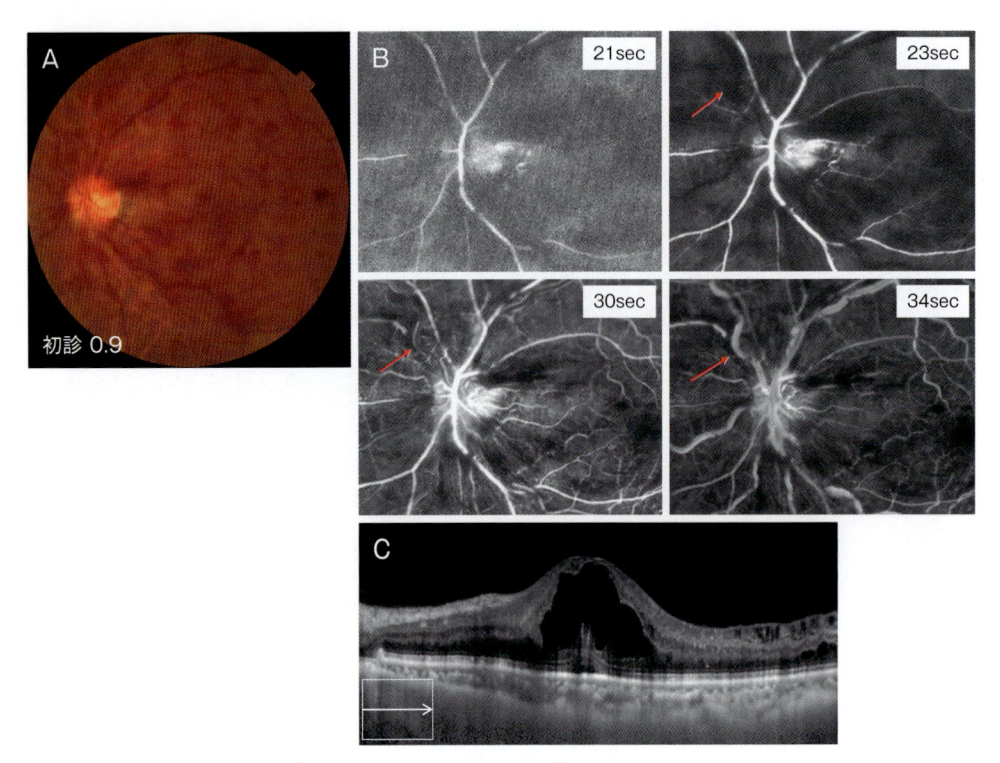

図4. 症例4：75歳，女性．非虚血型から虚血型への移行例
A）網膜静脈の拡張と蛇行があり，網膜出血もある．視力：0.9．B）フルオレセイン蛍光造影（FA）．上段左）21秒，網膜動脈の造影開始．上段右）23秒，網膜動脈は造影されているが網膜静脈は造影されていない（赤矢印）．下段左）30秒，網膜主幹静脈にも造影色素が流入しているが，完全には造影されていない（赤矢印）．下段右）34秒，網膜主幹静脈もほぼ造影されている（赤矢印）．網膜内循環時間は13秒で，正常の6秒よりも遅れている．C）OCT水平断．黄斑に限局した囊胞様変化がある．中心窩下にはわずかに漿液性網膜剥離がある．

などの機能的検査が重要性であると述べている．フルオレセイン蛍光造影（fluorescein angiography：FA）は，CRVOにおける毛細血管閉塞の範囲，血管透過性亢進の有無，網膜血管径などを評価するのに有用な検査である．しかし，初期のCRVOでは網膜出血によってFAの蛍光がブロックされるため，毛細血管閉塞の評価が困難なこともある．FAにおける動脈相の開始はやや遅延するが，網膜内循環時間（動脈相開始から網膜主幹静脈の層流消失まで．正常眼では6秒前後）は大幅に遅延する．循環時間が20秒以上の場合には，虹彩ルベオーシス発生の危険が高い[6]．網膜静脈の壁染色や蛍光漏出が強い場合も虚血が高いことが疑われる．The Central Vein Occlusion Study Group（CVOS）では，血管閉塞領域が10視神経乳頭径以上ある場合を虚血型と定義し，新生血管緑内障のリスクが高くなるとしている[7]．また，数カ月後に毛細血管閉塞が明らかになることがあり，新生血管緑内障の発症に注意が必要である．

非虚血型では数カ月で眼底出血や静脈拡張が自然に消褪するが，黄斑浮腫が長期に持続すると視力が低下する．強い黄斑浮腫は，非虚血型から虚血型へ移行するリスクファクターであるとの報告もある[8]．虚血型における新生血管は虹彩や隅角だけではなく，視神経乳頭や網膜にも発生する．血管新生緑内障の66～71％はCRVO発症から6カ月以内に起こる．全CRVOの中での虹彩ルベオーシスの頻度は約20％で，虚血型では45～80％に起こる[4,6,9-11]．

1. 網膜中心静脈閉塞症　199

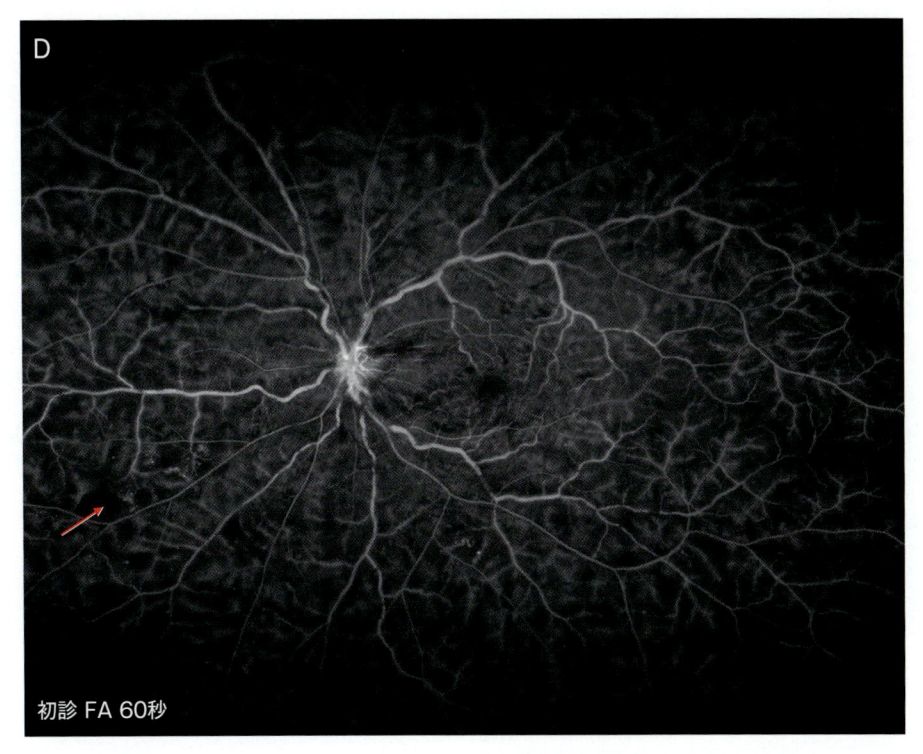

図5. 症例4のつづき
D) FA（60秒）．網膜全体の静脈だけではなく動脈からの蛍光色素の漏出もある．網膜毛細血管の閉塞もところどころにある（赤矢印）ため汎網膜光凝固を行った．非虚血型から虚血型への移行中と考えられる．

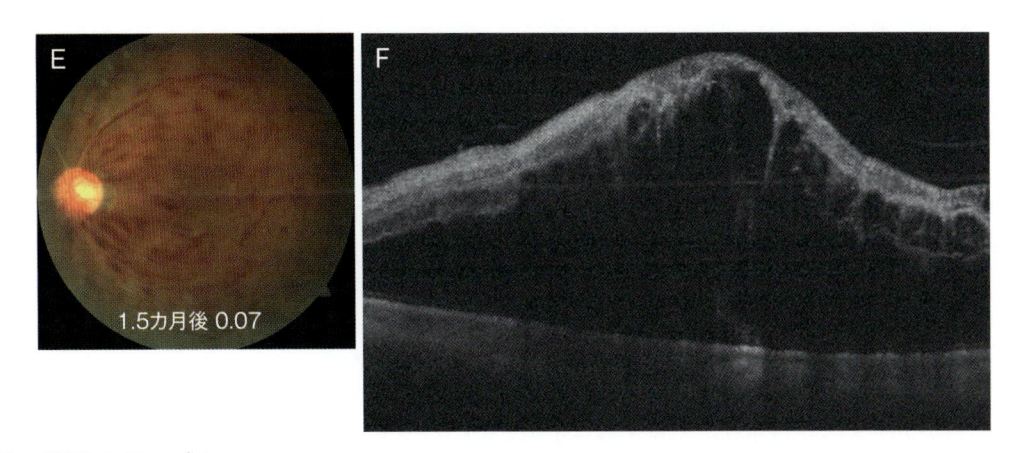

図6. 症例4のつづき
E) 初診から1.5カ月後．視力は0.07に低下した．網膜出血はやや吸収しているが，黄斑浮腫が悪化している．網膜動脈の一部は白線化している．F) OCT水平断．眼底後極部全体に高度な浮腫がある．予後不良のサインである．

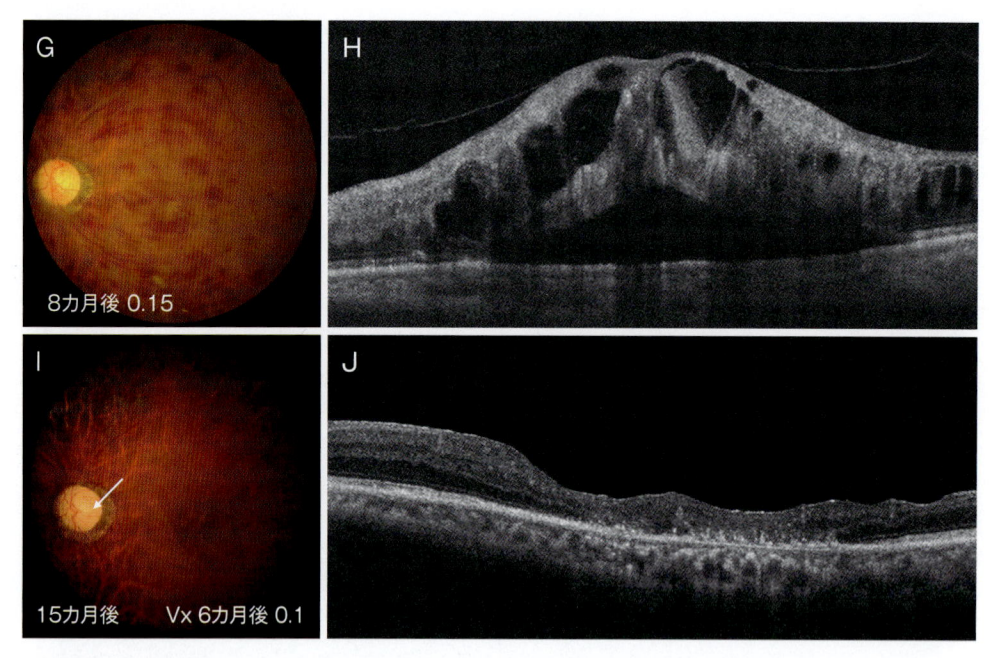

図7. 症例4のつづき
G) 初診から8カ月後. 視力0.15. 汎網膜光凝固術, 抗VEGF抗体硝子体注射を5回施行したが改善がなかった. H) OCT水平断. 囊胞様変化と漿液性網膜剝離がある. I) 黄斑浮腫の改善がないため, 初診から9カ月後に硝子体手術を施行した. 術後6カ月（初診から15カ月後）で視力は0.1. 網膜出血は減少し, 黄斑浮腫は消失している. 乳頭に側副血行路（白矢印）が形成されている. J) 術後6カ月のOCT水平断. 黄斑浮腫は消失している. 網膜の層構造はなくなり菲薄化している. IS/OSも消失している.

■ OCT所見

1) 黄斑浮腫

　CRVOでは黄斑浮腫がほぼ必発する. 治療は抗VEGF抗体の硝子体投与が中心なので, OCTによる浮腫のモニタリングは不可欠である. 自験では, 急性期CRVOでは網膜の膨化が常に起こり, 囊胞様変化が92%に, 漿液性網膜剝離が58%に存在した. 急性期の中心窩網膜厚は410～1,200μmで, 中心窩厚と最終視力には負の相関があり, 中心窩が厚いほど視力転帰が不良であった[12]. 囊胞様変化はおもに内顆粒層と外網状層に起こるが（図1, 2）, 網膜内層の神経節細胞付近に起こることもある（図3）.

2) 非虚血型CRVOと虚血型CRVO

　網膜出血が少なく, 静脈拡張が主体で視力がよいCRVOは非虚血型である. 一方, 網膜出血が多く, 黄斑浮腫が強く, 視力が0.1以下ならまず虚血型である. しかし, 初診時に非虚血型であっても, 虚血型へ移行することは頻繁に起こる（図4～7）. 黄斑浮腫の急激な増強はそのサインである（図6）.

3) 動脈閉塞を併発したCRVO

　黄斑浮腫が軽度であるにもかかわらず視力が不良なCRVOでは, 網膜中心動脈閉塞を合併していることがある. その場合, OCTでは網膜内層（神経線維層～内顆粒層）が高反射となる（図9）. 動脈閉塞があるため, 血液の供給が少ない. このため, 静脈のうっ血が起こらず, 黄斑浮腫が軽度になる.

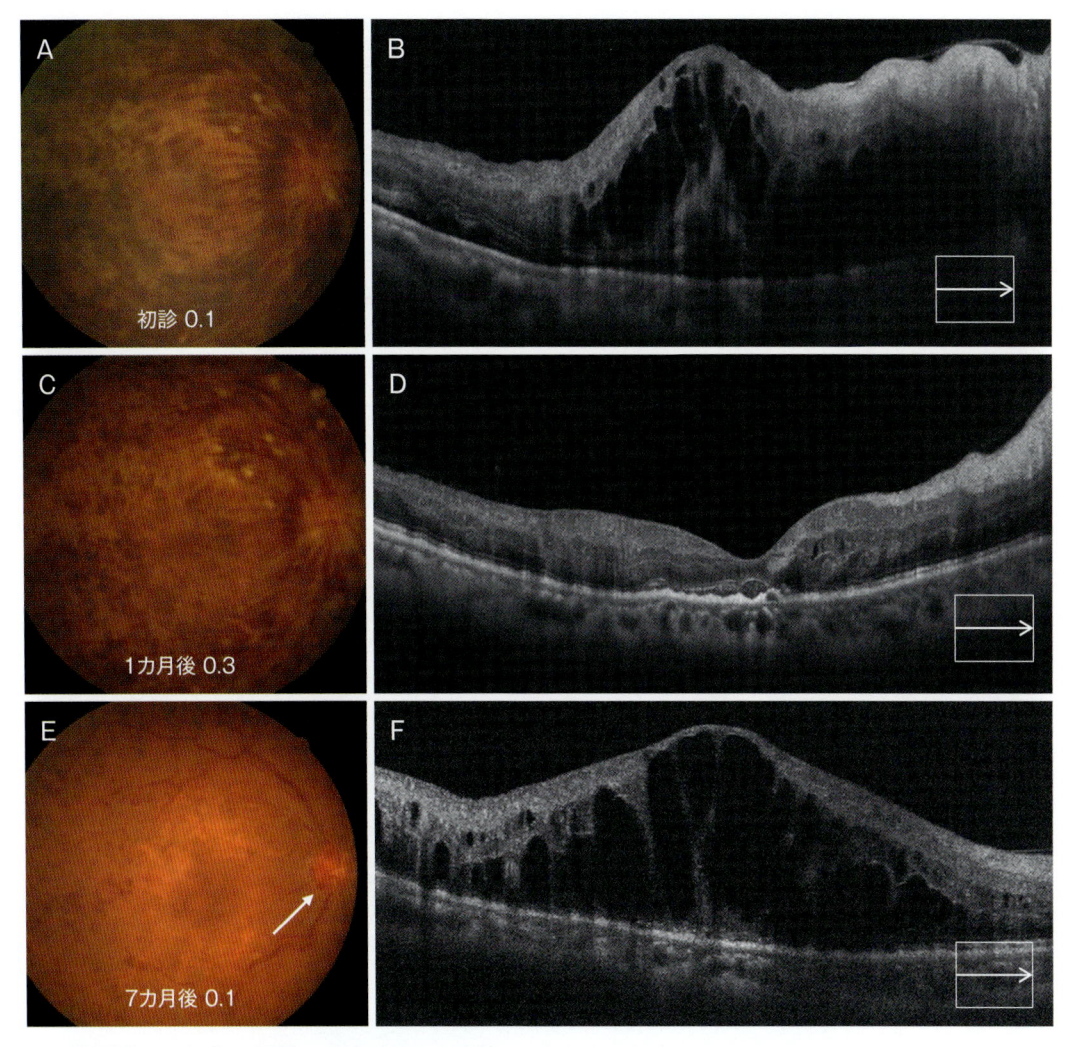

図8. 症例5：76歳，男性．虚血型のCRVO
A) 初診時の視力は0.1．火炎状出血と静脈拡張が見られた．抗VEGF抗体硝子体注射を施行し，汎網膜光凝固術を開始した．B) 初診時のOCT水平断．外網状層に囊胞様黄斑浮腫が見られた．中心窩下には漿液性網膜剝離がある．C) 1カ月後．視力は0.3に改善し，網膜出血は減少した．D) 1カ月後のOCT水平断．囊胞様変化や網膜膨化はほぼ吸収されている．黄斑のIS/OSは不鮮明となっている．E) 7カ月後．視力は0.1．さらに出血は減少し，静脈拡張も改善した．黄斑浮腫は再燃したため，抗VEGF抗体硝子体注射を追加した．視神経乳頭に側副血行路（矢印）が形成されている．F) 高度な囊胞様黄斑浮腫が再発している．黄斑の視細胞外節や外境界膜は消失している．

4）陳旧性変化

毛細血管閉塞領域では時間が経過すると網膜内層が薄くなる（図10）．視力転帰は視細胞障害の関与が大きい．黄斑浮腫が吸収しても視力が改善しない場合，OCTで視細胞内節外節接合部（IS/OS）が消失していることがある（図7，8）．IS/OSの状態と視力は相関すると考えられている[13]．CRVOの出血と浮腫の消退は，視神経乳頭における側副血行路の形成による．この異常な血管はoptociliary veinと呼ばれる．インドシアニングリーン蛍光造影により，網膜血流はこの側副血行路を通って脈絡膜の渦静脈へ排出することがわかった[14]．

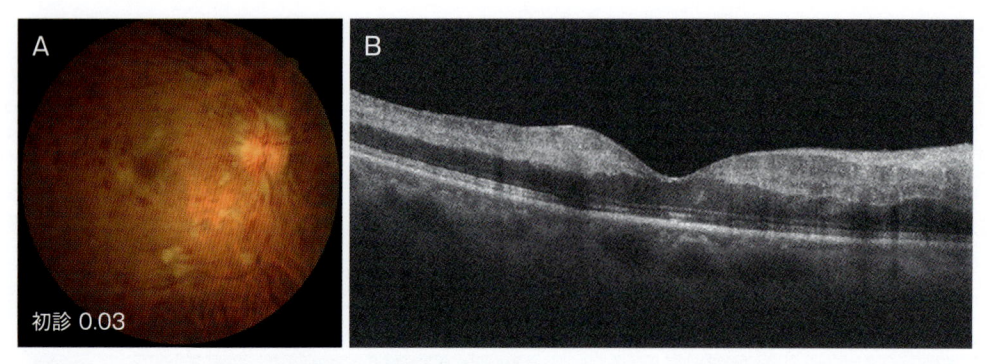

図 9. 症例 6：69 歳, 男性. CRVO と CRAO の合併
A）視力 0.03. 黄斑の網膜は白濁し cherry red spot のように見える. 視神経乳頭周囲と網膜に軟性白斑が多発していた. B）OCT 水平断では, 神経線維層から内顆粒層までが高反射となっている.

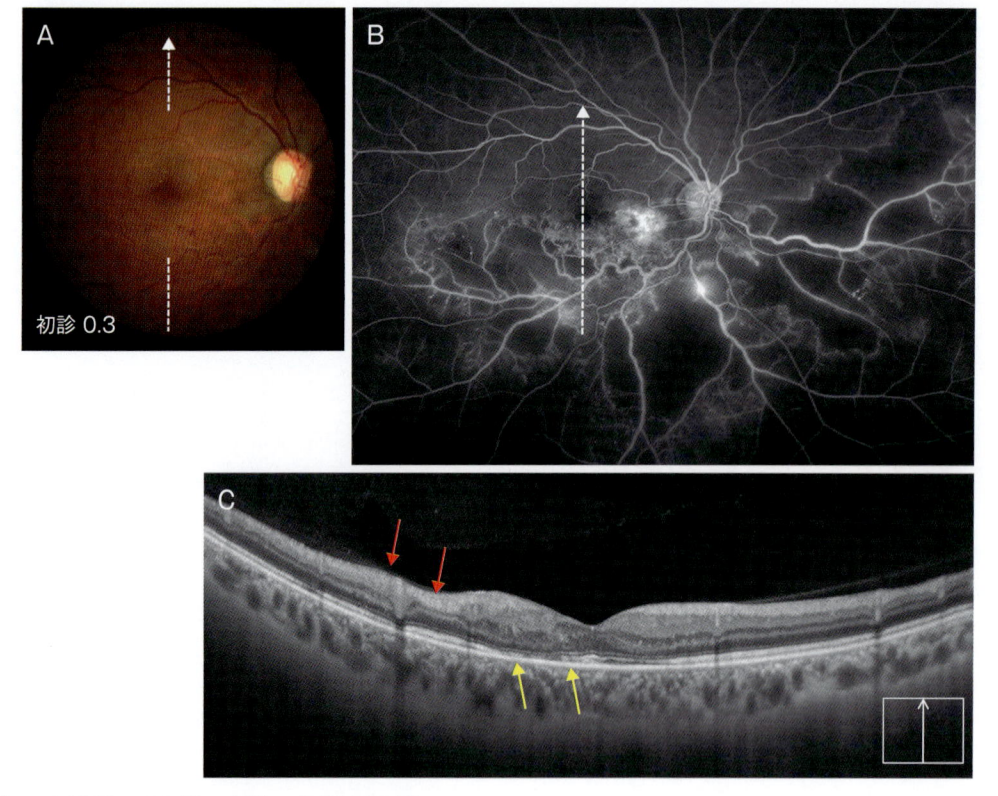

図 10. 症例 7：43 歳, 男性. 片側 CRVO
A）6 カ月前から視力低下を自覚した. 初診時視力 0.3. B）フルオレセイン蛍光造影. 眼底下方の網膜血管透過性亢進と広い範囲に毛細血管床閉塞がある. C）OCT 垂直断. 黄斑浮腫はない. 下方の網膜内層の菲薄化（赤矢印）と黄斑の IS/OS の不整が見られる（黄色矢印）.

文 献

1) Green WR, Chan CC, Hutchins GM, et al：Central retinal vein occlusion：a prospective histopathologic study of 29 eyes in 28 cases. *Retina* **1**：27-55, 1981.
2) Hayreh SS, Zimmerman B, McCarthy MJ, et al：Systemic diseases associated with various types of retinal vein occlusion. *Am J Ophthalmol* **131**：61-77, 2001.
3) Walters RF, Spalton DJ：Central retinal vein occlusion in people aged 40 years or less：a review of 17 patients. *Br J Ophthalmol* **74**：30-35, 1990.
4) Quinlan PM, Elman MJ, Bhatt AK, et al：The natural course of central retinal vein occlusion. *Am J Ophthalmol* **110**：118-123, 1990.
5) Hayreh SS：Classification of central retinal vein occlusion. *Ophthalmology* **90**：458-474, 1983.
6) Sinclair SH, Gragoudas ES：Prognosis for rubeosis eyeridis following central retinal vein occlusion. *British J Ophthalmol* **63**：735-743, 1979.
7) The Central Vein Occlusion Study Group：Natural history and clinical management of central retinal vein occlusion. *Arch Ophthalmol* **115**：486-491, 1997.
8) Minturn J, Brown GC：Progression of nonischemic central retinal vein obstruction to the ischemic variant. *Ophthalmology* **93**：1158-1162, 1986.
9) Hayreh SS, Rojas P, Podhajsky P, et al：Ocular neovascularization with retinal vascular occlusion-III. Incidence of ocular neovascularization with retinal vein occlusion. *Ophthalmology* **90**：488-506, 1983.
10) Magargal LE, Brown GC, Augsburger JJ, et al：Neovascular glaucoma following central retinal vein obstruction. *Ophthalmology* **88**：1095-1101, 1981.
11) Magargal LE, Donoso LA, Sanborn GE：Retinal ischemia and risk of neovascularization following central retinal vein obstruction. *Ophthalmology* **89**：1241-1245, 1982.
12) 山口由美子，大谷倫裕，岸　章治：網膜中心静脈閉塞症の網膜断層像と視力転帰．臨眼 **56**：775-778, 2002.
13) Ota M, Tsujikawa A, Kita M, et al：Integrity of foveal photoreceptor layer in central retinal vein occlusion. *Retina* **28**：1502-1508, 2008.
14) Takahashi K, Muraoka K, Kishi S, et al：Formation of retinochoroidal collaterals in central retinal vein occlusion. *Am J Ophthalmol* **126**：91-99, 1998.

2. 網膜静脈分枝閉塞症

　網膜静脈分枝閉塞症(branch retinal vein occlusion：BRVO)は，網膜動静脈交叉部での血栓形成によって発症する[1]．交叉部では動脈と静脈の外膜が共有されているため，動脈硬化があるとその圧迫によって静脈腔は狭窄し血栓ができやすくなる．最近の報告では，交叉部で動脈が上にあるときは，静脈は視細胞内節外節接合部（photoreceptor inner/outer segment junction：IS/OS）レベルまで深部に圧排されるが，静脈腔は保たれる．動脈が下にあるときは，静脈は内境界膜に押しつけられ，静脈腔は狭くなる．血栓は交叉部より乳頭側にできやすいという[2]．静脈閉塞部位の末梢側では血流のうっ滞によって，網膜浮腫や毛細血管の閉塞，さらに網膜出血が生じる．静脈の閉塞領域が黄斑を含むと，黄斑浮腫によって視力が低下する．BRVOが黄斑部を含まない場合は無症状のことが多いが，BRVOが黄斑から離れていても漿液が黄斑下に貯留することもある[3]．BRVOは毛細血管を介した側副血行路の形成（図1）により自然治癒するが，黄斑浮腫が遷延化することが多い（図2）．視力転帰は，自然経過では61％は0.5以上の視力が維持されるが，17％は視力が0.1以下に低下する[4]．晩期合併症として，毛細血管床閉塞が広範であると新生血管が発生し，硝子体剝離に伴う硝子体出血や網膜裂孔が生じる．

■ OCT 所見

1）非対称性の黄斑浮腫

　BRVOを特徴づけるOCT所見は，垂直断における非対称的な黄斑浮腫である．とくに出血が吸収さ

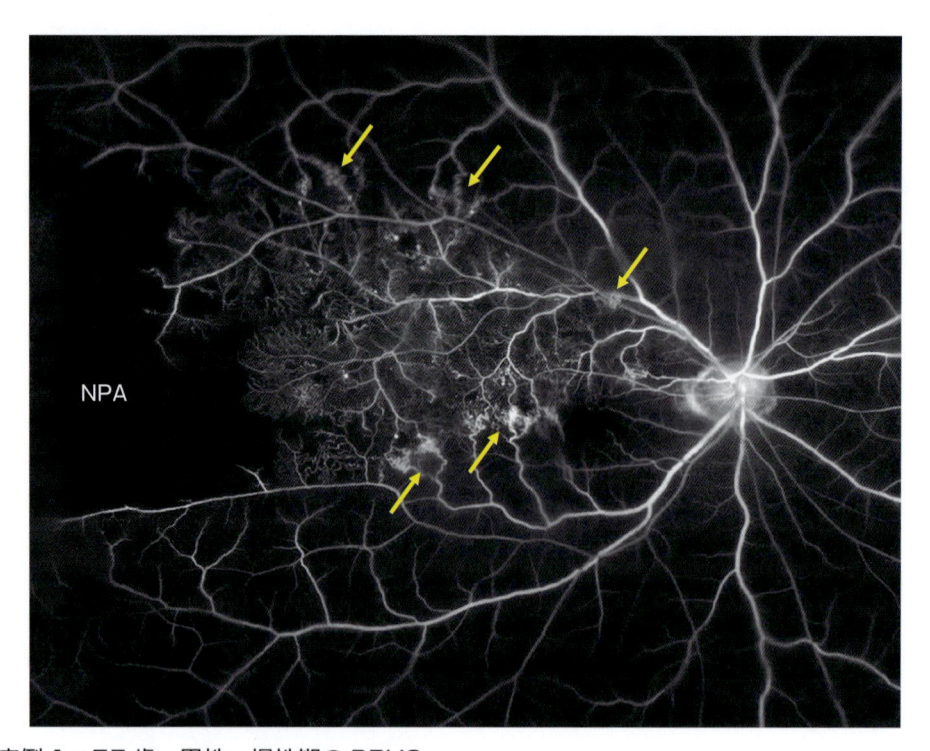

図1．症例1：55歳，男性．慢性期のBRVO
広角フルオレセイン蛍光造影．上耳側静脈のBRVO．側副血行路(黄色矢印)が見られる．周辺に無灌流域(NPA)がある．

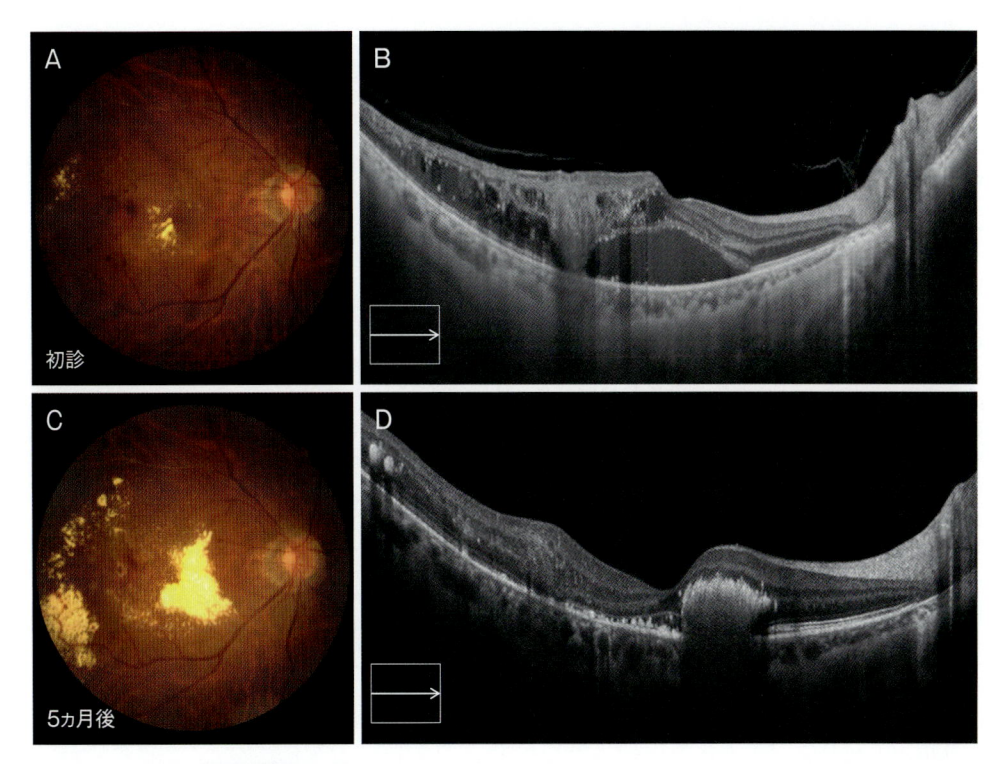

図 2.　症例 1 のカラー眼底写真と OCT
A）初診時．視力 0.7．黄斑浮腫があり，軽度の硬性白斑が見られた．B）初診 OCT 水平断．中心窩耳側の外網状層の浮腫と，中心窩下に漿液性網膜剝離（SRD）がある．C）初診後，抗 VEGF 抗体を 2 回，硝子体注射し，レーザー光凝固を行った．5 カ月後，視力は 0.1 に低下した．硬性白斑の沈着が増加した．D）5 カ月後の OCT 水平断．黄斑浮腫と SRD は吸収したが，硬性白斑が網膜下から網膜外層に沈着した．

れた陳旧性の BRVO を検出するのに非対称性は大変役に立つ．陳旧性の小 BRVO は原因不明の視力低下や黄斑変性を疑われて紹介されることが多い．中心窩の周囲にコイル状の太い毛細血管がある場合は，側副血行路である可能性が高い．OCT で，中心窩に囊胞様黄斑浮腫（cystoid macular edema：CME）があり，それに隣接して非対称的に黄斑浮腫があれば，陳旧性 BRVO が強く疑われる（図 3）．

2）網膜出血

a. 火炎状出血

BRVO で特徴的な火炎状出血はおもに神経線維層にあり，OCT では同部が高反射になっている．それより深部は網膜膨化，囊胞様浮腫，深層出血になっているが，表層出血によるブロックのため，暗いシャドーになって詳細がわかりにくい．SS-OCT では出血後方の網膜がより詳しく描出できる．また硝子体もよく見える（図 4）．

b. 斑状出血

出血が内・外網状層や網膜下に貯留すると，出血は斑状になる（図 5）斑状出血は火炎状出血によって隠されるが，神経線維層がほとんどない黄斑で観察しやすい．

c. 血性 CME

CME の囊胞に出血が迷入することがある．貯留した出血がニボーを形成することもある（図 5, 6）．

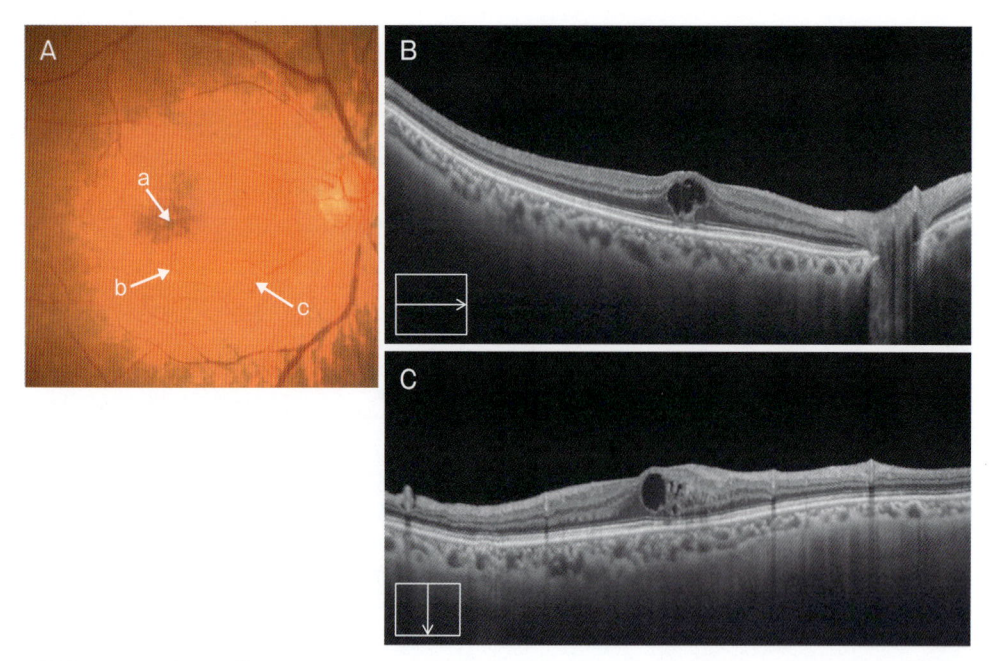

図3. 症例2：69歳，男性
陳旧性BRVO．3年前から右眼が見づらかった．右眼視力（0.7）．**A**）中心窩にCMEがある（a）．側副血行路（b）．途絶した静脈（c）がある．**B**）水平断では中心窩にCMEがあることだけがわかる．**C**）垂直断では上下非対称な黄斑浮腫がある．中心窩のCMEに連なって下方に黄斑浮腫がある．

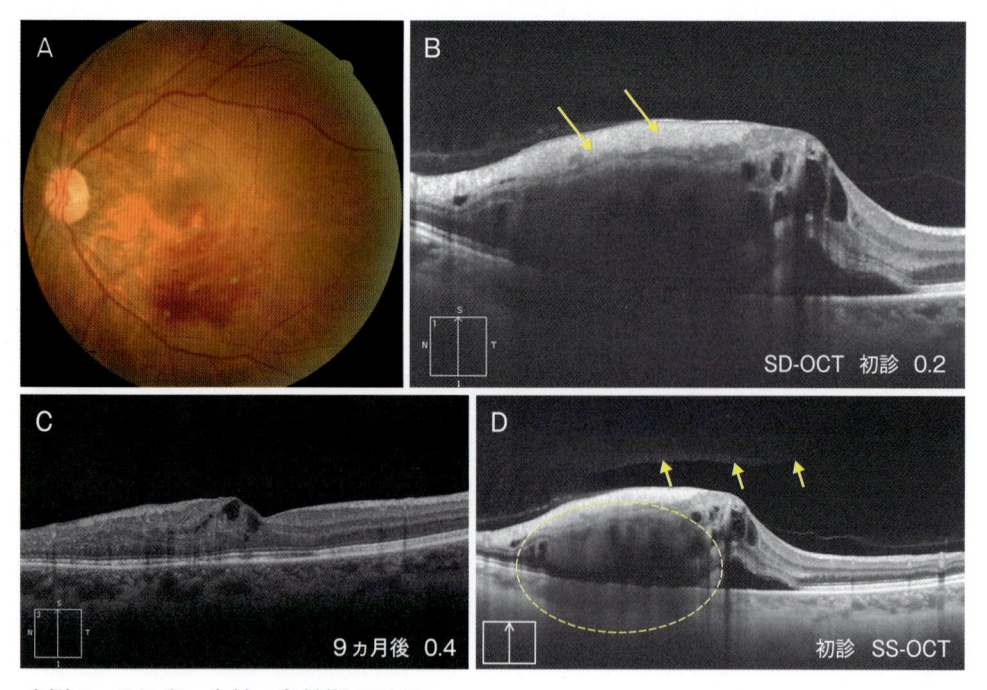

図4. 症例3：60歳，女性．急性期BRVO
A）初診視力0.2．静脈閉塞の範囲はアーケード内に限局している．B）SD-OCT．神経線維層の出血（黄色矢印）によるブロックで網膜内部はシャドーになっている．中心窩下に漿液性網膜剥離（SRD）がある．D）SS-OCT．網膜内部（黄色点線）の網膜膨化と囊胞様変化が見られる．硝子体ポケットの前壁（黄矢印）が見える．C）SD-OCT．9カ月後．網膜光凝固と抗VEGF抗体硝子体注射を3回施行した．視力は0.4．SRDは消失した．CMEは縮小した．

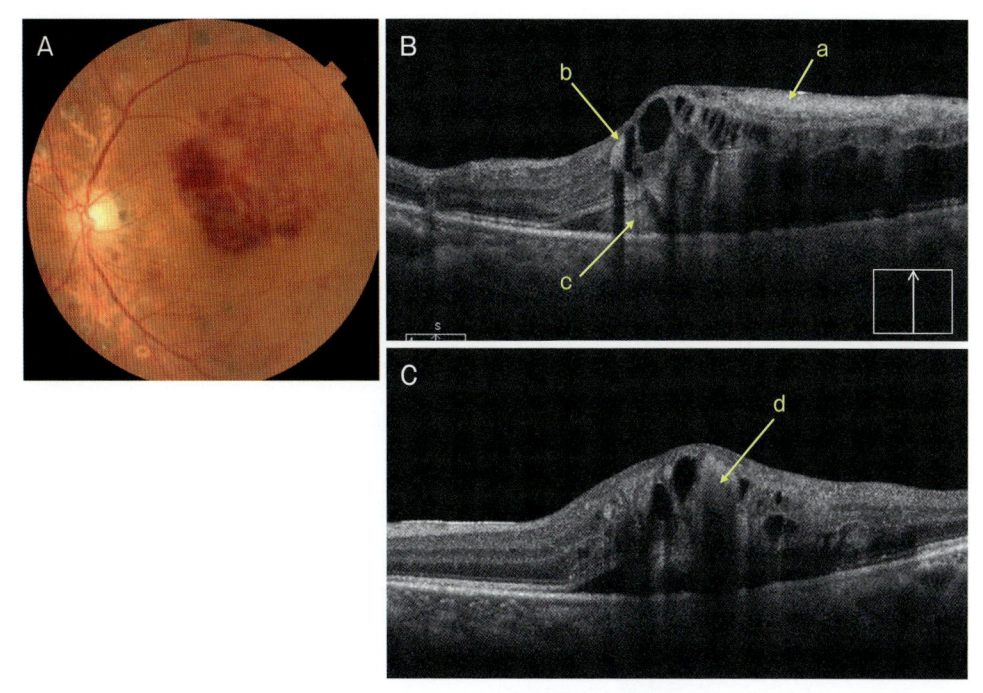

図5. 症例4：69歳，男性．糖尿病網膜症（DR）に合併したBRVO
BRVO発症以前は視力1.2だったが，発症してからは0.2．A）火炎状の表層出血と深層の斑状出血がある．B）垂直断．火炎状出血は神経線維層の高反射（a）を呈している．CME内に貯留した出血はニボーを形成している（b）．心窩下にはフィブリン様の反射塊がある（c）．C）黄斑を通る水平断．囊胞様浮腫の中に出血がある（d）．

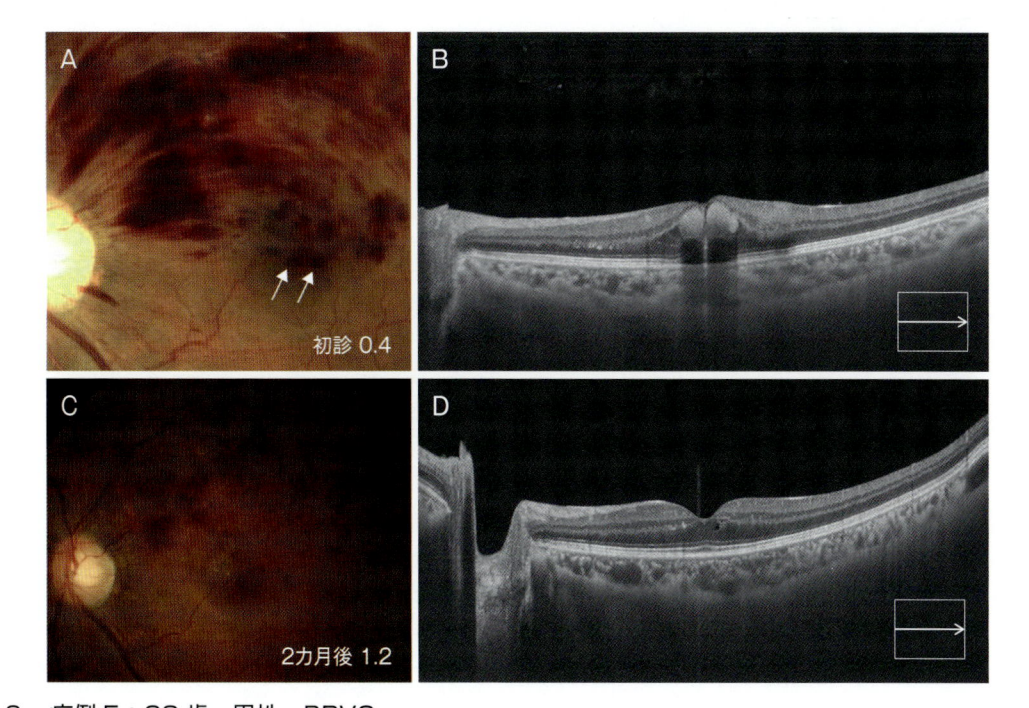

図6. 症例5：38歳，男性．BRVO
A）初診．視力は0.4．上方に火炎状出血があり，CMEに血液が貯留している．B）初診のOCT水平断．CME内に出血が貯留している．C）初診時に抗VEGF抗体を硝子体に注射し，2カ月後．出血は大幅に吸収し，CMEが消失した．視力1.2．D）5カ月後のOCT．血性CMEは消失した．

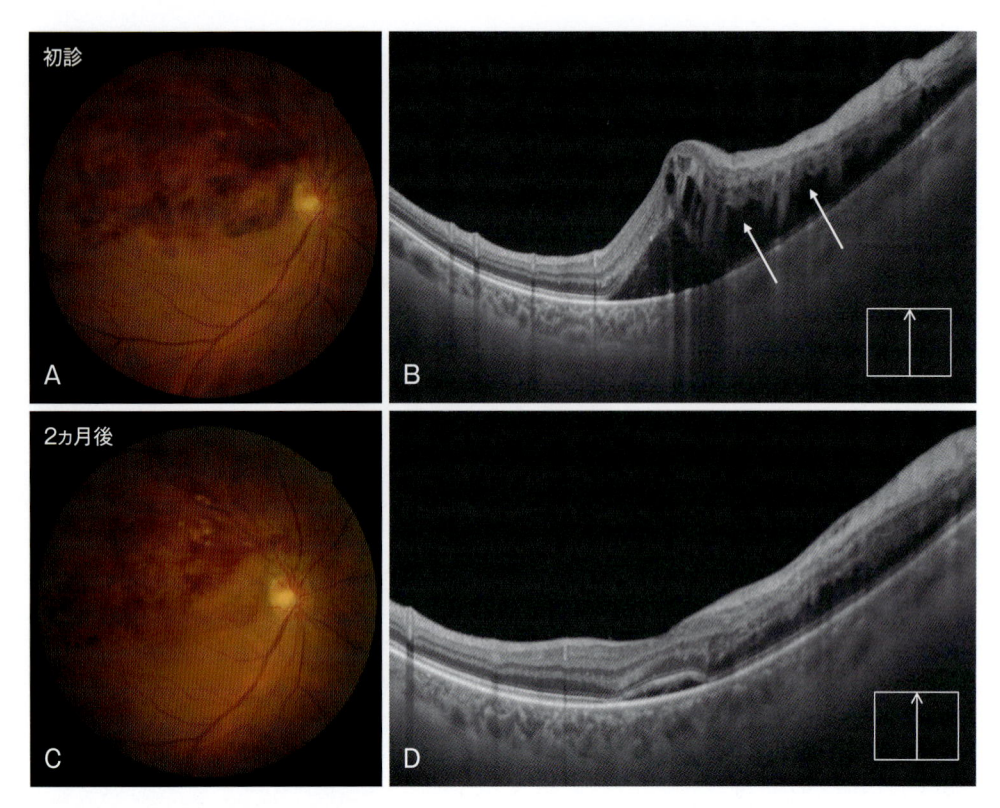

図7. 症例6：68歳，男性．BRVO
A）初診．上耳側にBRVOがあり，初診時視力は0.8．火炎状網膜出血と網膜下出血がある．B）初診時OCT．中心窩に漿液性網膜剥離（SRD）があり，それに隣接してBRVO側に外網状層の浮腫がある．初診時に抗VEGF抗体の硝子体内注射を行った．C）2カ月後．出血は軽減した．D）外網状層の浮腫とSRDは著明に吸収した．

3）黄斑浮腫

　我々の検索では，中心窩を含むOCTでは，CMEが96％に，漿液性網膜剥離（serous retinal detachment：SRD）が20％にあった[5]．このことから，CMEがない断層像は中心窩を通っていない可能性が高い．検眼鏡ではSRDをほとんど検出できないが，OCTでは意外に多いのがわかる．SRDは黄斑下に限局していることが多い（図2，4，7）．網膜血管アーケード内に限局したBRVOをmini-BRVO，アーケードを超えて広がるBRVOをmajor-BRVOと定義すると，CMEの頻度は両者に差はない．しかし，黄斑部SRDの頻度はmajor-BRVOのほうが高い[5]．

4）周辺部BRVOによる黄斑部SRD

　BRVOが黄斑を含んでいなくても黄斑浮腫は起こる．この場合，黄斑浮腫の主体はSRDで網膜の膨化は軽度である（図8，9）[3,6,7]．黄斑外のBRVOに光凝固をすると，黄斑の網膜下液も吸収されることから，黄斑外の網膜血管病変からの漏出した漿液が黄斑下に移動してきたことになる．黄斑のSRDに隣接して外網状層の浮腫が必ず存在しており，漿液は外網状層を通過して黄斑下に到達すると考えられる[8]．なぜ漿液が黄斑下に好んで集まるのかは不明である．同様の現象は糖尿病網膜症でも起こる．

5）Ischemic BRVO

　軟性白斑が多発するBRVOは網膜の動脈性梗塞も合併していると考えられる．軟性白斑に一致して

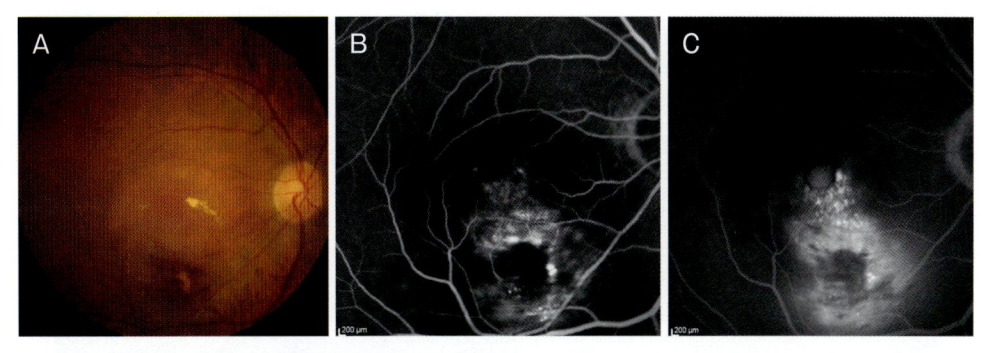

図 8. 症例 7：68 歳，男性．黄斑を含まない BRVO
A) 初診時視力 0.7．火炎状出血は黄斑外で血管アーケード内であった．B) フルオレセイン蛍光造影（FA）早期．出血によるブロックとその周囲に蛍光色素が漏出していた．C) FA 後期．黄斑下方に蜂の巣状の色素貯留があり，中心窩には円形の色素貯留（SRD）が見られた．

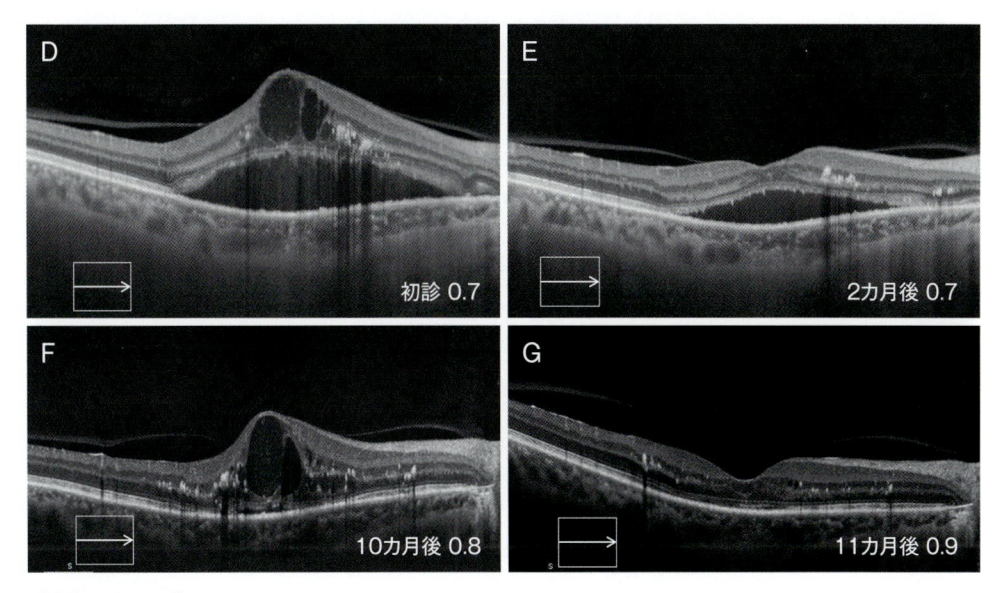

図 9. 症例 7 のつづき
D) 初診時．視力 0.7．OCT（水平）では漿液性網膜剝離（SRD）とＣＭＥが見られた．抗 VEGF 抗体の硝子体注射を施行した．E) 2 カ月後．視力 0.7．CME は消失したが，SRD は残存している．F) 10 カ月後．視力 0.8．SRD は減少したが CME が再発したため，抗 VEGF 抗体硝子体注射を追加した．G) 11 カ月後．CME もなくなり，視力は 0.9 となった．

神経線維層の腫張と高反射が見られる（図 10）．動脈から血流の供給が少ない分，うっ血による黄斑浮腫が早期に吸収しやすい．このため視野欠損はあるが，視力が比較的よい．

6) 治療のモニタリング

抗 VEGF 薬の出現により，BRVO の治療法は一変した．かつてステロイドの硝子体内注射が行われたが[9]，抗 VEGF 抗体のほうがはるかに効く．アバスチンの硝子体内注射（IVB）は 1 回の注射で 30％が治癒し 70％で再 IVB が必要になる．IVB を 4 回くり返すと 0.7 の 4 乗 = 0.24 になるので，3/4 で IVB のみで治癒することになる[10]．IVB に抵抗する黄斑浮腫は格子状レーザー光凝固をする[11]．範囲の広い BRVO や周辺部 BRVO は出血が薄くなったら漿液の漏出を減らす目的でレーザー光凝固をする．

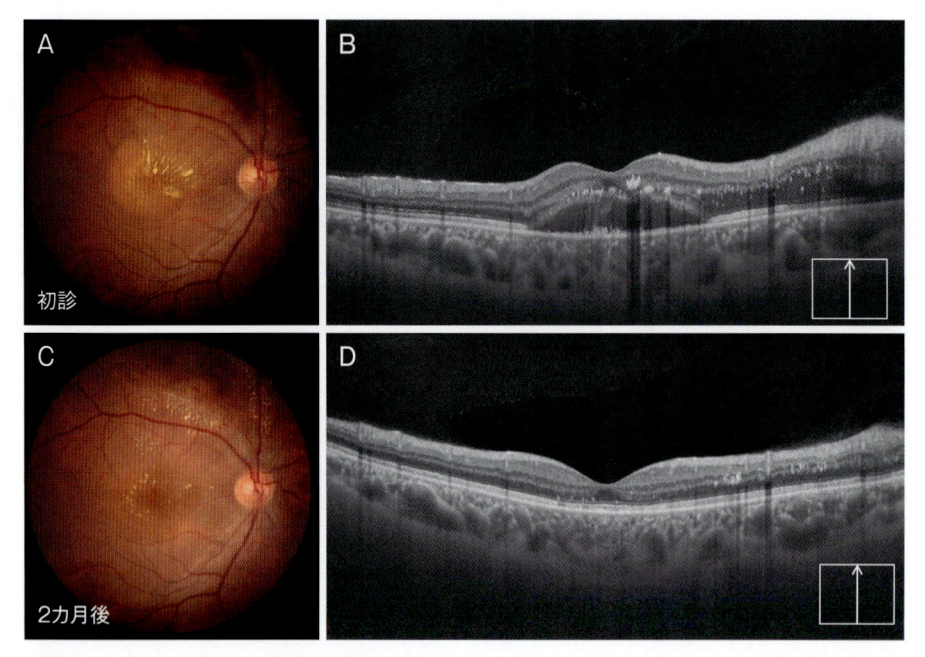

図10.　症例8：38歳，男性．周辺部 BRVO
A）初診時，視力 0.4．血管アーケード外に BRVO があり，黄斑に SRD が併発していた．星芒状の硬性白斑がある．B）初診時 OCT（垂直断）．中心窩下に SRD があり，それに隣接して BRVO 側に外網状層の浮腫がある．網膜内に硬性白斑の点状の高反射がある．初診時に抗 VEGF 抗体硝子体注射を施行した．C）2 カ月後，出血は吸収し，SRD も消失した．視力は 1.2 に回復した．D）2 カ月後の OCT．SRD は消失した．

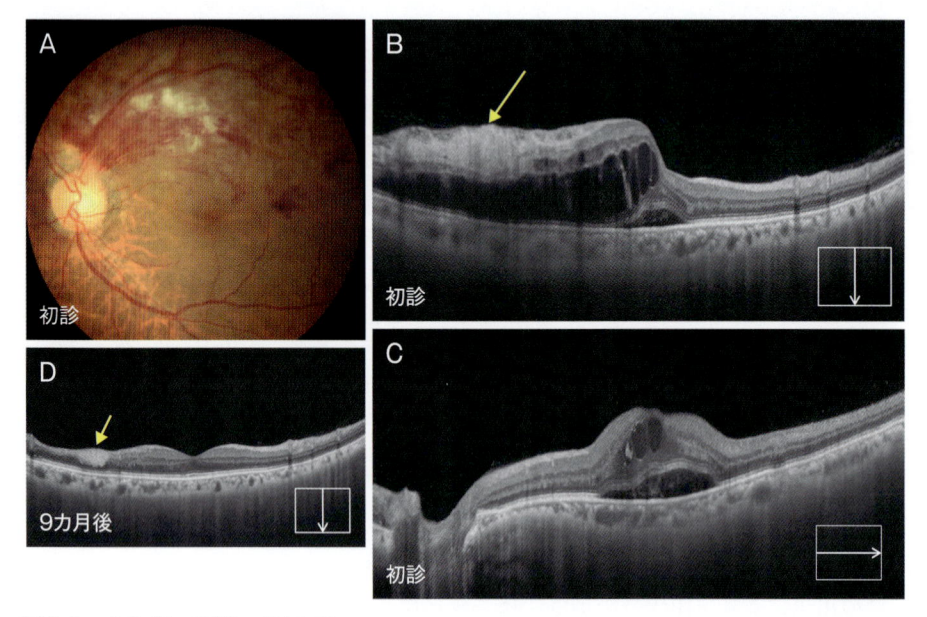

図11.　症例9：63歳，男性．BRVO
1 週間前から急に左眼下半分が見えなくなった．A）初診時．視力 1.2．軟性白斑を伴った BRVO．B）垂直断．非対称な黄斑浮腫がある．軟性白斑部では神経線維層の腫張がある（黄色矢印）．網膜内には囊胞様浮腫があり，中心窩に網膜下液がある．C）水平断．中心窩に CME と SRD がある．D）7 カ月後．垂直断．抗 VEGF 薬硝子体投与は初診時の 1 回のみである．黄斑浮腫は吸収した．軟性白斑は高反射巣（黄色矢印）になっている．

それでも黄斑浮腫が効かない場合は硝子体手術を考慮する[12]．黄斑前膜を伴った例では効果が大きい．
治療効果のモニタリングに OCT は不可欠である（図2，6～10）．

文　献

1) Frangieh GT, Green WR, Barraquer-Somers E, et al：Histopathologic study of nine branch retinal vein occlusions. *Arch Ophthalmol* **100**：1132-1140, 1982.
2) Muraoka Y, Tsujikawa A, Murakami T, et al：Morphologic and functional changes in retinal vessels associated with branch retinal vein occlusion. *Ophthalmology* **120**：91-99, 2013.
3) Finkelstein D, Patz A：Distant effect of peripheral branch vein occlusion on the macula. *Trans Am J Ophthalmol Soc* **86**：380-388, 1988.
4) 綾木雅彦，桂　弘：網膜静脈分枝閉塞症の自然経過と視力予後．臨眼 **39**：1347-1351, 1985.
5) Yamaguchi Y, Otani T, Kishi S：Serous macular detachment in branch retinal vein occlusion. *Retina* **26**：1029-1033, 2006.
6) Otani T, Yamaguchi Y, Kishi S：Serous macular detachment secondary to distant retinal vascular disorders. *Retina* **24**：758-762, 2004.
7) Takahashi K, Kishi S：Serous macular detachment associated with midperipheral branch retinal vein occlusion. *Retina* **24**：299-301, 2004.
8) Otani T, Yamaguchi Y, Kishi S：Movement of intraretinal fluid from distant branch retinal vein occlusion to the submacular space. *Clin Ophthalmol* **7**：81-86, 2013.
9) 寺内直毅，永井紀博，篠田　肇，他：網膜静脈分枝閉塞症に伴う黄斑浮腫へのトリアムシノロンのテノン囊下投与の有効性．眼科 **47**：1847-1852, 2005.
10) Hanada N, Iijima H, Sakurada Y, et al：Recurrence of macular edema associated with branch retinal vein occlusion after intravitreal bevacizumab. *Jpn J Ophthalmol* **56**：165-174, 2012.
11) Branch Vein Occlusion Study Group：Argon laser scatter photocoagulation for prevention of neovascularization and vitreous hemorrhage in branch vein occlusion. A randomized clinical trial. *Arch Ophthalmol* **104**：34-41, 1986.
12) 熊谷和之，荻野誠周，古川真理子，他：網膜静脈分枝閉塞症に併発する黄斑浮腫に対する硝子体手術．日眼会誌 **106**：701-707, 2002.

3. 網膜中心動脈閉塞症

　網膜の内層2/3は網膜動脈によって栄養されており，外層の1/3は脈絡膜血管系によって支配されている．網膜動脈は終動脈であるので，網膜動脈の閉塞はその栄養領域の虚血性網膜壊死をきたす．網膜中心動脈が途絶すると，急性期には内層網膜の凝固壊死による浮腫が起こり[1]，その後，内層網膜の萎縮によって網膜は菲薄化する[2]．動物実験では，100分以上の網膜虚血が続くと，網膜は不可逆性の変化を起こす[3]．網膜中心動脈閉塞症（central retinal artery occlusion：CRAO）は通常，視力予後が不良であるが，網膜中心動脈の閉塞が不完全か一時的な場合，視力が回復することもある．CRAOによる網膜の白濁は網膜内層の凝固壊死によるものであるが，軟性白斑を伴うことがある．軟性白斑は神経線維の軸索流のうっ滞によって生じる．軟性白斑があるということは神経節細胞の生存を意味しており，このような例では視力予後が比較的よい[4]．CRAOで虹彩ルベオーシスを起こす頻度は17％との報告がある[5]．

■ OCT所見

1) 急性期

　CRAOの急性期には，網膜が後極部を中心にびまん性に白濁し，中心窩はcherry-red spotを呈する．OCTでは網膜内層は肥厚し高反射帯となっている．一方，網膜の外層は低信号となるが，これは外顆粒層の低反射が維持されていることと，内層の高反射によるシャドーの影響がある（図1～5）．外顆粒層と光受容層のみで構成される中心窩は，脈絡膜血管により栄養されているため，網膜血管閉塞の影響を受けず，透明性を維持している．このため脈絡膜の赤みが透見できcherry red spotになる．OCTでは中心窩は正常の厚さで，正常の低反射帯を維持している．測定光も正常に網膜色素上皮（retinal pigment epithelium：RPE）へ到達するので，周囲に比べRPEの反射が相対的に強くなる．

2) 陳旧期

　急性期を過ぎると，肥厚した網膜は徐々に菲薄化する．網膜内層は，はじめの1カ月で急速に菲薄化するが，その後はゆっくりとなり，約3カ月までに菲薄化が完成する[6]．陳旧期には，中心窩の陥凹が小さく浅くなる（図2，3）．これは網膜内層の萎縮によるものである．視細胞内節外節接合部（inner/outer segment junction：IS/OS）を含む網膜外層は正常の構造が維持される．網膜血管は狭細化し視神経乳頭は蒼白になる．病理学的には，内網状層，神経節細胞層，神経線維層が均一な無細胞層となり，内顆粒層も菲薄化する[1,2]．この病理所見はOCT像とよく一致する．視力が良好な例では，網膜内層が部分的に保たれて，中心窩の陥凹もある程度保たれる．

3) 毛様網膜動脈

　毛様網膜動脈（cilioretinal artery）は検眼鏡的には20％の頻度で見られる，先天性の血管異常である．これは網膜中心動脈からの血流支配を受けず，短後毛様動脈の枝である．このため，毛様網膜動脈があると，CRAOが起こっても，その支配範囲は正常に保たれる．通常は乳頭耳側の小範囲であるが，黄斑が支配領域に含まれると，島状に中心視野が保たれ，視力がよい．

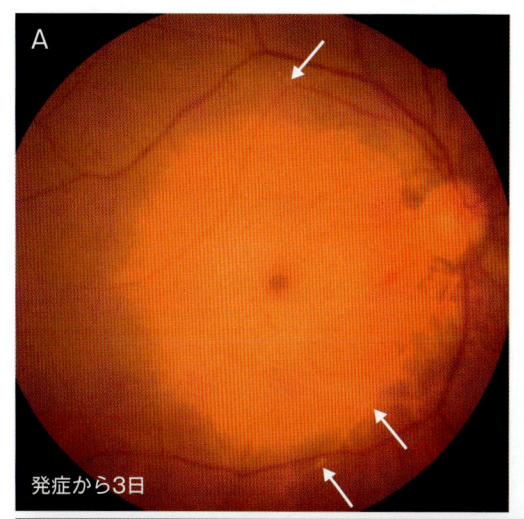

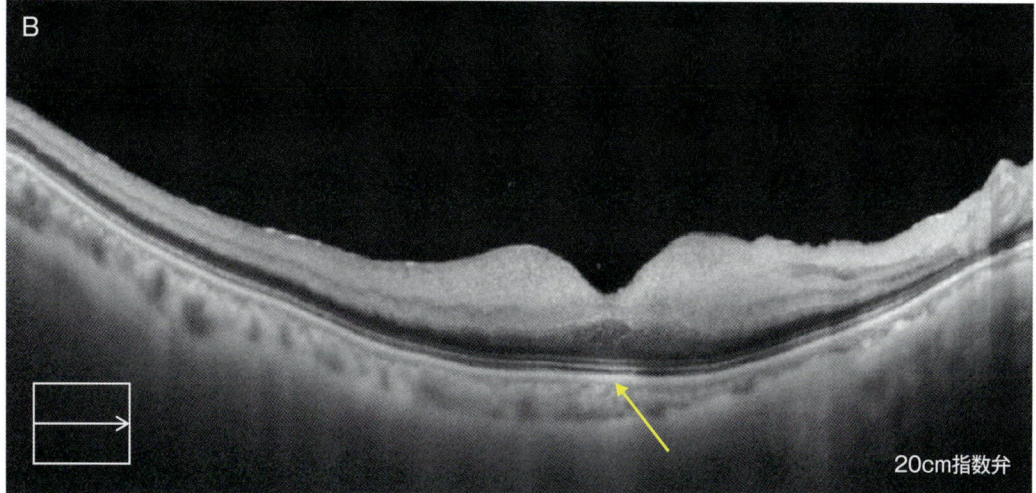

図 1. 症例 1：79 歳，男性．発症から 3 日目に初診．右眼視力 20cm 指数弁
A) 後極部網膜は白く混濁し，中心窩は cherry red spot を呈している．コレステロール塞栓（白矢印）は主幹動脈よりも末梢に移動している．B) OCT 水平断．スキャンラインが中心窩よりわずか上方にずれている．網膜内層が肥厚し高反射になり，層構造が不明瞭になっている．外顆粒層は正常の低反射を保っている．中心窩では，測定光が混濁した網膜内層によるブロックを受けないため，IS/OS や RPE の反射（矢印）は正常（相対的に亢進）である．

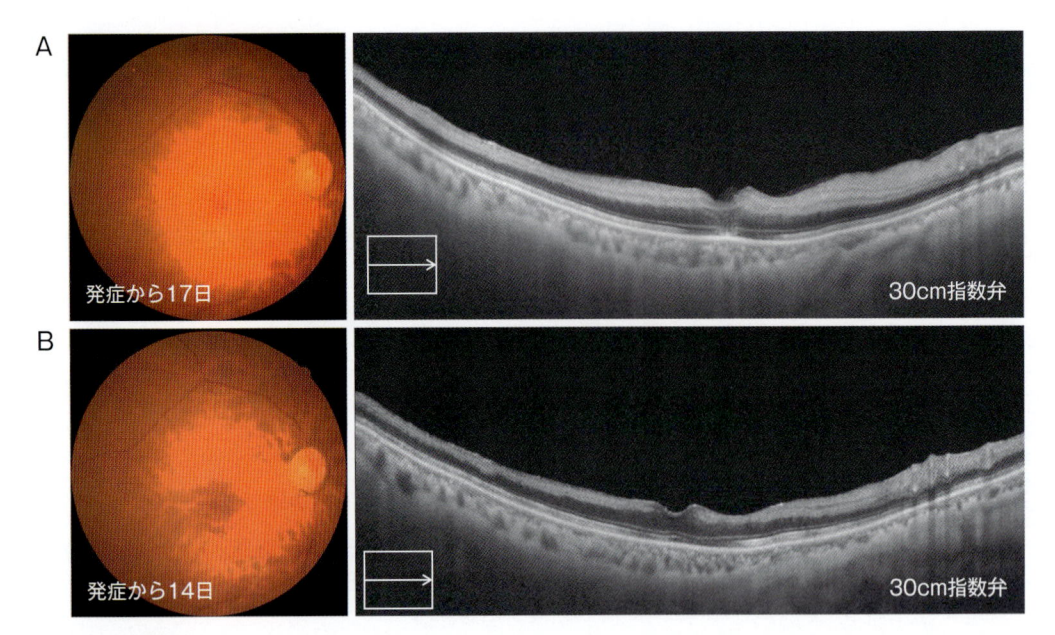

図2. 図1の経過
A) 発症から17日目. 視力30cm指数弁. 後極部網膜の混濁はやや薄くなり, cherry-red spotは目立たなくなった. OCTは固視不良のために, 若干ぶれた画像になっているが, 網膜内層の菲薄化がある. B) 45日目. 視力30cm指数弁. 視神経萎縮がある. OCTでは網膜内層の菲薄化が著明で, 中心窩の陥凹は浅く小さくなっている.

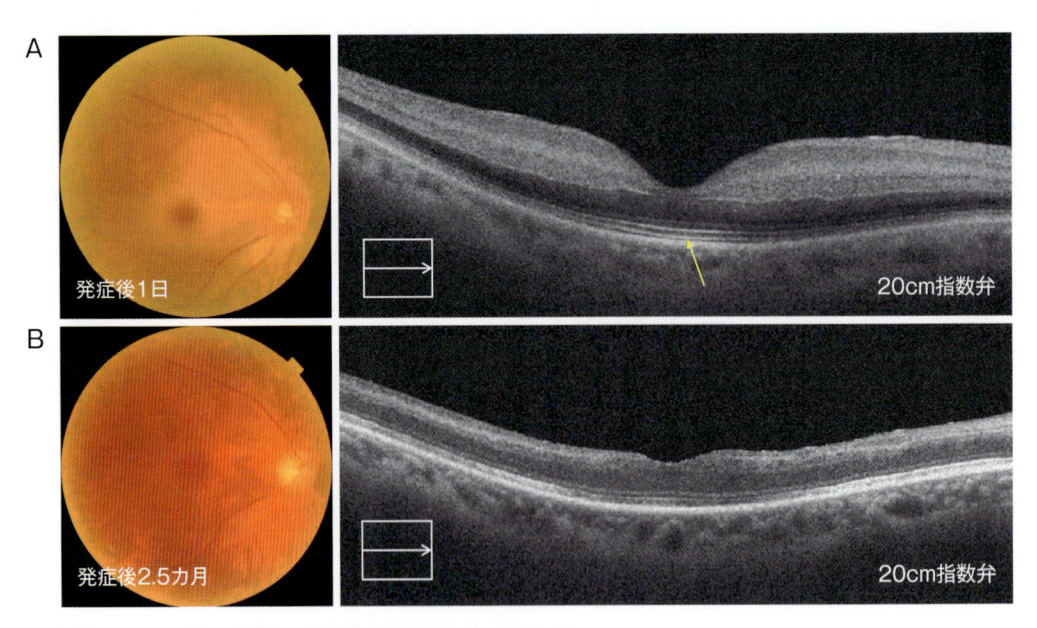

図3. 症例2：71歳, 男性. 1日前に発症したCRAO
当科に来る前（発症後12時間）に眼球マッサージを受けている. そのときの視力は手動弁. 当科初診時, 視力20cm指数弁. A) 初診時. 網膜が広範囲に白濁し, cherry-red spotを呈している. OCTでは網膜内層は肥厚し高反射になり, 外層は低反射になっている. 中心窩はIS/OS, COST, RPEが正常に描出されている（黄色矢印）. 血管拡張薬を内服したが, 視力の改善はなかった. 発症から1カ月で血管新生緑内障を併発し, 汎網膜光凝固を行った. B) 発症から2カ月半. 網膜の色調は正常化したが, 視神経萎縮がある. OCTでは網膜内層が高度に菲薄化し, 中心窩の陥凹は浅くなっている. 外顆粒層は維持されIS/OSはほぼ正常に描出されている.

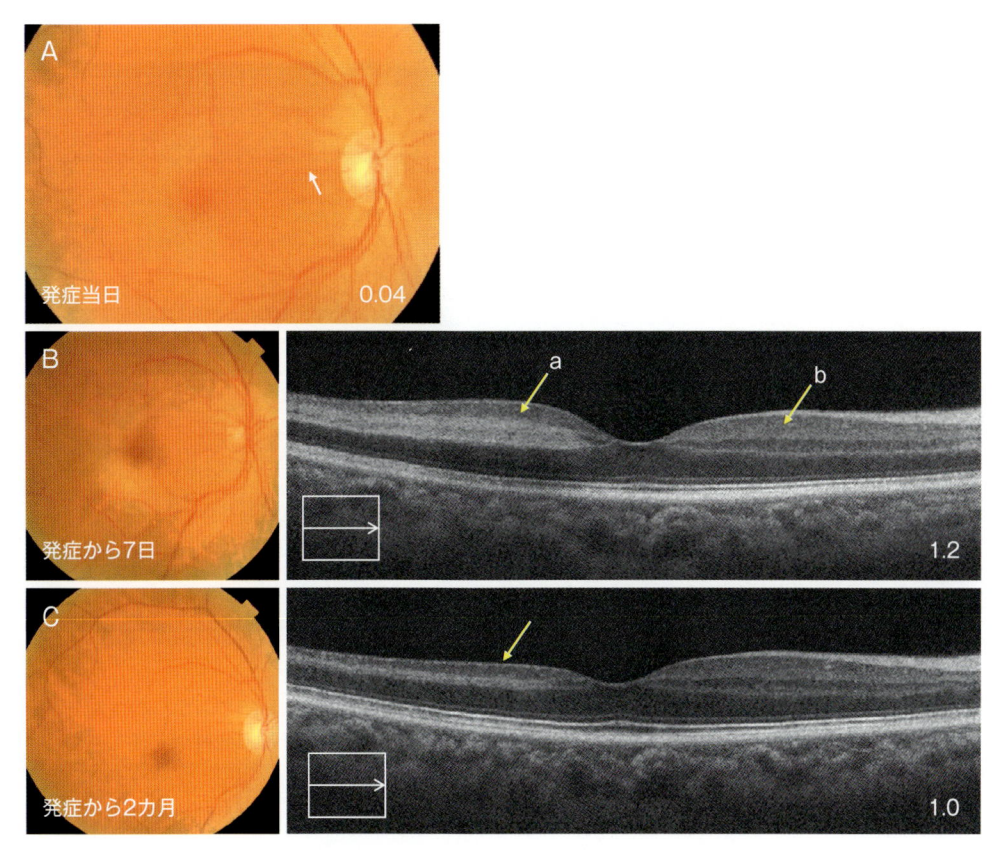

図4. 症例3:72歳,男性.毛様網膜動脈があった例.発症当日に受診
A)発症当日.視力0.04.中心窩の耳側網膜が白濁している.眼球マッサージを行った.毛様網膜動脈(白矢印)があり,乳頭中心窩間の眼底の色調が保たれている.B)発症から7日目.視力は1.2に改善した.カラー眼底写真では,初診時よりも網膜の白濁が目立つが,毛様網膜動脈の支配領域だけ網膜の色調は正常である.OCTでは中心窩の耳側では網膜内層が肥厚し高反射になっている(a).毛様網膜動脈に栄養されている鼻側網膜の断層像は正常である(b).C)発症から2カ月.視力は1.0を維持してる.カラー眼底写真では網膜の色調は正常になっているが,視神経萎縮がある.OCTでは中心窩の耳側網膜は内層の菲薄化がある(黄色矢印)が,鼻側網膜は正常な形態を保っている.網膜外層の構造は正常に描出されている.

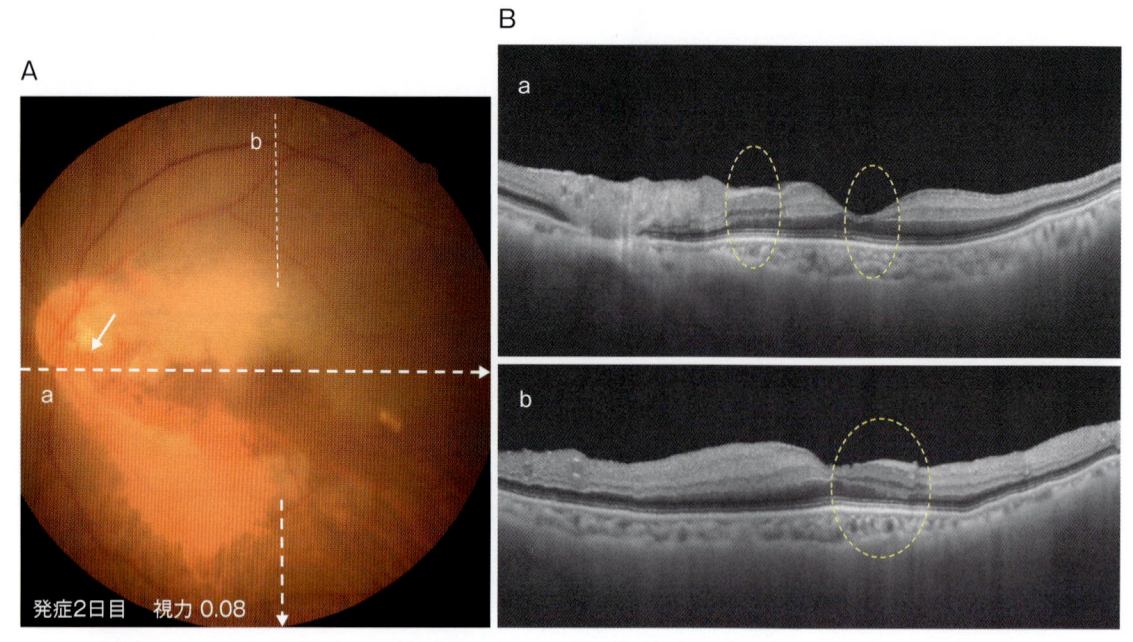

図5. 症例4：80歳，女性
CRAO発症2日目．視力0.08．**A**）カラー眼底写真．毛様網膜動脈（起始部を矢印で示す）の支配領域が帯状に正常の色調を保っている．**B**）OCT．a）水平断，b）垂直断．網膜内層が肥厚し，反射が亢進しているが，毛様網膜動脈の支配領域（黄色破線囲み）では正常の構造を保っている．

文　献

1) Dahrling BE：The histopathology of early central retinal artery occlusions. *Arch Ophthalmol* **73**：506-510, 1965.
2) Yanoff M, Fine BS：Histology of retinal ischemia. In Yanoff M, Fine BS, editors：*Ocular pathology*, ed 4, London, 1996, Mosby-Wolfe, pp 367-369.
3) Hayreh SS, Weingeist TA：Experimental occlusion of the central artery of the retina. IV：Retinal tolerance time to acute ischaemia. *Br J Ophthalmol* **64**：818-825, 1980.
4) 萩村徳一，岸　章治，飯田知弘，他：網膜中心動脈閉塞の病型と視力予後．臨眼 **48**：715-719, 1994.
5) Duker JS, Brown GC：Iris neovascularization associated with obstruction of the central retinal artery. *Ophthalmology* **95**：1244-1250, 1988.
6) Ikeda F, Kishi S：Inner neural retina loss in central retinal artery occlusion. *Jpn J Ophthalmol* **54**：423-429, 2010.

4. 網膜動脈分枝閉塞症

　網膜動脈分枝閉塞症（branch retinal artery occlusion: BRAO）では，網膜動脈の分枝の動脈血の途絶により，その支配領域の網膜内層の凝固壊死をきたす．検眼鏡的には閉塞網膜動脈の支配領域の網膜が白濁する．原因としては高齢者では内頸動脈のアテローム硬化性プラークからの塞栓や心臓弁からの血栓によるものが多い．高血圧，内頸動脈狭窄，糖尿病の合併が多い．若年者では抗リン脂質抗体症候群に合併することがある．自覚症状がある場合は耳側動脈の閉塞であることが多い．蛍光造影では，閉塞動脈および対応する静脈の充盈遅延が認められる．網膜の混濁は消失するが視野欠損は残存する．虚血網膜は急性期には腫張するが，急速に菲薄化し，網膜厚は正常の60%になる[1]．

■ OCT 所見

　BRAOは，網膜耳側動脈閉塞によるものが多い．この場合，中心窩を通る垂直断での非対称性が特徴的である．すなわち，健常部側では正常の網膜で，閉塞側では網膜中心動脈閉塞症（central retinal artery occlusion：CRAO）と同様の所見を呈する．急性期では閉塞部は網膜内層の凝固壊死により，高反射と網膜肥厚を呈する．一方，網膜外層（外顆粒層と光受容層）は正常の構造が保たれるが，内層の高反射化によるブロックの影響でやや暗く描出される（図1A，2）．中心

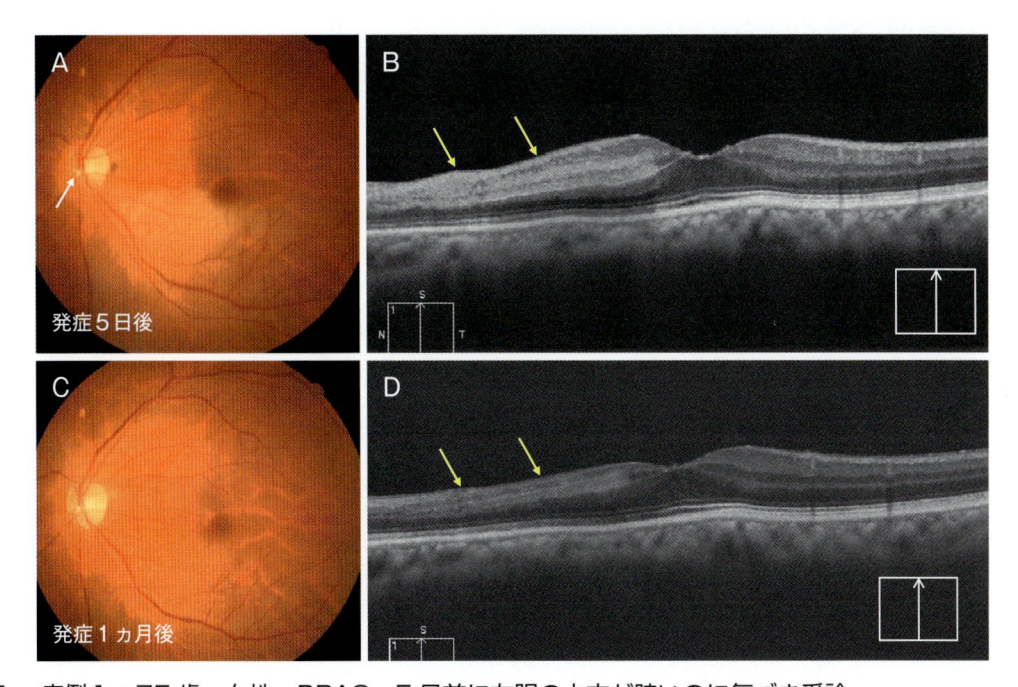

図1．症例1：75歳，女性．BRAO．5日前に左眼の上方が暗いのに気づき受診
上）初診時視力1.0．A）視神経乳頭で下耳側を栄養する網膜動脈にコレステロール塞栓（矢印）があり，その末梢が閉塞している．眼底の下耳側のセクターが白濁している．B）閉塞動脈の灌流域では，網膜の凝固壊死のため，組織の透明性が失われ網膜内層が高反射になっている（矢印）．一方，網膜外層（外顆粒層）は正常の低反射を保っている．IS/OSはBRAO部も健常部も正常に保たれている．下）発症1カ月後．視力は0.9．網膜の色調は正常になっている（C）が，OCT（D）では網膜内層の高反射がまだ残っており，すでに網膜内層は菲薄化している．通常，網膜動脈が閉塞すると，網膜の菲薄化は1カ月で急速に進行し，その後3カ月後までゆるやかに菲薄化が進行する．

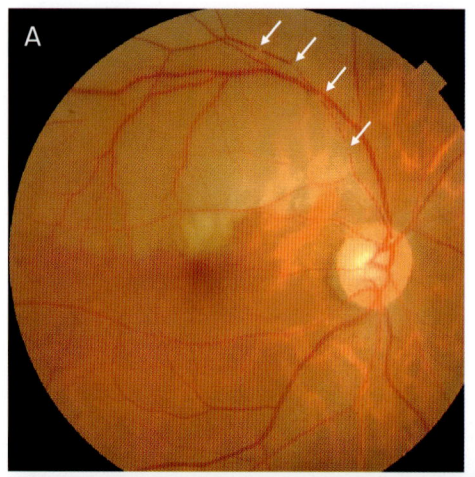

図2. 症例2：50歳，男性．BRAO．右眼の急激な視力低下を自覚して救急車にて受診．初診時視力0.7
A）発症1日目．上耳側動脈にコレステロール塞栓が多数あり（矢印），その支配領域の網膜が凝固壊死をきたして白濁している．B）OCTでは網膜白濁部で網膜内層が肥厚し高反射になっている（黄色矢印）．一方，網膜外層（外顆粒層）は，正常の低反射を維持している．IS/OSは白濁部で低反射になっているが，正常に保たれている．

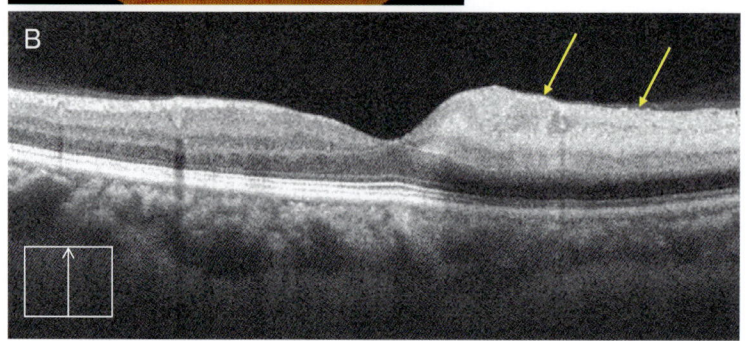

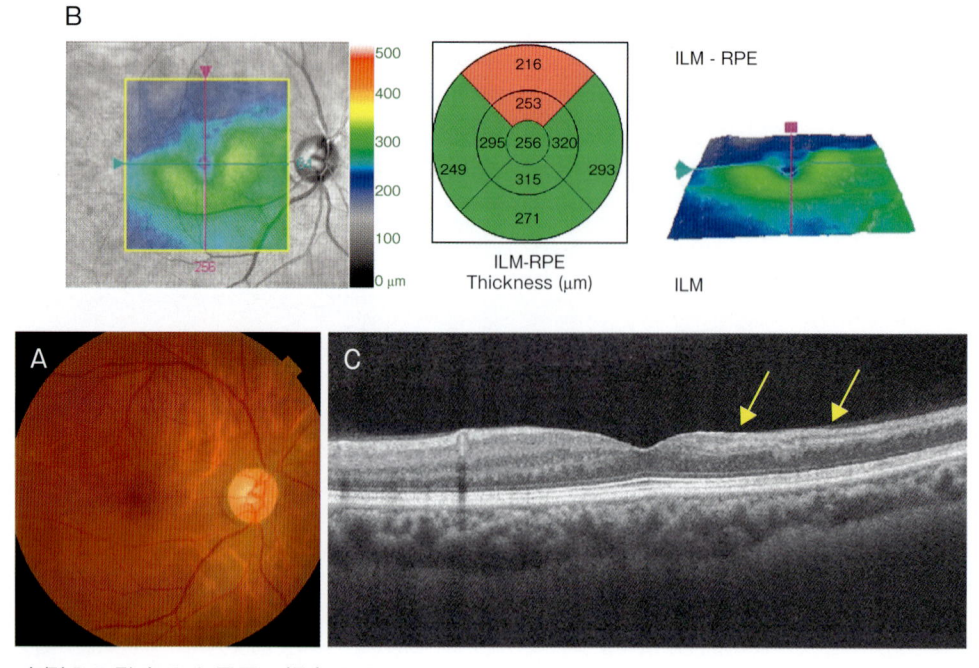

図3. 症例2の発症3カ月目．視力1.2
A）カラー眼底写真では網膜の色調は正常になっている．B）OCTの黄斑部網膜厚マップで，BRAO領域の網膜が薄くなっている．C）OCTでは，網膜内層が菲薄化していることがわかる．一方，外顆粒層とIS/OSは正常に保たれている．

窩小窩は，外顆粒層と光受容層のみからなるため，正常の構造と反射が保たれる．急性期を過ぎると網膜内層の萎縮に伴い，網膜は急速に菲薄化していく（図 1B，3）．陳旧期の BRAO は眼底が一見正常になる．OCT の垂直断における非対称的な網膜菲薄が特徴的である．網膜厚マップを使うと網膜の菲薄化の範囲を検出できる（図 3A）．

文　献

1) Takahashi H, Iijima H：Sectoral thinning of the retina after branch retinal artery occlusion. *Jpn J Ophthalmol* **53**：494-500, 2009.

コラム　　フーリエ変換の直感的イメージ

　およそ波というものは振動しながら空間的に広がっていくものである．したがって，波動には振動数と空間的広がり（距離）という 2 つの側面がある．振動数は周波数で表現でき，光速は一定なので距離は時間と言い換えることができる．波動を周波数という側面で表現したのがフーリエ変換で，時間の側面から表現したのがフーリエ逆変換である．OCT では前者を周波数領域測定法，後者を時間領域測定法という．OCT で用いるパルス波では，周波数領域で得たデータをフーリエ逆変換することで，時間領域のデータに再構成することができる．Spectral domain OCT では参照鏡を動かさずに，周波数領域で波動をとらえ，それをフーリエ逆変換することで時間（＝距離）情報を得ているのである．

5. 網膜細動脈瘤

網膜細動脈瘤（retinal arteriolar macroaneurysm）は，1973年Robertsonによって初めて報告されたが[1]，現在ではありふれた疾患になっている．動脈硬化を有する高齢者（50歳以上の女性）に多く，第3分岐以内の網膜動脈に瘤状の拡張が起こる疾患で，破裂による出血で急激な視力低下をきたし発見されることが多い[2]．細動脈瘤は1個のことが多いが，複数個であったり，両眼性のこともある．サルコイドーシスなどの血管炎に合併することもある．病理学的には網膜細動脈壁の平滑筋細胞の変性，線維化によるものとされ，高血圧が発症に関与する[3]．網膜細動脈瘤による出血は，内境界膜から網膜下に及ぶのが特徴的である．すなわち，内境界膜下，網膜内，網膜下である．硝子体出血を伴うこともある．視力予後は，網膜下出血や硬性白斑が中心窩を含むか否かにかかっている[4〜6]．動脈瘤が出血にかくれて見えない場合は，インドシアニングリーン蛍光造影で検出できることが多い．自然治癒する傾向があるが，再破裂の予防や透過性亢進の抑制のために，以前は動脈瘤への光凝固が行われていた[3]．最近では抗VEGF薬の硝子体内注入が第一選択で[7,8]，光凝固をしなくても動脈瘤の線維化が期待できる．拍動のある細動脈瘤は破裂の危険性が高い．網膜下出血が中心窩を含んでいるときは，抗VEGF薬の硝子体注入とガス注入による血腫移動を直ちに試みる．細動脈瘤が黄斑から離れていても，そこからの漏出により黄斑に漿液性網膜剥離が生じる[9]．漏出液は外顆粒層に溜まり，剥離した神経網膜の網膜内裂隙を通って網膜下に貯留する[10]．

■ OCT所見

1) SD-OCTとSS-OCT

網膜細動脈瘤からの出血は内境界膜下に貯留することが多い．出血が厚いとSD-OCTでは網膜内部が見えなくなるが，SS-OCTは測定光の深達性が高いため，網膜下出血も観察できる（図1）．

網膜細動脈瘤の出血の特徴は，すべての層への出血が起こることである．すなわち，硝子体膜下，内境界膜下，網膜内，網膜下である（図1〜3）．

黄斑から離れた細動脈瘤によって中心窩に漿液性網膜剥離がしばしば生じる．この場合，液体は外網状層を通って網膜下に到達する（図2）．

内境界膜下の出血は液体状態の血液はニボーを形成するが，coagulaになった血液は塊になる（図1, 3）．

網膜下出血は視細胞に対し，toxicである．早めにガスの硝子体注射と腹臥位で黄斑から移動させる必要がある．網膜下出血があった場所ではそれが吸収された後もIS/OSが消失したままである（図4）．

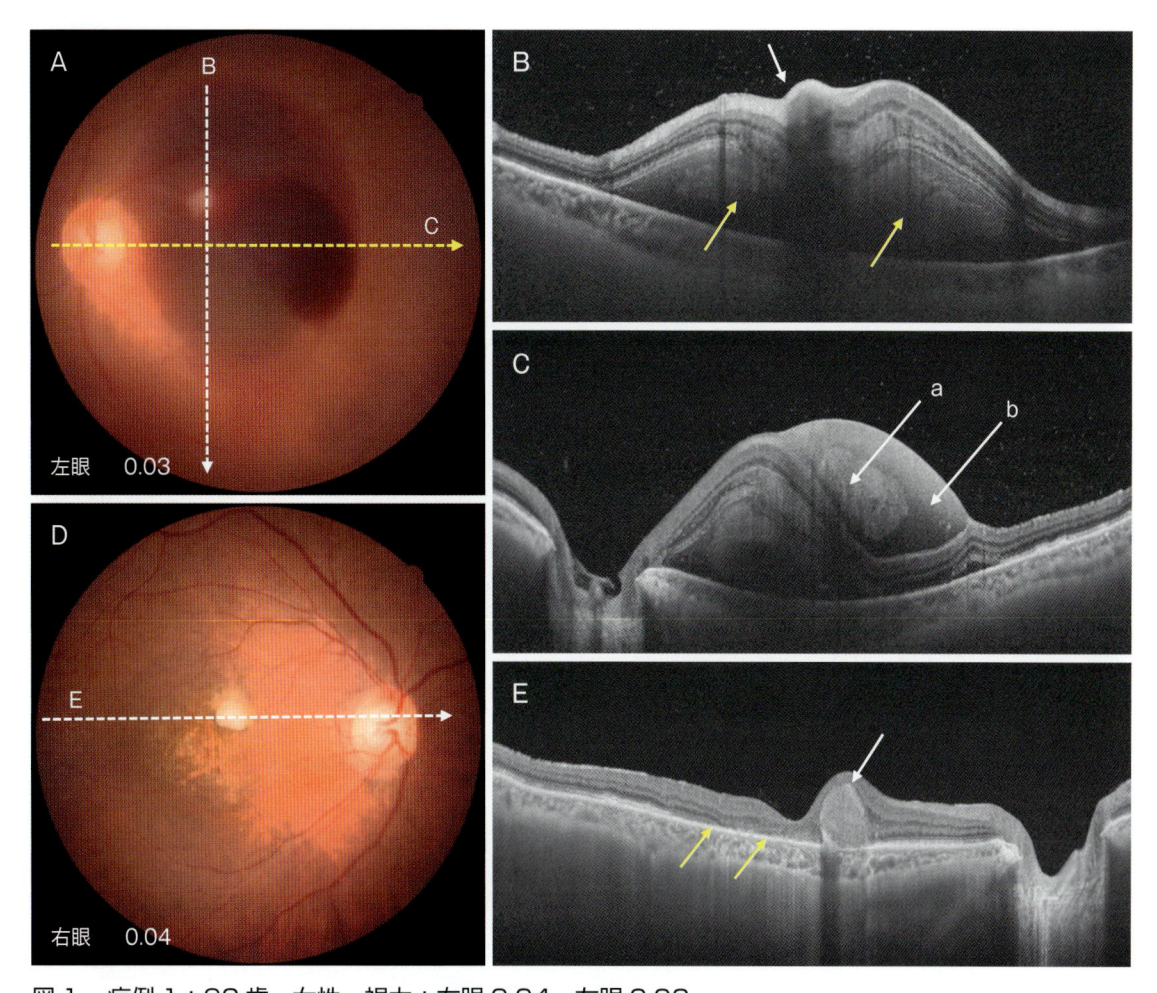

図 1. 症例 1：90 歳，女性．視力：右眼 0.04，左眼 0.03
急激な視力低下で受診した両眼性の網膜細動脈瘤．右眼の視力低下はこれまで自覚していなかった．A) 左眼カラー眼底写真．3.5 乳頭径大の網膜下出血と網膜前出血を合併しており，硝子体出血を伴っていた．網膜前出血のふちに白色の細動脈瘤が見える．B) 左眼 OCT（垂直断，A の白破線）．厚い網膜下出血（黄色矢印）があり，網膜表層に細動脈瘤が瘤状の隆起（白矢印）として検出されている．C) 左眼 OCT 垂直断（A の黄色破線）．網膜前出血が内境界膜下出血であることがわかる．出血の一部は coagula 化（a）して，血液（b）の中にある．D) 右眼は線維化した古い細動脈瘤と，黄斑萎縮があった．E) 右眼 OCT（水平断）では，網膜内に境界鮮明な楕円形の細動脈瘤と，その周囲の網膜の菲薄化，IS/OS の消失が見られる．

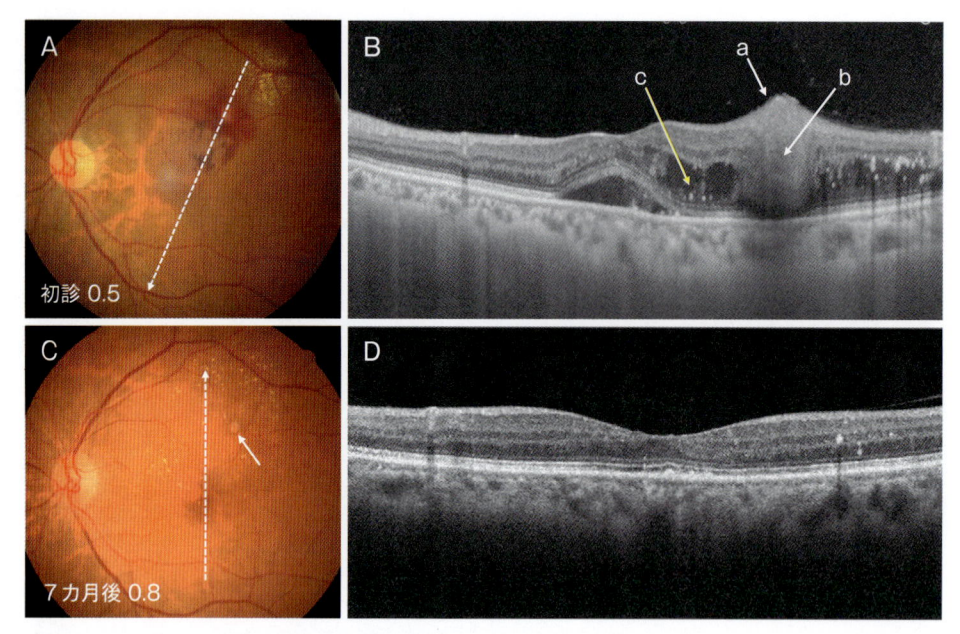

図2. 症例2：72歳，女性．初診時視力 0.5
A) 網膜細動脈瘤による網膜内出血と，その周囲の浮腫，硬性白斑を認める．B) OCT．動脈瘤による網膜の隆起(a)と網膜内出血(b)がある．中心窩下に漿液性網膜剥離がある．それに隣接して外網状層水分貯留がある(c)．C) 7カ月後．視力 0.8．初診から2回アバスチンの硝子体注射を施行した．動脈瘤は線維化し縮小した（白矢印）．D) OCT．網膜の浮腫は消退した．IS/OS はほぼ正常化．

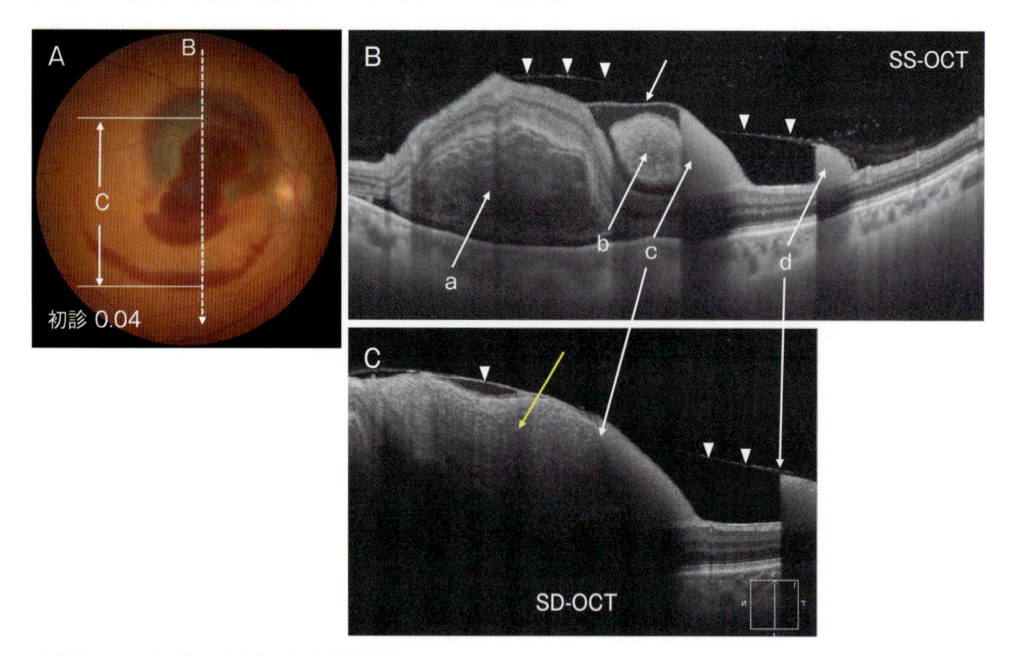

図3. 症例3：79歳，女性．初診時視力 0.04
A) 網膜下，網膜前（内境界膜下，硝子体皮質下）出血が見られる．内境界膜下出血は一部ニボーを形成している．明らかな細動脈瘤は認められない．B) SS-OCT（垂直断）では，厚い網膜下出血(a)がある．内境界膜（矢印）の下には塊状の血腫(b)と，血液によるニボー形成(c)が見られる．その表層には硝子体皮質の薄い反射（矢頭）がある．硝子体膜下出血は，下方でニボーを形成(d)している．C) SD-OCT 垂直断．スキャン範囲はカラー眼底写真に白破線で示す．SD-OCT では厚い内境界膜下出血（黄色矢印）のため，網膜の構造は見えない．矢頭は硝子体皮質を示す．

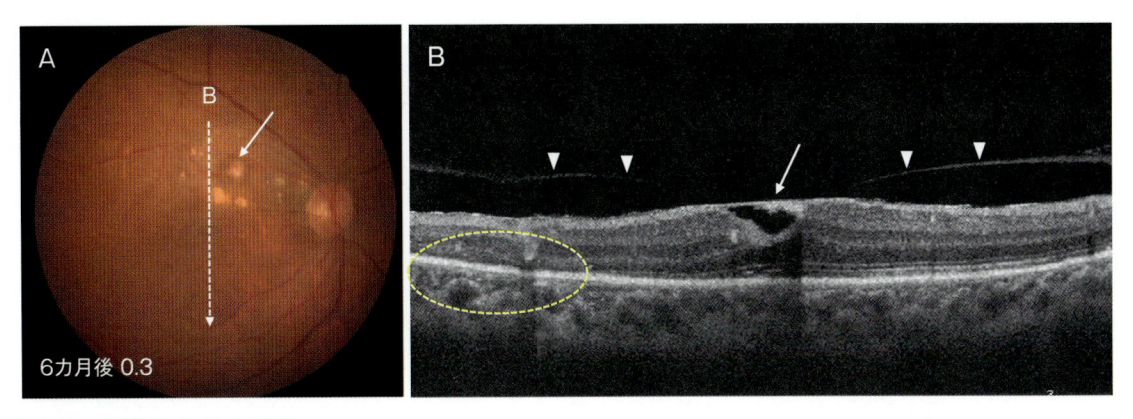

図4. 症例3の6カ月後
治療は初診時にアバスチンを1回硝子体注射しただけである．視力0.3．A）動脈瘤は線維化した（矢印）．出血は自然吸収した．黄斑上方（黄色破線）ではIS/OSが消失している．中心窩周囲にPVDがある（矢頭）．中心窩では内境界膜（白矢印）が剥離している．

文 献

1) Robertson DM：Macroaneurysms of the retinal arteries. *Trans Am Acad Ophthalmol Otolaryngol* **77**：55-67, 1973.
2) Rabb MF, Gagliano DA, Teske MP：Retinal arterial macroaneurysms. *Surv Ophthalmol* **33**：73-96, 1988.
3) Lavin MJ, Marsh RJ, Peart S, et al：Retinal arterial macroaneurysms：a retrospective study of 40 patients. *Br J Ophthalmol* **71**：817-825, 1987.
4) 丸山泰弘, 山崎伸一：網膜細動脈瘤53眼の視力転帰．臨眼 **45**：1506-1512, 1991.
5) Tonotsuka T, Imai M, Saito K, et al：Visual prognosis for symptomatic retinal arterial macroaneurysm. *Jpn J Ophthalmol* **47**：498-502, 2003.
6) Brown DM, Sobol WM, Folk JC, et al：Retinal arteriolar macroaneurysms：Long term visual outcome. *Br J Ophthalmol* **78**：534-538, 1994.
7) Cho HJ, Rhee TK, Kim HS, et al：Intravitreal bevacizumab for symptomatic retinal arterial macroaneurysm. *Am J Ophthalmol* **155**：898-904, 2013.
8) Pichi F, Morara M, Nucci P, et al：Intravitreal Bevacizumab for macular complications from retinal arterial macroaneurysms. *Am J Ophthalmol* **155**：287-294, 2013.
9) Takahashi K, Kishi S：Serous macular detachment associated with retinal arterial macroaneurysm. *Jpn J Ophthalmol* **50**：460-464, 2006.
10) Tsujikawa A, Sakamoto A, Ota M, et al：Retinal structural changes associated with retinal arterial macroaneurysm examined with optical coherence tomography. *Retina* **29**：782-792, 2009.

6. 軟性白斑と硬性白斑

1. 軟性白斑

軟性白斑（soft exudates）は，綿花様白斑（cotton-wool spots）とも呼ばれる．網膜毛細血管閉塞による神経線維層の梗塞の結果，出現する．網膜神経線維は神経節細胞（ganglion cell）の軸索突起（axon）であり，内部には脳に向かう順行性（orthograde）と神経節細胞に戻る少量の逆向性（retrograde）の軸索流（axoplasmic flow）がある．毛細血管閉塞により，神経線維の微小梗塞が起こると，軸索流が遮断され，断端で神経線維の膨化が起こる．膨化した神経線維内には microtubule や mitochondria などの細胞内小器官が凝集し，線維状の塊を作る．光学顕微鏡切片では，これが腫張した神経線維の中の細胞核のように見えるため，cytoid body と呼ばれる．軟性白斑は自然に吸収するが，網膜神経線維層欠損を遠位側と近位側の両方に残す（図1）．

■ OCT 所見

軟性白斑は，網膜神経線維層の局所的な腫張として観察される．内部反射は均一に亢進する（図1）．

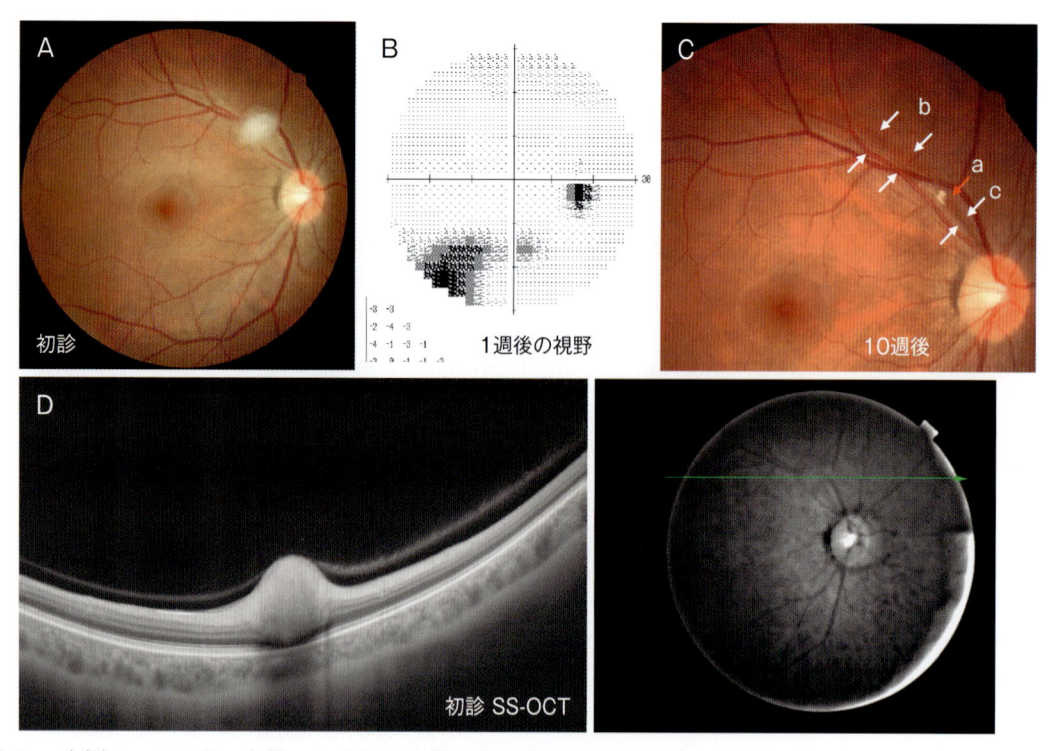

図1．症例1：33歳，女性．5日前に右眼に黒い影が見えた．視力1.2
A）カラー眼底写真．上耳側血管アーケードに孤立性の軟性白斑がある．B）1週後の Humphrey 視野では軟性白斑を起点としたくさび形の視野欠損がある．C）10週後．軟性白斑は小白濁点（a）となった．神経線維層欠損が a の遠位側（b）と近位側（c）にある．D）初診時の OCT．軟性白斑は神経線維層の円形の均一な高反射域となっていて，網膜外層にまでくい込んでいる．

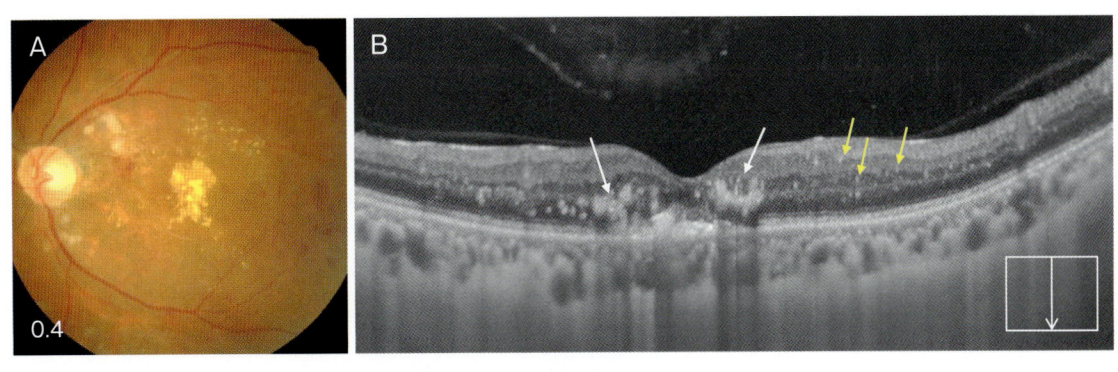

図2. 症例2：43歳，男性．糖尿病網膜症，左眼視力0.4
A) 糖尿病網膜症による乳頭周囲の軟性白斑，および黄斑周囲の硬性白斑が生じている．B) OCT垂直断では，硬性白斑はおもに外網状層に強い反射塊として描出され（白矢印），その後方は低反射（シャドー）となっている．中心窩下にも硬性白斑の沈着が見られる．網膜内には無数のhyperreflective foci（黄色矢印）が散在している．

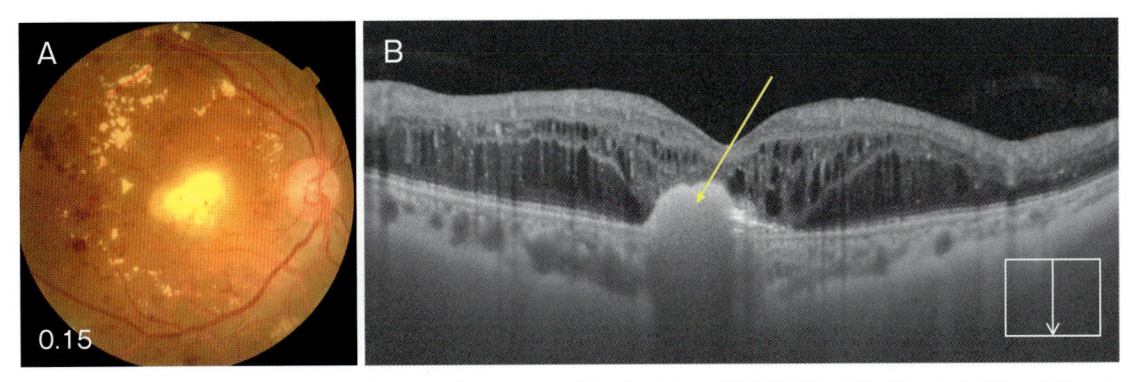

図3. 症例3：53歳，男性．糖尿病網膜症．レーザー治療後，黄斑浮腫と視力低下を主訴に来院．右眼視力0.15.
A) 後極部の網膜浮腫とその周囲の硬性白斑．黄斑には1乳頭径大の硬性白斑の沈着がある．B) OCT垂直断では，浮腫による網膜の膨化があり，無数のhyperreflective fociが散在している．中心窩下には硬性白斑がドーム状に沈着している（黄色矢印）．

2. 硬性白斑

　硬性白斑（hard exudates, waxy exudate）は，網膜血管から滲出した血漿成分が凝縮したものである．網膜毛細血管瘤や，拡張した毛細血管の周囲に輪状に沈着（circinate exudate）しやすい．層別の沈着部位としては網膜外網状層と黄斑部の網膜下が多い（図2）．黄斑部の外網状層に沈着すると，Henle線維の走行に沿うため，星芒状の配列を示す．黄斑浮腫に漿液性網膜剝離が合併すると，その吸収に伴って，中心窩下に硬性白斑が凝集する．この場合，視力の大幅な低下をまねく．網膜血管病変が黄斑から遠く離れていても，漿液は網膜外網状層を伝わって黄斑網膜下に到達することがある[1]．

■ OCT 所見

硬性白斑のソースは血管から漏出したlipoproteinやproteinである[2]．これは検眼鏡で同定できない微小なものも，OCTでは高反射点（hyperreflective foci：HF）として観察できる（図2, 3）．HFは網膜毛細血管瘤の周囲や網膜全層に分布している．これらが集合すると，塊になり，硬性白斑として観察できる．DMEではHFの網膜外層への沈着は外境界膜（ELM）の破綻があると顕著である．ELMとIS/OSの破綻とHFの沈着が視力を低下させる[3]．

文 献

1) Otani T, Yamaguchi Y, Kishi S：Movement of intraretinal fluid from distant branch retinal vein occlusion to the submacular space. *Clin Ophthalmol* **7**：81-86, 2013.
2) Bolz M, Schmidt-Erfurth U, Deak G, et al：Optical coherence tomographic hyperreflective foci：a morphologic sign of lipid extravasation in diabetic macular edema. *Ophthalmology* **116**：914-920, 2009.
3) Uji A, Murakami T, Nishijima K, et al：Association between hyperreflective foci in the outer retina, status of photoreceptor layer, and visual acuity in diabetic macular edema. *Am J Ophthalmol* **153**：710-717, 2012.

各論Ⅶ 病的近視

1. 近視性中心窩分離

　近視性中心窩分離（myopic foveoschisis：MF）は，1999年にTakano，Kishiによってはじめて報告された[1]．強度近視眼では，正視眼と異なり黄斑円孔は網膜剝離を伴って発症することが多いが，その理由はわからなかった．強度近視では，黄斑円孔の発症前に網膜分離と中心窩剝離があることがOCTにより明らかになったのである．網膜表面にはしばしば硝子体皮質が網膜を牽引していた[2]．その後，Babaらは−8D以上の強度近視で，後部ぶどう腫があると，MFの発症頻度は9％であったと報告した[3]．MFは進行すると，難治性の黄斑円孔をきたす[4]．筆者らは強度近視の黄斑円孔化を予防するため，MFへの硝子体手術に直ちに着手した[5]．手術は後部硝子体剝離（posterior vitreous detachment：PVD）がなければ作製し，残存硝子体皮質を網膜表面から剝がし，内境界膜をなるべく広くピーリングし，30％ SF_6 ガスで置換するというものであった．術前検査ではPVDが起こっているように見えても，硝子体皮質が眼底に残っていることが多い．最近のSwept source OCT（SS-OCT）を用いた検索では，Weiss ringが観察された強度近視眼のうち40.5％に，黄斑に残存硝子体皮質が観察されている[6]．術後1〜6カ月（平均4.7±2.5カ月）にかけて中心窩の分離と剝離が消退し，網膜は復位し，徐々に視力向上（平均15.5±12.2カ月）が得られたのは驚きであった[5]．MFの硝子体手術は日本で最初に定着した[7,8]．その後，OCTの改良により，MFは網膜のさまざまな層で起こること，Time domain OCT（TD-OCT）で分離に見えた層間にも柱状のMüller細胞があること，硬化した網膜血管が物干し竿のように網膜を挙上していることがわかってきた[9]．実際，手術によって網膜が復位しても，網膜血管は網膜表面へ突出している．

　結局，MFの病態は，強膜の後方への偏位に対する組織の伸展性とrigidity（硬性）の差に起因する．後部ぶどう腫の発達に伴って強膜が後方に彎曲すると，網膜は後方へ牽引され，網膜の柱であるMüller細胞は垂直方向に伸展する．しかし，内境界膜はrigidな組織であるので，伸展しない．このため内境界膜は相対的に網膜を前方に牽引することになる．網膜表面に硝子体皮質や網膜前膜があれば，前方への牽引が加算される．硬化した網膜動脈も眼底の後方偏位に抵抗しようとする．このため網膜表面に隆起し[9]，これがparavascular cysts[10]やlamellar hole[11]，そしてvascular microfolds[12]の原因になる．硝子体皮質を取り，内境界膜を広くピーリングすることは，網膜に伸展性を与えることになり，MFの手術法として理にかなっている．

■ OCT所見

1）中心窩分離と硝子体

　Perifoveal PVDによる中心窩牽引があると，中心窩は隆起して囊胞を作るか（図1C），中心窩の陥凹がなくなり網膜分離を生じる（図3上）．PVDが起こり硝子体の牽引がない状態では中心窩の分離がなく中心窩の陥凹が保たれている（図1D，図3下）．ただし強膜の後方伸展により中心窩周囲には網膜分離ができる．

2）黄斑前膜によるMFの増悪

　PVDが完成し，硝子体の牽引がなくても，黄斑前膜が発生し，MFが悪化することがある（図2）．

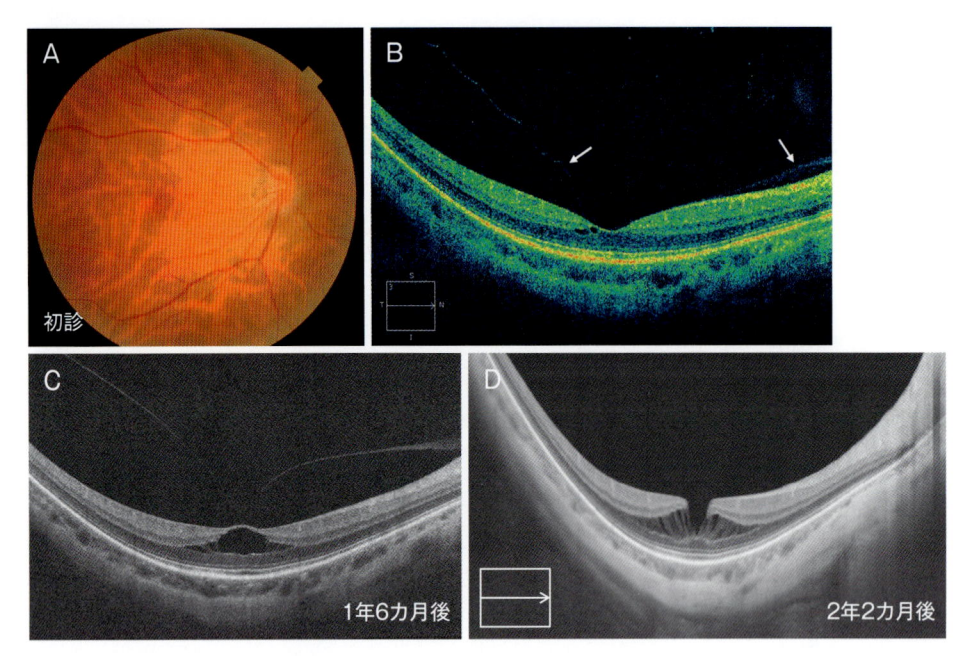

図1. 症例1：54歳，女性．右眼視力は全経過で 1.2 × −15.0D
左眼（図2）の歪みで来院．右眼は自覚症状なし．A）初診時のカラー眼底写真．B）部分硝子体剝離（矢印）があるが，硝子体皮質の牽引はない．C）1年6カ月後．Perifoveal PVDがあり，中心窩に牽引がかかり，中心窩に凸の囊胞ができている．D）PVDが起こり，硝子体牽引が解除され，中心窩の陥凹は戻ったが，中心窩周囲に網膜分離が生じている．

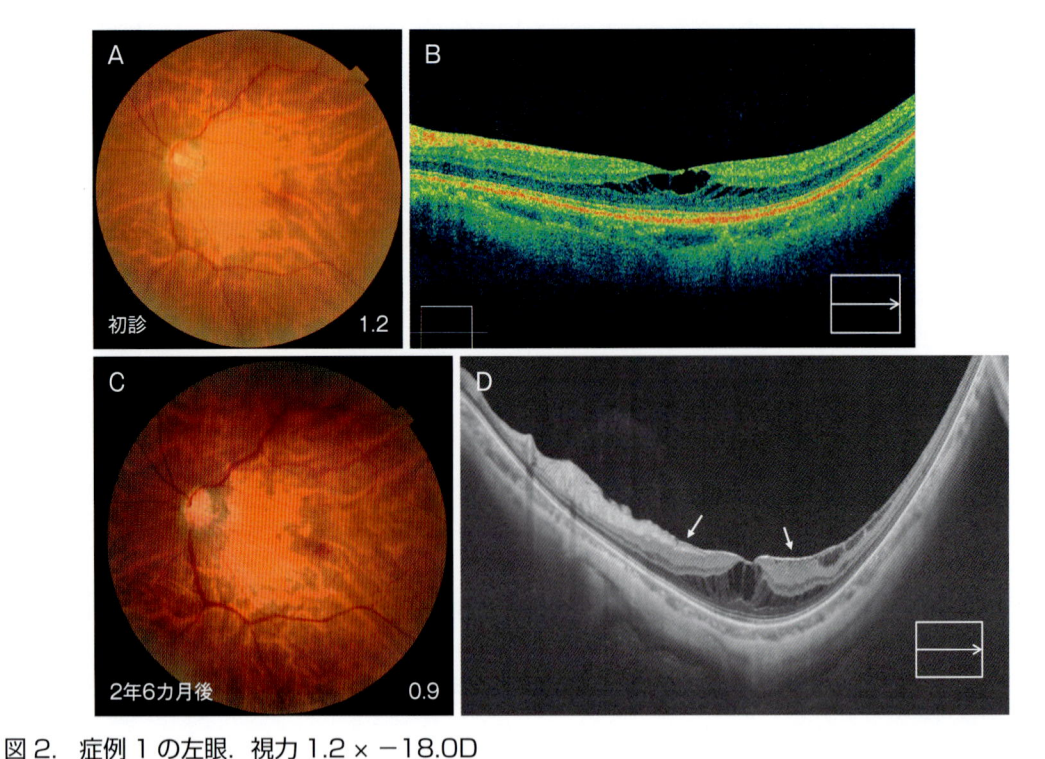

図2. 症例1の左眼．視力 1.2 × −18.0D
初診時．A）カラー眼底写真．Weiss ringのあるPVDがあった．B）SD-OCT水平断．中心窩に網膜分離がある．2年6カ月後．視力0.9に低下．C）黄斑前膜が形成されている．D）SS-OCT水平断．黄斑前膜（矢印）があり，中心窩の網膜分離が拡大した．中心窩耳側に内境界膜下の分離が出現している．

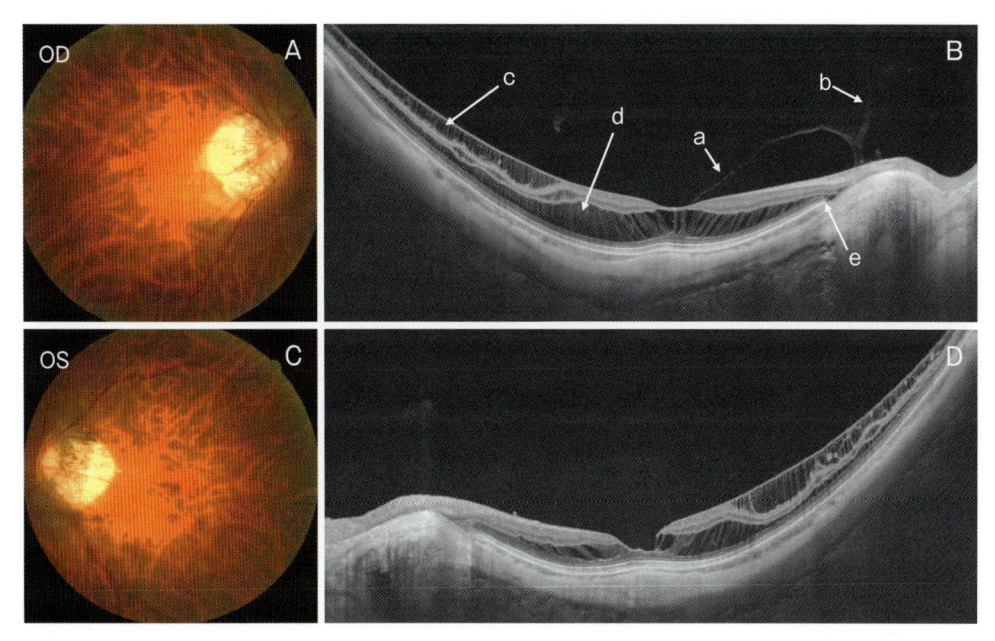

図3. 症例2：58歳，女性．両眼 1.2 × －14.0D
コンタクトレンズ診察の際，OCTで中心窩分離が発見された．自覚症状はない．上）右眼．A）後部ぶどう腫と巨大コーヌスがある．Weiss ring は確認できず．B）OCT 水平断．中心窩の鼻側で部分 PVD（a）があるが中心窩では硝子体は接着している．乳頭の縁で septum（b）がある．内境界膜と神経線維層の分離（c），外網状層での網膜分離（d）がある．（c）と（d）の層間分離には Müller 細胞の柱が貫通している．コーヌスの耳側縁は網膜色素上皮の断端（e）であることがわかる．下）左眼．C）右眼同様の眼底．Weiss ring が確認された．D）PVD が起こっており，網膜表面に硝子体皮質はない．中心窩の陥凹は保たれており，中心窩の分離はない．中心窩周囲で右眼に似た網膜分離がある．

3） 網膜分離の層間には Müller 細胞の柱がある

Müller 細胞は網膜全層を支える柱である．網膜分離の間には Müller 細胞の柱状組織が見えるので，正確な意味での網膜分離症ではない．Müller 細胞の柱は分離した網膜層を貫通している（図3，4）．網膜組織はこのレールの上を移動しているように見える．

4） 網膜血管の突出

網膜血管は強度近視眼では rigid であり，網膜の後方偏位に抵抗する．このため，網膜表層へ隆起し，これ自身による前方の牽引が網膜分離の一因になる（図4C，図5B）．硝子体手術で網膜が復位しても血管のみ突出する（図4D）．

5） Dome-shaped macula

強度近視では強膜の後方伸展により，後部ぶどう腫では強膜が菲薄化する．ときに黄斑でのみ強膜が菲薄化しないと，周囲に比して厚くなり，強膜がドーム状に黄斑で隆起することになる．これは黄斑バックルを置いたのと同じことなので，中心窩分離をまぬがれることができる（図5B,C）．

6） 陳旧性黄斑剥離

PVD があっても黄斑前膜を伴っていることが多い（図6）．網膜は菲薄化し，視細胞外節は消失する．

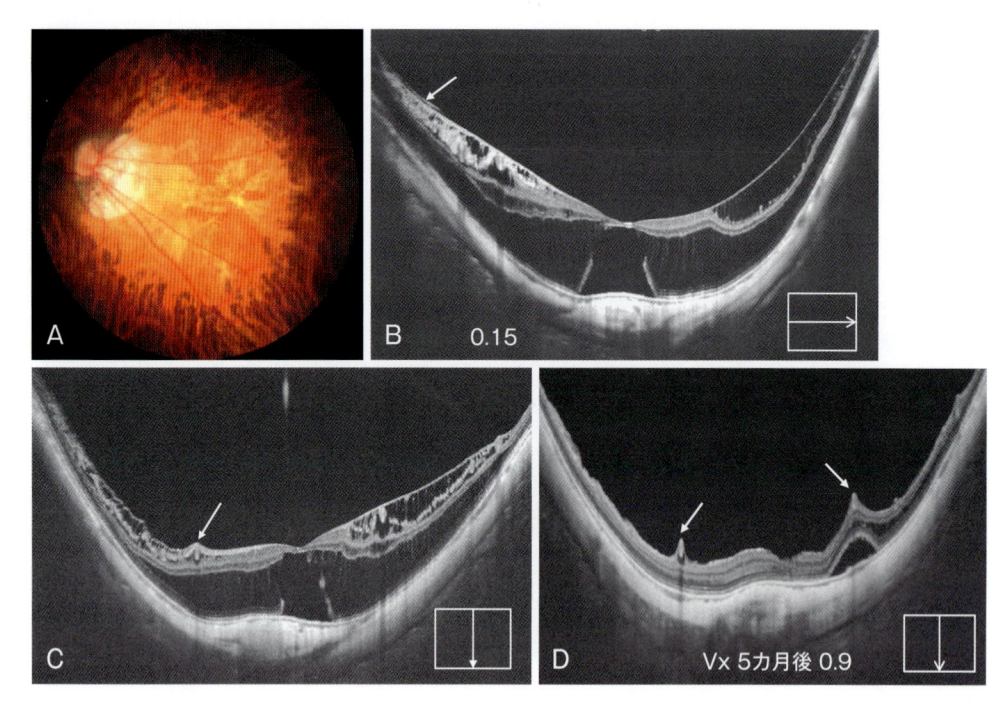

図4. 症例3：47歳, 女性. 左眼視力0.15 × −23.0D
A) 後部ぶどう腫が顕著である. 細隙灯顕微鏡ではPVDは不明であったが, 手術により未剝離であることが判明した. B) OCT水平断. 網膜分離と中心窩で網膜剝離がある. 網膜前に膜様組織がある（矢印）. C) OCT垂直断. 網膜血管部で網膜表面が隆起している（矢印）. D) 硝子体手術後5カ月. 視力0.9. 網膜分離は復位した. 網膜血管が前方に突出して, 一部その後方に限局性網膜剝離がある.

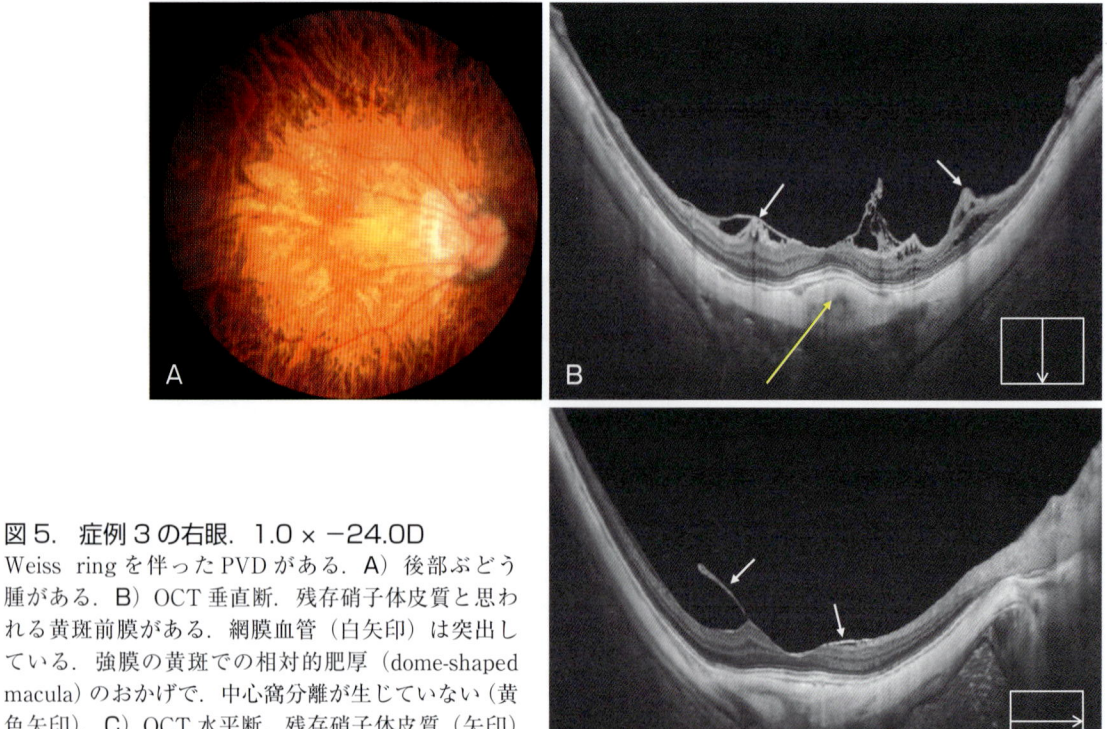

図5. 症例3の右眼. 1.0 × −24.0D
Weiss ringを伴ったPVDがある. A) 後部ぶどう腫がある. B) OCT垂直断. 残存硝子体皮質と思われる黄斑前膜がある. 網膜血管（白矢印）は突出している. 強膜の黄斑での相対的肥厚（dome-shaped macula）のおかげで, 中心窩分離が生じていない（黄色矢印）. C) OCT水平断. 残存硝子体皮質（矢印）がある. 黄斑部の強膜は周囲より厚い.

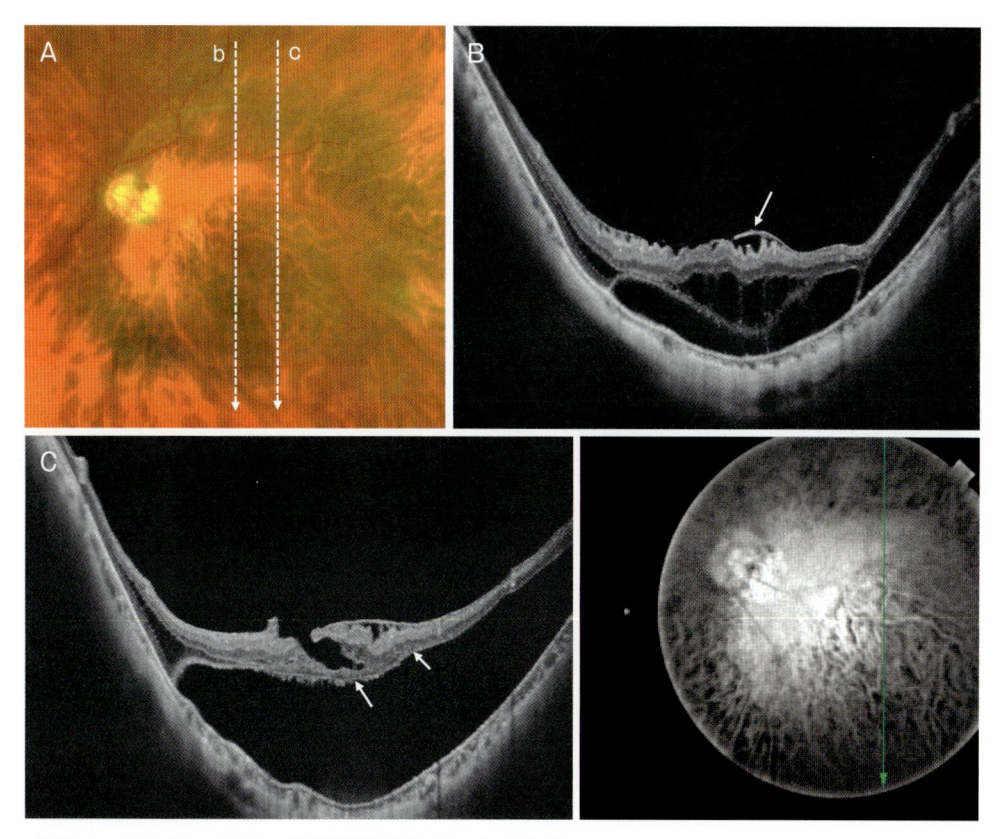

図6. 症例4：75歳，女性．黄斑剥離進行例．左眼視力 0.06 × −13.0D
A）後部ぶどう腫がある．PVD は硝子体手術で確認された．B）OCT 垂直断（b）．網膜前膜（矢印）と網膜皺襞がある．中心窩分離があり，黄斑で網膜が剥離している．C）OCT 垂直断（c）．剥離した網膜は菲薄化し，視細胞外節は消失している（矢印）．網膜前膜がある．

文　献

1) Takano M, Kishi S：Foveal retinoschisis and retinal detachment in severely myopic eyes with posterior staphyloma. Am J Ophthalmol **128**：472-476, 1999.
2) 橋本英明ほか：後部ぶどう腫内の網膜剥離と硝子体皮質．臨眼 **55**：425-427, 2001.
3) Baba T, Ohno-Matsui K, Futagami S, et al：Prevalence and characteristics of foveal retinal detachment without macular hole in high myopia. Am J Ophthalmol **135**：338-342, 2003.
4) Shimada N, Ohno-Matsui K, Baba T, et al：Natural course of macular retinoschisis in highly myopic eyes without macular hole or retinal detachment. Am J Ophthalmol **142**：497-500, 2006.
5) Kobayashi H, Kishi S：Vitreous surgery for highly myopic eyes with foveal detachment and retinoschisis. Ophthalmology **110**：1702-1707, 2003.
6) Itakura H, Kishi S, Li D, et al：Vitreous changes in high myopia observed by swept-source optical coherence tomography. Invest Ophthalmol Vis Sci **55**：1447-1452, 2014.
7) Kanda S, Uemura A, Sakamoto Y, et al：Vitrectomy with internal limiting membrane peeling for macular retinoschisis and retinal detachment without macular hole in highly myopic eyes. Am J Ophthalmol **136**：177-180, 2003.
8) Ikuno Y, Sayanagi K, Ohji M, et al：Vitrectomy and internal limiting membrane peeling for myopic foveoschisis. Am J Ophthalmol **137**：719-724, 2004.
9) Ikuno Y, Gomi F, Tano Y：Potent retinal arteriolar traction as a possible cause of myopic foveoschisis. Am J Ophthalmol **139**：462-467, 2005.

10) Sayanagi K, Ikuno Y, Gomi F, et al：Retinal vascular microfolds in highly myopic eyes. *Am J Ophthalmol* **139**：658-663, 2005.
11) Shimada N, Ohno-Matsui K, Nishimuta A, et al：Detection of paravascular lamellar holes and other paravascular abnormalities by optical coherence tomography in eyes with high myopia. *Ophthalmology* **115**：708-717, 2008.
12) Sayanagi K, Morimoto Y, Ikuno Y, et al：Spectral-domain optical coherence tomographic findings in myopic foveoschisis. *Retina* **30**：623-628, 2010.

コラム　数式から見たフーリエ変換

　波動は（周波数の変化）×（時間の変化）で表せる．この解を求めるには，1）時間の変化（t）を固定して周波数（f）を変数とする関数として扱うか，2）周波数（f）の変化を固定して時間（t）を変数とする関数にする二通りがある．前者（2）をフーリエ変換，後者（2）をフーリエ逆変換という．時間を固定するとはどういうことなのであろうか．これはすべての時間（$-\infty \sim +\infty$）の変化に対応する振幅（信号強度）を積分すればよい．周波数を固定するには，すべての周波数（$-\infty \sim +\infty$）の変化に対応する振幅を積分すればよい．これを数式で表すと以下の通りになる．

フーリエ変換　（fの関数）　$X(f) = \int_{-\infty}^{+\infty} \chi(t) e^{-i2\pi ft} dt$　（時間 t の変化を積分）

フーリエ逆変換　（tの関数）　$\chi(f) = \int_{-\infty}^{+\infty} \chi(f) e^{i2\pi ft} df$　（周波数 f の変化を積分）

2. 強度近視黄斑円孔

　後部ぶどう腫を伴う強度近視眼では黄斑円孔が好発する．この場合，正視眼と異なり通常，網膜剥離を伴う．強度近視の黄斑円孔に合併した網膜剥離は，裂孔原性網膜剥離の8.9%を占め，そのほとんどが女性である[1]．強度近視では，なぜ黄斑円孔に網膜剥離が合併するかは不明であったが，OCTにより，円孔ができる前から中心窩では網膜分離と限局性の網膜剥離が起こっていることがわかった[2]．強度近視の黄斑円孔網膜剥離への硝子体手術では，網膜表面が内境界膜だけのとき（図1，2）と，硝子体皮質が網膜上に残存している（図3，4）ことがある．これは近視性中心窩分離の場合と同じである．強度近視では強膜の後方弯曲にrigidな内境界膜が前方への牽引として働いて円孔化する場合と，それに残存皮質による牽引が加わることがある．さらに網膜色素上皮（retinal pigment epithelium：RPE）の萎縮による網膜とRPEの接着力の減少が，網膜剥離を引き起こす一因と考えられている．強度近視眼では，硝子体手術をしても黄斑円孔は閉鎖せずに復位することが多い（図2，4）．

■ OCT所見
1） 黄斑円孔の形態
　強度近視眼では黄斑円孔は周囲に網膜剥離を伴っている（図1，3）．円孔周囲の網膜は肥厚し網膜分離がある．層間にはMüller細胞の柱状の反射がある．

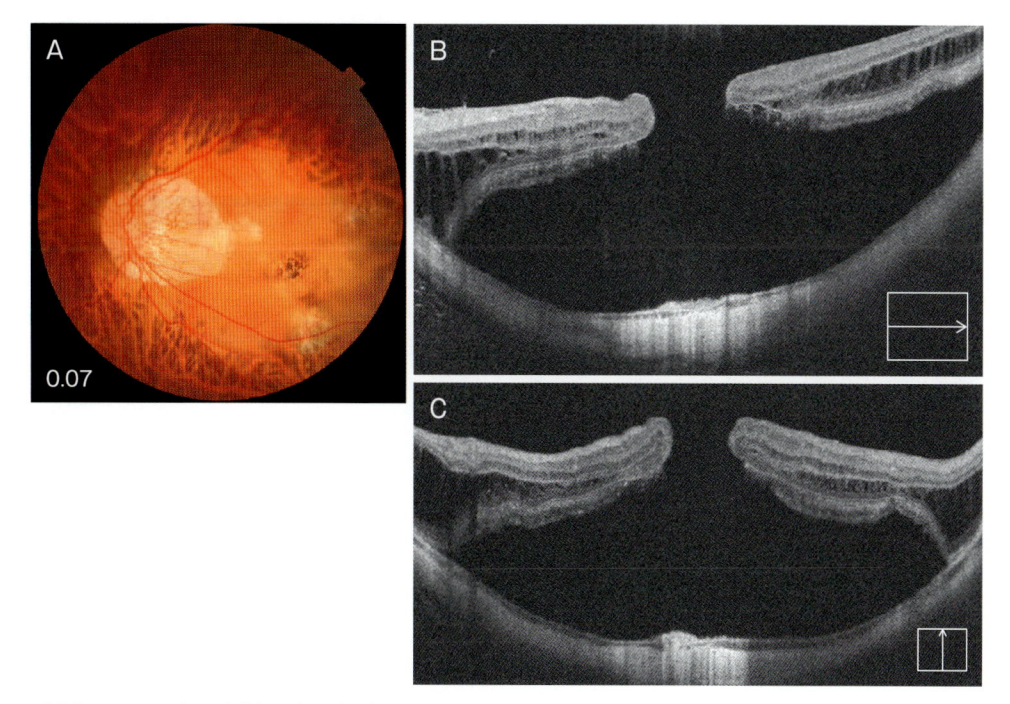

図1．症例1：73歳，女性．左眼視力0.07
偽水晶体だが，白内障術前の屈折度は−12.5D．A）後部ぶどう腫内に網膜剥離がある．Weiss ringを伴ったPVDがある．B）SD-OCT水平断．黄斑円孔があり周囲の網膜が剥離している．網膜外網状層に分離がある．円孔に一致して強膜の反射亢進がある．C）SD-OCT垂直断．同様の所見である．

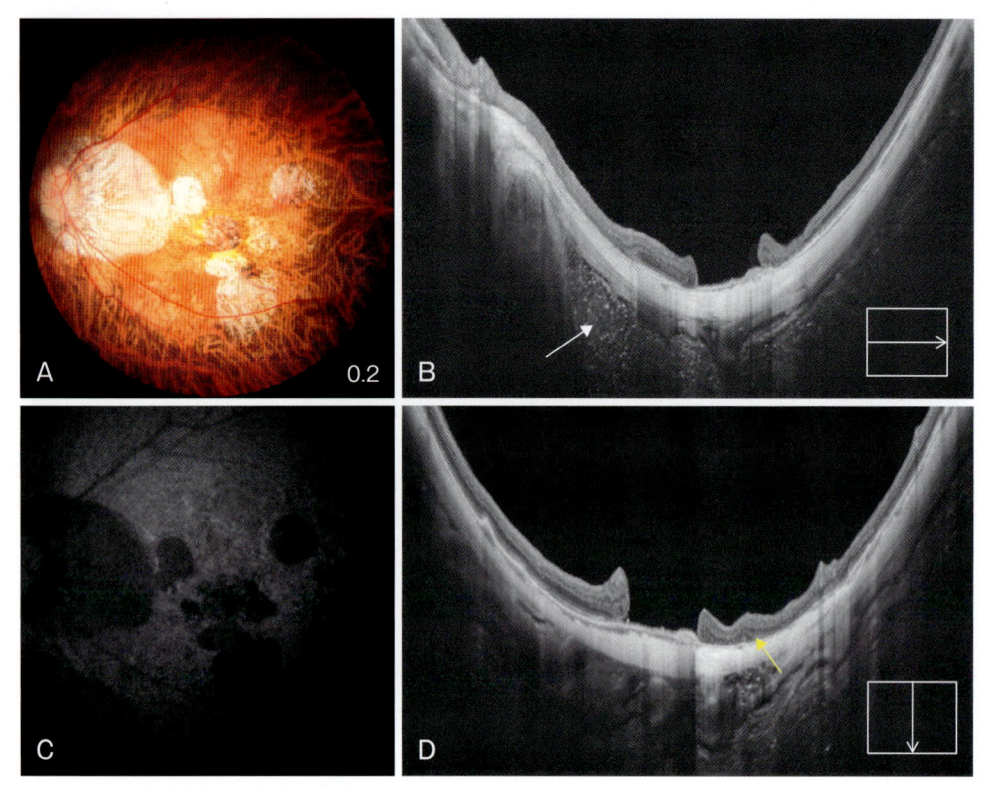

図2. 症例1の硝子体手術21カ月後
術中,残存硝子体皮質はなく,内境界膜のみをピーリングした.A)網膜は復位した.視力0.2.円孔は同定しづらい.B) SS-OCT 水平断.黄斑円孔は開口したまま,網膜が復位した.眼窩脂肪が見える(矢印).C)眼底自発蛍光.色素上皮萎縮部が暗くなっている.D)SS-OCT 垂直断.水平断と同様の所見である.色素上皮欠損部(黄色矢印)ではIS/OSがない.測定光の過剰深達により強膜,眼窩組織が高反射になっている.

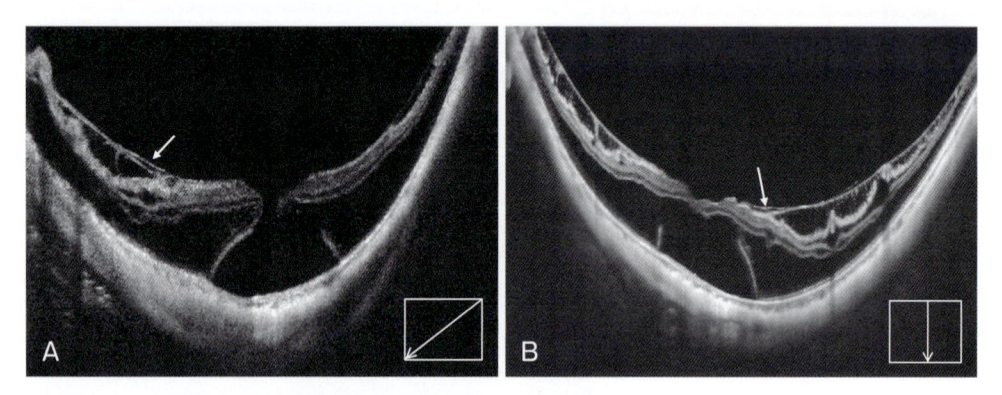

図3. 症例2:72歳,女性.初診時 Vs=(0.06 × -13.0D cyl -4.5DAx50)
角膜白斑と白内障のためカラー眼底写真とれず.A) SS-OCT.耳上側から鼻下側へのスキャンで黄斑円孔がとらえられた.網膜分離が外網状層と内境界膜下にある.網膜表面に膜がある(矢印).B)垂直断.スキャンが黄斑円孔をはずれているため,中心窩剥離に見える.網膜上に前膜がある.術中所見でPVDがあったが,黄斑に硝子体皮質の残存を認めた.

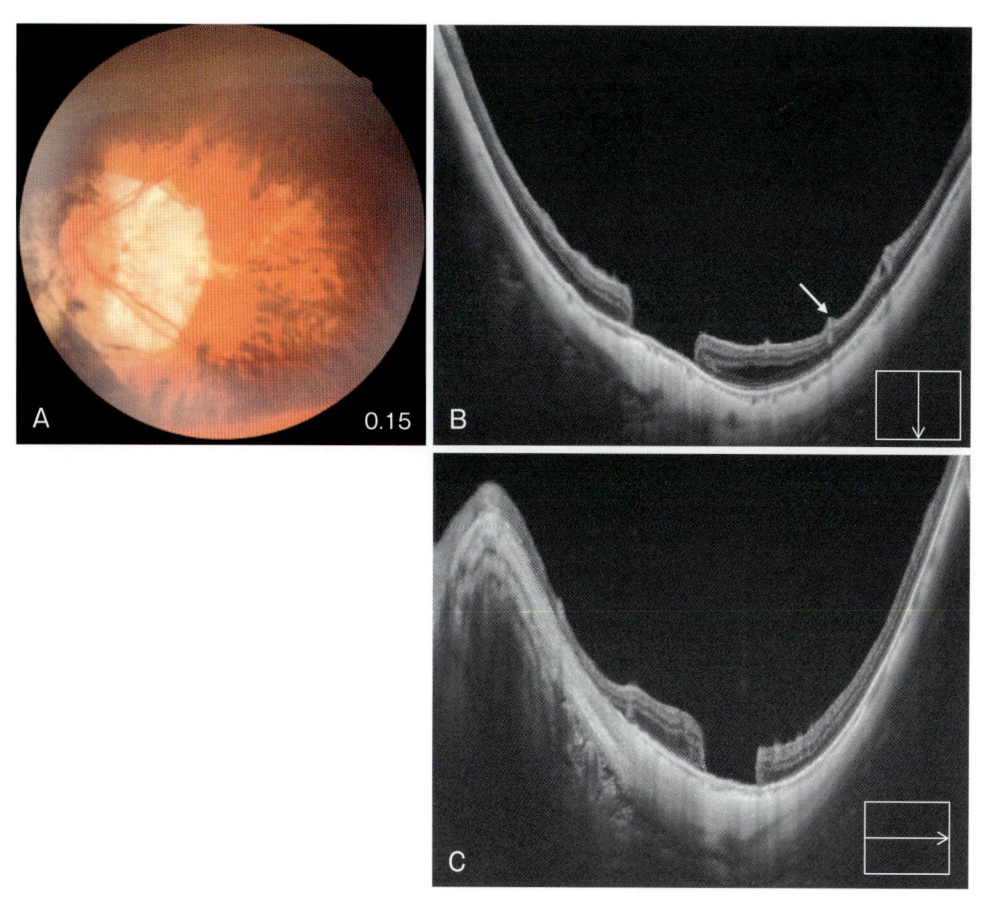

図4. 症例2の術後13カ月
初回手術でシリコーンオイルタンポナーデした．3カ月で復位したため，オイルを抜去した．A)網膜は復位した．視力0.15．B) OCT垂直断．円孔は開口したまま復位した．網膜血管が突出している．C) OCT水平断．

2) 網膜硝子体界面

網膜表面には残存硝子体皮質と考えられる膜様構造がある場合（図3）とない場合（図1）がある．硝子体皮質は正視眼のような perifoveal PVD がなくてもよい．

3) 術後の黄斑円孔

硝子体手術をして網膜が復位しても，円孔が開口したまま，円孔縁が接着することが多い（図2，4）．円孔が閉鎖した場合は中心窩がきわめて薄くなる．

4) 強膜の菲薄化

後部ぶどう腫では強膜が菲薄化しているため，SS-OCT では，正視眼では見えない強膜と眼窩の境界が57%で観察できる[2]．RPE と脈絡膜が萎縮していると，測定光が眼窩に到達し，高反射点を有する眼窩脂肪が観察できる（図2）．

5) 強膜の弯曲と網膜剥離

強度近視眼に黄斑円孔ができて網膜剥離に発展するかは，眼軸長が左右で同じでも，後極での胸膜の弯曲に依存する（図5）．弯曲が後極で小さいと，強膜が黄斑バックルのように黄斑を後方から押し上げるので，網膜剥離に防御的にはたらく．

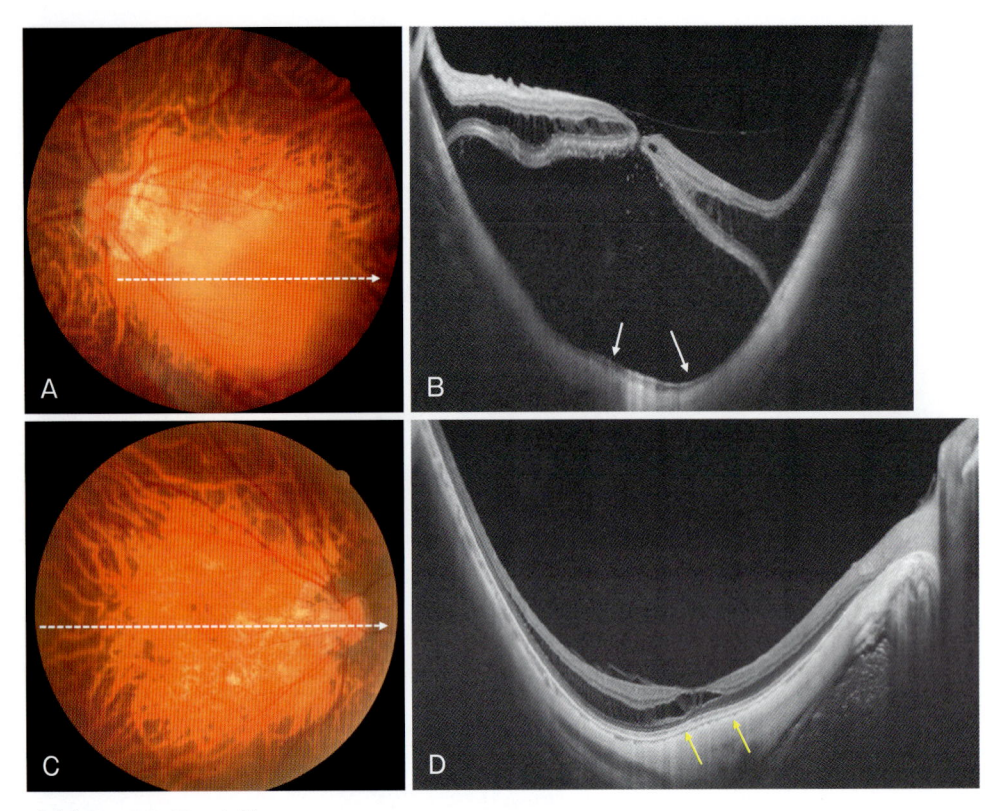

図5. 症例3：62歳，女性
LASIKを2年前に受けた．眼軸長は右眼29.5mm，左眼30.2mmである．A）左眼に黄斑孔網膜剝離がある．視力0.6．B）左眼のOCT水平断．黄斑円孔と網膜剝離がある．後部ぶどう腫の後方への弯曲（矢印）が急である．黄斑円孔に一致して強膜が高反射になっている．C）右眼．視力1.2．後部ぶどう腫がある．D）右眼のOCT水平断．黄斑部の網膜は弯曲が少なく相対的に隆起している（矢印）．網膜分離があるが，網膜剝離はない．

文 献

1) Minoda K: Retinal detachment due to macular hole among Japanese. Jpn J Ophthalmol 23：200-205, 1979..
2) Ohno-Matsui K, Akiba M, Modegi T, et al：Association between shape of sclera and myopic retinochoroidal lesions in patients with pathologic myopia. Invest Ophthalmol Vis Sci 53：6046-6061, 2012.

3. 近視による脈絡膜・強膜の変化

　後部ぶどう腫 (posterior staphyloma) の進行に伴い，強膜の膠原組織には remodeling が起こる．強膜は後方に伸展し菲薄化するが，黄斑部で菲薄化が少ないと，周囲に比較して強膜がドーム状に肥厚しているように見える．これが dome-shaped macula で，2008 年 Gaucher らにより最初に報告された[1]．視力低下，ゆがみが主訴で，15 眼中 10 眼で中心窩に漿液性網膜剥離があった．OCT の深達性の改良により，dome-shaped macula は黄斑下の強膜の相対的な肥厚であることがわかった[2]（図 1）．

　眼軸の伸長により，視神経乳頭周囲では網膜色素上皮（retinal pigment epithelium：RPE），Bruch 膜，さらに脈絡膜がぶどう腫の方向に移動する．これが近視性コーヌスである．コーヌスに隣接して，黄橙

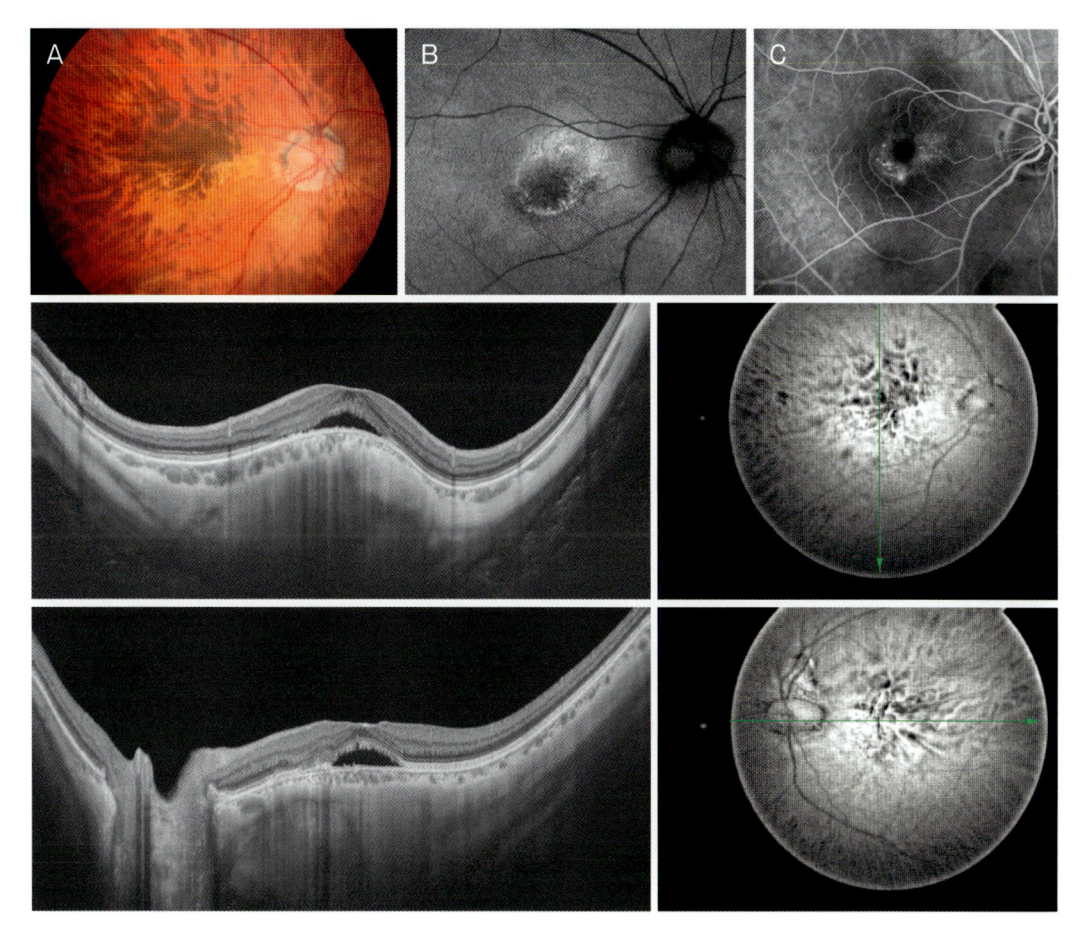

図 1．症例 1：69 歳，女性
12 年前に両眼白内障手術を行い，両眼視力 1.2 だったが，4 カ月前から 0.9（両眼）に低下した．上：A) 後部ぶどう腫がある．B) 眼底自発蛍光で黄斑で輪状の過蛍光がある．C) フルオレセイン蛍光造影（5 分）で黄斑にびまん性の漏出がある．中：OCT 垂直断．黄斑で強膜が肥厚し，ドーム状に隆起している．中心窩下に漿液性網膜剥離がある．脈絡膜は菲薄化している．下：OCT 水平断では乳頭黄斑間の強膜は厚いが眼底は平坦である．左眼も同様の dome-shaped macula がある．

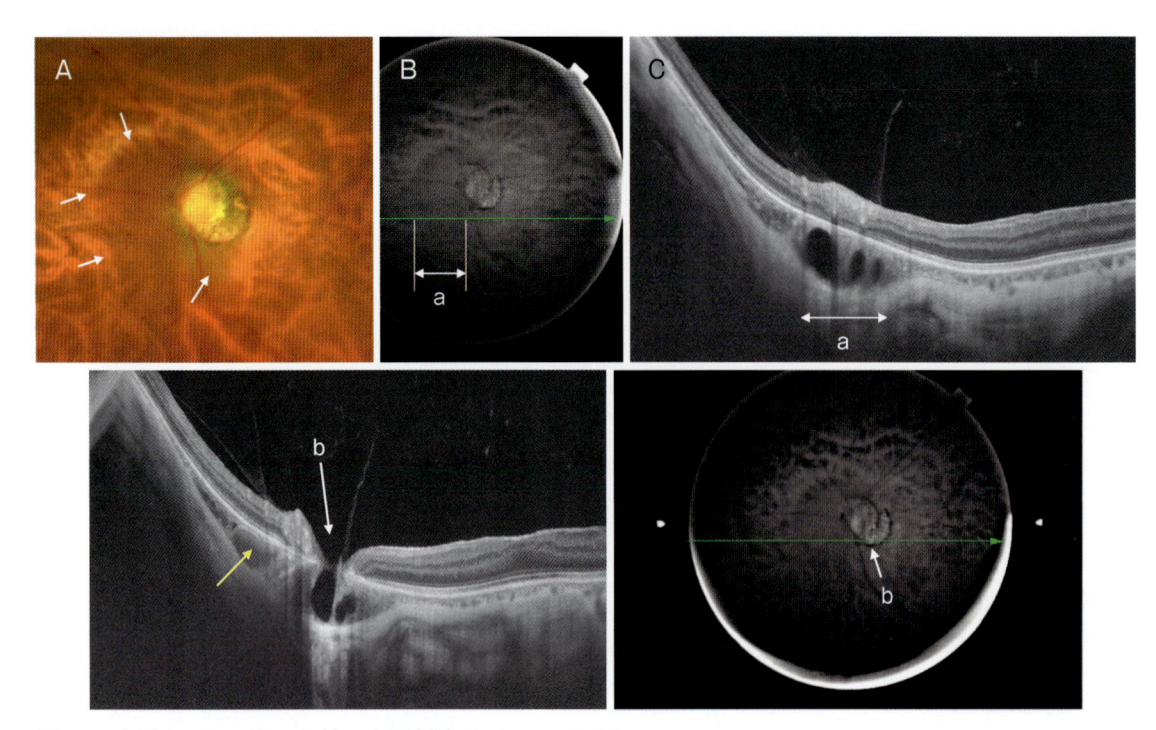

図 2. 症例 2：60 歳，女性．左眼視力 1.2 × −9.5D
上：A）視神経乳頭の周囲で網膜が浮腫状に見える（矢印）．B）B スキャンの位置．C）脈絡膜内に空洞（ICC）がある (a)．下：ICC はコーヌスの縁で硝子体腔に開口している（白矢印）．ICC 内部は中反射になっている（黄色矢印）．

色の網膜・網膜色素上皮の剝離（peripapillary detachment in pathologic myopia：PDPM）が起こることを Freud らが 2003 年に報告した[3]．その後，PDPM は −8D 以上の近視の 11% に見られ，OCT では脈絡膜内と網膜下の低反射スペースとして観察された[4]．OCT の解像力が向上すると，PDPM は intrachoroidal cavitation（ICC）というべき病態であることがわかってきた[5]．ICC は硝子体に直接開口することもある（図 2）．

傾斜乳頭（tilted disc）では，後部ぶどう腫が下鼻側に偏位する（inferior staphyloma）．ぶどう腫の上縁が中心窩を横切ると漿液性網膜剝離をしばしば生じる[6]（図 3）．OCT 垂直断では強膜が黄斑を持ち上げており，dome-shaped macula と同じ機序がはたらいていると考えられる．眼球壁の伸展は Bruch 膜の断裂（lacquer crack）を起こす（図 4）．ここから脈絡膜新生血管（choroidal neovascularization：CNV）が生じやすい（図 5）．CNV は Gass の type 2 であり，抗 VEGF 薬が第一選択である．視力予後は CNV の大きさと中心窩との位置関係に依存する．CNV が瘢痕萎縮したものが Fuchs' spot（フックス斑）である．

■ OCT 所見

1）Dome-shaped macula（図 1）

Swept source OCT（SS-OCT）で見ると，垂直断では強膜がドーム状に肥厚して見えるが，水平断では乳頭黄斑間の強膜の肥厚はあるが，眼底は平坦なことが多い．強膜の肥厚は水平方向の鞍型である．脈絡膜は菲薄化しており，中心窩に限局性の漿液性網膜剝離を生じることが多い．

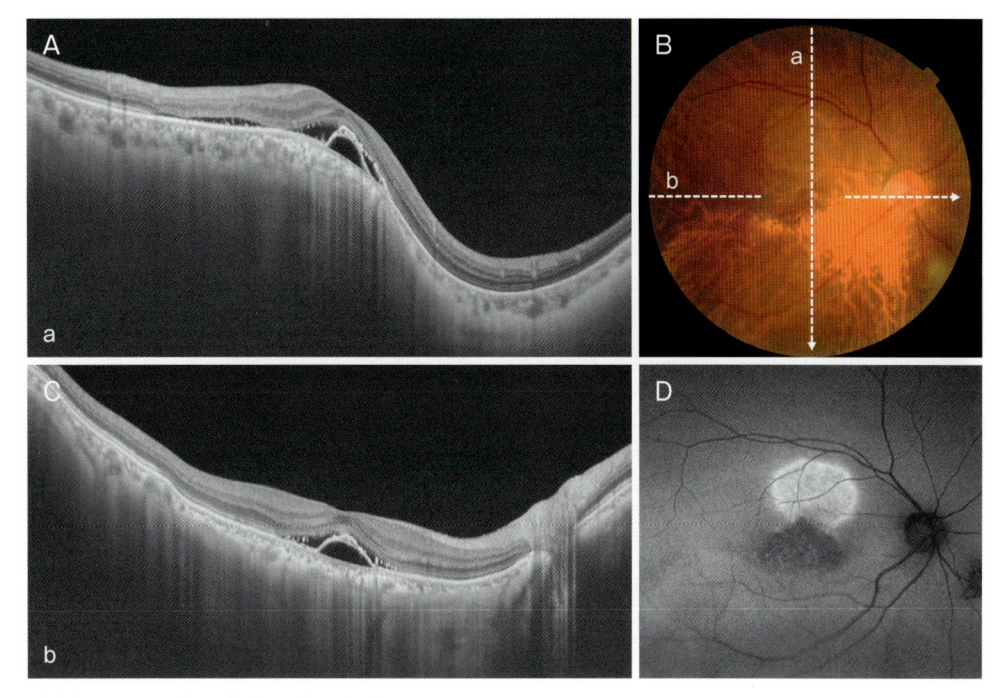

図3．症例3：60歳，女性．右眼視力 0.6 × −10D
上:A) OCT 垂直断（a）．強膜が中心窩より下方（右側）で後方に弯曲している．相対的に黄斑は隆起している．中心窩下に色素上皮剥離（PED）を伴う漿液性網膜剥離（SDR）がある．B) カラー眼底写真．下半分が後部ぶどう腫のため豹紋状眼底になっている．点線はBスキャンの方向．下:C) OCT 水平断（b）．強膜は平坦である．PED と SDR がある．D) 眼底自発蛍光では中心窩の上方が過蛍光，下方が萎縮になっている．

2) Intrachoroidal cavitation（図2）

検眼鏡では視神経乳頭の周囲が RPE と網膜を含んで剥離しているように見えるが，SS-OCT では脈絡膜の空洞である．コーヌスの縁で硝子体腔に開口することがある．

3) Inferior staphyloma に併発した漿液性網膜剥離（図3）

後部ぶどう腫が下方にあると，その上縁が中心窩を横切ることがある．OCT 垂直断では後部ぶどう腫のため中心窩の下方で眼底が後方に弯曲し，相対的に中心窩では強膜が隆起している．慢性の漿液性網膜剥離を伴うことが多い．

4) Lacquer crack（図4）

Lacquer crack は後部ぶどう腫内に生じる Bruch 膜のひび割れである．検眼鏡より，インドシアニングリーン蛍光造影の後期や眼底自発蛍光で同定しやすい．Lacquer crack それ自体は OCT で同定できないが，萎縮巣を伴うと RPE や視細胞外節の欠損が観察できる．

5) 脈絡膜新生血管（図5）

強度近視の CNV は常に type 2 である．Bruch 膜の断裂（Lacquer crack）があるとそこから CNV が網膜下に成長する．CNV は出血や漿液性網膜剥離を合併するが，抗 VEGF 薬への反応はよい．

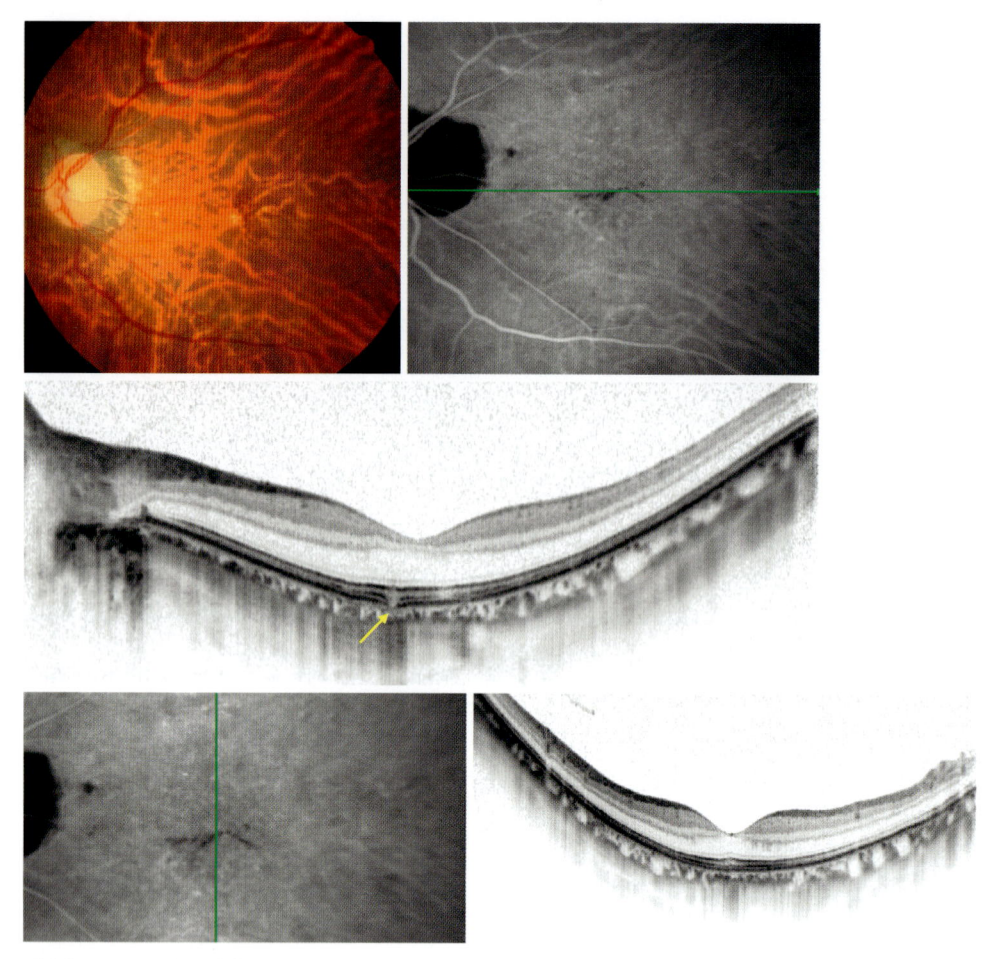

図4. 症例4：52歳，女性．Lacquer crack．左眼視力 1.2 × −9D
上）後部ぶどう腫内は豹紋状眼底になっている．中心窩に黄色の小萎縮斑がある．インドシアニングリーン蛍光造影（IA）後期で lacquer crack がはっきり見える．中）OCT 水平断．小さな萎縮斑部（矢印）では RPE と COST が欠損している．下）Lacquer crack を横切る垂直断．OCT では異常が見られない．

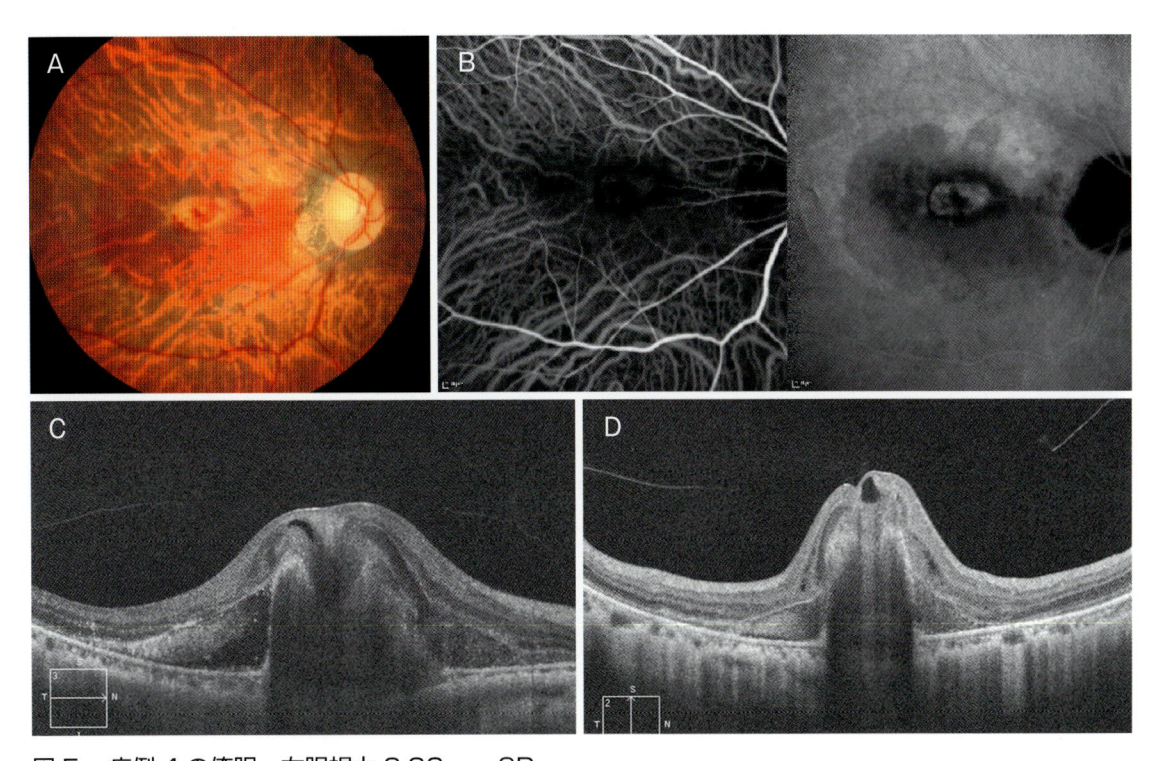

図5. 症例4の僚眼. 右眼視力0.02 × −9D
初診時（6カ月前）に瘢痕化したCNVがあり視力0.1だった．A）CNVの拡大と網膜下出血をきたした．B）ICG造影では後期にCNVが過蛍光になっている．C）水平断．D）垂直断．網膜色素上皮（RPE）前方で網膜下のCNVがある．網膜下には出血がある．脈絡膜は菲薄化している．

文 献

1) Gaucher D, Erginay A, Lecleire-Collet A, et al：Dome-shaped macula in eyes with myopic posterior staphyloma. *Am J Ophthalmol* **145**：909-914, 2008.
2) Imamura Y, Iida T, Maruko I, et al：Enhanced depth imaging optical coherence tomography of the sclera in dome-shaped macula. *Am J Ophthalmol* **151**：297-302, 2011.
3) Freund KB, Ciardella AP, Yannuzzi LA, et al：Peripapillary detachment in pathologic myopia. *Arch Ophthalmol* **121**：197-204, 2003.
4) Shimada N, Ohno-Matsui K, Nishimuta A, et al：Peripapillary changes detected by optical coherence tomography in eyes with high myopia. *Ophthalmology* **114**：2070-2076, 2007.
5) Toranzo J, Cohen SY, Erginay A, et al：Peripapillary intrachoroidal cavitation in myopia. *Am J Ophthalmol* **140**：731-732, 2005.
6) Cohen SY, Quentel G, Guiberteau B, et al：Macular serous retinal detachment caused by subretinal leakage in tilted disc syndrome. *Ophthalmology* **105**：1831-1834, 1998.

4. 強度近視と硝子体

　近視眼（-6.0D以上）では，後部硝子体剝離（posterior vitreous detachment：PVD）が正視眼より10歳ほど若年で起こることが知られている[1]．強度近視では硝子体液化が強く，硝子体ゲルが前方に偏位するため，これがPVDと誤認されやすい．後部ぶどう腫があると，眼底の色素が薄くなるため，細隙灯顕微鏡による網膜硝子体界面の観察が困難である．最近，swept source OCT：SS-OCTにより，強度近視における硝子体の形態が明らかになってきた[2]．強度近視眼でもPVDに先行して中心窩周囲に部分PVD（perifoveal PVD）が起こる．平均発症年齢は，強度近視（-11.4±3.3D）では47歳で，コントロール群（-1.4±2.4D）では59歳であった．それに後発する完全PVDの発症年齢は，強度近視では61歳で，コントロール群では69.7歳であった[3]．後部硝子体皮質前ポケットのサイズは強度近視眼のほうが大きかった．興味深いのは，Weiss ringを伴ったPVD眼でも，硝子体皮質の黄斑への遺残が40%にあったことで，これは正視眼の8.7%より明らかに多かった．中心窩分離は強度近視では9.3%にあった．これらのOCT所見は強度近視での硝子体手術の術中所見を説明するものである．すなわち，1）術前PVDと診断されたものが，実際には大きな液化腔であった．2）Weiss ringのある完全PVDでも，硝子体皮質が網膜表面に残っていた．

■ OCT所見

1) 後部硝子体皮質前ポケット

　近視の屈折度が大きいほど，後部硝子体皮質前ポケット（posterior precortical vitreous pocket：PPVP）が大きくなる[3]．OCT水平断では，中心窩でのPPVPの丈が高くなる．PPVPの前壁である硝子体ゲルが液化のため不整になる．PPVPが大きいと，OCT画面では前壁が同定できなくなる．一方，PPVPの後壁は薄い硝子体皮質である原則は維持される（図1）．

2) 硝子体皮質の動向

　硝子体ポケットの後壁をなす硝子体皮質が黄斑前膜としてふるまうことがある．ポケットが拡大しているため，OCTでその前壁が同定できない（図2）．

　強度近視でも正視眼と同様に完全PVDの前段階としてperifoveal PVDが起こる（図1）．発症年齢は前述したが，正視眼より12歳若い．

3) 残存硝子体皮質

　Weiss ringを伴うPVDがあっても網膜表面には硝子体皮質と思われる前膜がしばしば残っている．分厚い前膜は，硝子体ポケットの後壁が残ったものと思われる（図3）．しかし，きわめて薄い膜がOCTでときどき観察される（図4）．ポケット後壁の硝子体皮質としては薄すぎる．この膜の由来は不明である．PVDのとき，硝子体皮質の最外層だけが残存したか，PVD後に再生された硝子体皮質の可能性がある．

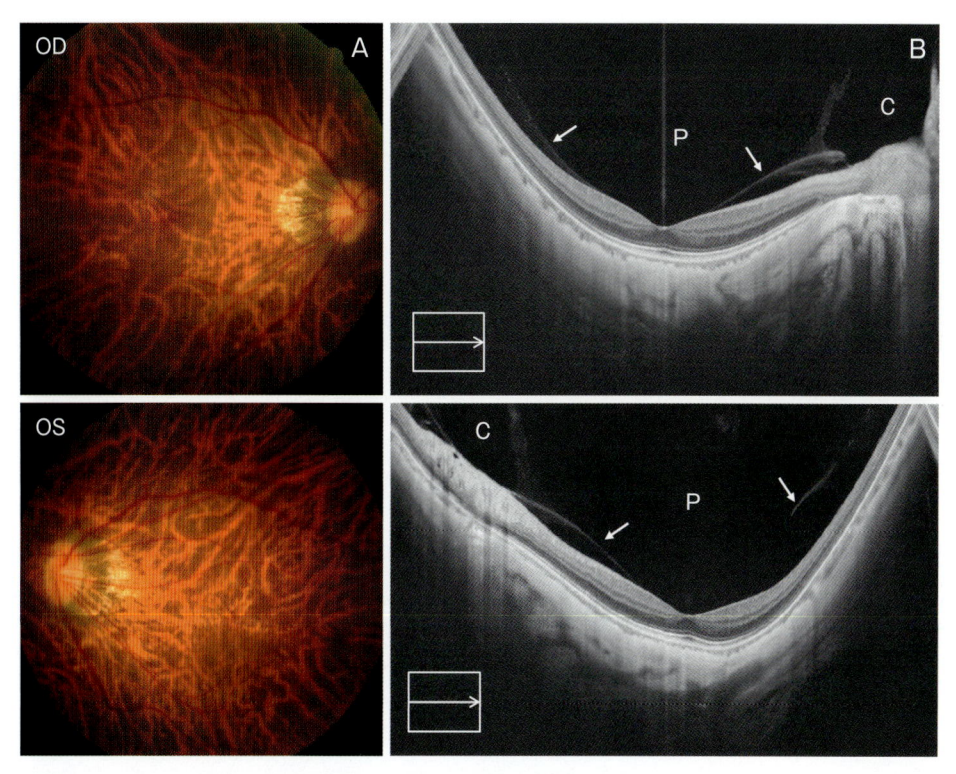

図1. 症例1：48歳，女性．強度近視．両眼－12D，視力1.2
左眼の黄斑単純出血で紹介．出血は自然吸収した．上）右眼．A）カラー眼底写真．B）SS-OCT水平断．中心窩周囲にPVDがある（矢印）．後部硝子体皮質前ポケット（P）の前壁は見えない．C：クローケ管．下）右眼と同様の所見である．

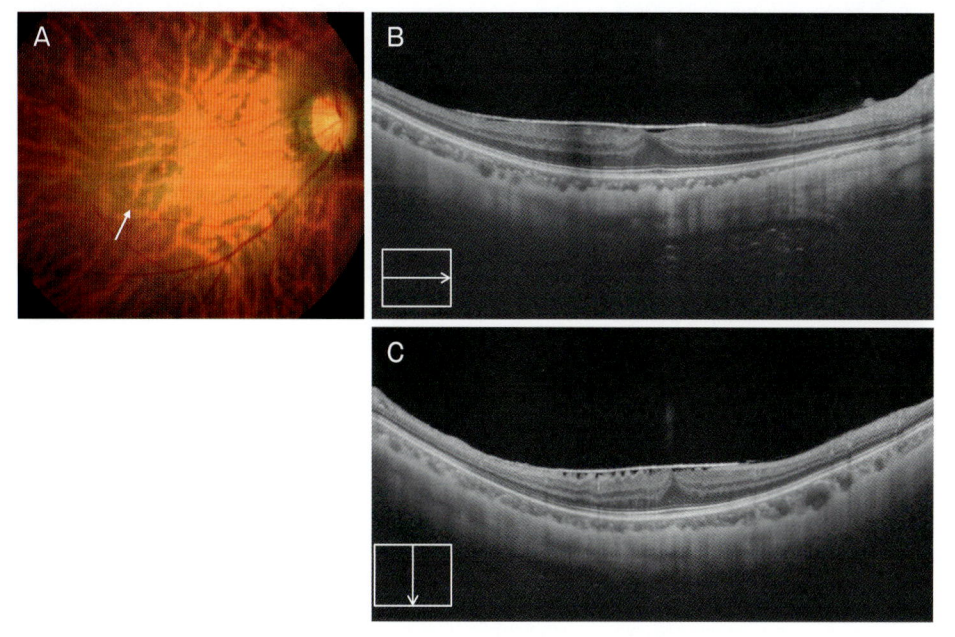

図2. 症例2：43歳，男性．強度近視に合併した黄斑前膜．右眼視力1.2 × －13D
A）右眼に黄斑前膜がある（矢印）．Weiss ringは認められなかった．B）水平断．網膜前膜がある．C）垂直断．網膜前膜と網膜皺襞がある．OCTでは硝子体ポケットの前壁が見えない．本例はその後，硝子体手術を行った．術中，硝子体は未剥離で前膜は硝子体皮質であることがわかった．

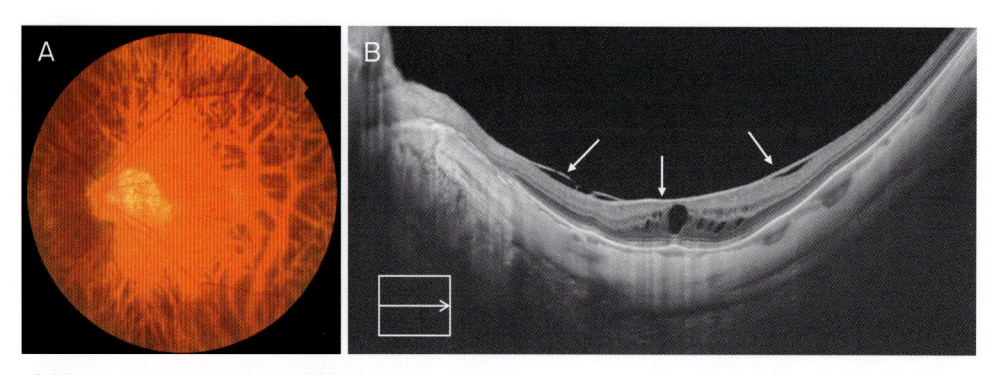

図3. 症例3：71歳，男性．左眼視力0.5 × −9D
A）豹紋状眼底で乳頭耳側に大きなコーヌスがある．B）OCT水平断．PVDは完成しているが，極に網膜前膜（矢印）がある．

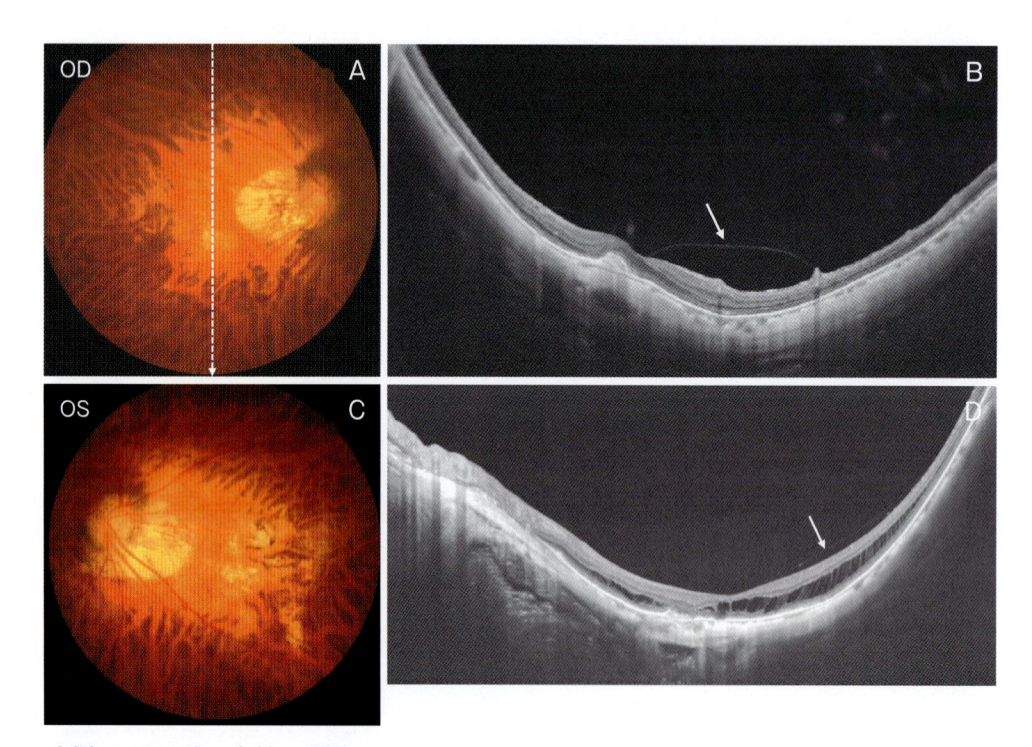

図4. 症例4：69歳，女性．両眼−15Dの近視
上）右眼．視力0.5．A）後部ぶどう腫がある．Weiss ringを伴ったPVDがある．脈絡膜新生血管（CVN）に対し3回アバスチン注射をした．B）OCT垂直断．薄い硝子体皮質が部分剥離（矢印）している．下）左眼．視力0.15．C）CNVへ1回アバスチン注射をしている．D）薄い硝子体皮質が部分剥離（矢印）している．網膜分離もある．

文献

1) Akiba J：Prevalence of posterior vitreous detachment in high myopia. *Ophthalmology* **100**：1384-1388, 1993.
2) Kishi S：Chapter 11. Vitreous changes in high myopia. In Spaide RF, Ohno-Matsui K, Yannuzzi LA, editors：*Pathologic Myopia*, 2014, Springer-Verlag, pp 143-166.
3) Itakura H, Kishi S, Li D, et al：Vitreous changes in high myopia observed by swept-source optical coherence tomography. *Invest Ophthalmol Vis Sci* **55**：1447-5214, 2014.

各論Ⅷ 裂孔原性網膜剥離

裂孔原性網膜剥離

　裂孔原性網膜剥離（rhegmatogenous retinal detachment：RRD）は，若年ではおもに萎縮円孔が，中高年では後部硝子体剥離（posterior vitreous detachment：PVD）に伴う網膜裂孔が原因となり，網膜下に液化硝子体が流入し，神経網膜が網膜色素上皮（retinal pigment epithelium：RPE）から剥離したものである．通常，若年者の網膜剥離では硝子体の液化が少なく，PVDが生じていないため，剥離の進行が緩徐である．このため網膜剥離が中心窩へ及ぶまで患者が発症に気づかないことも多い．一方，中高年に生じる網膜剥離は，硝子体の液化が強いうえに，硝子体が裂孔の弁を挙上するので，液化硝子体が網膜下へ急速に流入し，進行の速い胞状の網膜剥離を呈する．

　OCTにより網膜剥離の病態解明が進んだ．Hagimuraらは，剥離網膜は正常構造を示すときと，外層が分離しているときと，分離した外層が波打っているときがあり，後者では視力予後が不良であることを報告した[1]．その後，Hagimuraら[2]とWolfensbergerら[3]は手術で網膜が復位しているように見えても，OCTで見るとしばしば網膜剥離が残存しており，これが復位することで視力が向上することを報告した．OCTの分解能向上により，網膜剥離では内顆粒層の囊胞様変化や視細胞内節外節の脱落が起こることが報告された[4]．裂孔原性網膜剥離では，剥離部の視細胞が急速にアポトーシスを起こすことが知られており[5]，これにより視細胞内節外節の脱落が起こるのであろう．若年者に生じる進行の緩徐な網膜剥離では，網膜外層の分離や皺襞などが観察されないことがある．これは液化硝子体の網膜下腔への流入が少なく網膜下液が濃縮しているためと考えられる．網膜外層の分離や皺襞は，網膜の復位により消失する．

　裂孔原性網膜剥離では，早期に網膜復位が得られれば視力予後は良い．術後視力は復位網膜の中心窩の視細胞外節内節接合部（photoreceptor inner/outer segment junction：IS/OS）や外境界膜の状態に依存する．術後早期にIS/OSが欠損や不明瞭であっても，数カ月で回復すると，それに伴い視力も改善する[6]．中心窩の外境界膜が欠損している場合は，IS/OSの回復が不良である[7,8]．術後に中心窩網膜剥離がしばしば残存しているが[2]，視力は比較的良好に保たれていることが多い．これは裂孔閉鎖により，網膜下腔が閉鎖空間となり，RPEと視細胞のレチノイドサイクルが保たれているためと推測される．

■ OCT所見

1）剥離網膜の変化

　剥離した網膜を検眼鏡で見ると，網膜外層に皺襞があるのがしばしば見える．OCTでは，外網状層の浮腫があり，外顆粒層と光受容層がひとつの層になって，波打っているのが観察できる（図1，2）．剥離網膜の浮腫はPVDにより生じた裂孔由来の網膜剥離（図1，2）のほうが硝子体未剥離例（図2～6）より顕著である．

2）後部硝子体剥離の同定

　網膜剥離ではPVDの有無が治療方針を左右する．PVDの同定が難しい場合，OCTで，後部硝子体皮質前ポケット（PPVP）とその後壁，そしてCloquet管との隔壁が一部でも見えれば硝子体は未剥離と診断できる（図2～6）．Swept source OCT（SS-OCT）が硝子体を見るのにはすぐれている．

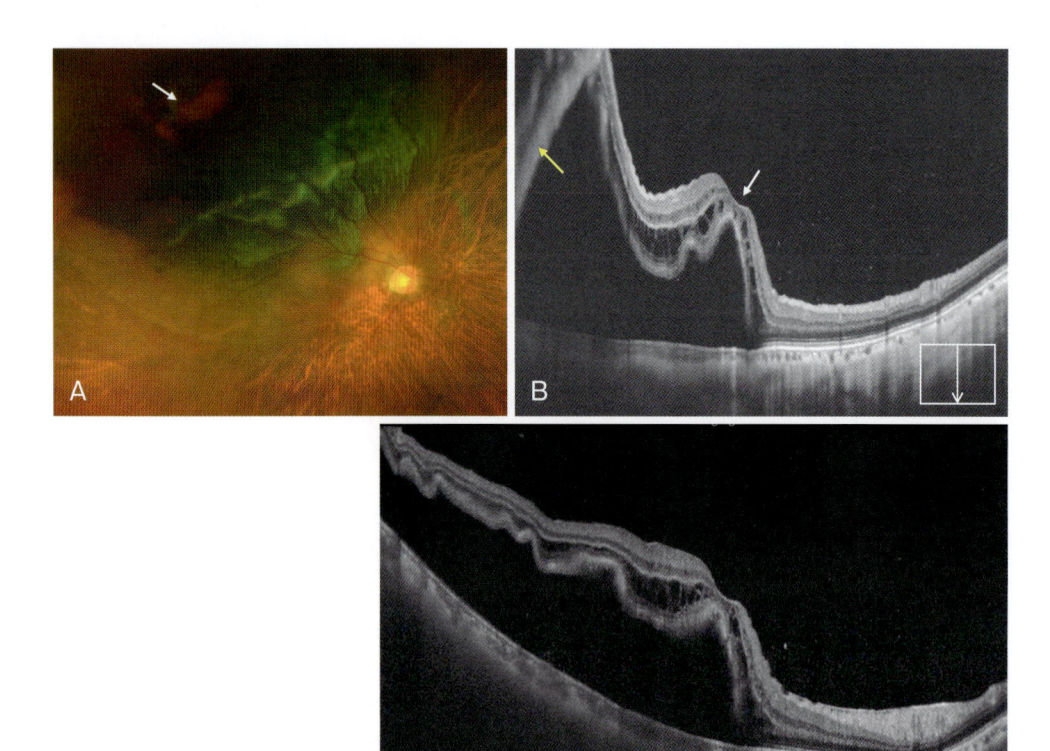

図1. 症例1:67歳, 男性. 3日前から右眼の視力低下と下方の視野異常を自覚. 初診時矯正視力0.2
A) 上耳側に網膜裂孔（矢印）がある. 網膜剥離は中心窩に及んでいる. B) OCT 中心窩を通る垂直断. 中心窩（白矢印）を含む網膜剥離がある. 外網状層の浮腫と囊胞様変化および網膜外層の皺襞がある. 周辺の網膜剥離はミラーイメージとなって反転している（黄色矢印）. 硝子体中には無数の高輝度点がある. 硝子体中に散布された色素と考えられる. C) OCT 水平断. 中心窩を含む網膜剥離があり, 外網状層の浮腫と囊胞様変化, 網膜外層の皺襞（波打ち）が見られる.

Weiss ring が見えても強度近視では油断できない. 硝子体皮質が網膜上に残っていて, それが中心窩を牽引することがある.

3) 硝子体中の細胞

網膜剥離では, RPE 細胞が裂孔を通って硝子体中に遊走する. SS-OCT では硝子体中に撒布された細胞が無数の高反射点として観察できる（図1, 2）.

4) 網膜下液

網膜剥離が遷延化すると, 網膜下の索状組織が形成される. これは RPE 細胞の増殖によって生じる. 網膜下液中に多数の RPE 細胞が高反射点として観察できる（図4, 6）.

5) Demarcation line

停在性の網膜剥離はしばしば demarcation line に囲まれている. OCT では網膜が増殖した RPE 細胞を介して Bruch 膜に接着している（図5）.

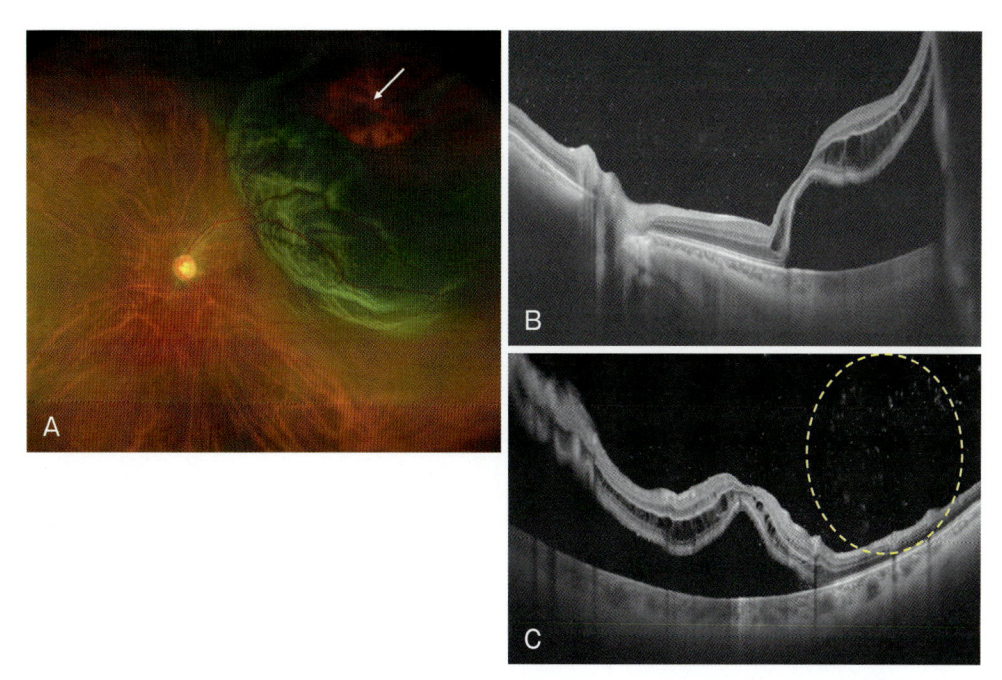

図2. 症例2：63歳，男性．1カ月前から左眼鼻側の見えにくさを自覚．初診時視力0.3
A）耳側上方に馬蹄形裂孔（矢印）があり，胞状の網膜剥離をきたしている．B）OCT水平断．中心窩を含む網膜剥離がある．外網状層の浮腫により，網膜外層が分離して見える．硝子体中に無数の高反射点がある．これは散布されたRPE細胞（細隙灯顕微鏡ではタバコダスト）である．C）OCT垂直断．黄色円で囲んだ大きなOCVはミラーイメージの混入である．

6）術後の網膜剥離の遷延化

バックリングや硝子体手術により裂孔が閉鎖され，網膜剥離が復位しているように見えても，OCTで観察すると，丈の低い網膜下液が長期にわたって残存していることがある（図6）．

7）術後視力と光受容体

術後，網膜復位が得られても，約半数でIS/OSが欠損もしくは不明瞭になっている．その後，徐々にIS/OSが正常化すると，視力も回復する（図7）．

8）ミラーイメージの混入

剥離した網膜はしばしば表示画面の外にはみ出す．はみ出た網膜は画面の上端で反転して表示画面に混入する（図1〜3）．これをミラーイメージという（総論22ページ参照）．硝子体混濁（opacitas corporis vitrei：OCV）も表示画面より上方にあるものが，ミラーイメージになって画面に混入する．異様に大きなOCVや眼底に重なっているOCVはミラーイメージである（図2）．

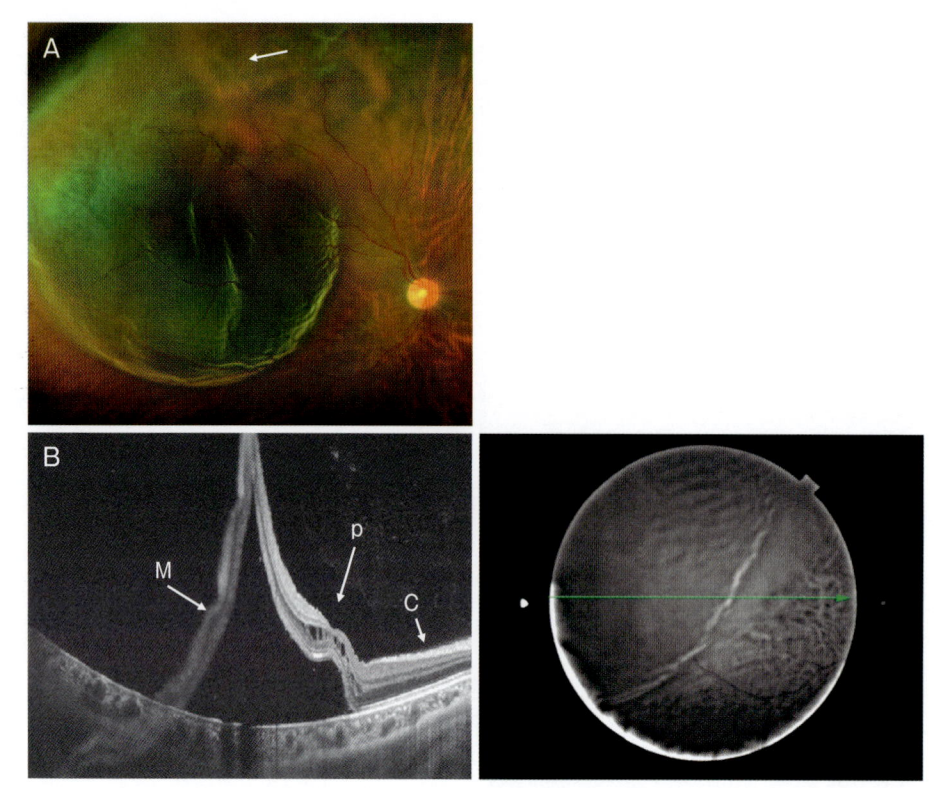

図3. 症例3：27歳，女性．右眼視力0.7 × −4.0D．6日前から右眼の下半分が見えない
A）12時方向に小さな萎縮円孔（矢印）がある．胞状の網膜剥離が中心窩に達している．B）SS-OCT 水平断．黄斑前方に硝子体ポケット（p）があり，その後壁（C）がある．剥離した網膜のミラーイメージが網膜下腔を横切っている．硝子体は未剥離であり，バックリング手術を選択した．

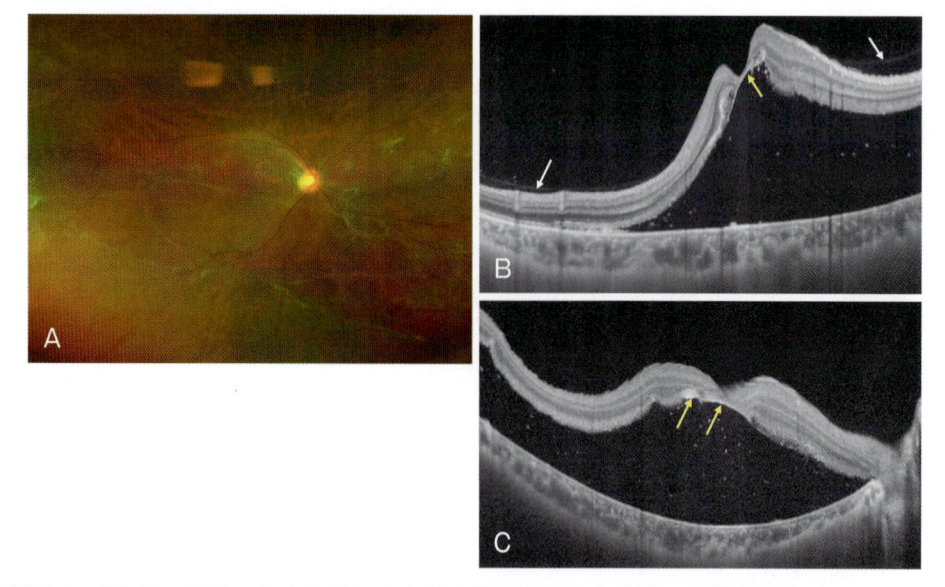

図4. 症例4：20歳，男性．5カ月前から右眼の見えにくさを自覚．初診時視力0.07
A）長期間遷延した網膜剥離が眼底の下半分にある．Demarcation line が網膜下の索状組織になっている．B）垂直断．網膜表面に硝子体皮質（矢印）があり，硝子体が未剥離であることがわかる．網膜下腔にはRPE細胞が遊離しており，高反射点として見える．中心窩直下に膜状組織（矢印）がある．C）水平断．無数の高反射点が網膜下にある．網膜後面に索と膜（矢印）を形成している．

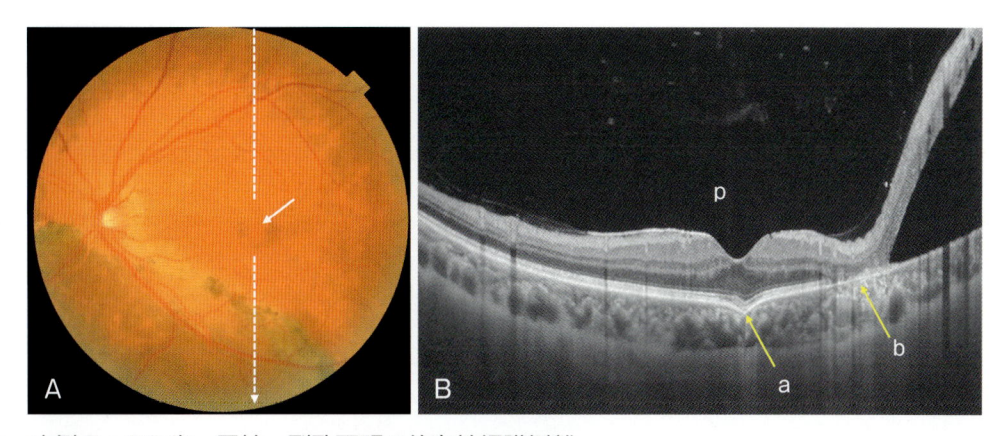

図5. 症例5：52歳，男性．裂孔不明の停在性網膜剥離
A）網膜剥離は demarcation line に囲まれている．中心窩に脱色素（矢印）がある．B）OCT 垂直断．硝子体は未剥離で硝子体ポケット（p）が見える．中心窩に focal choroidal excavation（a）がある．Demarcation line で網膜と Bruch 膜の癒着（b）がある．

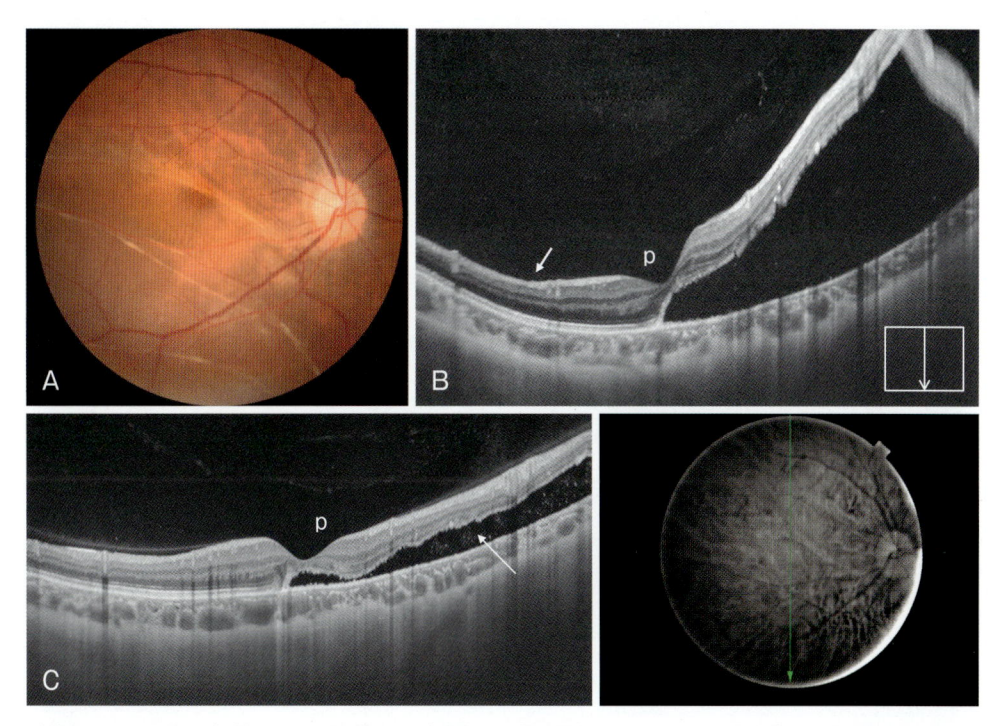

図6. 症例6：29歳，女性．2カ月前から右眼の一部が見えないことに気づく．右眼視力 0.2（正視）
A）初診時眼底．中心窩から下方に網膜剥離があり，幾重にも demarcation line が見える．萎縮円孔が周辺部6時方向にあった．B）OCT 垂直断．中心窩の前に硝子体ポケット（P）がある．硝子体皮質（矢印）が網膜上にあり，硝子体が未剥離である．局所バックリングを施行した．C）術後10週．網膜剥離の丈は低くなったが，網膜下液（矢印）が残存している．下液の中に高反射点が多数ある．黄斑前方に硝子体ポケット（P）が見える．

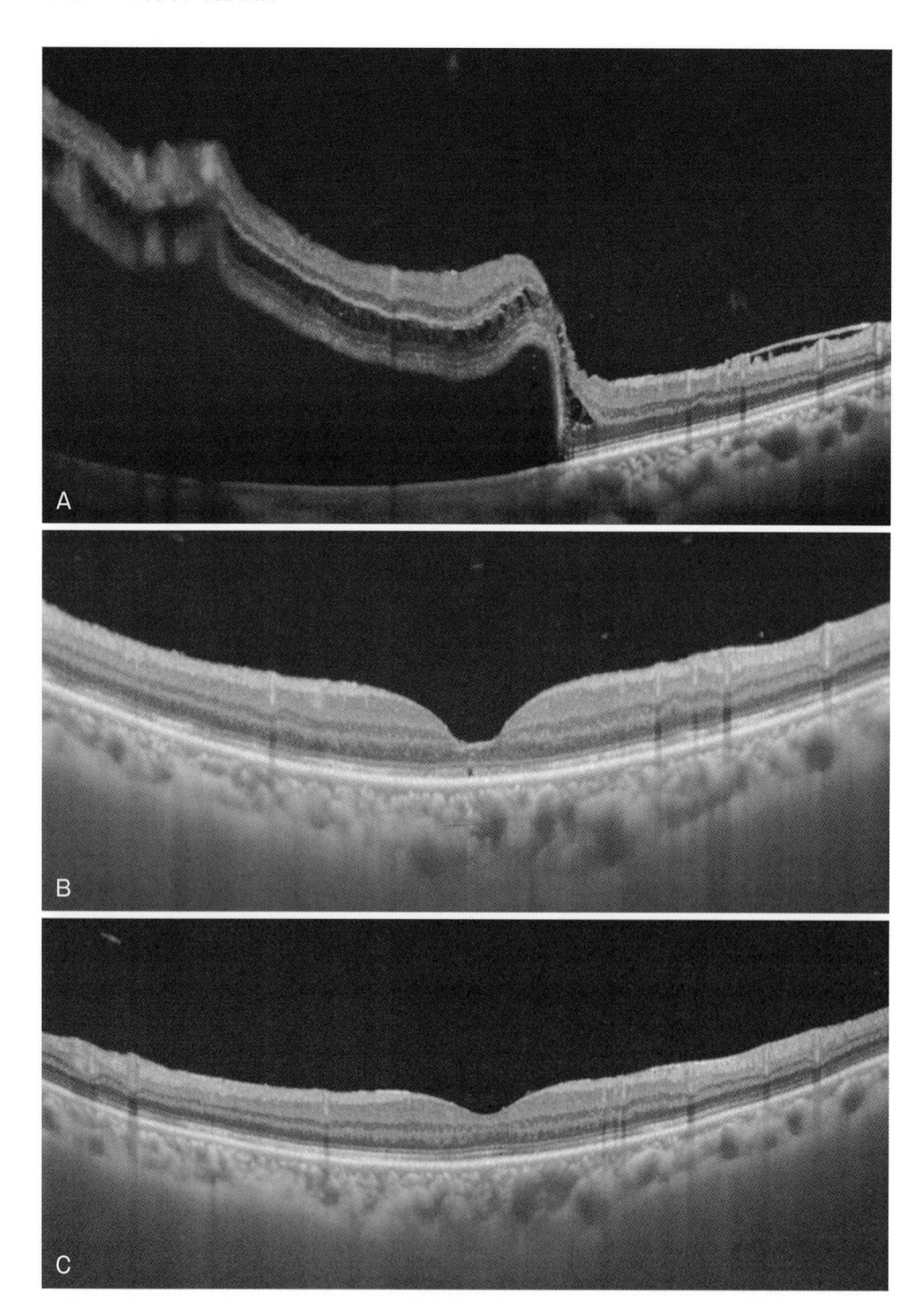

図7. 症例7：63歳，女性．1週間前から左眼の下方の見えにくさを自覚．視力0.06
耳側上方の網膜裂孔からの網膜剥離があり，硝子体手術を施行した．A）術前OCT．垂直断．中心窩を含む網膜剥離がある．剥離網膜の外網状層浮腫と網膜外層の軽度皺襞が見られる．B）垂直断．術後1カ月．網膜は復位しており，網膜の浮腫や外層の皺襞は消失している．中心窩のIS/OSは一部欠損しており，その周囲のIS/OSも不明瞭である．視力0.4．C）術後3カ月．中心窩のIS/OSはまだ輝度が低いが，連続性は回復した．視力は0.9に改善した．

文 献

1) Hagimura N, Sutoh K, Iida T, et al：Optical coherence tomography of the neurosensory retina in rhegmatogenous retinal detachment. *Am J Ophthalmol* **129**：186-190, 2000.
2) Hagimura N, Iida T, Suto K, et al：Persistent foveal retinal detachment after successful rhegmatogenous retinal detachment surgery. *Am J Ophthalmol* **133**：516-520, 2002.
3) Wolfensberger TJ, Gonvers M：Optical coherence tomography in the evaluation of incomplete visual acuity recovery after macula-off retinal detachments. *Graefes Arch Clin Exp Ophthalmol* **240**：85-89, 2002.
4) Nakanishi H, Hangai M, Unoki N, et al：Spectral-domain optical coherence tomography imaging of the detached macula in rhegmatogenous retinal detachment. *Retina* **29**：232-242, 2009.
5) Arroyo JG, Yang L, Bula D, et al：Photoreceptor apoptosis in human retinal detachment. *Am J Ophthalmol* **139**：605-610, 2005.
6) Shimoda Y, Sano M, Hashimoto H, et al：Restoration of photoreceptor outer segment after vitrectomy for retinal detachment. *Am J Ophthalmol* **149**：284-290, 2010.
7) Wakabayashi T, Oshima Y, Fujimoto H, et al：Foveal microstructure and visual acuity after retinal detachment repair：imaging analysis by Fourier-domain optical coherence tomography. *Ophthalmology* **116**：519-528, 2009.
8) Schocket LS, Witkin AJ, Fujimoto JG, et al：Ultrahigh-resolution optical coherence tomography in patients with decreased visual acuity after retinal detachment repair. *Ophthalmology* **113**：666-672, 2006.

コラム　$e^{-i2\pi ft}$が含むもの

　フーリエ変換式にあらわれる「e」の指数関数はなにを意味するのであろうか．eは自然対数の底であり，約2.71828である．$y = e^x$ は微分しても e^x のままという面白い性質をもっている．$e^{i\theta}$ はオイラーの公式「$e^{i\theta} = cos\theta + isin\theta$」によってサイン波とコサイン波に結びつけられている．$cos\theta + isin\theta$ はコサインとサインを複素平面に表現したもので，コサインは実数軸の動きに，サインは虚数軸（i）の動きに対応している．f は周波数，t は時間である．$2\pi f$ は波の位相が1秒間に回った角度を表している．$e^{-i2\pi ft}$ は単純な波の単位であるサイン波とコサイン波をeの指数関数で表現したものである．

各論Ⅸ　黄斑ジストロフィ

1. 若年性網膜分離

　若年性網膜分離症は，1898年にHaasらによって初めて報告された．罹病率は約25,000人に1人とされ，比較的まれな硝子体網膜変性疾患である．患者は学童期に視力低下を自覚する場合が多く，両眼に車軸様の皺襞を伴う黄斑部の網膜分離を示すことが特徴的である．遺伝形式はX染色体劣性遺伝で通常男性に発症する[1-3]．1997年に，その原因遺伝子がXp22.2上の *RS1* 遺伝子であることが判明した[4]．*RS1* 遺伝子は視細胞と双極細胞でレチノスキシン（retinoschisin）という蛋白質をコードしている．この蛋白質は細胞の接着，網膜の分化や機能に重要な役割を果たしていることが動物実験からわかってきており[5]，X染色体網膜分離症（X-linked retinoschisis：XLRS）は網膜機能の病因論や発生病理を研究するうえで注目されている．

　本症に特徴的な眼底所見は，中心窩に大きな囊胞があり，周囲に車軸様のひだを伴った中心窩囊胞である．眼底の周辺部に生じる網膜分離は約50％合併する．周辺部網膜分離は下耳側に好発し，分離した網膜内層は大きな分層円孔になっていることが多い[1-3]．網膜電図（electroretinogram：ERG）はa波の振幅は正常で，b波が著しく減弱する，いわゆる陰性b波を示すのが特徴であるが，若年例では正常型や準正常型を示すこともある[6,7]．これまでの病理組織学的研究で，網膜分離は神経線維層や神経節細胞層で生じるとされているが[8-10]，それらの層がない中心窩では，外網状層に大きな囊胞ができ，その周囲で内顆粒層と外網状層に分離が起こっていることがOCTで判明した[11-13]．筆者らは，硝子体手術により中心窩の平坦化を得たが，視力はわずかに向上または維持であった[14]．自然経過で中心窩囊胞がつぶれ，視力は向上しないが，形態的には改善することがわかり，手術は行わなくなった．

■ OCT 所見

1）中心窩囊胞型（図1～3，6）
　中心窩に大きな囊胞があり，中心窩が隆起している．その周囲には小さな囊胞がさまざまな層（神経節細胞層，内顆粒層，外網状層）に集簇している．これが検眼鏡的に見える車軸状ひだに一致している．

2）中心窩陥凹型（図2，6）
　中心窩が急峻に陥凹し，偽円孔のように見える．OCTでは中心窩囊胞が破裂し，後壁が残ったように見える．中心窩の周囲は囊胞型のときより，広い範囲で網膜分離がある．その実態は神経節細胞層，内顆粒層，外網状層に分布する小さな囊胞である．硝子体手術で後部硝子体剝離（posterior vitreous detachment：PVD）を作製し内境界膜をピーリングすると，囊胞型が陥凹型に移行する．

3）中心窩囊胞の平坦化（図3）
　自然経過で囊胞が平坦になり，中心窩の生理的陥凹が復活することがある．

4）周辺部の網膜分離（図4，5）
　網膜内層が外層から完全に分離している．病理学的に真の網膜分離である．Müller細胞の柱状組織は切断され，柱の一部が内層網膜の裏面に残っている．これが検眼鏡に見える分離網膜の白点に対応する．

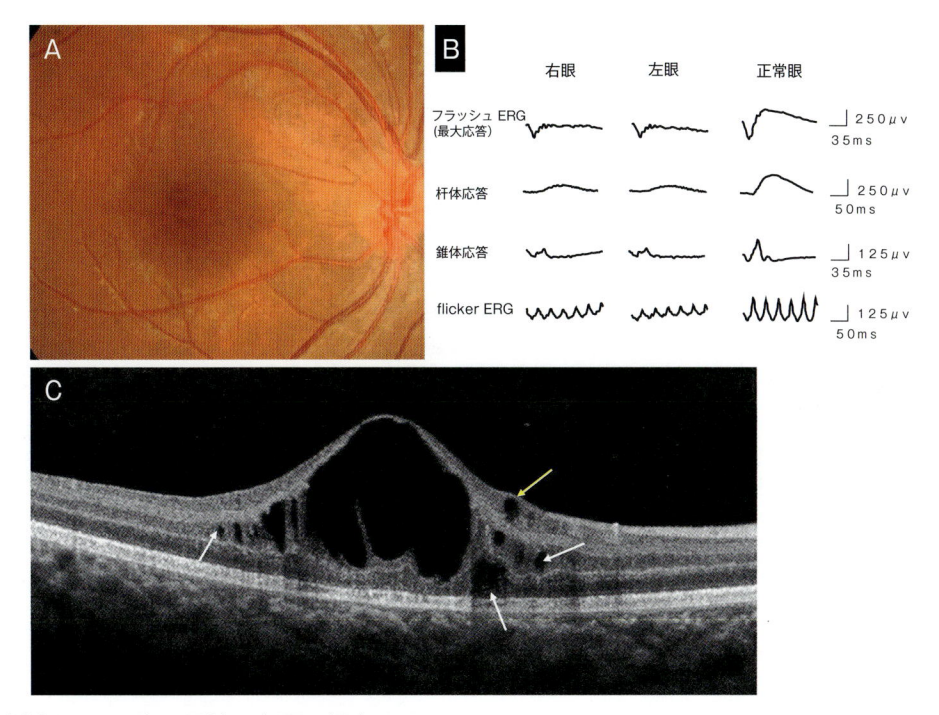

図1. 症例1：13歳, 男性. 右眼. 視力0.6
A) 中心窩に車軸様の皺襞を伴う大きな囊胞がある. 黄斑の輪状反射はない. B) 網膜電図. 最大応答でXLRSに特徴的な陰性b波が見られる. 杆体反応, 錐体反応ともに減弱している. C) OCT水平断. 中心窩の外網状層に大きな囊胞があり, 網膜表層と外顆粒層が分離している. その周囲に内顆粒層と外網状層に小さな囊胞様の膜分離がある（白矢印）. 神経節細胞層にも小さな囊胞がある（黄色矢印）.

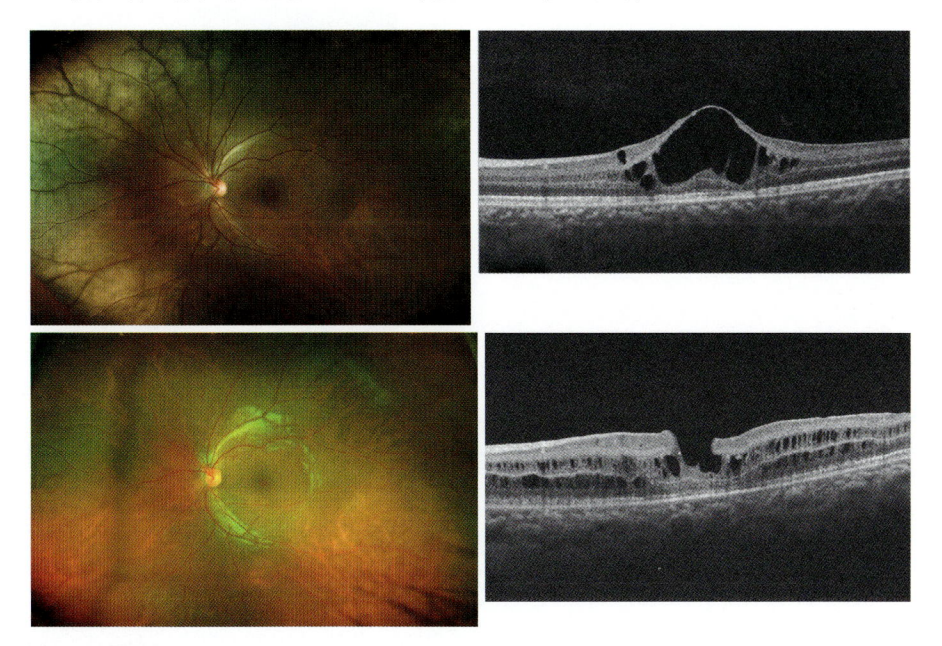

図2. 症例1の左眼
左眼は硝子体手術（人工的PVD作製と内境界膜剝離）を行った. 上) 術前. 広角SLO眼底撮影では銀箔様反射がある. OCTは大きな囊胞が中心窩にある. 視力は0.3〜0.5を変動. 下) 術後6週. 眼底の銀箔反射は消失した. OCTでは巨大囊胞がなくなり, 中心窩は急峻に陥凹した. 中心窩周囲に縦長の囊胞からなる網膜分離が出現した. 視力は以後1年間, 0.5のままである.

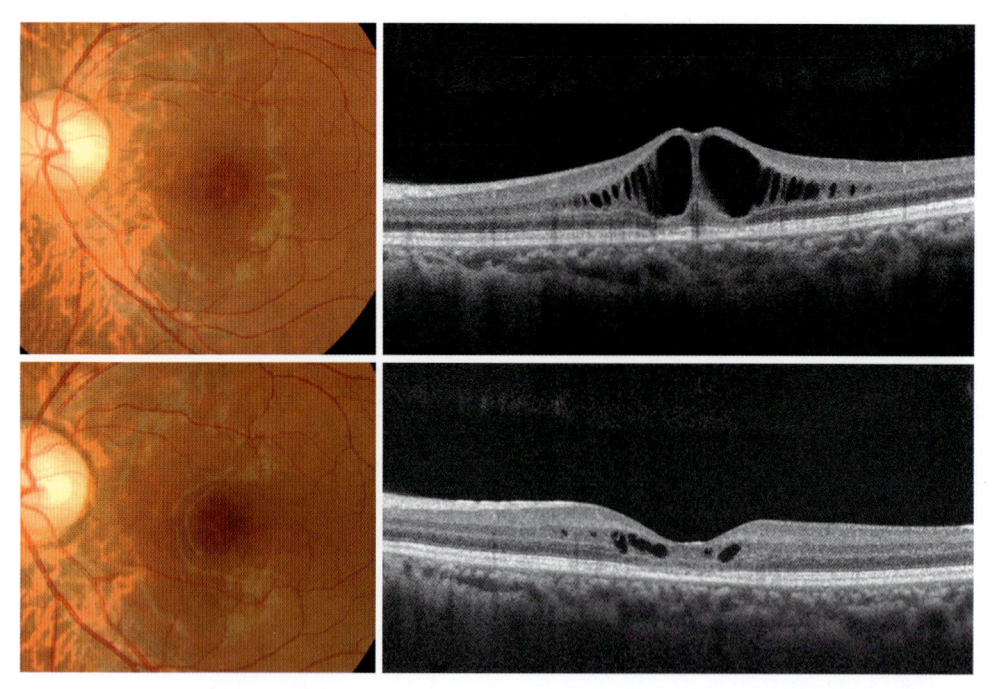

図3. 症例2：23歳，男性．左眼
上）23歳時．A）中心窩に囊胞があり，周囲に車軸状の皺襞がある．視力は0.6．B）OCT水平断．中心窩に外網状層に大きな囊胞がある．その周囲では内顆粒層に小さな囊胞からなる網膜分離がある．下）25歳時．C）中心窩囊胞が目立たなくなっている．視力は0.5．D）中心窩の囊胞が自然につぶれて扁平になった．中心窩のIS/OS不整で不鮮明である．

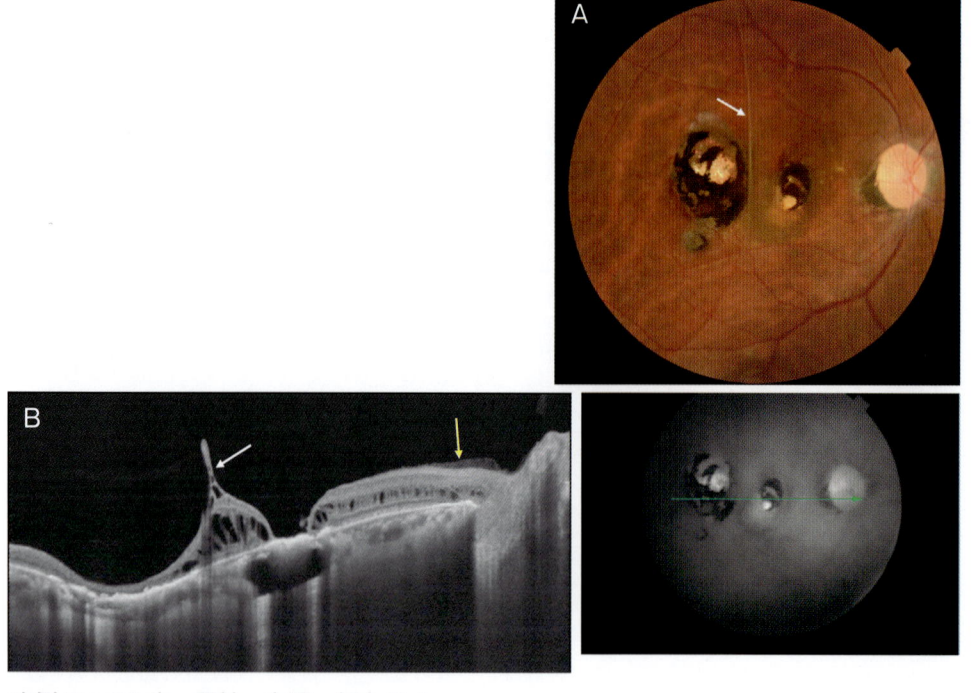

図4. 症例3：36歳，男性．右眼．視力0.1
A）黄斑とその耳側に萎縮巣がある．硝子体皮質と思われる膜（矢印）がめくれ上がっている．B）SS-OCT水平断．めくれた硝子体皮質（白矢印）．乳頭近くに硝子体皮質（黄色矢印）がある．硝子体は未剝離である．

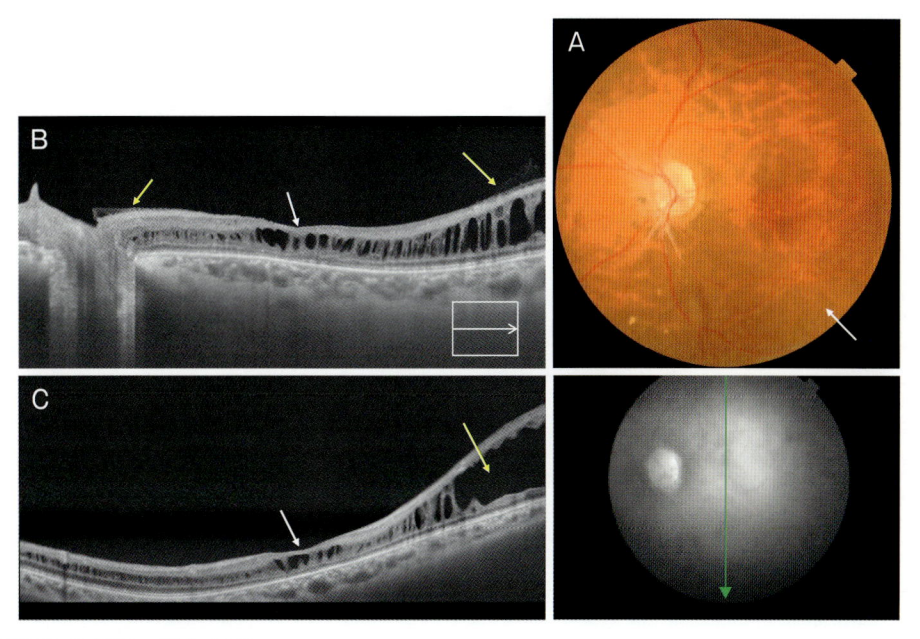

図5. 症例3の左眼. 視力 0.8
A）下耳側に胞状の周辺部網膜分離（矢印）がある．このさらに周辺に大きな内層円孔がある．B）SS-OCT．中心窩（白矢印）を通る水平断．網膜上に硝子体皮質（黄色矢印）がある．つまり硝子体未剝離である．眼底全体に網膜分離が広がっている．層間は Müller 細胞の柱状の組織でつながっている．C）垂直断．中心窩（白矢印）．下方の網膜分離は Müller 細胞の柱状の組織がなく，真の網膜分離（黄色矢印）である．

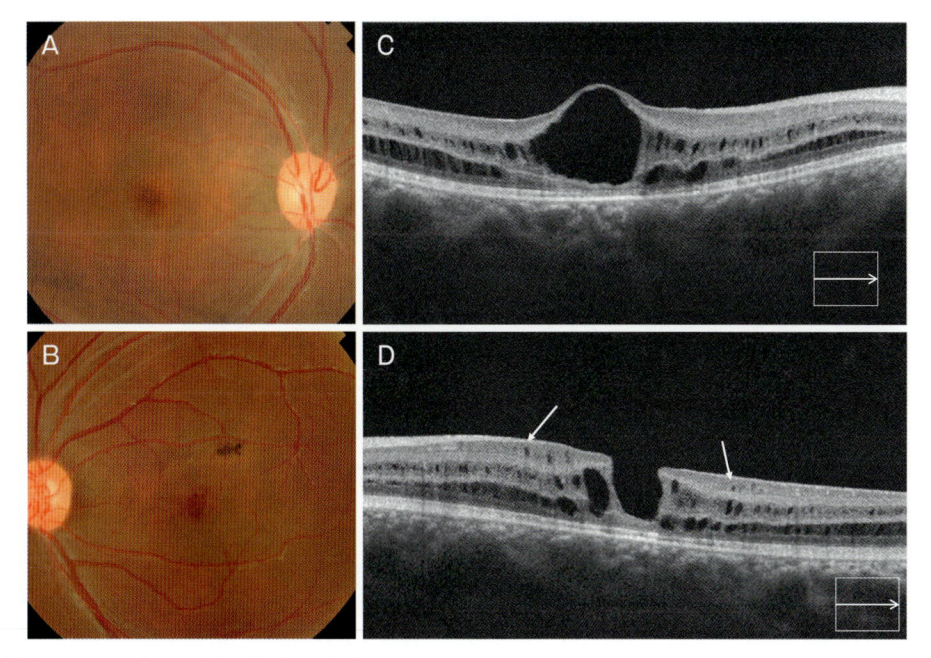

図6. 症例4：15歳，男性．視力は左右とも 0.3
上）右眼．A）中心窩に囊胞があり，周囲に車軸状のひだがある．B）OCT 水平断．中心窩に大きな囊胞があり，周囲に外網状層と内顆粒層に小さな囊胞が集簇している．下：C）左眼．D）中心窩は急峻に陥凹している．中心窩の囊胞破裂し，分層円孔になったと思われる．中心窩周囲で内顆粒層と外網状層に小さい囊胞がある．神経節細胞層にも小さな囊胞がある（白矢印）．

5) 硝子体（図4, 5）

本症では硝子体の液化が強く，PVDと紛らわしいときがある．スウェプトソースOCT（swept source OCT：SS-OCT）は網膜上の硝子体皮質の同定に有利である．

文 献

1) 宮久保 寛，村岡兼光，小林義治：黄斑部網膜分離症 Foveal retinoschisis. 臨眼 31：561-573, 1977.
2) Gass JDM：Sex-linked juvenile retinoschisis. In Stereoscopic Atlas of Macular Disease Diagnosis and Treatment, ed 4, St Louis, 1997, Mosby, pp 374-376.
3) Tantri A, Vrabec TR, Cu-Unjieng A, et al：X-Linked Retinoschisis：A clinical and molecular genetic review. *Surv Ophthalmol* **49**：214-230, 2004.
4) Sauer CG, Gehrig A, Warneke-Wittstock R, et al：Positional cloning of the gene associated with X-linked juvenile retinoschisis. *Nat Genet* **17**：164-170, 1997.
5) Weber BH, Schrewe H, Molday LL, et al：Inactivation of the murine X-linked juvenile retinoschisis gene, Rs1h, suggests a role of retinoschisin in retinal cell layer organization and synaptic structure. *Proc Natl Acad Sci USA* **99**：6222-6227, 2002.
6) Muscat S, Fahad B, Parks S, et al：Optical coherence tomography and multifocal electroretinography of X-linked juvenile retinoschisis. *Eye* **15**：796-799, 2001.
7) Nakamura M, Ito S, Terasaki H, et al：Japanese X-linked juvenile retinoschisis：conflict of phenotype and genotype with novel mutation in the XLRS1 gene. *Arch Ophthalmol* **85**：551-557, 1978.
8) Yanoff M, Rahn EK, Zimmerman LE：Histopathology of juvenile retinoschisis. *Arch Ophthalmol* **79**：49-53, 1968.
9) Manschot WA：Pathology of hereditary juvenile retinoschisis. *Arch Ophthalmol* **88**：131-138, 1972.
10) Condon GP, Brownstein S, Wang N-S, et al：Congenital hereditary (juvenile X-linked) retinoschisis. *Arch Ophthalmol* **104**：576-583, 1986.
11) 池田史子，高橋京一，岸 章治：若年性網膜分離症の網膜断層像．臨眼 **52**：1479-1482, 1998.
12) Ozdeimir H, Karacorlu S, Karacorlu M：Optic coherence tomography finding in familial foveal retinoschisis. *Am J Ophthalmol* **137**：179-181, 2004.
13) Brucker AJ, Spaide RF, Gross N, et al：Optical coherence tomography of X-linked retinoschisis. *Retina* **24**：151-152, 2004.
14) Ikeda F, Iida T, Kishi S：Resolution of retinoschisis after vitreous surgery in X-linked retinoschisis. *Ophthalmology* **115**：718-722, 2008.

コラム　視力とはなにか

視力とは2点間を識別する能力である．この2点間が眼に対してなす角度を最小視角という．小数視力はたいへん優秀である．これは最小視角（角度は"分"で表す）の逆数であるからである．このため視力の本質である最小視覚を簡単に求められる．たとえば視角10分であれば，小数視力 = 1/10 = 0.1 である．視角が1分なら 1/1 = 1.0 である．視角が100分なら0.01で視力はかなり悪く，0.5分なら2.0とたいへんよい．逆に，視力から視角を求めてみよう．視力0.2なら，視角は 1/0.2 = 5分である．0.5なら 1/0.5 = 2分である．分数視力は，分数を解けば少数視力になるので，本質的に同じである．

2. 卵黄様黄斑ジストロフィ

　卵黄様黄斑ジストロフィ（vitelliform macular dystrophy, Best's disease）は，1905年にBestにより初めて報告された．常染色体優性遺伝で[1]，原因遺伝子はbestrophin蛋白をコードするVMD2（もしくはBEST1）である[2]．Bestrophinは，網膜色素上皮（retinal pigment epithelium：RPE）の側底部の細胞膜に局在しており，塩素チャネル（chloride channel）の形成に重要である[3]．本症では塩素の伝導に異常が起き，RPEを通過する液体の流れが障害される．このため視細胞とRPE間，および，RPEとBruch膜間に代謝産物が蓄積すると考えられている．

　眼底には，両眼性に0.5～4乳頭径の境界明瞭な卵黄様病変が黄斑部に出現する．学童期に発症するが，初期には視力障害が軽微であるため，眼底検査で偶発的に発見されることが多い．視力予後は比較的良いが，高齢者では0.1まで低下することがある．病巣は，①前卵黄期（previtelliform stage），②卵黄期（vitelliform stage），③偽蓄膿期（pseudohypopyon stage），④炒り卵期（scramble-egg stage），⑤萎縮期（atrophic stage），⑥瘢痕＋脈絡膜新生血管（cicatrical and choroidal neovascular stage）と変化する[4]．卵黄様物質はフルオレセイン蛍光造影では背景蛍光をブロックするため，低蛍光になる．眼底自発蛍光（fundus autofluorescence：FAF）では卵黄様物質は過蛍光になる．網膜電図（electroretinogram：ERG）は正常であるが，眼球電図（electro-oculogram：EOG）ではL/D比（Arden ratio）が1.5以下に低下し，診断の決め手になる[5]．眼底が正常であったり，片眼だけの発症であっても保因者は必ずEOGの異常を示す．卵黄期の病理組織は報告されていないが，卵黄様病巣はRPE内に蓄積したリポフスチンと信じられていた．炒り卵期の病理（28歳の患者）では，リポフスチン顆粒の異常な蓄積がRPE内と網膜下のマクロファージに認められている[6]．最近のOCTによる観察からは，卵黄様物質は神経網膜とRPEの間に貯留していることが明らかになった[7-9]．卵黄様物質は自発蛍光を発しており，リポフスチン顆粒由来と考えられる．

■ OCT所見

　炒り卵期の病理所見から[6]，卵黄様物質はRPEから放出されたリポフスチン顆粒と，それがマクロファージに貪食されたものと考えられる．

1）卵黄期

　中等度の反射物質が中心窩の網膜下にドーム状に蓄積する（図1上段3）．反射物質は視細胞内節外節接合部（photoreceptor inner/outer segment junction；IS/OS）からRPEの間にある．卵黄様物質は点状に外境界膜より内層に浸潤することがある（図1～3）．卵黄様病巣の一部が漿液に置き換わることもある．

2）偽蓄膿期

　中心窩下のスペースが一部，漿液に置き換わると，卵黄様物質はドーム状空間の下方に沈下するため，前房蓄膿に類似し，pseuohypopyonと呼ばれる．垂直断で卵黄様物質の沈下がわかる（図1下段）．卵黄様物質が吸収されると，漿液性網膜剥離だけになる．

3）炒り卵期

　ドーム状の空間は平坦になり，卵黄様物質はいくつかの中反射塊になる（図2）．IS/OSが中心窩で欠損するが，外境界膜より内層の網膜はほぼ正常に保たれる．

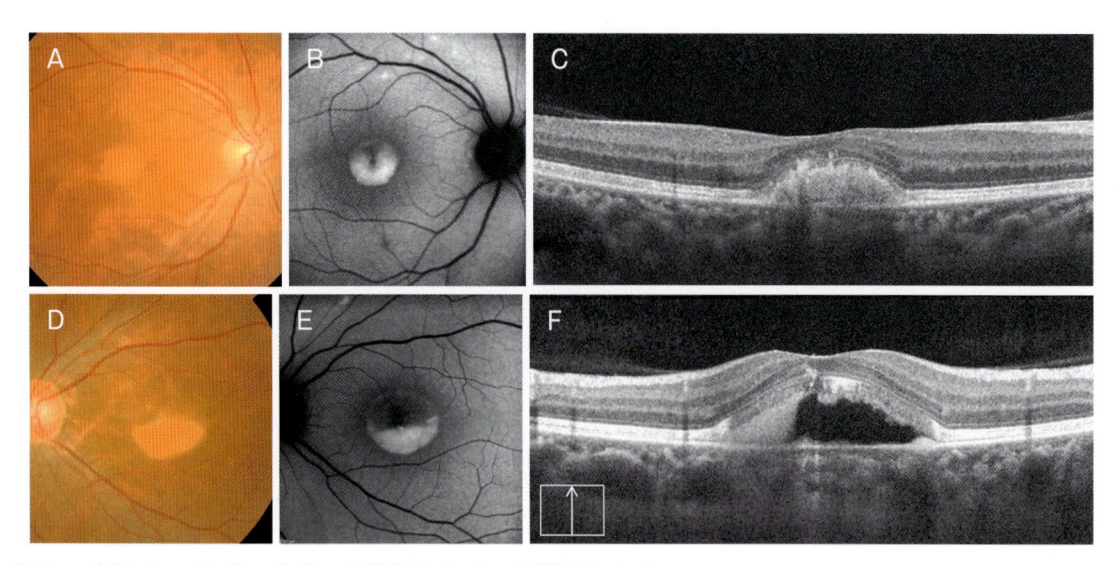

図1. 症例1：49歳，女性．右眼視力1.2，左眼視力1.2
EOGでL/D比の低下あり．上段：右眼．卵黄期．A）黄斑に卵黄様物質が沈着している．B）眼底自発蛍光（FAF）では，卵黄様物質は過蛍光となっている．C）OCT水平断．中等度の反射を示す卵黄様物質は神経網膜とRPEの間にドーム状に蓄積し，一部は外境界膜よりも内層に点状に見られる．下段：左眼．偽蓄膿期．D）黄斑に卵黄様物質が下方に沈下している（pseudohypopyon）．E）FAFで過蛍光を示す．F）OCT垂直断．卵黄様物質は下方（図の左側）に沈下しており，上方では漿液に置き換わっている．

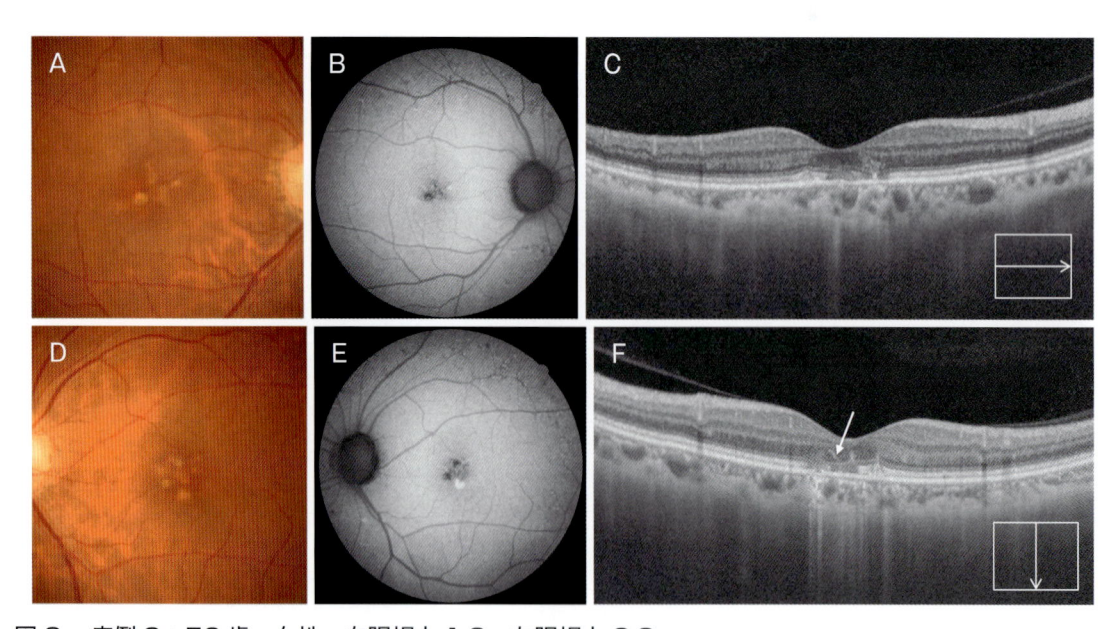

図2. 症例2：56歳，女性．右眼視力1.0，左眼視力0.8
EOGでL/D比は低下している．炒り卵期．上段：右眼．A）プロペラ状の黄色斑と萎縮斑が混在している．B）眼底自発蛍光（FAF）では黄色斑は過蛍光，萎縮斑は低蛍光になっている．C）OCT水平断．中心窩では外境界膜は保たれているが，IS/OSは消失して低反射物質に置き換わっている．下段：左眼．D）黄色点と萎縮点が梅鉢状に中心窩に分布している．E）FAFで萎縮点は低蛍光，黄色点は過蛍光になっている．F）OCT垂直断．IS/OSは中心窩で欠損している（矢印）．外境界膜も一部で断裂している．中等度の反射点が外顆粒層に浸潤している．網膜厚は保たれている．

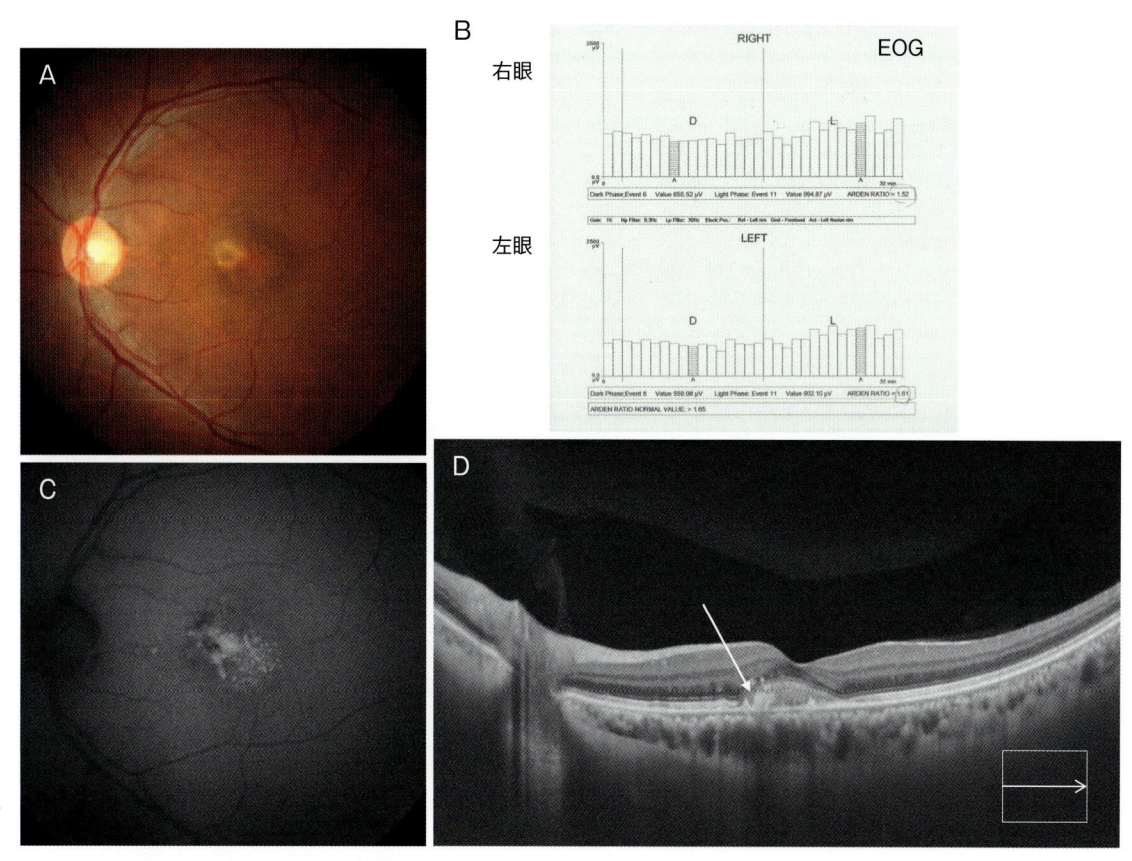

図3. 症例3：47歳，女性．左眼視力0.7 × −2.0D．右眼は正常眼底で視力1.2
人間ドックで左眼の黄斑異常を指摘された．A) 黄斑にドーナッツ状の黄色輪と細かい黄色点がある．B) EOGで両眼のL/D比の低下があった．C) 卵黄様物質は塊と細かい点からなっている．D) OCT水平断．中心窩で網膜剥離があり視細胞外節が見える．網膜下腔は中等度高反射物質で満たされており，一部，角張った高反射体（矢印）がある．

4) 萎縮期

黄斑部でIS/OS，RPEが欠損し，視細胞層が菲薄化する．脈絡膜の反射が亢進する．変性した視細胞がouter retinal tubulationとよばれる管状の構造を作ることがある（Ⅲ-4，153ページ参照）．

5) 瘢痕・脈絡膜新生血管期

網膜下にドーム状の中反射塊からなるtype 2 CNVが出現する．

6) 片眼発症

Best病は片眼性に発症することもある（図3）．この場合，EOGでL/D比が低下していることが診断の決め手になる．

文 献

1) Best F：Über eine hereditäre Maculaaffektion. Beitrag zur Verebungslehre. *Zschr Augenheilkd* **13**：199-212, 1905.
2) Petrukhin K, Koisti MJ, Bakall B, et al：Identification of the gene responsible for Best macular dystrophy. *Nat Genet* **193**：241-247, 1998.

3) Marmorstein AD, Marmorstein LY, Rayborn M, et al：Bestrophin, the product of the Best vitelliform macular dystrophy gene (VMD2), localizes to the basolateral plasma membrane of the retinal pigment epithelium. *Proc Natl Acad Sci USA* **97**：12758-12763, 2000.
4) Gass JDM：Stereoscopic atlas of macular diseases, ed 4, St. Louis, 1997, CV Mosby, p 304.
5) Cross HE, Bard L：Electro-oculography in Best's macular dystrophy. *Am J Ophthalmol* **77**：46-50, 1974.
6) Weingeist TA, Kobrin JL, Watzke RC：Histopathology of Best's macular dystrophy. *Arch Ophthalmol* **100**：1108-1114, 1982.
7) Querques G, Regenbogen M, Quijano C, et al：High-definition optical coherence tomography features in vitelliform macular dystrophy. *Am J Ophthalmol* **146**：501-507, 2008.
8) Duncker T1, Greenberg JP, Ramachandran R, et al：Quantitative fundus autofluorescence and optical coherence tomography in best vitelliform macular dystrophy. *Invest Ophthalmol Vis Sci* **55**：1471-1482, 2014.
9) Kay CN, Abramoff MD, Mullins RF, et al：Three-dimensional distribution of the vitelliform lesion, photoreceptors, and retinal pigment epithelium in the macula of patients with best vitelliform macular dystrophy. *Arch Ophthalmol* **130**：357-364, 2012.

コラム　logMARとは

　MAR は minimal angle resolution の略で最小分離視角，すなわち最小視角のことである．logMAR とは最小視角の対数である．対数をとるとは，常用対数（底が10）の場合，$100 = 10^2$ の2（指数に相当する）を求めることである．したがって視角が100分であると，logMAR は2である．小数視力は視角の逆数で 1/100 なので 0.01 になる．視角が10分であると，$10=10^1$ なので，logMAR は1で，小数視力は 1/10 = 0.1 となる．視角が1分なら $1 = 10^0$ なので，logMAR は0，小数視力は 1/1 = 1.0 となる．したがって小数視力 0.1〜1.0 は，視角では10分〜1分の間にあり，logMAR では1〜0に分布していることになる．それでは視角が5分の場合，どうなるのであろうか．log5 の値は常用対数表から求めると，0.699 なので，logMAR は 0.699（約0.7）である．一方，少数視力は 1/5 = 0.2 である．

3. 成人発症型卵黄様黄斑ジストロフィ

　成人発症型卵黄様黄斑ジストロフィ（adult-onset vitelliform macular dystrophy：AVMD）は，1974年にGass[1]によりpeculiar foveomacular dystrophyとして最初に報告された．本症はpattern dystrophyの一型として分類される[2]．両眼黄斑部に起こる約1/4〜1/3乳頭径大の卵黄様病変が特徴であるが，大きさや形状には多様性があり，片眼性も報告されている．Best病に比べると病巣が小さいことが多いが，眼底所見が似通っており，見た目での鑑別は困難である．眼球電図（electro-oculogram：EOG）のL/D比は正常範囲のことが多いが，低下する場合もある．視力は0.1〜1.0までさまざまであるが，比較的良好な視力が保たれる．フルオレセイン蛍光造影（fluorescein angiography：FA）では卵黄様病巣に一致した低蛍光と，その外縁にwindow defectによる過蛍光が見られる[3-5]．インドシアニングリーン蛍光造影（indocyanine green angiography：IA）でも病巣に一致した低蛍光と，その周辺を縁取る過蛍光が見られる[4-6]．病理報告では，中心部に色素がある例と，ない例があり，Bruch膜と網膜色素上皮（retinal pigment epithelium：RPE）の間のエオジン陽性物質の貯留や，RPEの過形成や萎縮，視細胞の変性，RPEへのリポフスチンの蓄積などが報告されている[1,6,7]．卵黄様物質はFAでは励起光をブロックするが，眼底自発蛍光（fundus autofluorescein：FAF）では高輝度になる．卵黄物質の局在は，spectral domain OCT（SD-OCT）により網膜とRPEの間に貯留していることがわかった．自然経過ではBest病に似たステージが進行し，視細胞外節の破壊により視力が低下する[8]．

■ OCT所見

1） 鑑別診断

　ANMDの確定診断は難しい．Best病が疑われる卵黄様病変があり，EOGが正常の場合，AVMDと診断される．卵黄病巣はBest病より一般に小さい．OCT所見はBest病にそっくりである．鑑別を要するのは慢性型の中心性漿液性脈絡網膜症（chronic CSC）である．この場合もFAFが過蛍光を示すからである．両者の決定的な違いは，CSCでは視細胞外節が延長し，外節由来物質が網膜下に貯留する．しかしAVMDやBest病では，視細胞外節はintactであり，その下に均質な中反射物質が貯留している．加齢黄斑変性との鑑別も必要である．AVMDはpattern dystrophyの一種であり，黄色斑がヒトデ型やバタフライ型のパターンをとることがある．卵黄様病巣が極小のこともあり，どこまでをAVMDに含めるか悩ましい．

2） 卵黄様病巣

　卵黄様病巣は網膜とRPEの間にあり，網膜下のドーム状の隆起として観察される．ドーム状隆起は中程度の反射があり，均質だが高反射塊が含まれることがある（図1，3）．点状の高反射物質が網膜内に侵入することもある．

3） 漿液性網膜剥離

　網膜下に卵黄様物質と漿液が混在すると，卵黄様物質が沈下してニボーを作ることがある（図1）．

4） 炒り卵様病巣

　卵黄様病変はBest病と同様に炒り卵状になることがある（図2）．

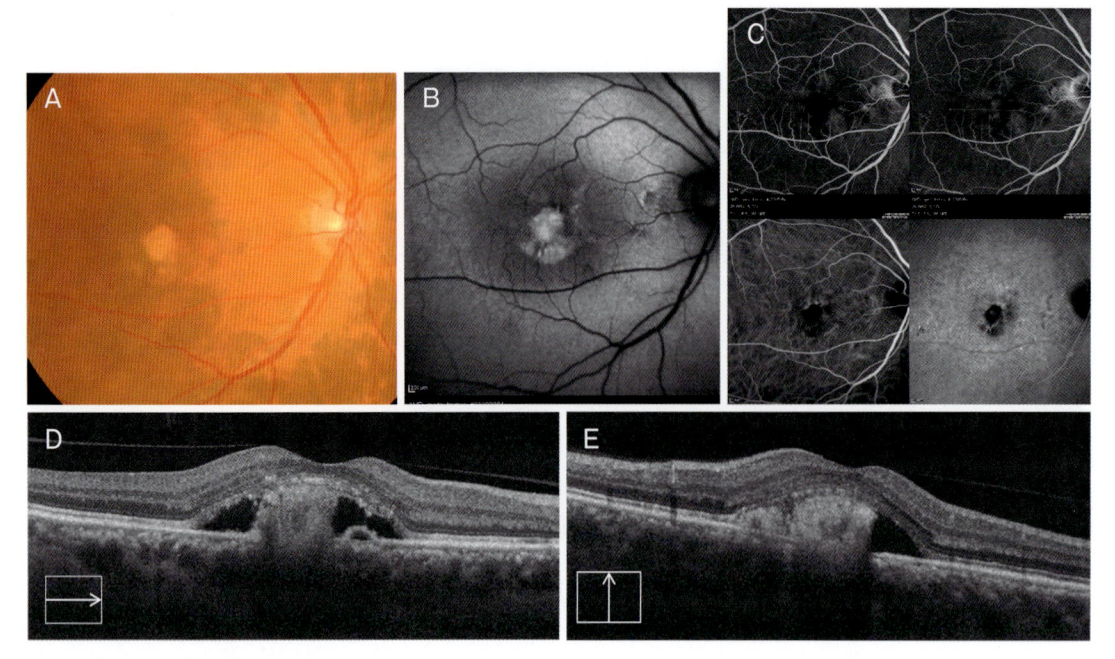

図1. 症例1：70歳，男性

3年前に両眼，白内障手術．当時から右眼の歪みがあったが，徐々に視力低下．右眼視力は0.7．左眼は正常眼底で視力1.2．EOGは正常で，成人発症型卵黄様黄斑ジストロフィ（AVMD）と診断した．A）黄斑に卵黄様物質がある．B）眼底自発蛍光で卵黄様物質は過蛍光を示す．C）フルオレセイン（上）およびインドシアニングリーン（下）造影では卵黄様物質による蛍光ブロックがある．脈絡膜新生血管は同定されなかった．D）OCT水平断．ドーム型の中程度反射物質が網膜下にある．隣接して網膜色素上皮剥離がある．E）卵黄様物質は，下方に貯留しニボーを形成している．

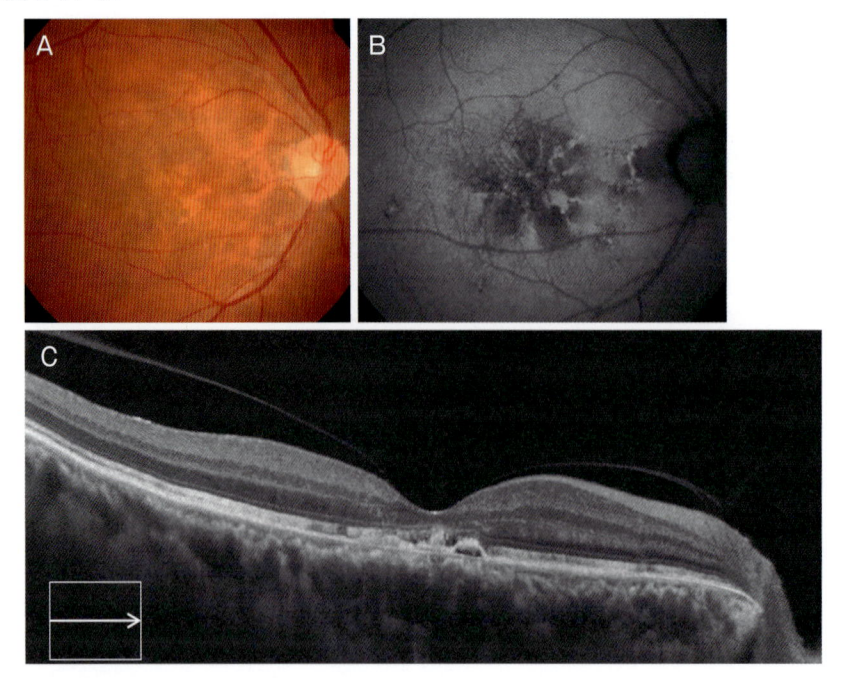

図2. 症例1の3年後

A）卵黄様物質は吸収された．ヒトデ型の淡い黄色斑が黄斑にある．視力は0.7で不変である．B）FAFで放射状の過蛍光がある．C）炒り卵期のBest病に似ている．漿液性網膜剥離は消退し，卵黄様物質の残渣がある．IS/OSは不連続である．初診時の網膜色素上皮剥離がまだある．

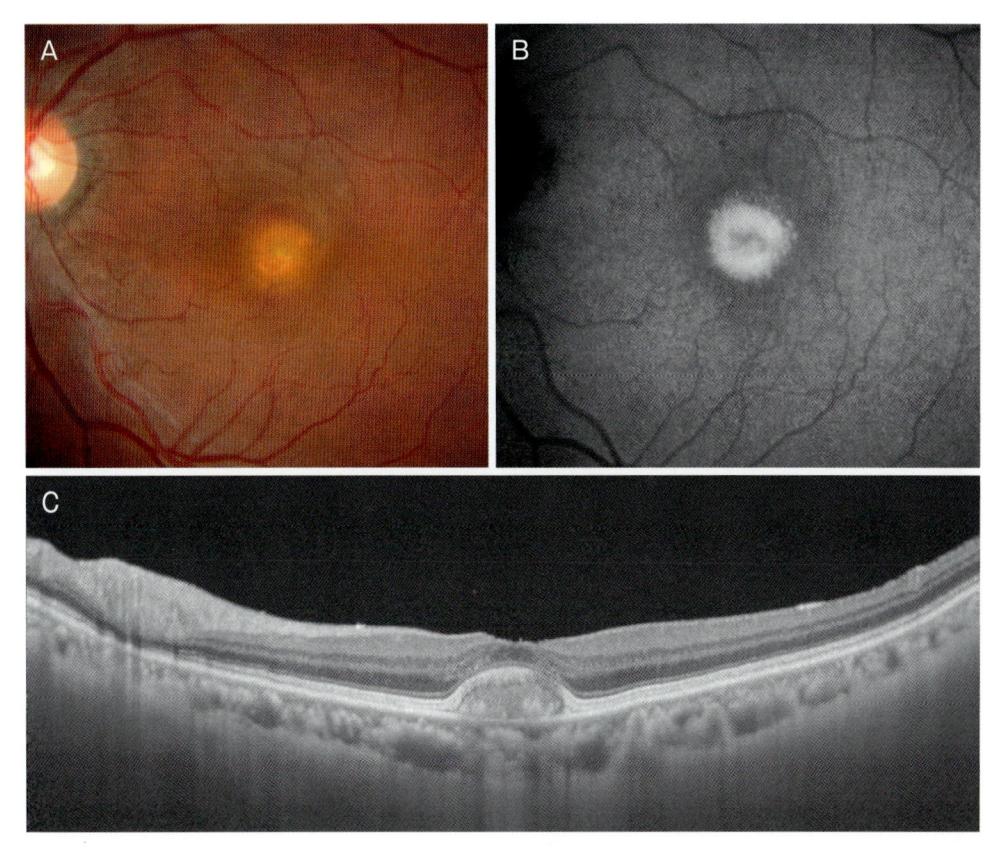

図3. 症例2：75歳, 女性
4年前に左眼の卵黄様病変で紹介された．EOGが正常のため，AVMDとして経過観察したが，卵黄病変は変化ない．2年前に白内障手術を受けている．視力0.7．右眼は異常がなく，視力1.0．**A)** 中心窩に卵黄病変がある．**B)** FAFで卵黄物質は過蛍光を示す．病巣の周辺では過蛍光の粒子がある．**C)** OCT水平断．中程度の反射を示す物質が網膜下にある．視細胞外節が高反射であるので，両者ははっきりと区別がつく．

文 献

1) Gass JDM：A clinicopathologic study of a peculiar foveomacular dystrophy. Trans Am Ophthalmol Soc **72**：139-156, 1974.
2) Gass JDM：Stereoscopic atlas of macular diseases, ed 4, St. Louis, 1997, CV Mosby, p 316.
4) Battaglia Parodi M, Iustulin D, Russo D, et al：Adult-onset foveomacular vitelliform dystrophy and indocyanine green videoangiography. Graefes Arch Clin Exp Ophthalmol **234**：208-211, 1996.
5) 静川紀子，今泉寛子，奥芝詩子ら：成人発症型卵黄様黄斑変性の4例．臨眼 **59**：1601-1608, 2005.
6) Patrinely JR, Lewis RA, Font RL：Foveomacular vitelliform dystrophy, adult type. A clinicopathologic study including electron microscopic observations. Ophthalmology **92**：1712-1718, 1985.
7) Jaffe GJ, Schatz H：Histopathologic features of adult-onset foveomacular pigment epithelial dystrophy. Arch Ophthalmol **106**：958-960, 1988.
8) Querques G1, Forte R, Querques L, et al：Natural course of adult-onset foveomacular vitelliform dystrophy：a spectral-domain optical coherence tomography analysis. Am J Ophthalmol **152**：304-313, 2011.

4. 錐体ジストロフィ

　錐体ジストロフィ（cone dystrophy）と錐体杆体ジストロフィ（cone-rod dystrophy）は，錐体の遺伝性変性に伴う錐体機能の低下を初発とする進行性疾患である．その障害が錐体機能に限局する病型を錐体ジストロフィと定義し，錐体障害が先行し，やがて杆体が障害される病型を錐体杆体ジストロフィと呼ぶ[1]．昼間は眩しく，夜間に見やすいという訴えが特徴的である．また，視力低下と色覚異常もきたす．眼底は異常を示さないことがあるが（図1〜5），進行例では円形の黄斑萎縮を呈する（図6）．錐体ジストロフィは，検眼鏡的には黄斑ジストロフィに分類されるが，実際は網膜全体の錐体が変性する．このため診断は全視野網膜電図（electroretinogram：ERG）で錐体反応の平坦化が決め手になる．視細胞に関連して発現する遺伝子異常の発見により，独立した疾患であると考えられていた錐体杆体ジストロフィと網膜色素変性（retinal pigment epithelium：RPE）は，遺伝子レベルではかなり共通の原因からなることが認識されるようになった．

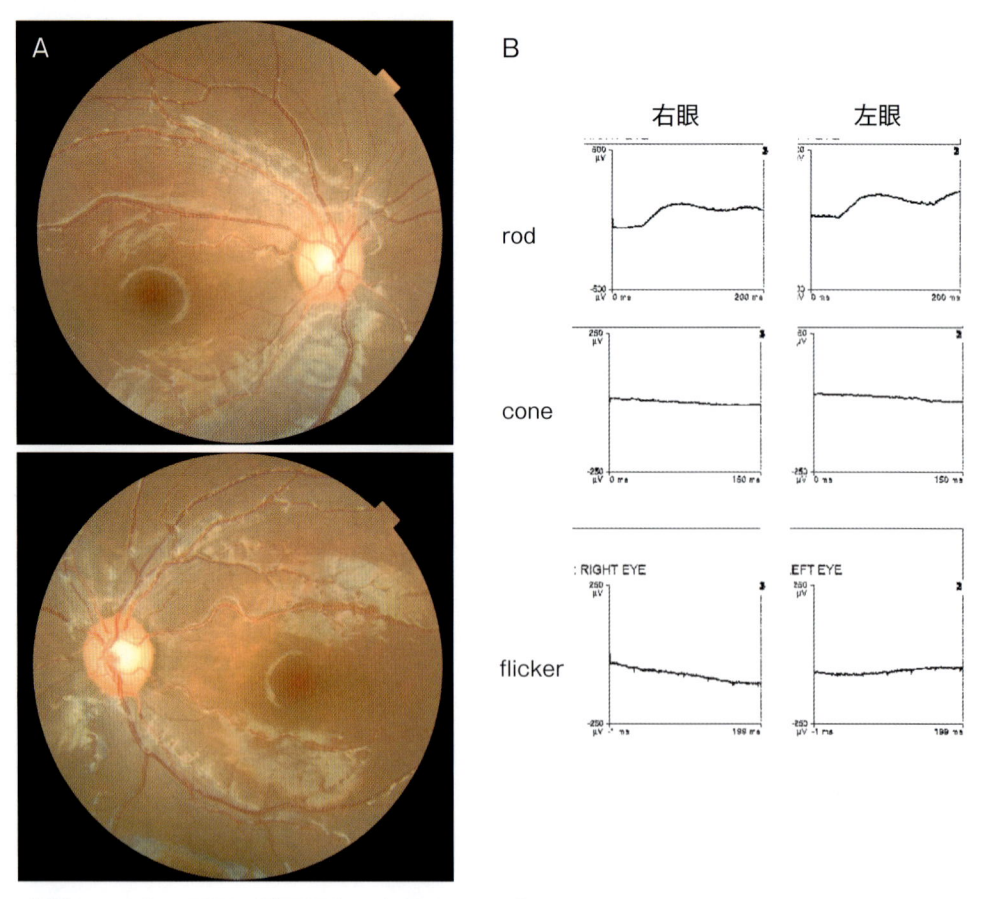

図1．症例1：5歳，男児．矯正視力：右眼0.09，左眼0.09
弱視，眼振で4年前からフォローされていた．A）眼底は検眼鏡では正常である．B）ERGで錐体反応が消失している．錐体ジストロフィと診断した．

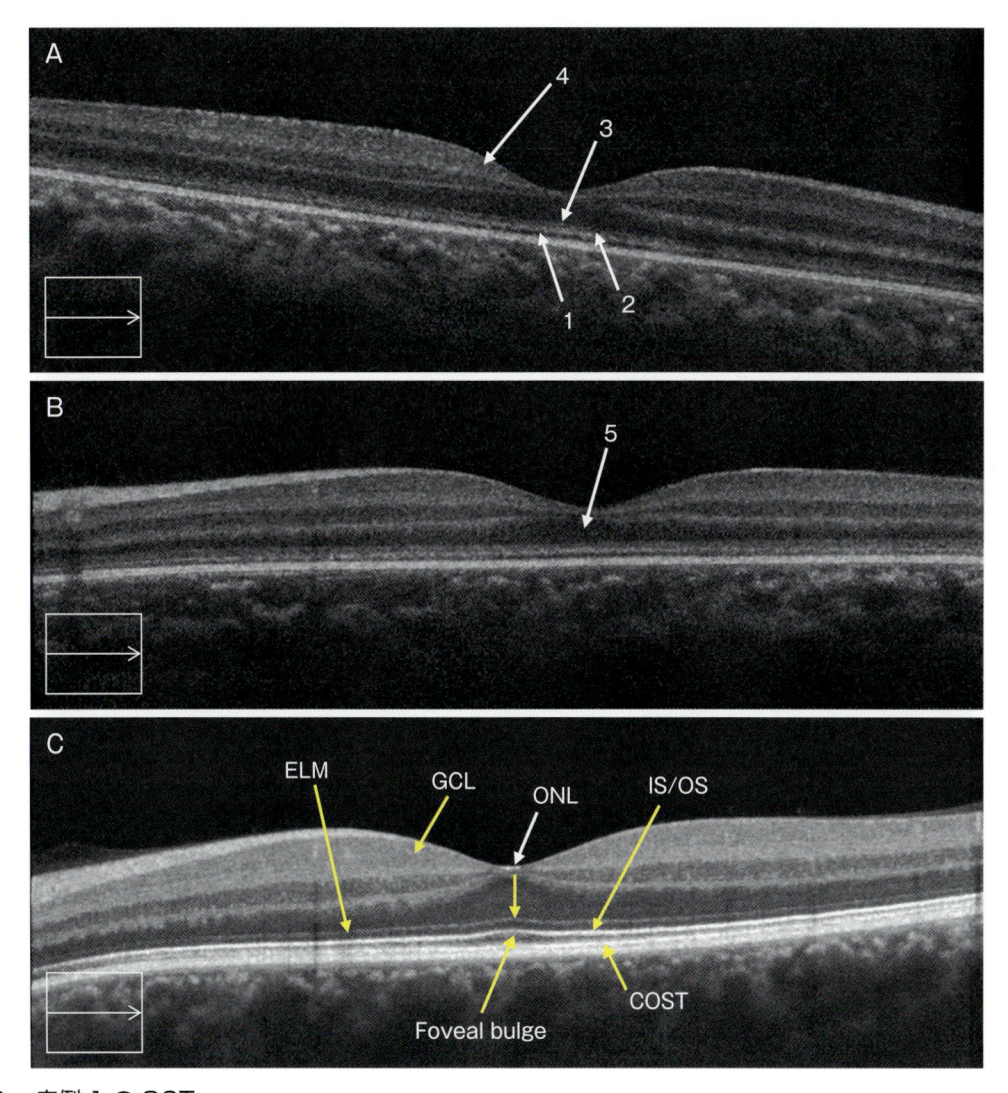

図2. 症例1のOCT
A) 右眼水平断. B) 左眼水平断. C) 正常左眼, 水平断. 数字は下段の正常構造と対応している. 1：COST, 2：IS/OS, 3：ELM, 4：GCL（神経節細胞層）, 5：ONL（外顆粒層）. 患眼ではCOSTが消失している (1). IS/OSの反射 (2) が減弱し, foveal bulge（総論41ページ）が平らになっている. 外境界膜（ELM）の反射が弱く, 内節と一体化している (3). 神経節細胞層が薄くなっている (4). 外顆粒層（ONL）も薄い (5).

■ OCT所見

　錐体ジストロフィでは網膜全体で錐体が変性する. 黄斑で病変が顕在化するのは, 中心窩は錐体のみからなっているためである. 黄斑外では杆体が圧倒的に多く, 錐体病変はそれにマスクされている. 網膜には錐体が4.5 millionあるが, 杆体は90 millionと圧倒的に多い[2]. 中心窩には錐体が集中しているが, それでも全体の10%にすぎない. 錐体ジストロフィは生下時から症状が出現するもの（図1, 2）, 学童期に発症するもの（図3）, 中年以降に症状が顕性化するもの（図4〜6）があり, 光受容体の障害の程度がさまざまである.

1) COST

　COSTは錐体ジストロフィでは網膜全体にわたって消失する（図2, 3, 5, 6）. 視細胞内節外節

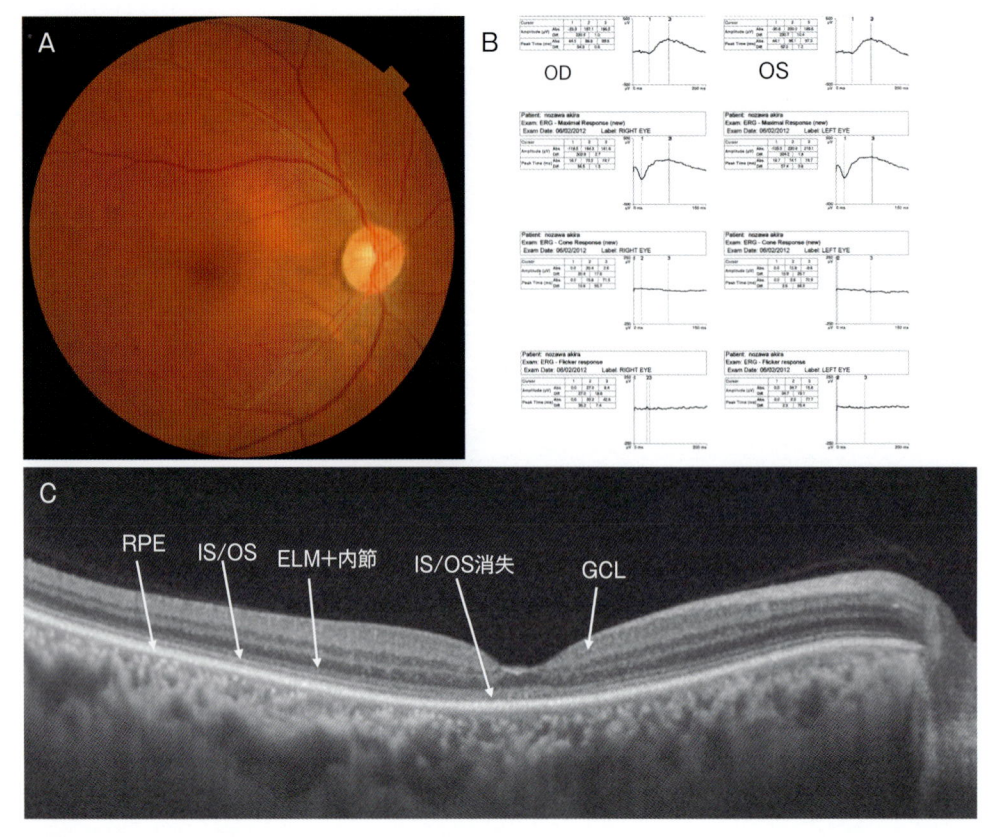

図3. 症例2：46歳，男性
小学校の頃から視力が悪かった．18歳の頃から昼間は眩しく，夜は平気だった．夜間の教習所で車の免許がとれたが，2年前からパスできなかった．サングラスが手放せない．A）右眼眼底．検眼鏡的に正常である．B）全視野ERGではcone responseが平坦化している．Rodとmaximal responseは正常である．C）右眼水平断．本来IS/OSとRPEの間にあるはずのCOSTが全体にわたって消失している．ELMと内節は中程度反射層となっている．中心窩ではIS/OSが消失し，中程度反射物質に置き換わっている．中心窩の外顆粒層（ONL）は薄くなっている．神経節細胞層（GCL）も薄い．IS/OSが消失しているので，foveal bulgeもない．右眼も同様の所見である．

接合部（photoreceptor inner/outer segment junction：IS/OS）とRPEの高反射ラインがあると，COSTの消失は見落としやすい．

2） IS/OS

正常眼ではIS/OSは中心窩で隆起する（foveal bulge）．これは中心窩では錐体外節が杆体外節と同じくらい長いからである．錐体ジストロフィでは錐体外節が破壊されるので，bulgeは消失する（図2，3，5）．外境界膜とIS/OSの間は内節に相当するが，これが中反射帯になる（図2，3）になることがある．進行例ではIS/OSは中心窩で消失し，中反射物質で置き換わる（図3）．

3） 網膜神経節細胞層の菲薄化

中心窩の網膜神経節細胞は錐体由来なので，神経節細胞層が薄くなる．これはganglion cell analysisで検出できる（図4）．外顆粒層も薄くなる．

4） 黄斑萎縮

光受容体（錐体杆体層）とRPEが消失し網膜がBruch膜に接するようになる（図6）．

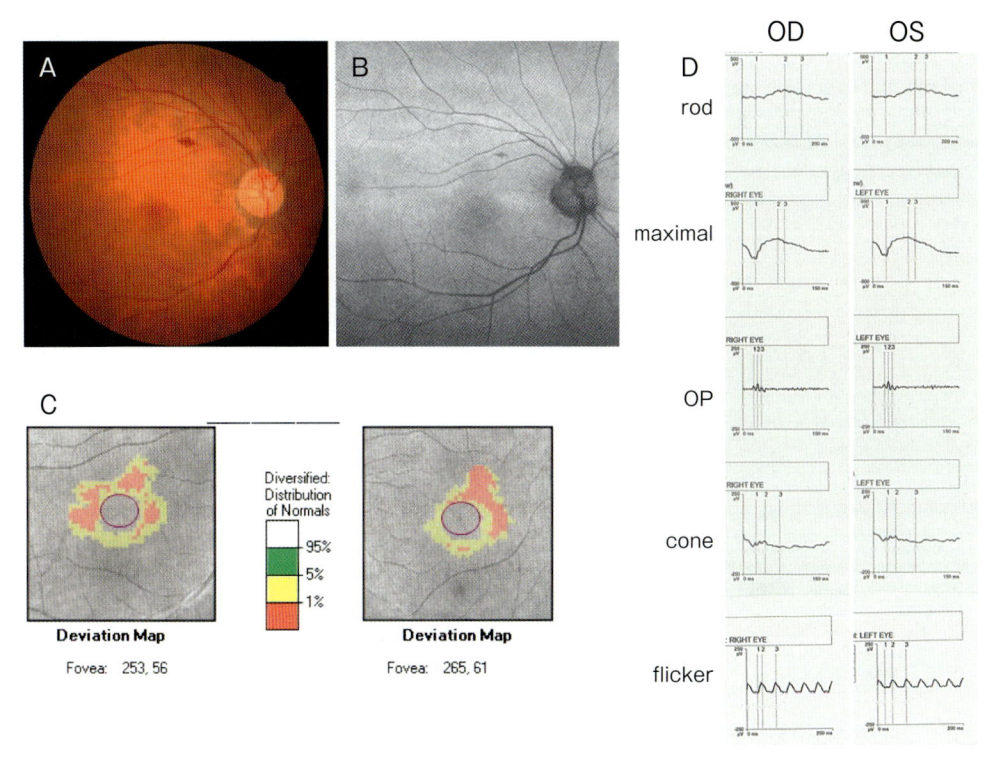

図 4. 症例 3：62 歳，男性
3 年前は免許がとれた．3 カ月前から明所で見づらい．右眼視力 0.15，左眼視力 0.2．**A**) 軽度の糖尿病網膜症がある．**B**) 眼底自発蛍光は異常がない．**C**) Cirrus HD-OCT の ganglion cell analysis で中心窩の陥凹の周囲で網膜神経節細胞層の菲薄化が検出された．**D**) 全視野 ERG では cone response の低下がある．

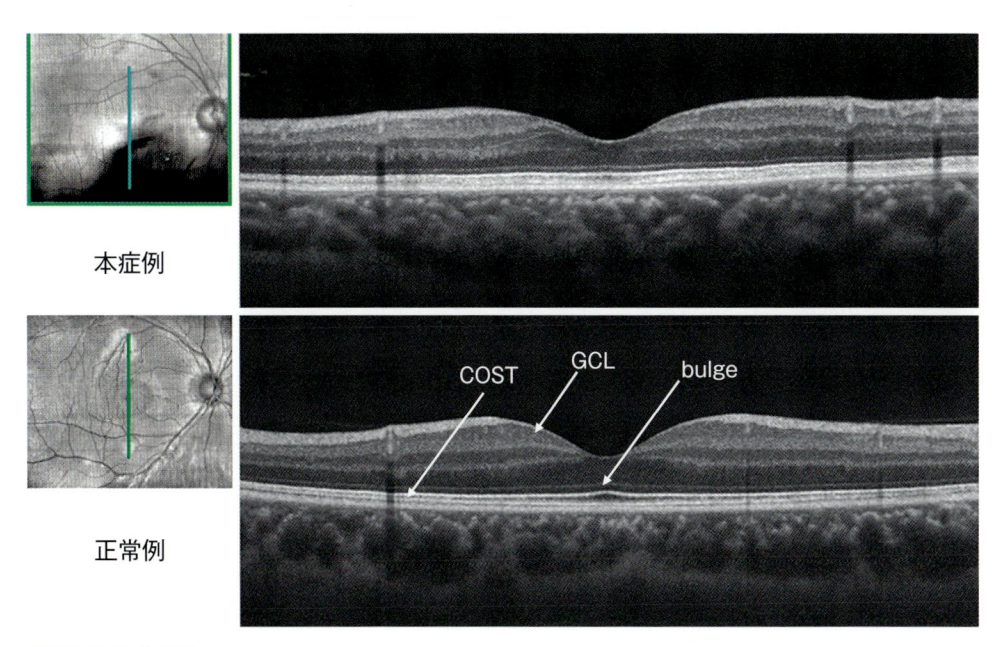

図 5. 症例 3 の OCT
比較のため下段に正常例を呈示した．上段）患眼右眼の垂直断．IS/OS と RPE の間が全体に高反射になり，COST が同定できない．IS/OS の foveal bulge がなくなって平坦になっている．神経節細胞層 (GCL) が薄くなって，図 4 の ganglion cell analysis の結果と一致している．

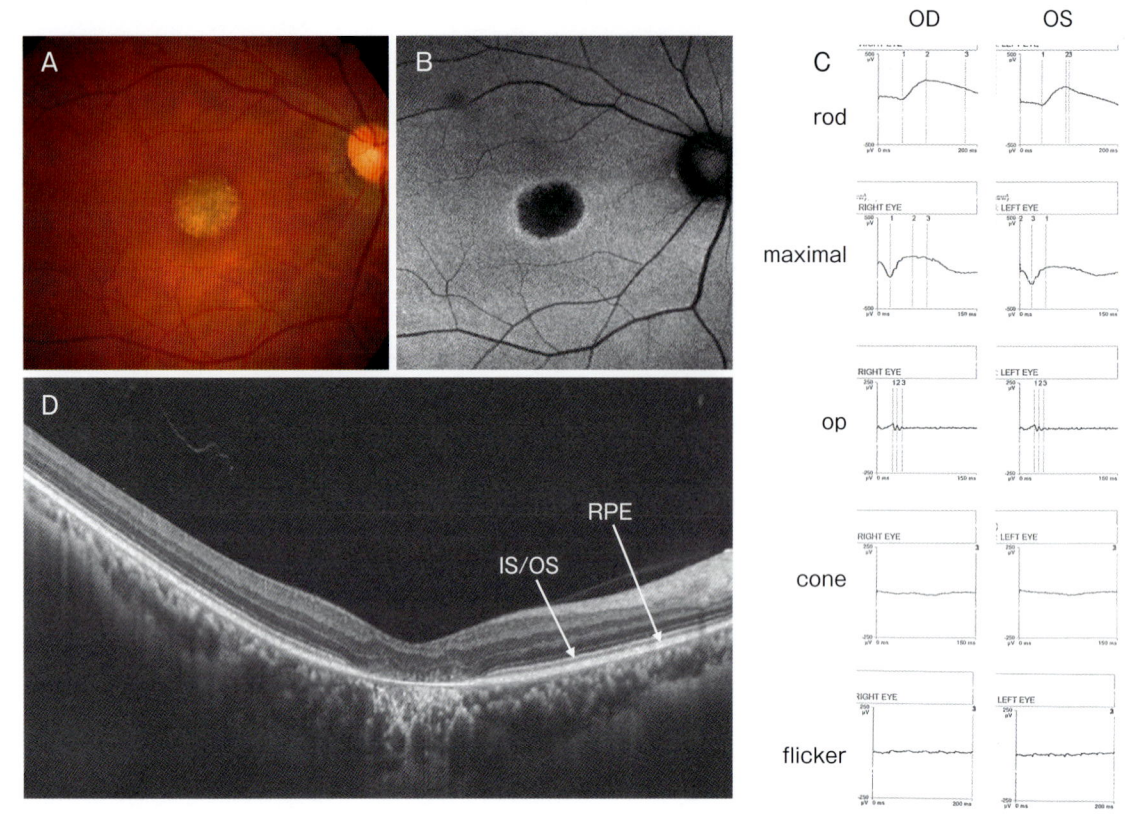

図6. 症例4：44歳，男性
40歳のとき車の免許が更新できず受診．羞明があり，暗所のほうが見やすい．右眼視力 0.15×−7.0D，左眼視力 0.2×−7.0D．**上段：A**）円形の黄斑萎縮がある．**B**）眼底自発蛍光は萎縮巣で蛍光がなくなっている．**C**）全視野 ERG．cone response が平坦化している．一方，rod と maximal response は正常である．**D**）OCT 水平断．中心窩以外は一見正常に見えるが，IS/OS と RPE の間の COST が全体に消失している．黄斑は光受容層（外境界膜，内節，外節）が消失している．RPE も消失し Bruch 膜に網膜が直接接している．本例では左眼も同じ所見である．

文 献

1) 中澤 満：錐体（杆体）ジストロフィ．あたらしい眼科 28：913-919, 2011.
2) Oyster CW：The Human Eye：Structure and Function, Massachusetts, 1999, Sinauer Associate, Inc, pp 666-667.

5. Stargardt 病

　Stargardt 病は，黄斑萎縮とその周囲に散在する黄白色の斑点（fleck）を特徴とする[1]．6～20歳頃から徐々に視力低下をきたし，最終的には視力は0.1に近づく．初期のころは眼底が一見正常であるため，心因性視力低下を疑われやすい．黄斑の初期病変は中心窩の顆粒状変化である．進行すると楕円形の灰色の黄斑萎縮（beaten-bronze atrophy）になる．黄斑萎縮の周囲に点状ないし魚のひれ状の fleck が出現する．黄斑萎縮が軽度で眼底全体に fleck が散在する fundus flavimaculatus は，別疾患と考えられていたが，後に両者とも ABCA4 を原因遺伝子とする同一の遺伝性疾患であることがわかった[2]．遺伝形式は常染色体劣性である．ABCA4 は外節円板における膜輸送蛋白をコードしており，この異常により視細胞外節内にオールトランスレチナールとN-レチニジン-フォスファチジルサノラミンが蓄積し，網膜色素上皮（retinal pigment epithelium：RPE）による貪食，リソソームによる分解を経て，自発蛍光物質であるリポフスチンの主な要素である A2E が RPE に蓄積し細胞障害を引き起こしていると考えられる[3]．Stargardt 病には，電気生理的に黄斑に異常が限局するもの，眼底全体の錐体機能低下をきたすもの，錐体杆体機能低下をきたすものがある[4]．本症はフルオレセイン蛍光造影（fluorescein angiography：FA）で dark choroid を呈するのが特徴である．Dark choroid は RPE に貯留したリポフスチンが脈絡膜の背景蛍光をブロックすることで生じる．眼底自発蛍光（fundus autofluorescence：FAF）はリポフスチンが高蛍光を発するので本症の診断に有用である．ただし FAF の輝度は年齢に依存する．錐体ジストロフィも標的眼底を示すことがある（p 268 図6）ので，網膜電図（electroretinogram：ERG）による鑑別が必要である．

■ OCT 所見

1）黄斑限局型（図1）
　黄斑の萎縮巣では RPE と網膜外層が消失し，Bruch 膜が網膜に接している．網膜は菲薄化している．萎縮巣の周囲では外境界膜（external limiting membrane：ELM）と視細胞内節外節接合部（photoreceptor inner/outer segment junction：IS/OS）が保たれる．COST は本例では不明瞭であるが，所見か解像度の問題か不明である．網膜電図（electroretinogram：ERG）では錐体反応は正常である．

2）黄斑萎縮と無数の Fleck を伴うもの（図2，3）
　Stargardt 病は RPE が一次病巣であるため，RPE のびまん性破壊が起こっている．このため Bruch 膜の反射が強調される．網膜の光受容層（ELM，内節，IS/OS，外節）が消失している．視神経乳頭の近傍では IS/OS が残っている．これを peripapillary sparing といい本症の特徴のひとつである．

文献

1) Stargardt K：Über familiar, progressive degeneration in der maculagegend des auges. *Albrecht Von Graefes Arch Ophthalmol* **71**：534-550, 1909.
2) Gerber S, Rozet JM, Bonneau D, et al：A gene for late-onset fundus flavimaculatus with macular dystrophy maps to chromosome 1p13. *Am J Hum Genet* **56**：396-399, 1995.
3) Molday RS, Zhong M, Quazi F：The role of the photoreceptor ABC transporter ABCA4 in lipid transport and Stargardt macular degeneration. *Biochim Biophys Acta* **1791**：573-583, 2009.
4) Fujinami K1, Lois N, Davidson AE, et al：A longitudinal study of stargardt disease：clinical and electrophysiologic assessment, progression, and genotype correlations. *Am J Ophthalmol* **155**：1075-1088, 2013.

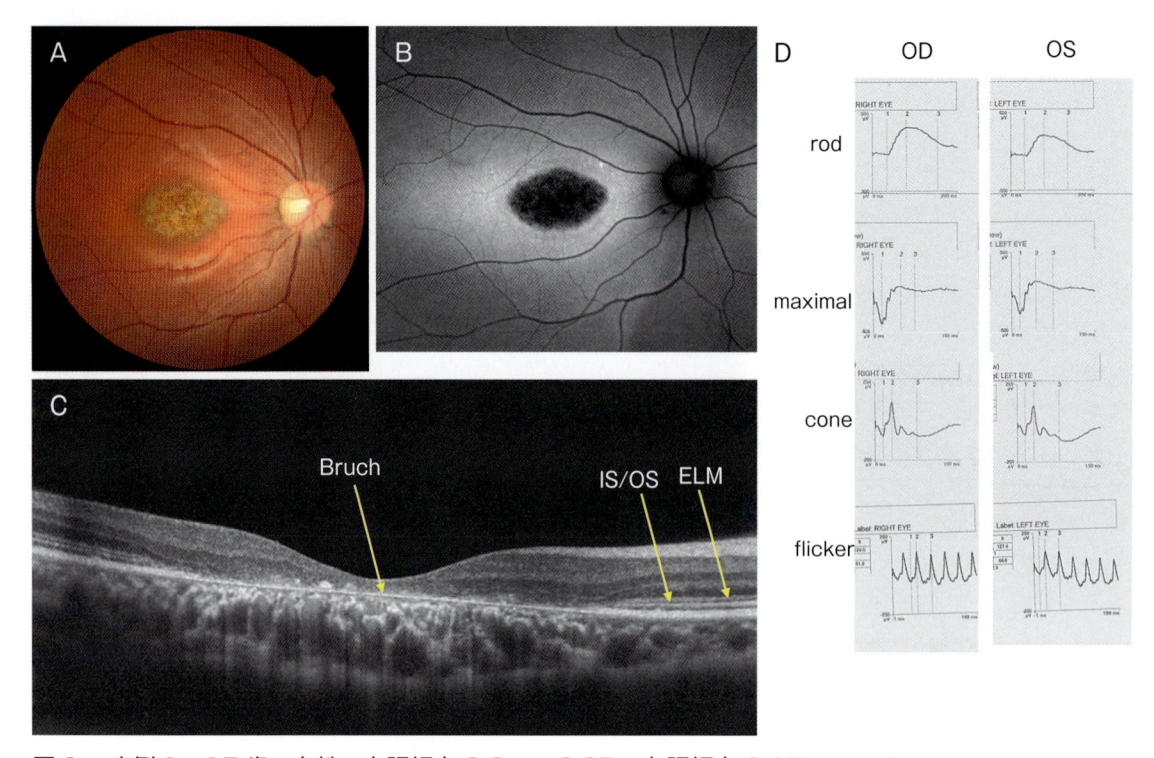

図 1. 症例 1：15 歳，女性．右眼視力 0.3 × −2.0D，左眼視力 0.15 × −1.25D
現在高校 1 年．小学校 3 年まで視力 A であった．小学校 4 年から視力低下．心因性といわれていた．中学 1 年で黄斑変性を指摘され当科初診．当時は右眼視力 0.3，左眼視力 0.3 であった．両眼ほぼ同一の眼底だが右眼のみを呈示する．A）カラー眼底写真．黄斑に楕円形の萎縮巣（beaten-bronze atrophy）があり，その周囲に黄色点が分布している．B）眼底自発蛍光．黄斑萎縮巣は無蛍光で周囲が高蛍光になっている．高輝度点が黄斑周囲に点在している．C）OCT 右眼水平断．黄斑は網膜が菲薄化し層構造がない．RPE が欠損し Bruch 膜が網膜に接している．萎縮巣の外側では ELM と IS/OS が見えるが，COST は同定できない．D）全視野 ERG．Rod，cone response は正常である．

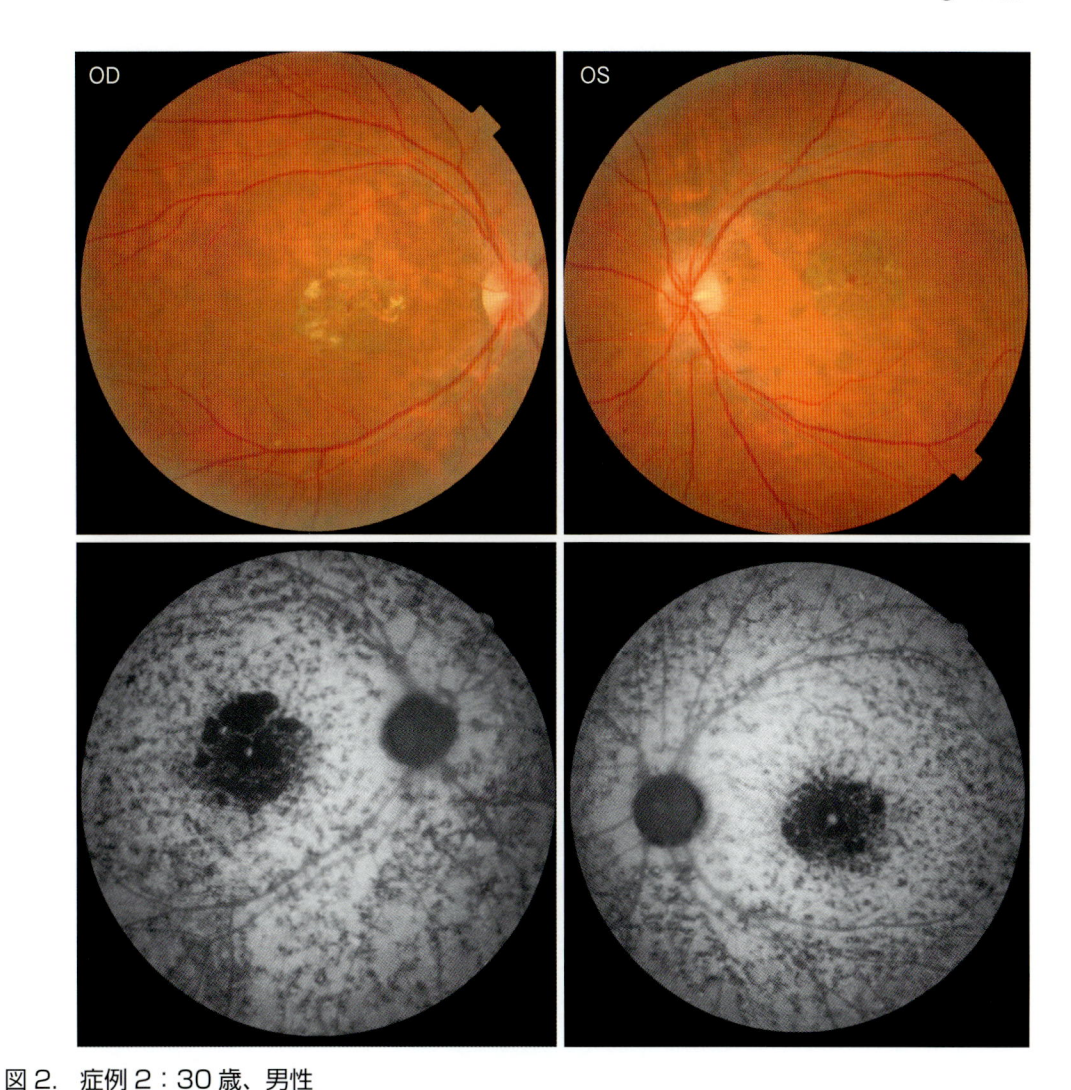

図 2. 症例 2：30 歳、男性
5 年前から両眼が見づらくなった．2 年前まで両眼視力 1.0 あったという．現在視力：右眼 0.3 × -5.0D，左眼 0.7 × -5.0D．**上段）** カラー眼底写真では黄斑に灰色の萎縮がある．眼底全体に灰色の fleck があるが目立たない．**下段）** 眼底自発蛍光．両眼とも背景蛍光が亢進している．カラー眼底写真でははっきりわからなかった fleck が無数に眼底全体に分布している．黄斑の萎縮巣は無蛍光になっているが，中心窩のみ自発蛍光がピンポイントで残っている．

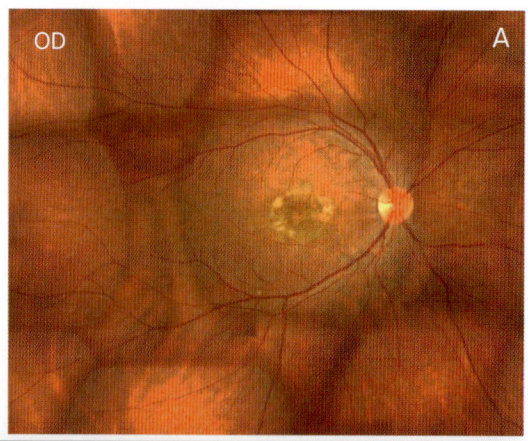

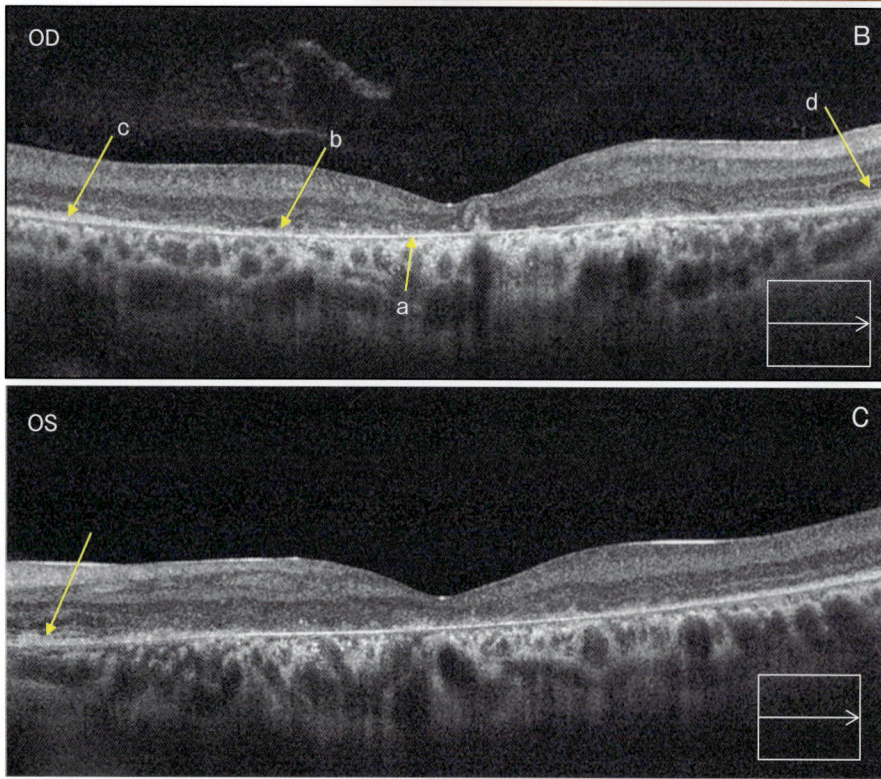

図3. 症例2のつづき
A）パノラマカラー眼底写真では灰色のfleckが眼底全体に無数に分布している．黄斑は萎縮巣になっている．
B）OCT右眼水平断．黄斑萎縮部真では網膜色素上皮（RPE）の破壊により，Bruch膜（a）が網膜に接している．Bruch膜上のRPEはびまん性に破壊され(b)，IS/OSやELMは消失している．黄斑萎縮の耳側ではかろうじてRPEの反射があるが，IS/OSは不明である（c）．視神経乳頭の近傍（d）ではELMとIS/OSが残っている．
C）右眼と同様の所見である．乳頭近傍（矢印）でIS/OSが残っている．

6. オカルト黄斑ジストロフィ

　オカルト黄斑ジストロフィ（Miyake's disease, Occult macular dystrophy：OMD）は，1989年にMiyakeらによって"Hereditary macular dystrophy without visible fundus abnormality"というタイトルで初めに報告さ[1]，1996年に"Occult macular dystrophy"と命名された[2]．臨床所見としては，両眼に緩徐な進行性の視力低下が見られるが，検眼鏡的所見や造影検査などでは異常を認めない．Full-field ERG（electroretinogram）では，杆体・錐体系ともに正常反応であるが，黄斑部局所ERGでは10～15°で顕著な低下があり，多局所ERGでは，黄斑部の反応低下が見られる[3]．Time domain OCT（TD-OCT）で黄斑部の網膜厚が減少していることが報告されている[4]．また，約35%に親子2代でOMDが見られ常染色体優性遺伝と考えられてきたが[5]，ついに2010年に原因遺伝子として8番染色体短腕に*RP1L1*が特定された[6]．*RP1L1*は視細胞内節外節の構造維持と細胞内輸送に関係していると考えられている．学童期に視力が徐々に低下するが，眼底が正常であるため，心因性視覚障害などと診断されやすい．視力は0.1程度に低下するが，それ以下にはならない．以前は多局所ERGが唯一の診断手段であったが（図1），OCTの登場により黄斑に限局した視細胞外節の異常を観察できるようになった（図1，2）．

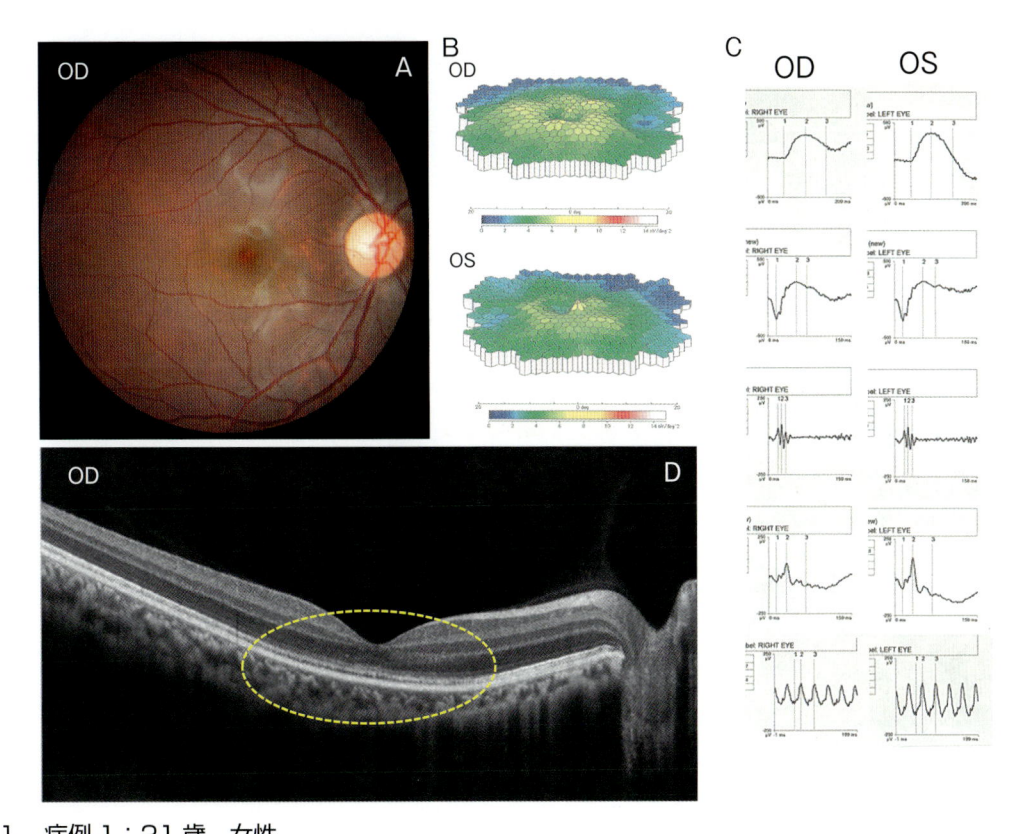

図1．症例1：21歳，女性
9歳の頃は右眼視力0.9，左眼視力0.7であった．現在，両眼視力0.15×-1.5D．A）眼底は正常．B）多局所ERGで黄斑部に振幅低下がある．C）全視野ERGは正常である．D）右眼OCT水平断．Foveal bulge消失．黄斑（黄色破線）でCOSTが消失している．IS/OSの反射が減弱している．中心窩の外顆粒層の厚さは正常範囲である．

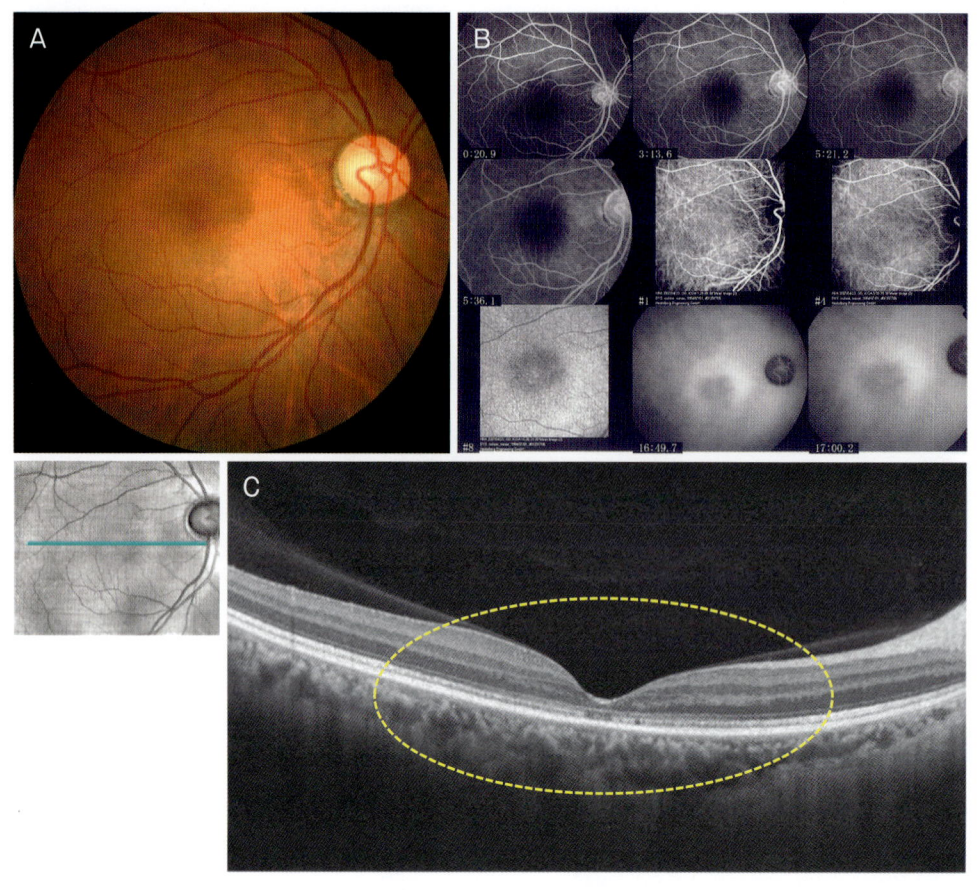

図2. 症例2：49歳，女性．症例1の母親

両眼視力 0.2×−0.5D. A）眼底は正常である．B）フルオレセイン蛍光造影（上段）は正常．インドシアニングリーン蛍光造影（IA）（中段）も正常．IA 造影後期（下段）で黄斑を囲む過蛍光がある．C）OCT 水平断．IS/OS の中心窩での隆起（foveal bulge）が消失．黄斑（黄色破線）で COST が消失，IS/OS の反射が減弱し，中心窩では不連続になっている．中心窩の外顆粒層が薄くなっている．緑内障で点眼治療中．

■ OCT 所見

病変は光受容層と外顆粒層に生じるが，黄斑部のみに限局し，それ以外は正常である．

1）若年例（図1）

黄斑部で錐体外節先端（COST）が消失する．視細胞内節外節接合部（photoreceptor inner/outer segment junction：IS/OS）も反射が減弱し，不鮮明になる．IS/OS の中心窩での隆起（foveal bulge）がなくなる．中心窩の外顆粒層は初期では正常の厚さである．

2）中年例（図2：図1の母親）

黄斑部の IS/OS は進行すると反射が減弱するだけでなく，不連続になる．外顆粒層も菲薄化する．

文　献

1) Miyake Y, Ichikawa K, Shiose Y, et al：Hereditary macular dystrophy without visible fundus abnormality. *Am J Ophthalmol* 108：292-299, 1989.
2) Miyake Y, Horiguchi M, Tomita N, et al：Occult macular dystrophy. *Am J Ophthalmol* 122：644-653, 1996.

3) Piao CH, Kondo M, Tanikawa A, et al：Multifocal electroretinogram in occult macular dystrophy. *Invest Ophthalmol Vis Sci* **41**：513-517, 2000.
4) Kondo M, Ito Y, Ueno S, et al：Foveal thickness in occult macular dystrophy. *Am J Ophthalmol* **135**：725-728, 2003.
5) 三宅養三：Occult macular dystrophy. 眼科 **49**：1029-1035, 2007.
6) Akahori M, Tsunoda K, Miyake Y, et al：Dominant mutations in RP1L1 are responsible for occult macular dystrophy. *Am J Hum Genet* **87**：424-429, 2010.

コラム　なぜlog（対数）が必要なのか

　人間の感覚は対数に支配されている．小数視力0.9が1.0になったのと，0.1が0.2になったのは，ともに0.1の改善だが，自覚的な改善度は後者のほうがはるかに高い．感覚（E）と刺激（I）にはフェフナーの法則というものがあり，感覚量は刺激の対数に比例するのである．式に示すと，E＝K log I となる．ゆえに複数例の視力の平均をとるときは，小数視力をlogMARに換算して平均をとり，それを再び小数視力に戻すという手続きが必要である．視力が0.01だったひとが0.1に改善すると，小数視力では0.1弱の改善にすぎないが，logMARでは2.0（=log100分）が1.0（= log10分）になるので，1.0の改善である．小数視力0.1が1.0になると，logMARは1.0（=log10分）が0（=log1分）になるので，1.0の改善である．これは0.01が0.1になるのと同等の改善率である．手術で0.01を0.1に改善させることは，0.1を1.0にするのと同じ恩恵を与えることになるのである．

X 網膜変性

1. 網膜色素変性

網膜色素変性（retinitis pigmentosa：RP）は，夜盲，視野障害，羞明を主症状とし，「視細胞と網膜色素上皮（retinal pigment epithelium：RPE）細胞の機能を原発性，びまん性に障害する遺伝性かつ進行性の疾患群」[1]である．わが国での罹患率は 4,000〜8,000 人に 1 人と推察されている．杆体の変性が先行し，錐体の変性が続発する．初期には中間周辺部または黄斑周囲の変性が起こり，それが周辺に拡大する．中心窩では末期まで視細胞が保たれることが多い．RP は網膜における光刺激を電気信号に転換する機構を構成する蛋白（ロドプシン，ペリフェリンなど）の遺伝子異常により発症するが，原因遺伝子は多岐にわたっている．このため，あらゆる遺伝形式が存在し，重症度や進行度も個人差が大きい．2014 年現在，約 60 個の原因遺伝子が知られている．RP では眼底所見が顕在化する前から，網膜電図（electroretinogram：ERG）で杆体反応の平坦化と錐体反応の減弱が生じている．眼底は中間周辺部の灰色調の萎縮と骨小体色素沈着が特徴的である．診断には ERG，視野検査が必須であるが，OCT は小児に対しても簡便に実施でき重要性が増している．また，眼底自発蛍光（fundus autofluorescence：FAF）も検眼鏡ではとらえにくい萎縮病巣を鋭敏に検出できる．

■ OCT 所見

1） IS/OS 欠損の分布

RP では杆体の細胞死（アポトーシス）がはじめに起こり，錐体の細胞死が続発する．このため，黄斑から後極部の視細胞内節外節接合部（photoreceptor inner/outer segment junction：IS/OS）が保たれていて，周囲が消失していれば RP を，その逆で黄斑の IS/OS が消失して周囲が保たれていれば錐体杆体ジストロフィを疑う[2]．IS/OS の消失は中心窩の周囲（図 1）や，中間周辺部（図 2）から始まることが多い．進行例（図 3）では中心窩のみに IS/OS が残り，全眼底で光受容層の消失と RPE の破壊が起こる．

2） 光受容層の変化

病巣部では視細胞外節の消失が最初に起こるため，IS/OS が消失して ELM が直接 RPE に接するように見える（図 1）．進行例では外顆粒層の菲薄化が起こる[3]（図 3）．

3） 囊胞様黄斑浮腫

RP では囊胞様黄斑浮腫（cystoid macular edema：CME）が 10〜40% に併発する（図 2）．

4） 脈絡膜・強膜

IS/OS と RPE が消失した範囲では脈絡膜が薄くなる．また，Bruch 膜の反射が亢進する．RPE がなくなると，測定光の過剰深達により，強膜が高反射になる．

5） 眼底自発蛍光

RP の病態を把握する強力な手段である．IS/OS の消失だけだと，検眼鏡的には正常に見えるが，FAF では蛍光輝度が亢進する（図 1〜3）．RPE が萎縮すると，自発蛍光が失われるので暗くなる．FAF が暗くなった範囲は，視野欠損部とよく一致する．

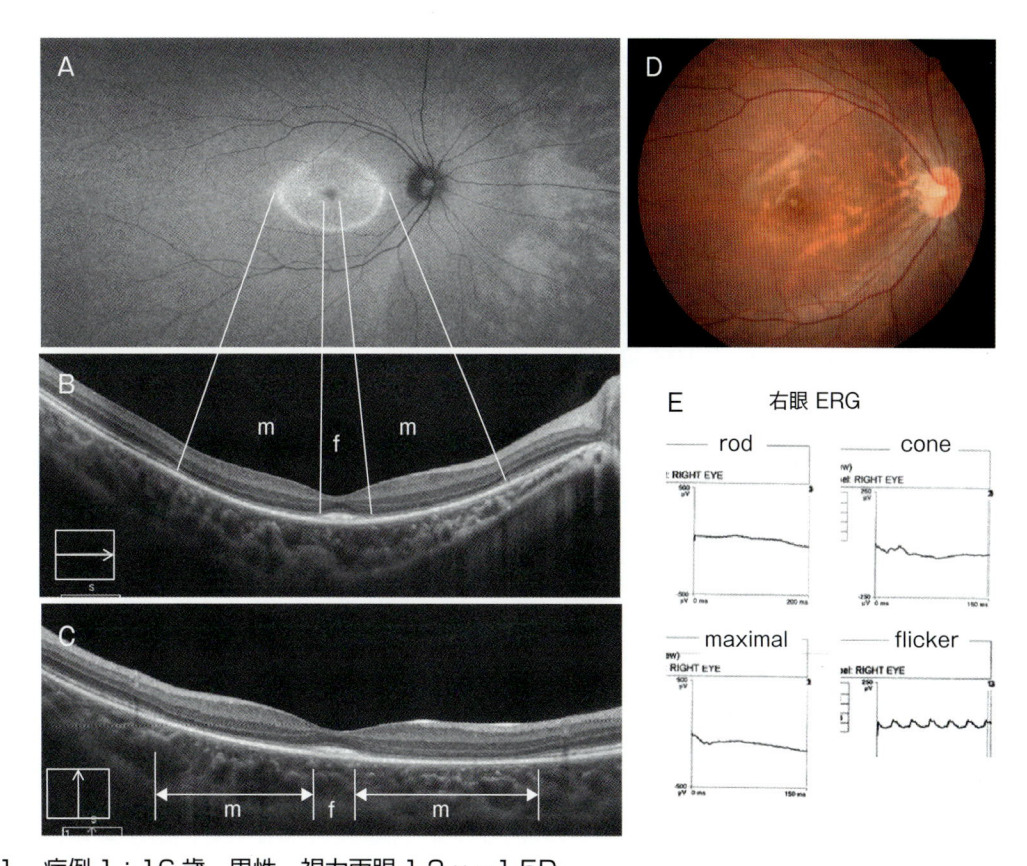

図 1. 症例 1：16 歳，男性．視力両眼 1.2 × −1.5D
夜盲が少しあるが昼間は症状なし．Goldmann 視野は中心のみ比較暗点があるが視野狭窄はない．A) 眼底自発蛍光．IS/OS が消失している黄斑部が高輝度になっているが，IS/OS が保たれている中心窩では正常輝度である．黄斑部の外側では自発蛍光は正常で，IS/OS も保たれている．B) OCT 水平断．中心窩（f）で IS/OS が厚く高反射になっている．周囲の黄斑部（m）では IS/OS が消失している．さらに周辺側で IS/OS が復活している．C) OCT 垂直断．水平断と同様の所見である．D) カラー眼底写真は正常である．E) 右眼 ERG．杆体反応はほぼ平坦．錐体反応は減弱している．左眼も同様所見あり．

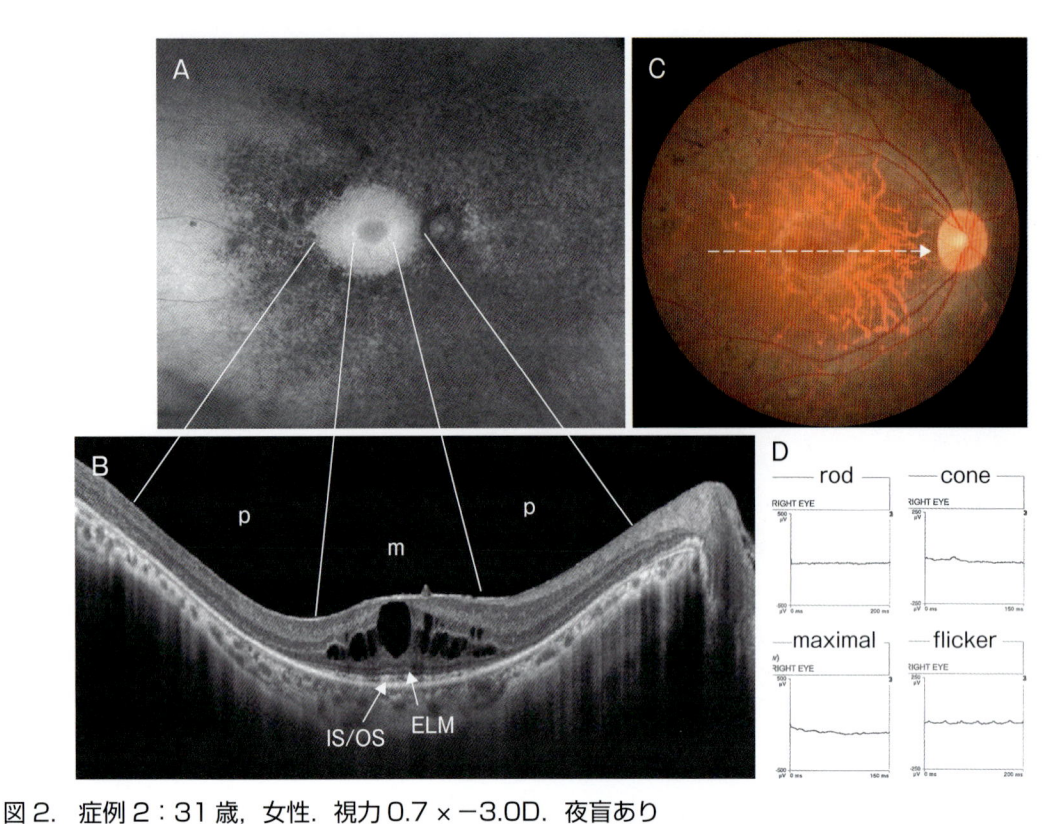

図 2. 症例 2：31 歳，女性．視力 0.7 × −3.0D．夜盲あり
3 年前，自動車免許は更新できた．暗所で見づらい．A) 眼底自発蛍光は，IS/OS が消失した後極部 (p) では輝度が亢進している．一方，中心窩では囊胞様黄斑浮腫があるが，IS/OS と ELM は保たれており，自発蛍光は正常の輝度である．その周囲（中間周辺部）では低輝度になっている．B) OCT 水平断．黄斑部 (m) では IS/OS と ELM が保たれている．囊胞様黄斑浮腫がある．黄斑の周囲 (p) では IS/OS と ELM が消失している．C) カラー眼底写真．血管アーケード内では眼底の色調が正常だが，その外では灰色で骨小体様色素が散在している．矢印は B スキャンの範囲．D) ERG では杆体反応は平坦化し，錐体反応は極度に減弱している．左眼も同様所見あり．

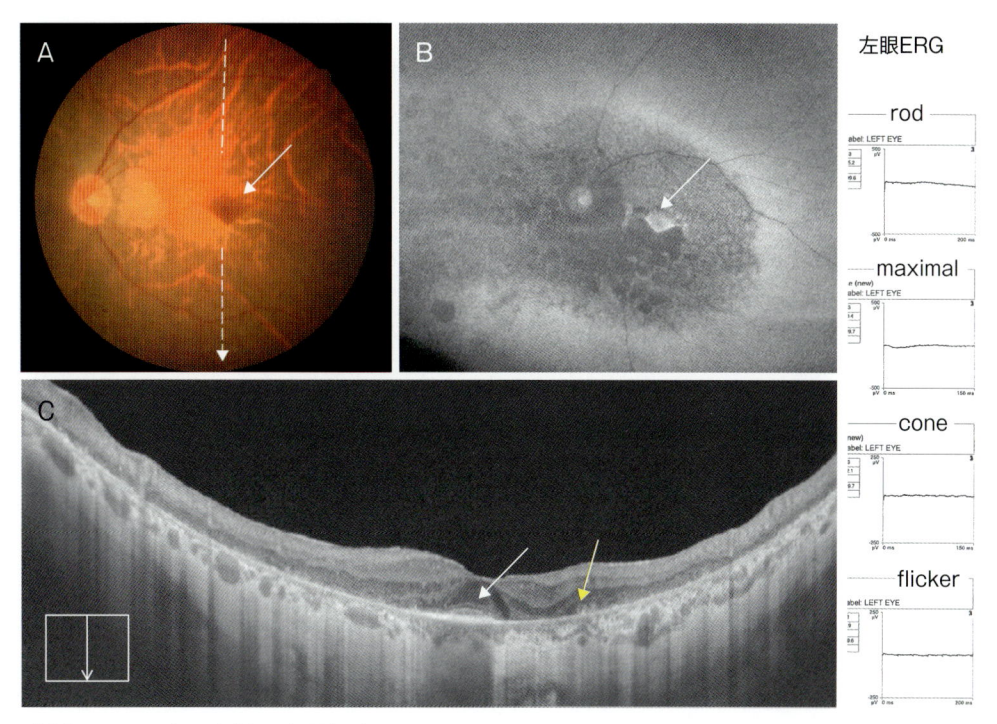

図3. 症例3：77歳，女性．左眼視力 0.9 × −1.5D
A）中心窩（矢印）のみ正常の色調であるが，周囲が灰色に萎縮しているため，黄斑出血のように見える．破線はOCT（C）のBスキャン方向．B）自発蛍光では中心窩（矢印）以外の後極～中間周辺部で自発蛍光が消失している．これに一致した輪状暗点がある．C）OCT 水平断．中心窩（白矢印）で，IS/OS と ELM が残っている．中心窩以外では広範囲に IS/OS, ELM が消失し，RPE が破壊されている．一部で outer retinal tubulation（黄色矢印）がある（153ページ参照）．RPE の破壊により Bruch 膜の反射が亢進している．脈絡膜は菲薄化している．強膜は測定光の過剰深達により高反射になっている．

文 献

1) Weleber R：Retinitis pigmentosa and allied disorders. In Ryan S, Ogden T, Schachat A, editors：Retina, ed 4, St. Louis, 2006, Mosby-Year Book, Inc, p 395.
2) Yokochi M, Li D, Horiguchi M, et al：Inverse pattern of photoreceptor abnormalities in retinitis pigmentosa and cone-rod dystrophy. *Doc Ophthalmol* **125**：211-218, 2012.
3) Hood DC, Lazow MA, Locke KG, et al: The transition zone between healthy and diseased retina in patients with retinitis pigmentosa. *Invest Ophthalmol Vis Sci* **52**：101-108, 2011.

2. 小口病

　小口病（Oguchi disease）は，1907年に小口忠太によって報告された疾患[1]で，常染色体劣性遺伝を示す先天性停止性夜盲の1つである[2]．眼底は，"はげかかった金箔様"と表現される特異的な色調を呈する．この所見は，長時間の暗順応でほぼ正常な色調に回復する（水尾・中村現象）[3]．視力，視野，フルオレセイン蛍光造影は正常範囲内であるが，網膜電図（electroretinogram：ERG）では杆体応答が消失する．小口病の原因遺伝子として，アレスチン遺伝子（SAG）[4]とロドプシン・キナーゼ遺伝子（RHOK）[5]が発見されている．SAGとRHOKはともに，ロドプシンの光トランスダクション反応を終わらせ，次の再生への準備段階に入る機能を受け持つとされる．そのためどちらの遺伝子に異常が生じても，表現型は同じ小口病となる．日本人の小口病の場合，約90％以上がアレスチン遺伝子 *1147delA* 変異をもつとされる[6]．また，網膜色素変性患者にもアレスチン遺伝子異常が見つかり，同じ遺伝子の変異でも臨床的には小口病という表現型を呈したり，網膜色素変性という表現型を呈したりする．

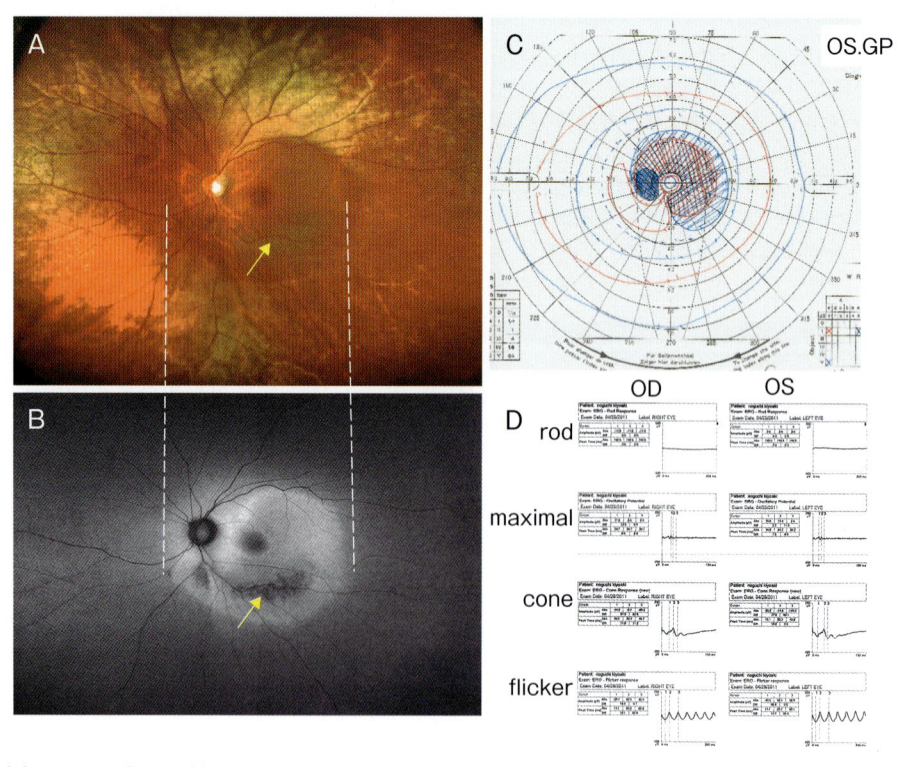

図1．症例1：48歳，男性
28歳時に小口病と診断．37歳頃から見づらさを自覚．現在視力，右眼1.0×-2.0D，左眼1.2×-.5D．カラー眼底写真（A）と眼底自発蛍光（FAF, B）の対比．血管アーケードの外側に金箔様反射があるが，FAFは異常がない．一方，眼底が一見正常な後極ではFAFの輝度が亢進している．中心窩はFAFは正常である．眼底の弓形の萎縮に一致してFAFが低輝度になっている．C）Goldmann視野検査で輪状暗点が検出された．これはFAFの高輝度領域に一致している．D）全視野ERGでは杆体反応が平坦化しているが，錐体反応は比較的保たれている．Maximal responseは顕著に減弱している．

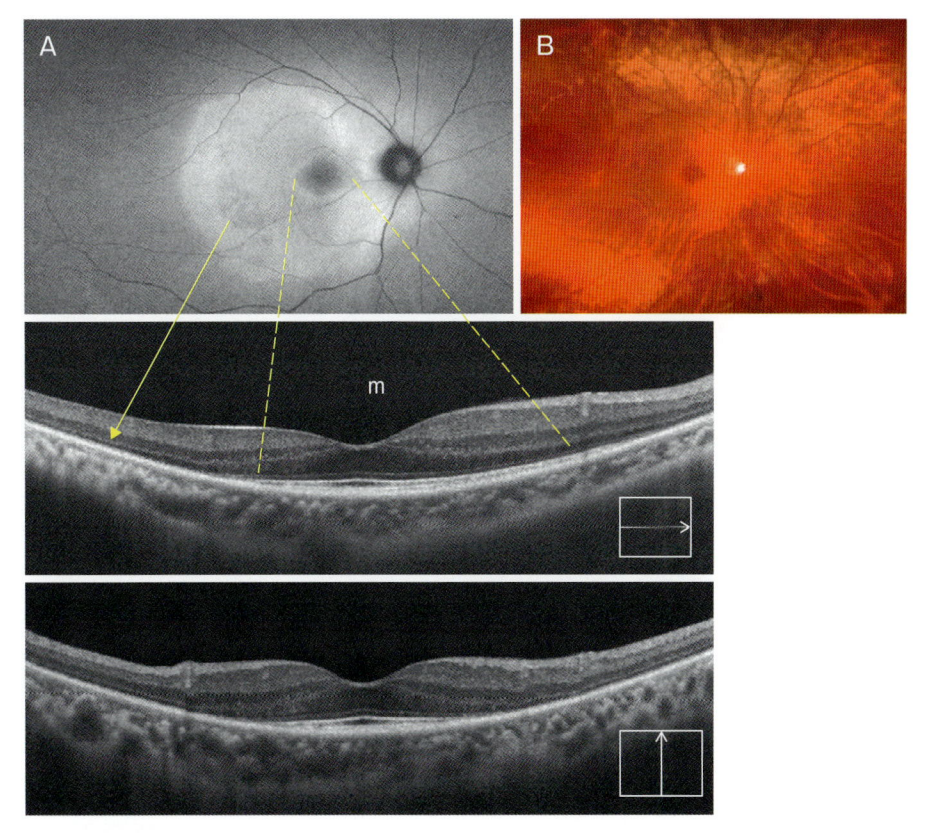

図2. 症例1の右眼

A) FAFとOCTの比較. 黄斑部 (m) ではFAFの輝度は正常で, OCTでIS/OS, ELM, COST, RPEが保たれている. 黄斑の外側ではIS/OSが消失している (黄色矢印). また, 顆粒層も菲薄化している. B) カラー眼底写真では, 左眼同様, 金箔様反射はFAFに異常がない中間周辺部に生じている.

■ OCT所見

1) 後極部のIS/OS消失パターン

　小口病のERGでは杆体反応が平坦化し, 錐体反応は比較的維持される (図1). これは網膜色素変性 (retinitis pigmentosa: RP) に類似している. 小口病のOCTはRPの初期に似ており (p.277), 黄斑のIS/OSが正常に保たれて, その周囲の後極部でIS/OSが消失している (図2). 眼底自発蛍光 (fundus autofluorescence: FAF) では黄斑部は正常の輝度で, その周囲のIS/OS消失部位で輝度が亢進している (図1, 2).

2) 金箔様反射

　金箔様反射は中間周辺部から周辺にかけて好発する. FAFでは異常を示さない. OCTではIS/OSの反射が亢進し, IS/OSが肥厚する (図3A). このためRPEとIS/OSが分離しづらくなる[7]. 金箔様反射のある中間周辺部と金箔のない後極部との移行部では, 後者でIS/OSが消失し, 網膜外層が菲薄化しているため, 前者と対照的である (図3B). 長時間暗順応して眼底に金箔様反射がなくなってから (水尾・中村現象) OCTをとると, IS/OSとRPEは再び2層に分離できるようになるという[8]. 小口病患者への硝子体手術施行後に金箔様反射が消失したという報告では, カリウムイオンが金箔様反射に関与している可能性を指摘している[9].

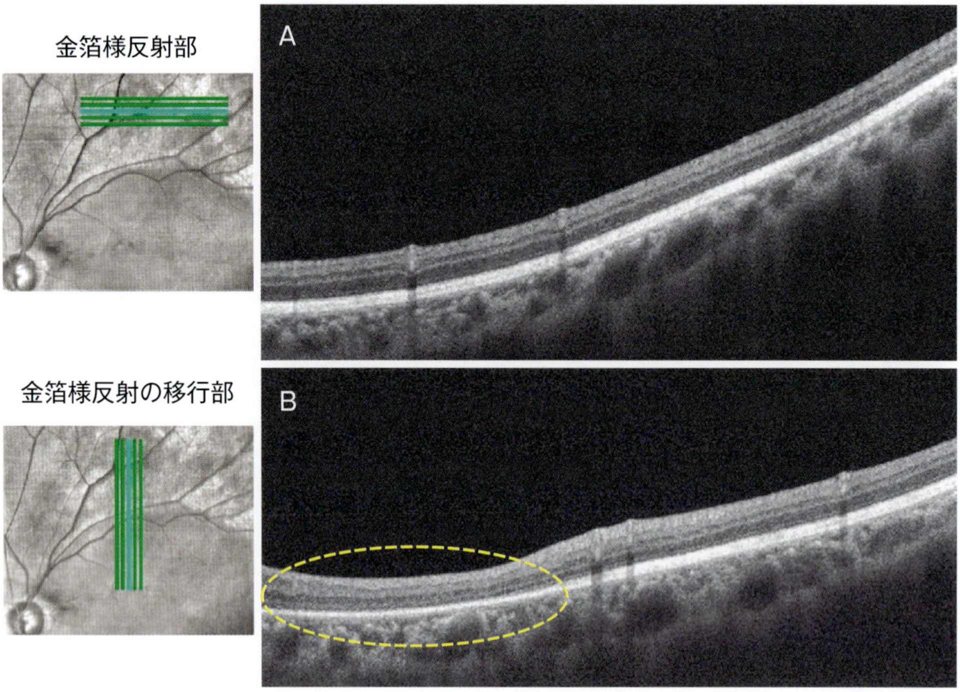

図3. A) 金箔様反射部ではIS/OSの反射ラインが肥厚し，RPEとの分離ができない．B) 移行部．金箔様反射のない後極側ではIS/OSが消失し，網膜外層が薄くなっている．

文　献

1) 小口忠太：夜盲症ノ一種ニ就テ．日眼会誌 **11**：123-134, 1907.
2) Carr RE, Gouras P：Oguchi's disease. *Arch Ophthalmol* **73**：426-436, 1965.
3) Bergsma DR, Jr, Chen CJ：The Mizuo phenomenon in Oguchi disease. *Arch Ophthalmol* **115**：560-561, 1997.
4) Fuchs S, Nakazawa M, Maw M, et al：A homozygous 1-base pair deletion in the arrestin gene is a frequent cause of Oguchi disease in Japanese. *Nat Genet* **10**：360-362, 1995.
5) Yamamoto S, Sipple KC, Berson EL, et al：Defects in the rhodopsin kinase gene in the Oguchi form of stationary night blindness. *Nat Genet* **15**：175-178, 1997.
6) 和田祐子：遺伝性網膜変性疾患の原因解明のための分子生物学的研究．東北医学雑誌 **110**：100-104, 2000.
7) Hashimoto H, Kishi S：Shortening of the rod outer segment in Oguchi disease. *Graefes Arch Clin Exp Ophthalmol* **247**：1561-1563, 2009.
8) Yamada K, Motomura Y, Matsumoto CS, et al：Optical coherence tomographic evaluation of the outer retinal architecture in Oguchi disease. *Jpn J Ophthalmol* **53**：449-451, 2009.
9) 黒田麻紗子ら：硝子体切除に伴い金箔様反射が消失した小口病の1例．日眼会誌 **115**：916-923, 2011.

3. 網膜色素線条

　網膜色素線条（angioid streaks：AS）は，全身の弾性線維の変性に起因する疾患で，Bruch膜の弾性線維の変性・断裂によって視神経乳頭からヒトデ状に伸びる灰褐色の色素線条という特徴的な眼底所見を呈する．色素線条が中心窩に及ぶと断裂したBruch膜から脈絡膜新生血管（choroidal neovascularization：CNV）が生じ，高度な視力低下，中心暗点を生じる．通常は中年期に発症し，いったんCNVが発生すると治療に抵抗し，再発を繰り返すことが多い．ASは全身疾患との関連が深く，皮膚や眼，心・脳血管にも障害が生じることがある．ASは弾性線維性仮性黄色腫（pseudoxanthoma elasticum：PXE），Paget病，鎌状赤血球性貧血，老人性弾性線維変性症，Ehlers-Danlos症候群などに合併することが知られている．とくにPXEを高率に合併していることは知られており，Grönbland-Strandberg症候群と呼ばれている．側頸部や腋窩，肘窩，膝下，鼠径部などの関節屈側，さらには腹部などの皮膚に黄色の扁平な丘疹が多発癒合して，萎びたみかんのような外観を呈する．ASは現在，PEXの眼における表現形と考えられている[1]．PEXは染色体劣性遺伝を示し，16番染色体p13.1に存在するABCC6遺伝子変異が報告されている[2,3]．

　病理組織学的には，色素線条部ではBruch膜にカルシウムが沈着し，弾性線維層は肥厚して断裂している[4]．Dreyerら[5]によると色素線条は自然経過で3期に分類される．初期にはBruch膜の弾性線維層および膠原線維層の断裂が起こるが，網膜色素上皮（retinal pigment epithelium：RPE）は正常か色素顆粒が減少している．中期にはBruch膜全層の断裂，脈絡毛細血管板の障害，RPEの萎縮が起こる．後期ではBruch膜断裂部で線維血管性組織が増生し，Bruch膜全体が肥厚する．色素線条に隣接するRPEは変性萎縮する．

■ OCT所見

1) RPEとBruch膜の屈曲（図1，3）
　色素線条部ではRPEとBruch膜が一体化した高反射ラインが局所的に波打って見える[6]．

2) Bruch膜の断裂
　色素線条が中心窩を横断した部分で，Bruch膜の断裂と網膜下出血が見えることがある（図2）．陳旧病巣でBruch断裂部が観察される（図2）．

3) 脈絡膜新生血管
　Type 2 CNVが多いが，基底部にType 1 CNVをもつ症例もある（図4）．網膜下出血は必発である．

4) CNVの線維性瘢痕期（図5）
　Bruch膜の前方で網膜下に線維瘢痕組織が形成される．自発蛍光が消失し，RPEは萎縮または欠損している．瘢痕病巣の外縁にouter retinal tubulationが起こることがある．

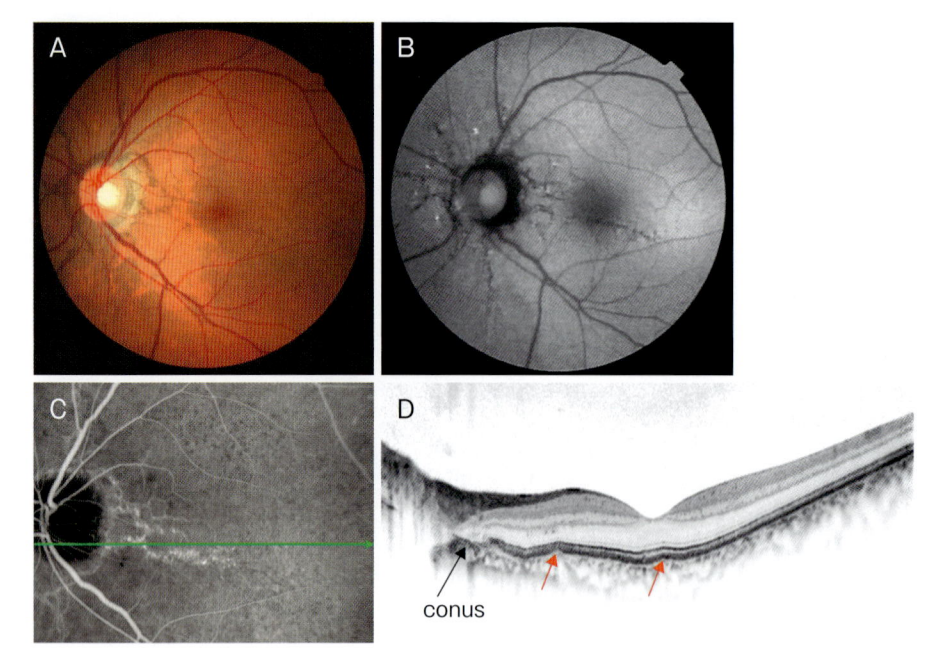

図1. 症例1：45歳，男性
左眼は無症状で，視力1.2 × −5.0D．右眼のゆがみが主訴．A) カラー眼底写真．B) 眼底自発蛍光（FAF）．視神経乳頭からヒトデ型に伸びる色素線条はFAFで明瞭になる．C) ICG蛍光造影の後期．D) OCT水平断．色素線条部ではRPEとBruch膜が屈曲している（赤矢印）．

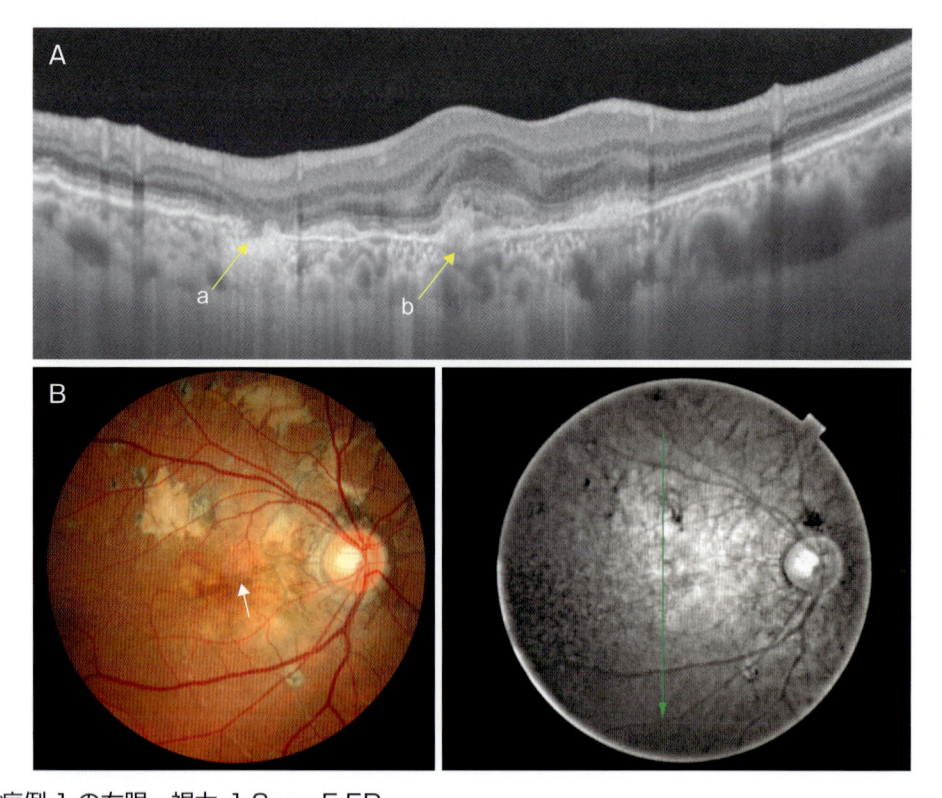

図2. 症例1の右眼．視力1.0 × −5.5D
A) OCT垂直断．Bスキャンは下段右に示した．黄斑上方でBruch膜の欠損（a）がある．中心窩下でBruch膜の断裂（b）と網膜下出血がある．B) カラー眼底写真．中心窩を横断する色素線条（矢印）がある．

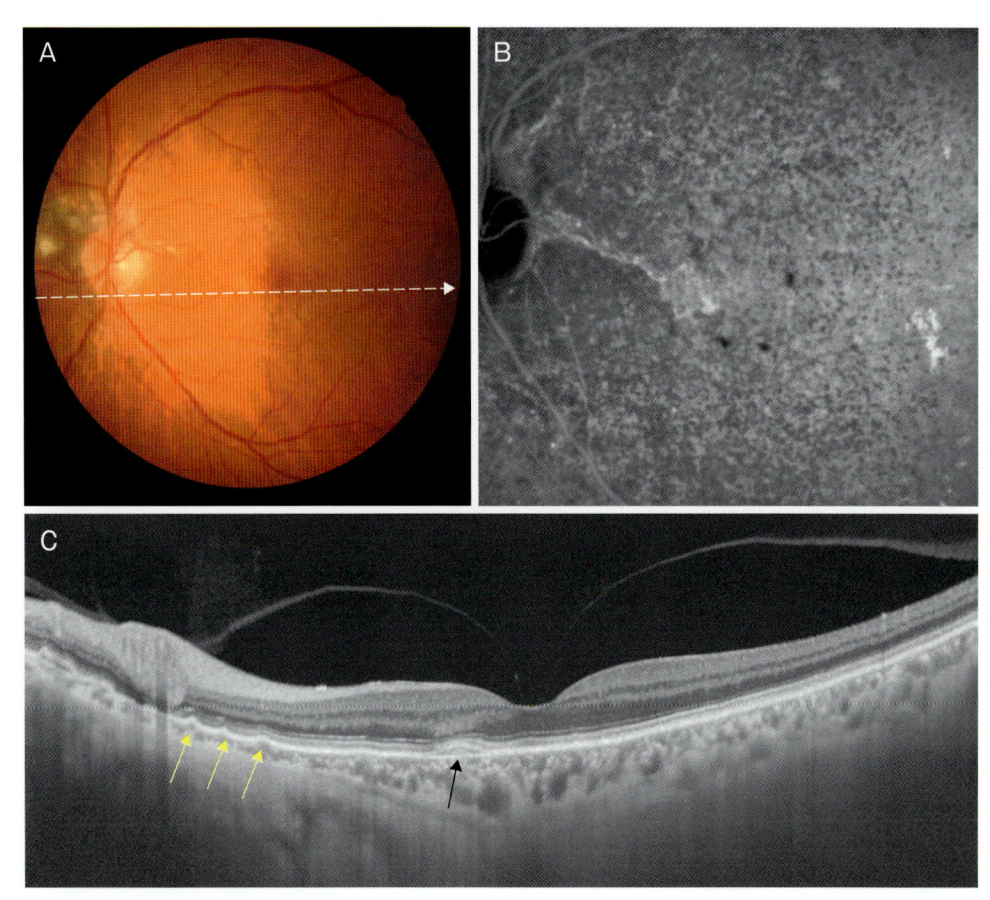

図3. 症例2：69歳，男性．左眼
右眼は中心暗点があるが左眼は無症状．左眼視力(1.0)．A)カラー眼底写真．乳頭からヒトデ状の色素線条がある．
B) ICG造影後期．C) OCT水平断．RPEとBruch膜の小隆起がある（黄色矢印）．中心窩の鼻側にRPE剝離
がある（黒矢印）．

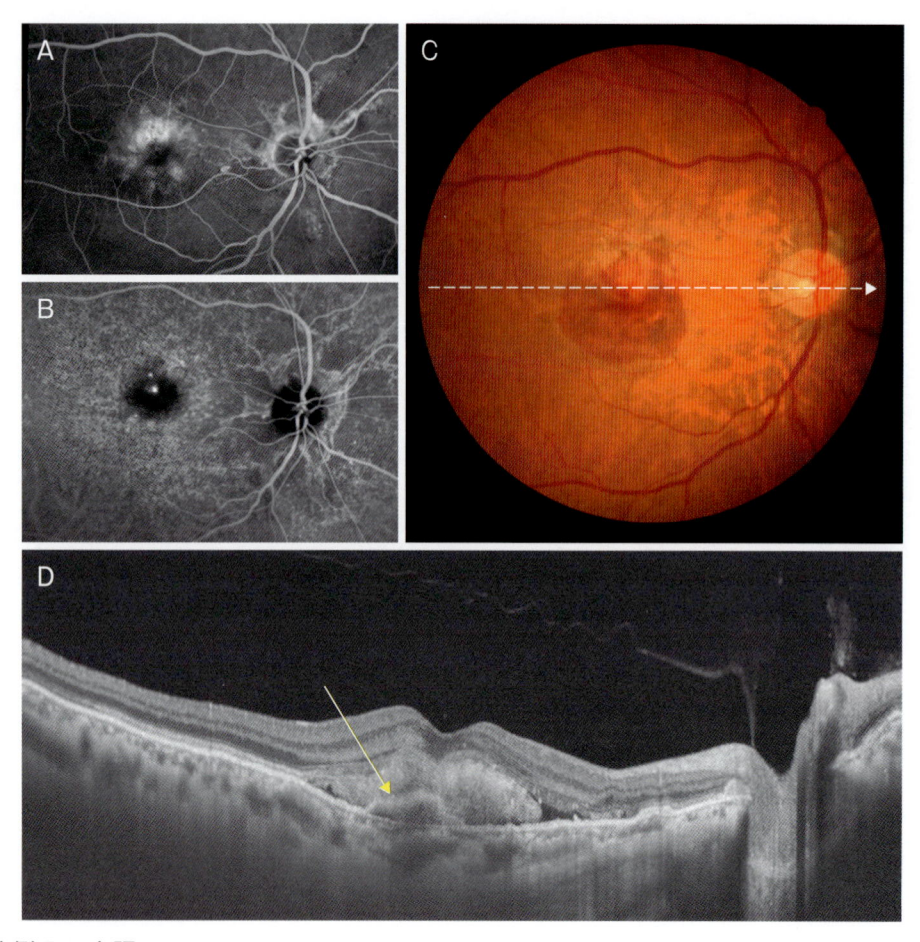

図4. 症例2の右眼
A) フルオレセイン蛍光造影. B) ICG 蛍光造影. 点状の漏出がある. C) 網膜下出血を伴ったCNV. D) OCT 水平断. 実質性のRPE剥離（黄色矢印）と網膜下の反射塊がある. Type 1 CNV が網膜下（Type 2）CNV へ成長したと考えられる. Bruch膜の断裂は同定できない.

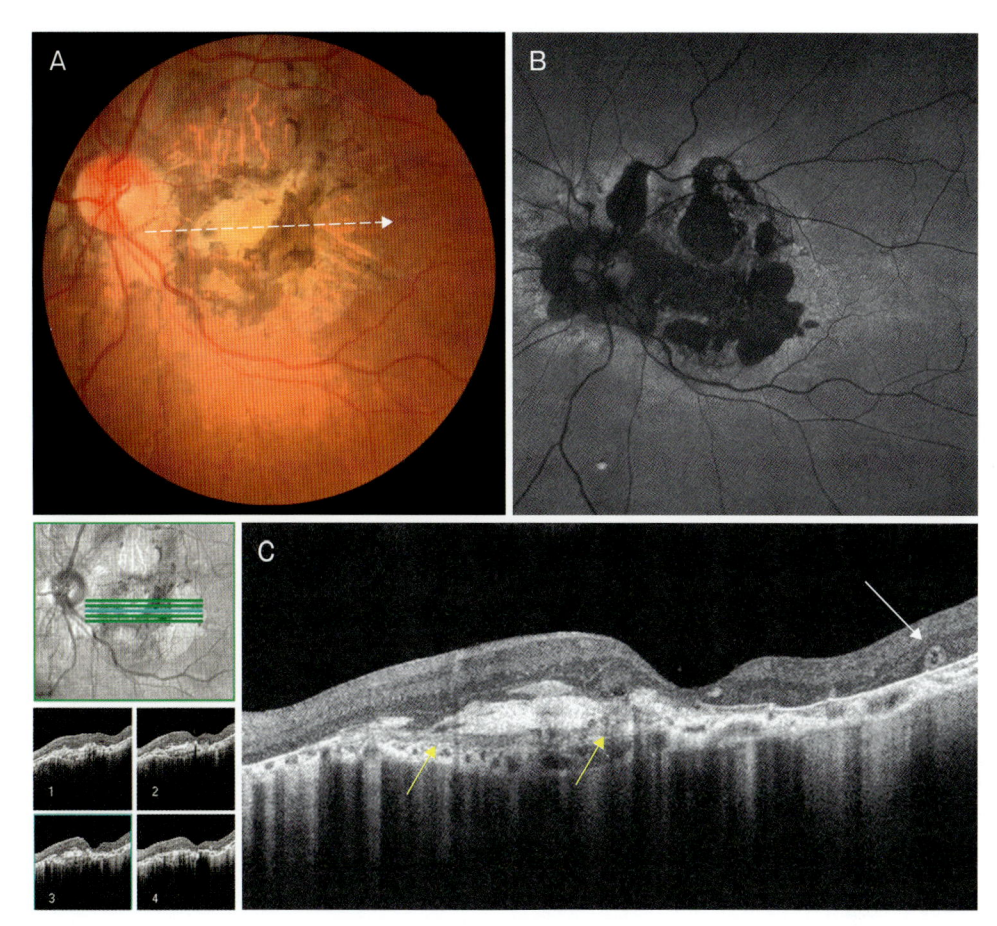

図 5. 症例 3：55 歳，女性．左眼視力 0.2(n.c)．瘢痕期の CNV
A) カラー眼底写真．瘢痕化した CNV が黄斑下にある．B) 自発蛍光は RPE の欠損により黄斑で消失している．
C) OCT 水平断．網膜下に瘢痕化した CNV が高反射となっている．Bruch 膜（黄色矢印）は CNV の下にある．
RPE 欠損部の耳側端に outer retinal tubulation（白矢印）がある．

文　献

1) Gliem M1, Zaeytijd JD, Finger RP, et al：An update on the ocular phenotype in patients with pseudoxanthoma elasticum. *Front Genet* **4**：14, 2013.
2) Le Saux O, Urban Z, Tschuch C, et al：Mutations in a gene encoding an ABC transporter cause pseudoxanthoma elasticum. *Nat Genet* **25**：223-227, 2000.
3) Bergen AAB, Plomp AS, Schuurman EJ, et al：Mutations in *ABCC6* cause pseudoxanthoma elasticum. *Nat Genet* **25**：228-231, 2000.
4) Gass JDM, Clarkson JG：Angioid streaks and disciform macular detachment in Paget's disease (osteitis deformans). *Am J Ophthalmol* **75**：576-586, 1973.
5) Dreyer R, Green WR：The pathology of angioid streaks：A study of twenty-one cases. *Trans Am Acad Ophthalmol Otolaryngol* **31**：158-167, 1978.
6) Ellabban AA, Hangai M, Yamashiro K, et al：Tomographic fundus features in pseudoxanthoma elasticum：comparison with neovascular age-related macular degeneration in Japanese patients. *Eye* **26**：1086-1094, 2012.

各論XI　ぶどう膜炎

1. 原田病

　原田病（Vogt-Koyanagi-Harada disease）は，メラノサイトに対する自己免疫疾患であり，眼，毛髪，内耳，皮膚に病変が出現する．病初期には頭痛，耳鳴り，難聴とともに両眼性の視力低下が発症する．眼病変は両眼性のぶどう膜炎で滲出性網膜剥離や乳頭浮腫を合併する．後期になると夕焼け眼底が出現する[1]．歴史的には眼底後極の病変を主体とする原田病と，前眼部炎症が中心のVogt-小柳病は別個に報告されたが，単一疾患の表現形の違いであると考えられるようになった．フルオレセイン蛍光造影（fluorescein angiography：FA）では，造影初期に網膜色素上皮（retinal pigment epithelium：RPE）からの点状漏出が後極部を中心に多発し，造影後期には多房性の色素貯留が起こる[2]．原田病にはステロイドパルス療法が著効する[3]．

■ OCT所見

　原田病の滲出性網膜剥離は特異なOCT像を示すので，これだけで原田病を疑うことができる．これに加えて脈絡膜の著明な腫脹があれば，原田病の可能性はさらに高まる．滲出液が網膜のどの層に貯留するかは，OCTの進化に伴って，さまざまな見解が出された[4〜6]．ここではSwept source OCT（SS-OCT）による最新の解釈を示す．

1) 特異な滲出液の貯留（図1〜5）

　滲出液は網膜下と網膜外層の2つのスペースに貯留する．後者では視細胞外節をRPE側に残して，網膜剥離が起こり，その網膜下に滲出液が貯留するのである．これは外節と内節が接合部（photoreceptor inner/outer segment junction：IS/OS）で分離し，その間に滲出液が貯まるので網膜外層への貯留ということになる．分離した外節層はRPEの上にあるが，しばしばRPEから剥離して網膜下に隔壁を提供する（図2，3）．このため滲出性網膜剥離は多房性になる．さらに貯留した滲出液の内部にはフィブリン膜が形成される（図1，2）．これも貯留空間が多房性になる原因である．視細胞の内節と外節は繊毛（cilium）で連結されているだけなので，炎症細胞の浸潤によりそれが分離するのはありうる話である．内節層が外顆粒層から分離して，U字型のスペースを作ることがある（図2）．同様に外節層が内節から分離してU字型のスペースを作ることもある（図3）．滲出液は炎症細胞やフィブリンを含むため，点状の高反射や隔壁状もしくは寒天状の反射塊を作る（図1〜3）．

2) RPEの波打ち（図2，5）

　脈絡膜が腫脹すると，RPEは凹凸になる．脈絡膜がEDIやSS-OCTで見えなかった時代は，これが脈絡膜腫脹のサインであった[8]．

3) 脈絡膜の変化（図1〜5）

　原田病の脈絡膜炎では，類上皮細胞とリンパ球が浸潤する[7]．急性期の脈絡膜は腫脹が強いため，脈絡膜と強膜の境界を同定できない．治療により炎症が消退すると，脈絡膜の厚さは正常に戻る[9,10]．逆に脈絡膜の厚みが増したときはSRDがなくても再発のサインである．SS-OCTは脈絡膜の腫脹の変化をモニターするのに有用である[11]．

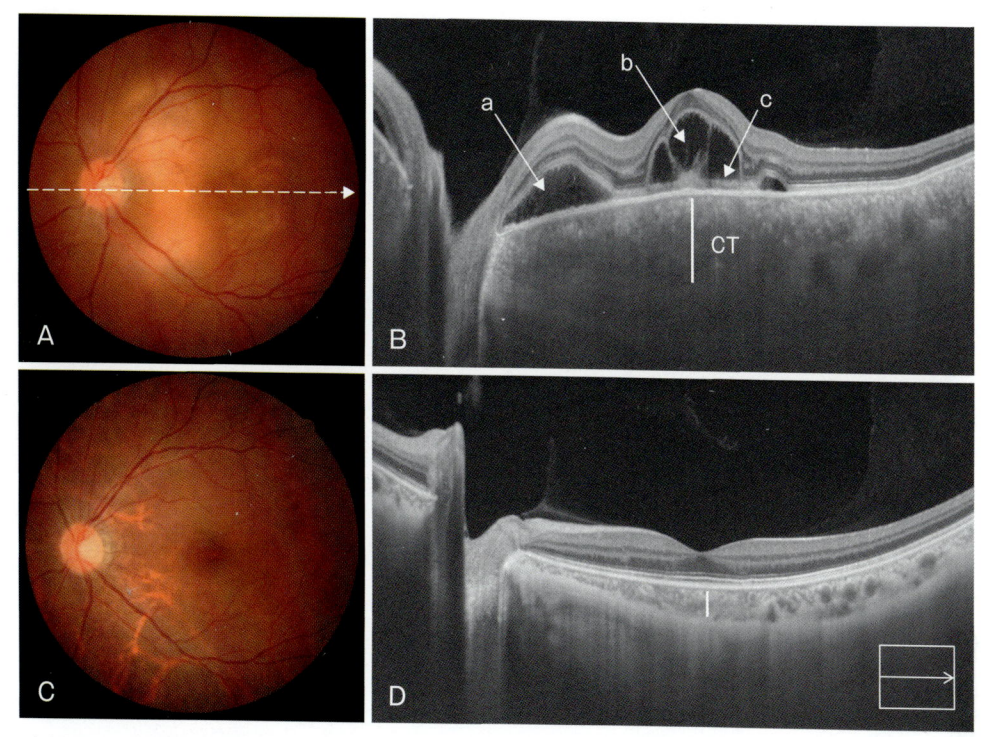

図 1. 症例 1：40 歳，女性
A）初診時．視神経乳頭の周囲と黄斑部に凹凸のある漿液性網膜剝離（SRD）がある．左眼視力 0.5．B）初診時の OCT．原田病では漿液が特徴的な貯留をする．真の SRD（a）では視細胞外節が網膜色素上皮（RPE）から剝離している．網膜外層内の漿液貯留（b）では，IS/OS で視細胞内節と外節が分離し，その間に漿液が貯留する．外節と思われる層（c）が RPE の上にある．網膜内漿液貯留 (b) の内部はフィブリンと思われる組織が隔壁を作り多房性になっている．脈絡膜は腫張し，厚さ（CT）が増大している．C）ステロイドパルス療法 2 カ月後．SRD は消失した．夕焼け眼底はない．視力 1.2．D）2 カ月後の OCT 水平断．SRD は消失．脈絡膜厚（白線）は正常化している．

4）乳頭浮腫型

視神経乳頭炎が病変の主で，漿液性網膜剝離が軽度の場合がある（図 5）．漿液性網膜剝離が軽度でも脈絡膜の肥厚と RPE の波うちがあれば原田病と診断できる．

5）Dalen-Fuchs nodule（図 4）

RPE と Bruch 膜の間に類上皮細胞が集まって結節を作ったものである．RPE の結節状隆起として観察できる．

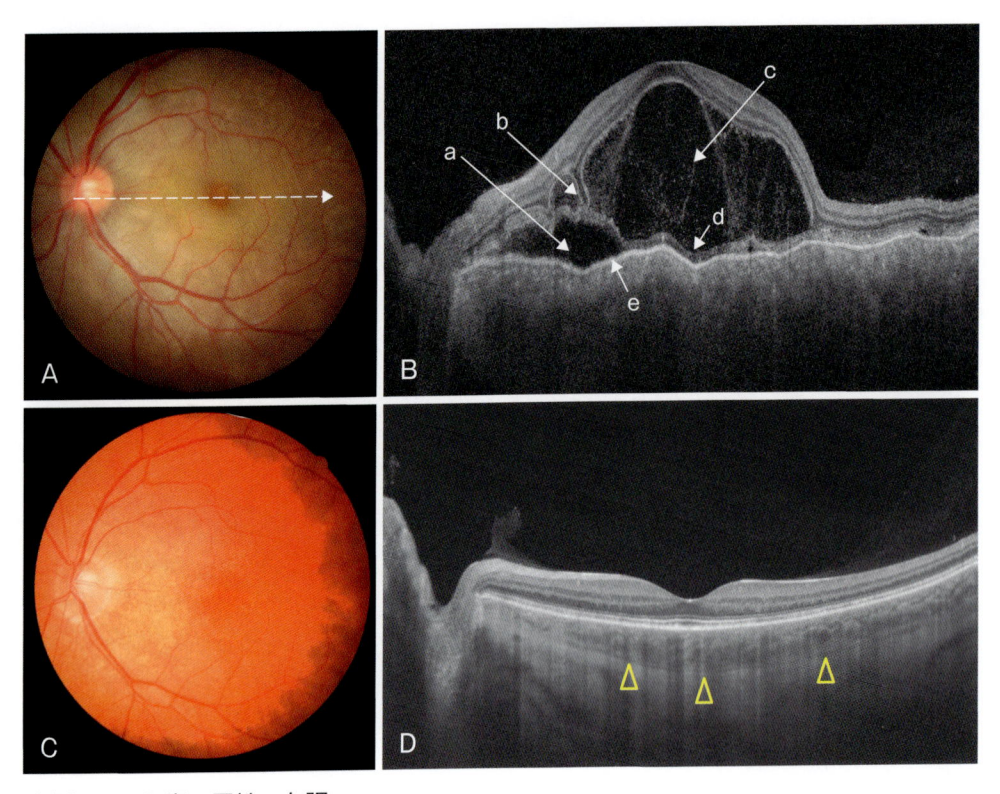

図2. 症例2：40歳，男性．左眼
A) 初診時視力は0.3．後極部に凹凸のあるSRDがあった．B) 初診時のOCT（水平）．さまざまな漿液の貯留がある．視細胞外節がRPEから剝離した真のSRD（a）．外節（d）をRPE側に残して，内節と外節の間への漿液貯留（c）．この空間にはフィブリンによる隔壁ができている．内節層（b）がつまみ上げられるように剝離して，その先端が外節に付着している．RPEが波打っている．脈絡膜は腫脹し反射も亢進しているため，その最外層は見えない．C) 10カ月後．視力は1.2．夕焼け状眼底になっている．D) 10カ月後のOCT水平断．SRDはなく，IS/OSも正常化した．脈絡膜腫脹がなくなり，強膜の境界（矢頭）を同定できる．

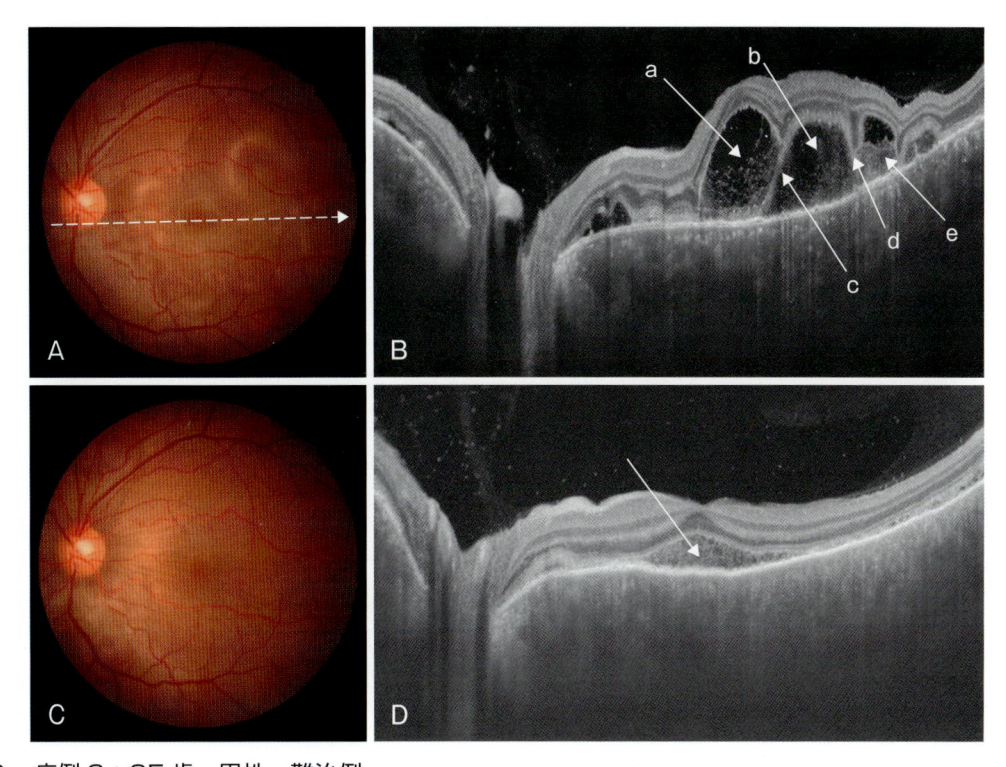

図3. 症例3：25歳，男性．難治例
A）初診時．凹凸のSRDが後極部にある．左眼視力 0.04. B）初診時のOCT（水平断）．視細胞内節と外節の間の漿液貯留（a）．SRD（b）．外節層（c）．つららのように垂れ下がった外節層（d）．フィブリン塊（e）．脈絡膜は腫脹しているため，その最外層が見えない．ステロイドパルス療法を施行．C）初診より1週後．SRDはほぼ吸収された．網膜に皺襞が見られた．D）脈絡膜はまだ肥厚しており，強膜との境界は依然見えない．網膜下腔は炎症産物を含む濃厚な漿液がある．硝子体内に炎症細胞が観察される．

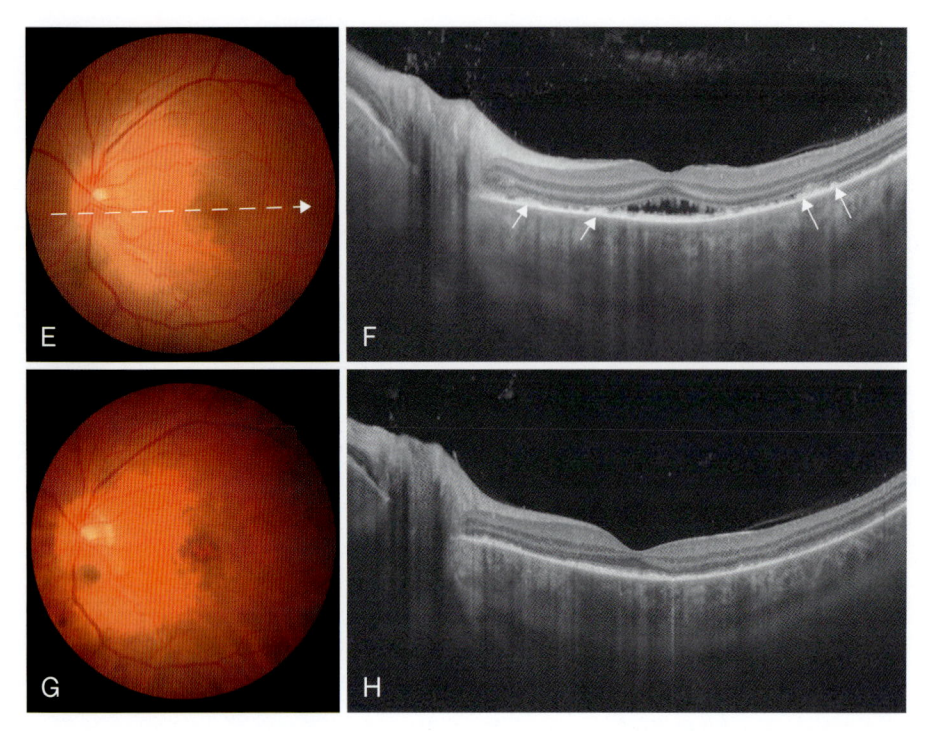

図4. 症例3のつづき
E) ステロイドパルス療法を2回施行し，6週後．SRDはほぼ吸収し，網膜皺襞も消えたが，視力は指数弁．F) 6週後のOCT．脈絡膜は依然，腫脹している．網膜下液の混濁はなくなった．視細胞外節は鋸歯状になっている．Dalen-Fuchs noduleと思われるRPEの結節状隆起（矢印）が散在している．G) 8週後．視力は0.4．眼底に脱色素が起こっている．H) 8週後のOCT（水平断）．脈絡膜の肥厚は改善したが，正常より厚い．SRDは吸収したが，IS/OSはまだ不整である．

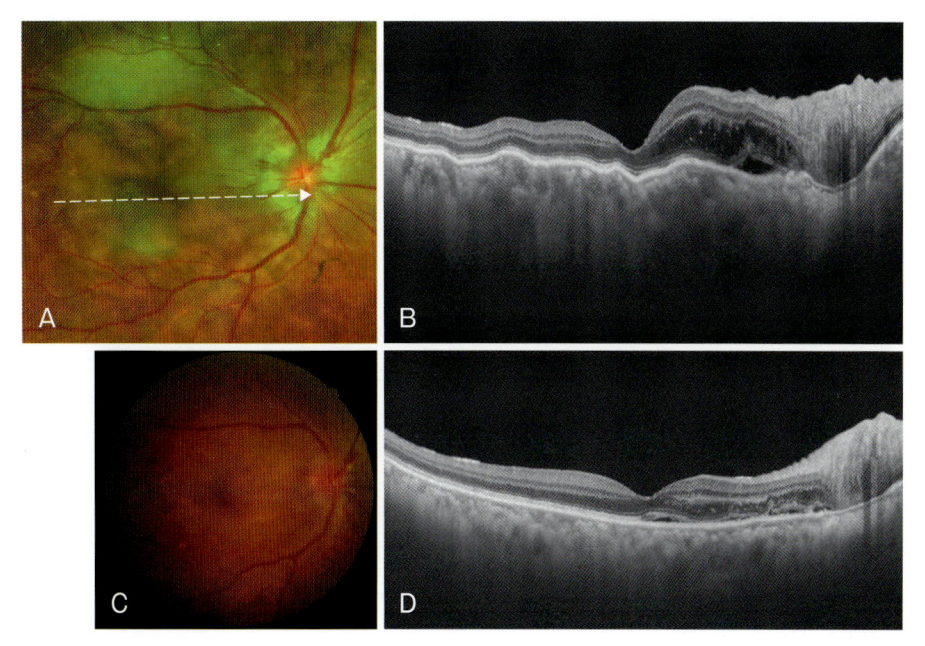

図5. 症例4：78歳，男性
A）初診時視力 1.0. 視神経乳頭炎による乳頭腫脹，出血が見られた．B）乳頭黄斑間の網膜外層の膨化が見られたが SRD はわずかであった．脈絡膜腫脹により RPE は波うち，脈絡膜と強膜の境界が不明瞭であった．ステロイドパルス療法とトリアムシノロン Tenon 囊下注射を施行した．C）1週後．視神経乳頭腫脹は減少した．D）OCT 水平断．視神経乳頭腫脹は残っているが，RPE は平坦化した．乳頭黄斑間の外網状層の腫脹は軽快していた．

文 献

1) Moorthy RS, Inomata H, Rao NA：Vogt-Koyanagi-Harada syndrome. *Surv Ophthalmol* **39**：265-292, 1995.
2) Gass JDM：Harada's disease. Stereoscopic atlas of macular diseases. In Diagnosis and Treatment, St Louis, 1996, CV Mosby, pp 176-180.
3) Sasamoto Y, Ohno S, Matsuda H：Studies on corticosteroid therapy in Vogt-Koyanagi-Harada disease. *Ophthalmol* **201**：162-167, 1990.
4) Yamaguchi Y, Otani T, Kishi S：Tomographic features of serous retinal detachment with multilobular dye pooling in acute Vogt-Koyanagi-Harada disease. *Am J Ophthalmol* **144**：260-265, 2007.
5) Maruyama Y, Kishi S：Tomographic features of serous retinal detachment in Vogt-Koyanagi-Harada syndrome. *Ophthalmic Surg Lasers Imaging* **35**：239-242, 2004.
6) Ishihara K, Hangai M, Kita M, et al：Acute Vogt-Koyanagi-Harada disease in enhanced spectral-domain optical coherence tomography. *Ophthalmol* **116**：1799-1807, 2009.
7) Yanoff M, Fine BS：Ocular Pathology. Granulomatous inflammation, ed 5, St Lous, Missouri, 2002, Mosby, pp 100-101.
8) Wu W, Wen F, Huang S, et al：Choroidal folds in Vogt-Koyanagi-Harada disease. *Am J Ophthalmol* **143**：900-901, 2007.
9) Gupta V, Gupta A, Gupta P, et al：Spectral-domain cirrus optical coherence tomography of choroidal striations seen in the acute stage of Vogt-Koyanagi-Harada disease. *Am J Ophthalmol* **147**：148-153, 2009.
10) Maruko I, Iida T, Sugano Y, et al：Subfoveal choroidal thickness after treatment of Vogt-Koyanagi-Harada disease. *Retina* **31**：510-517, 2011.
11) Nakai K, Gomi F, Ikuno Y, et al：Choroidal observations in Vogt-Koyanagi-Harada disease using high-penetration optical coherence tomography. *Graefes Arch Clin Exp Ophthalmol* **250**：1089-1095, 2012.

2. 眼サルコイドーシス

　サルコイドーシス（sarcoidosis）は，類上皮細胞肉芽腫（サルコイド結節）を特徴とする原因不明の全身性炎症性疾患である．肺，眼，皮膚，リンパ節，心臓など多臓器が侵される．女性は男性より2倍罹患頻度が高い．患者の年齢分布は20歳代と50歳代の二峰性を示す．眼科的には肉芽腫性前部ぶどう膜炎，隅角結節，テント状周辺虹彩前癒着，雪玉状または真珠首飾り状硝子体混濁，網膜静脈周囲炎，網脈絡膜滲出斑を特徴とする．眼症状のみで全身症状を伴わないものを眼サルコイドーシスと呼ぶが，現在の診断基準では診断できないものが多く，問題になっている[1]．サルコイドーシスの視力障害の原因は，慢性的な囊胞様黄斑浮腫（cystoid macular edema：CME）と続発緑内障である．白内障の手術が必要になる例が多い．

■ OCT 所見

　Swept source OCT は Spectral domain OCT では描出できなかった硝子体細胞や脈絡膜を描出できるので診断価値が高い．

1） 硝子体混濁（OCV）
　網膜に隣接する硝子体と炎症細胞の観察は SS-OCT で可能になった．症例1で後部硝子体剥離（PVD）のない右眼（図1）では，炎症細胞はゲルに取り込まれているが，PVDの起こった左眼（図2）では，炎症細胞は硝子体液のなかにびまん性に拡散している．症例1では無数のサルコイド結節が眼底周辺部に分布しているが，脈絡膜の腫脹はない（図1, 2）．

2） 囊胞様黄斑浮腫（図3）
　囊胞様黄斑浮腫は視力低下の最大の原因である．症例2では左眼にCMEがあり，黄斑前膜を伴っている．黄斑前膜は右眼にもある．一般に黄斑前膜はサルコイドーシスに合併することが多い．25歳と若年であるためPVDはなく，炎症細胞はゲルに取り込まれている．

3） サルコイド結節（図4）
　小さなサルコイド結節は周辺部眼底に無数に出現する．眼サルコイドーシスで巨大な肉芽腫が眼底に生じるのはまれである（症例3）．局所ステロイドで瘢痕萎縮巣になった．

文 献
1) 山口恵子，中嶋花子，東　永子，他：サルコイドーシス診断基準による眼サルコイドーシスの診断．日眼会誌 108：98-102, 2005.

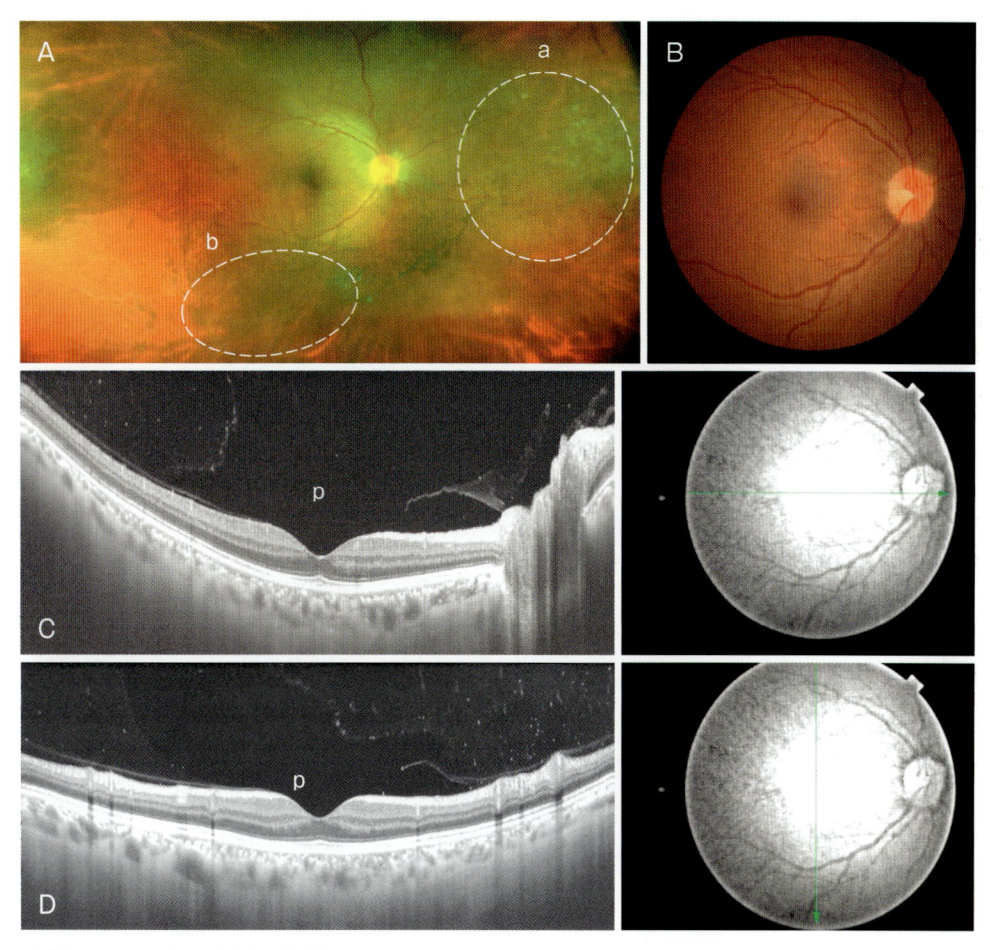

図1. 症例1：50歳, 女性. 右眼
4カ月前から飛蚊症. 2週前から左眼がかすんできた. 1週前に眼科受診し高眼圧（右眼42mmHg, 左眼34mmHg）だった. 右眼視力1.2 × −1.75D. A) 周辺部（a）にサルコイド結節が集簇している. Periphlebitis（b）がある. B) 後極部眼底は一見正常に見える. C) OCT 水平断. D) OCT 垂直断. ゲルの中に炎症細胞による多数の点状反射がある. 流れた点状反射(D)はミラーイメージの混入である(p.22参照). 硝子体ポケット(p).

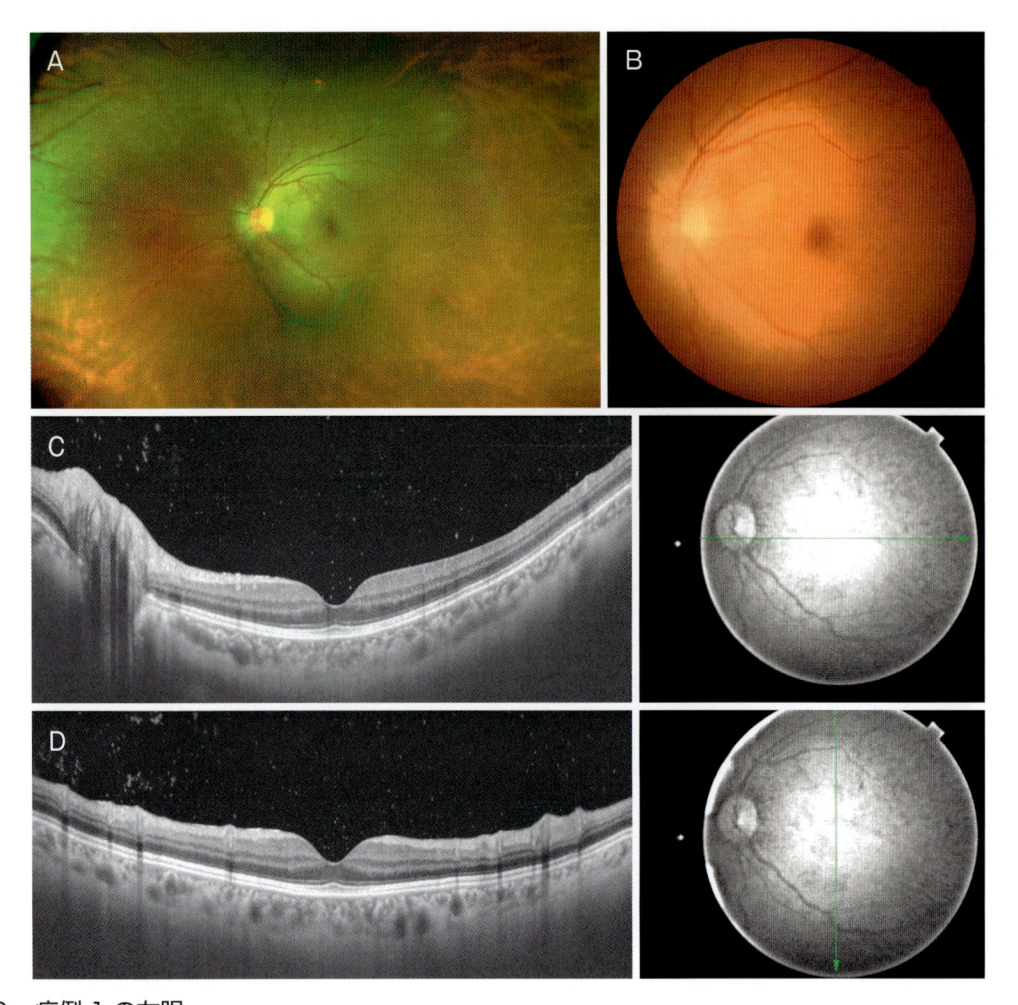

図2. 症例1の左眼
視力 1.2 × −1.25D. 左眼のかすみを自覚. A) 周辺部全周に無数のサルコイド結節が集簇している. B) 硝子体混濁がある. C) OCT 水平断. D) OCT 垂直断. 後部硝子体剝離があるため,硝子体ゲルは見えない. 硝子体腔に無数の細胞が点状反射としてある. 大きい点状反射はミラーイメージの混入が疑われる.

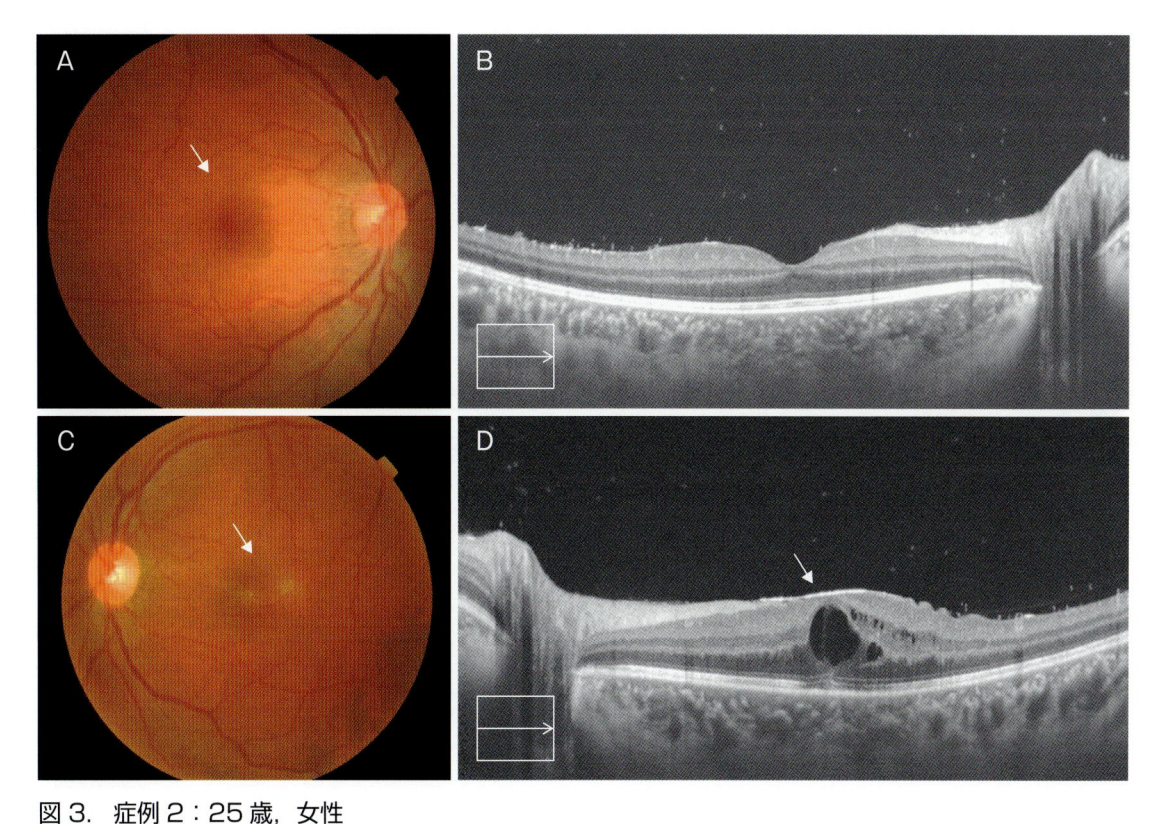

図3. 症例2：25歳，女性
2カ月前から左眼の視力低下があった．1カ月前にサルコイドーシスと診断された．視力は右眼1.2，左眼 0.8 × −0.5D．**上段：右眼．A)** 黄斑に前膜と皺襞がある（矢印）．**B)** OCT 水平断．硝子体中に炎症細胞による多数の点状反射がある．**下段：左眼．C)** 黄斑前膜が収縮している（矢印）．**D)** OCT 水平断．黄斑前膜（矢印）と囊胞様黄斑浮腫がある．硝子体中に炎症細胞による多数の点状反射がある．両眼とも硝子体剥離はない．

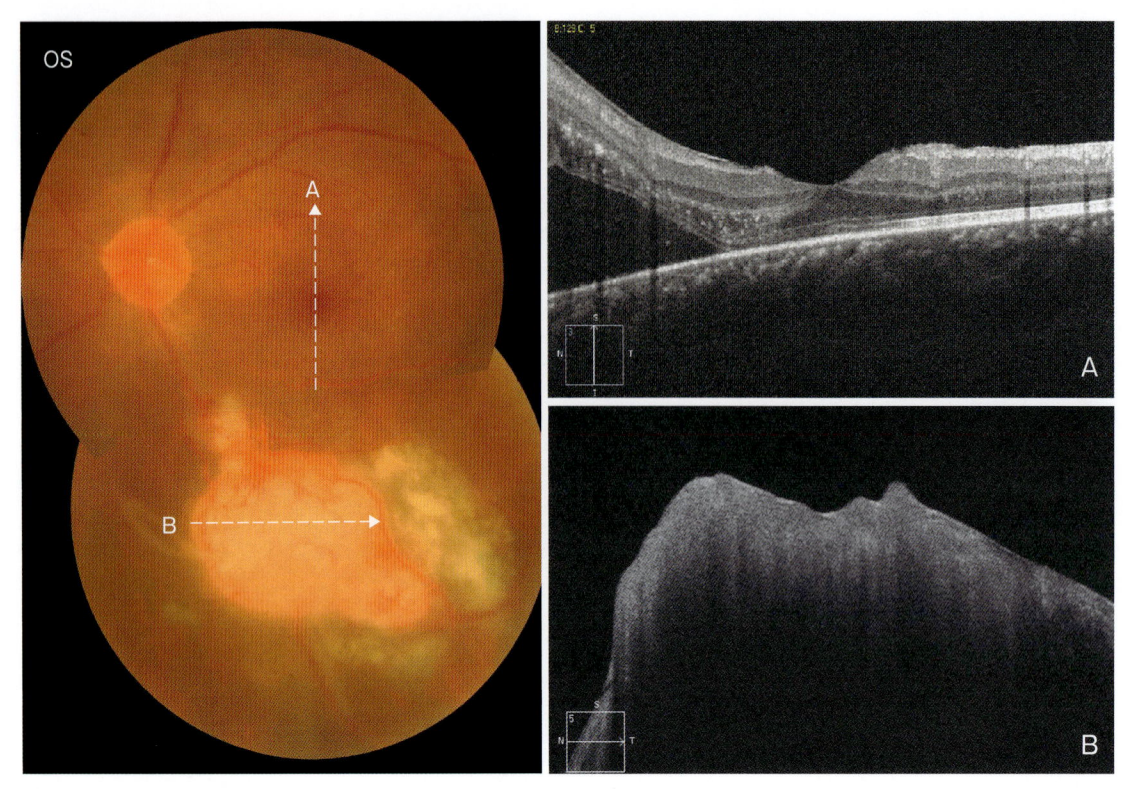

図4. 症例3：36歳, 男性
1年前に内科でサルコイドーシスの確定診断. 視力：右眼 0.6 × −1.75D, 左眼 1.2 × −2.0D. **左**：左眼のカラー眼底写真. 血管アーケード下方に巨大な肉芽腫があった. **右**：A）黄斑部の OCT. 黄斑部下方に漿液性網膜剥離が見られた. B）肉芽腫の OCT. 充実性で内部は見えない.

3. ベーチェット病

　ベーチェット病（Behçet disease）の主症状は，口腔粘膜のアフタ性潰瘍，外陰部潰瘍，眼症状，皮膚症状（結節性紅斑など）である[1]．眼症状は再発性のぶどう膜炎であり，前眼部と後眼部のいずれにも発症する．90％は両眼性で，再発性の発作が繰り返され徐々に視力低下をきたす．前部ぶどう膜炎は非肉芽性虹彩炎で，好中球の遊走による前房蓄膿が特徴的である．後部ぶどう膜炎は，硝子体混濁，出血を伴う閉塞性網膜血管炎，視神経乳頭発赤腫脹，網膜びまん性浮腫，出血を伴う浸潤病巣，嚢胞様黄斑浮腫，動静脈拡張蛇行が見られる（図1，2）．フルオレセイン蛍光造影では，びまん性の網膜毛細血管の拡張，透過性亢進，血管閉塞，血管新生が見られる（図1C）．全身療法としてコルヒチンの内服，シクロスポリン投与が行われるが，ステロイドの局所療法が奏効する報告も多い．最近ではインフリキシマブの点滴が良好な治療効果をあげている．

■ OCT 所見

1) 閉塞性網膜血管炎

　ベーチェット病の眼底発作は閉塞性網膜血管炎の形をとる．出血，軟性白斑，網膜の白濁，網膜下の滲出病変があるので，網膜静脈分枝閉塞症に似ている（図1A，図4A）．軟性白斑部はOCTで網膜内

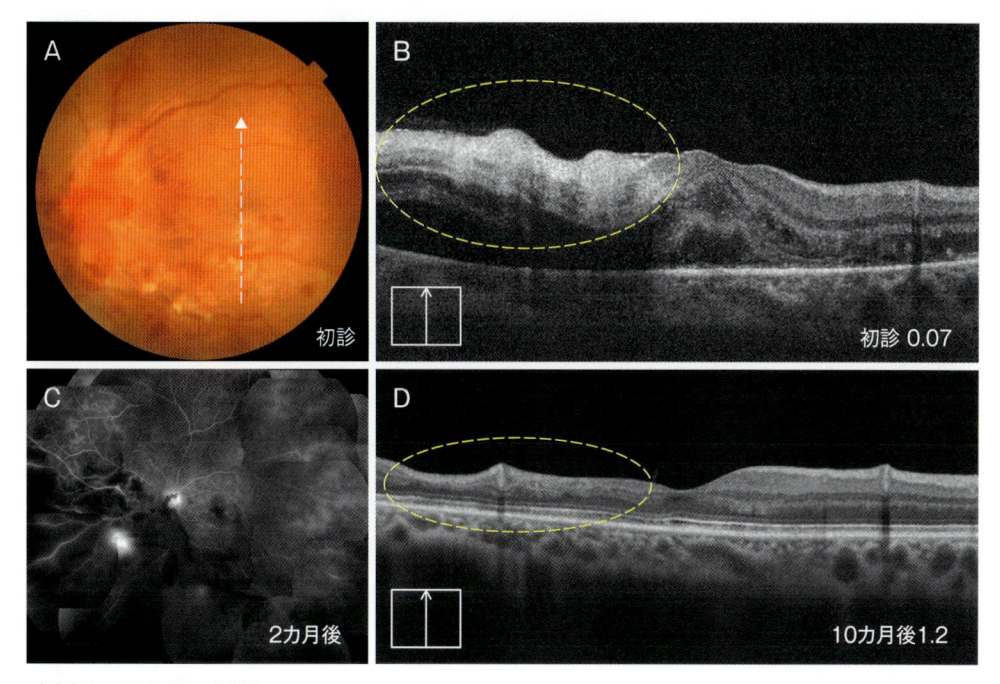

図1．症例1：32歳，男性
皮膚科生検でベーチェット確定．A）初診時．左眼視力0.07．後極部眼底の下方に軟性白斑が多発したhemi-CRVO様出血がある．視神経乳頭浮腫と乳頭出血がある．B）OCT垂直断．中心窩下方の網膜内層が高反射になっている（黄色破線囲み）．網膜外層の膨化と滲出性網膜剝離がある．C）2カ月後のフルオレセイン蛍光造影では鼻側から下方に無灌流域があり，神経，新生血管の蛍光漏出があった．周辺に羊歯状の過蛍光が見られた．D）10カ月後のOCT垂直断．初診から6カ月後に硝子体手術を施行した．網膜の浮腫は消退した．初診時の網膜白濁部分では網膜内層の非薄化が見られた（黄色破線囲み）．

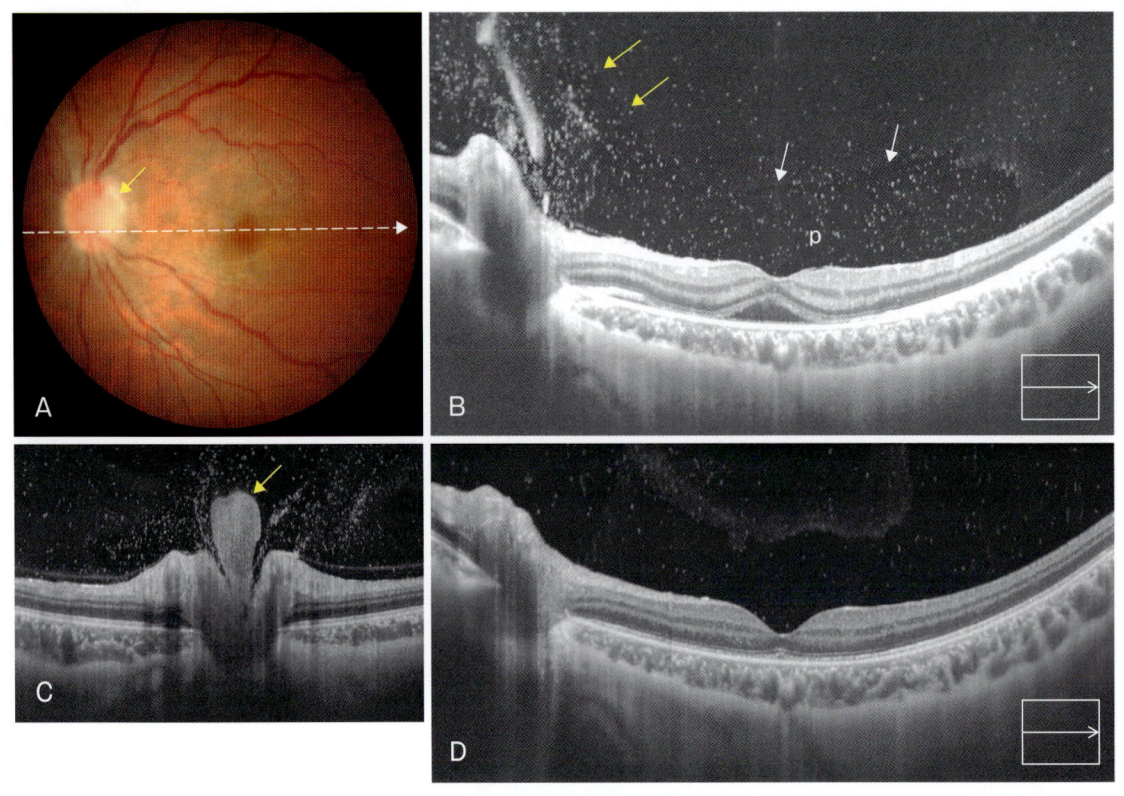

図2. 症例2：27歳, 男性. 皮膚科でベーチェット確定
A) 初診時視力 0.4. Cloquet 管の乳頭付着部に細胞貯留（矢印）がある. 網膜静脈の拡張があった. B) A の OCT 垂直断. 硝子体ポケット(p)と Cloquet 管に炎症細胞が高密度に分布している. Cloquet 管の境界（黄色矢印）と硝子体ポケットの前縁（白矢印）. 黄斑に漿液性網膜剝離が見られる. C) 視神経乳頭の OCT 垂直断. 視神経乳頭に Bergmeister's papilla（一次硝子体遺残）が見られる（矢印）. Cloquet 管に炎症細胞の密度が高い. D) トリアムシノロン Tenon 囊下注射, 2 週後の OCT. 視力は 0.5. 視神経腫脹は軽快し, 視神経付近に見られた細胞浸潤も減少した.

層の反射亢進を呈する. 多くの場合, 滲出性ないし漿液性網膜剝離を伴う（図 1B, 図 4B）. 急性期を過ぎると, 網膜血管閉塞部では網膜内層の菲薄化が起こる（図 1C, D）. 好中球の網膜下浸潤により視細胞が破壊されると, 視細胞内節外節接合部（photoreceptor inner/outer segment junction：IS/OS）などの光受容層が消失し, 網膜外層の菲薄化が起こる[2,3]（図 4C, D）.

2) 好中球の浸潤

ベーチェット病の急性発作における炎症細胞は好中球が主体である. 好中球は急速に遊走する. 症例 2 は後部硝子体剝離（posterior vitreous detachment：PVD）のない例であるが, Cloquet 管の乳頭付着部の内部に炎症細胞が貯留している（図 2A）. SS-OCT では, 炎症細胞が Cloquet 管（図 2C）と硝子体ポケットの中（図 2B）に高濃度で浸潤しているのが見える. 急性炎症が去ると炎症細胞は減少する（図 2D）. 症例 3 は PVD が起こっている例である. 虹彩炎と隅角に蓄膿（図 3C）がある. 網膜静脈の拡張はあるが, 一見, 硝子体混濁はない（図 3A）. しかし, OCT では PVD の生じた後方の硝子体腔に炎症細胞が無数に出現しているのがわかる（図 3B）. 急性発作が過ぎると炎症細胞が激減する（図 3D）.

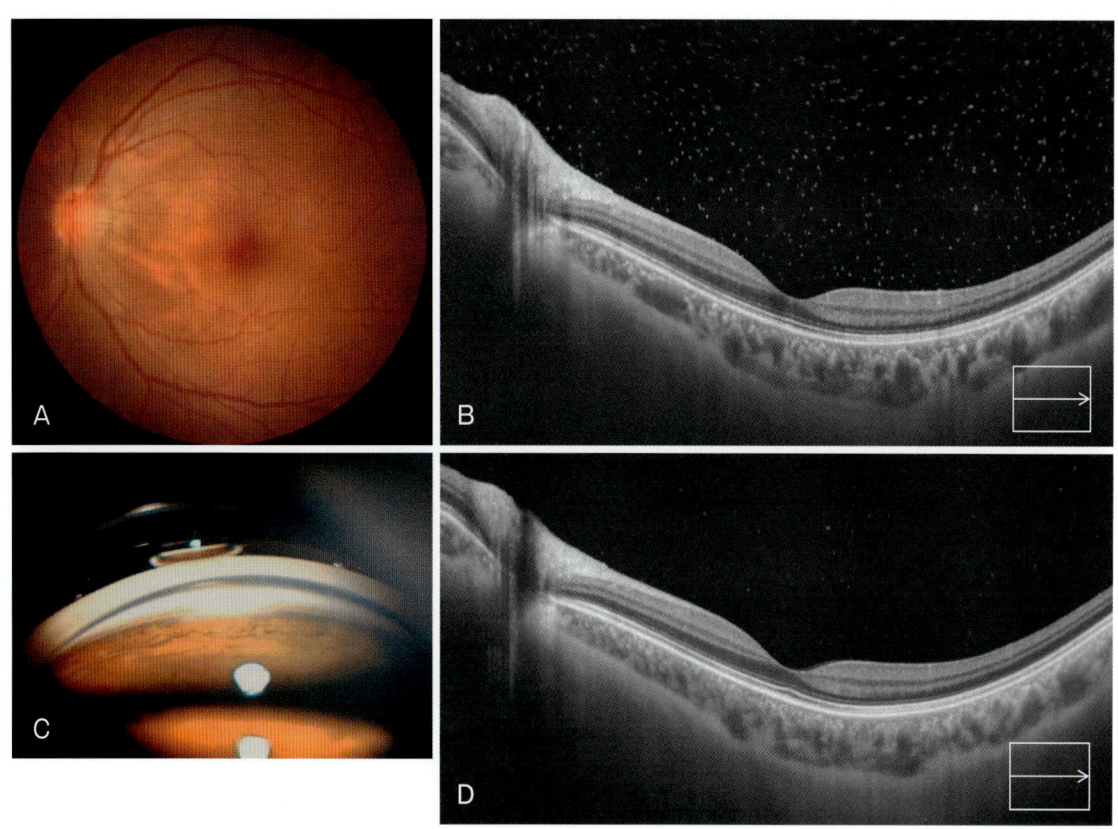

図3. 症例3：34歳，女性
神経ベーチェットが確定診断されている．数日前から左の飛蚊症を自覚．A）視力1.0. 虹彩炎はあるが，検眼鏡的に硝子体混濁はなかった．B）PVDあり．炎症細胞が硝子体内（retrohyaloid space）に拡散している．C）隅角鏡にてangle hypopyonが見られた．D）トリアムシノロンTenon嚢下注射2カ月後，硝子体内の炎症細胞は減少した．

文 献

1) 増田寛次郎，宇山昌延，臼井正彦，他（編）：ぶどう膜炎，1999, 医学書院，pp 68-81.
2) Unoki N, Nishijima K, Kita M, et al：Structural changes of fovea during remission of Behçet's disease as imaged by spectral domain optical coherence tomography. *Eye (Lond)* **24**：969-975, 2010.
3) Takeuchi M, Iwasaki T, Kezuka T, et al：Functional and morphological changes in the eyes of Behçet's patients with uveitis. *Acta Ophthalmol* **88**：257-262, 2010.

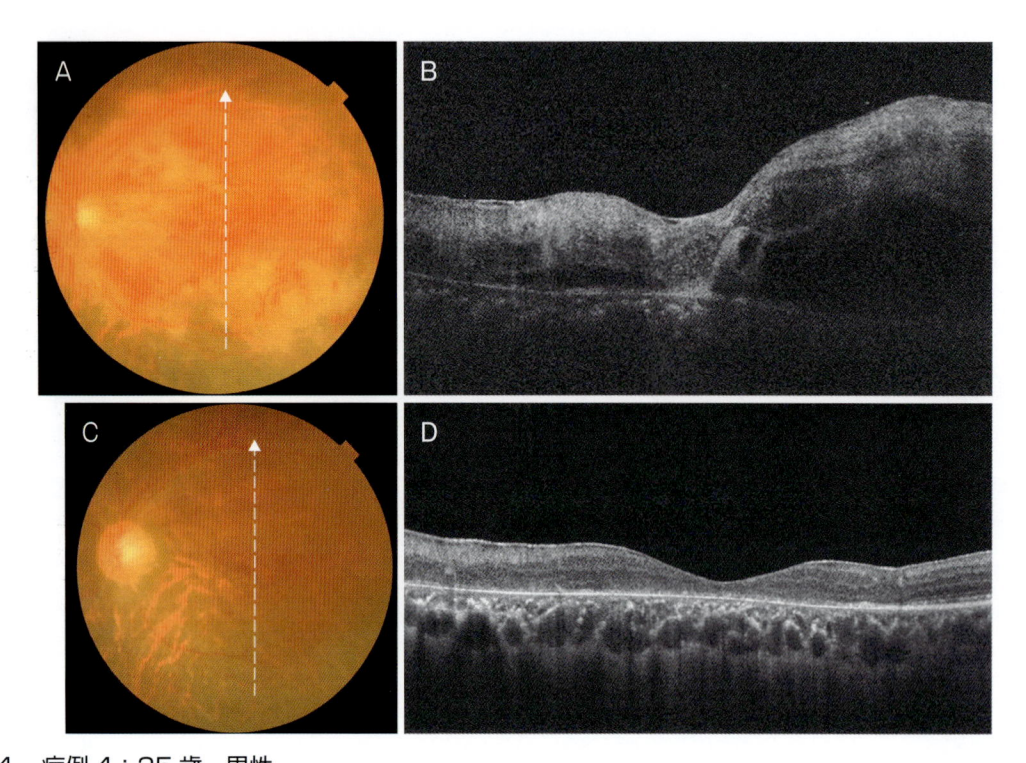

図4. 症例4：35歳，男性
10年来のベーチェット病，インフリキシマブ点滴中．発作を繰り返している．3カ月前に左白内障手術を施行．A）炎症が急性増悪した．網膜の混濁と出血が見られた．視力0.03．B）AのOCT．細胞浸潤のため網膜内層は反射が亢進していた．漿液性網膜剥離も見られた．C）Aの2カ月後，トリアムシノロンTenon囊下注射により，炎症は鎮静化した．D）CのOCT．IS/OSとRPEは消失し，網膜外層が菲薄化している．

4. 眼トキソプラズマ症

　眼トキソプラズマ症（ocular toxoplasmosis）は，トキソプラズマ原虫（*Toxoplasma gondii*）による感染性ぶどう膜炎であり，全ぶどう膜炎患者の約1%を占める[1]．感染様式には，妊娠中に初感染した母親から胎盤を通じて感染する先天感染と，シスト（cyst）を保有した生肉を介して経口感染する後天感染がある．先天感染は両眼性が多く，黄斑部に壊死性瘢痕を形成することが多い．この瘢痕病巣には宿主の免疫反応を刺激することなく組織内シストが形成される．なんらかのきっかけでシストの破壊が起きると，瘢痕病巣の近傍に白色の浸潤病変が形成され再発する[2]．後天感染の多くは軽度のリンパ節腫脹程度にとどまり，不顕性感染に終わることが多い．眼症状をきたす場合は片眼性のことが多く，瘢痕病巣を伴わずに後極部の浸潤病変を生ずる．診断には血清抗トキソプラズマ抗体の測定をまず行うが，過去の不顕性感染があり得ることや，初感染後もIgM抗体陽性が長期に持続することから解釈は難しい．IgG抗体陰性であれば本症は否定される．最近では，眼内液のトキソプラズマDNAをPCR（polymerase chain reaction）法により証明する方法[3]や，血清と眼内液のトキソプラズマQ値を計算する方法[4]の有用性が報告されている．治療にはアセチルスピラマイシンの内服が第一選択であるが，欧米ではクリンダマイシンやスルファメトキサゾール・トリメトプリム合剤も用いられる．再発性の経過をとる場合がある．蛍光眼底造影において網膜滲出病変よりも広範囲の低蛍光が見られることが知られている[5]．

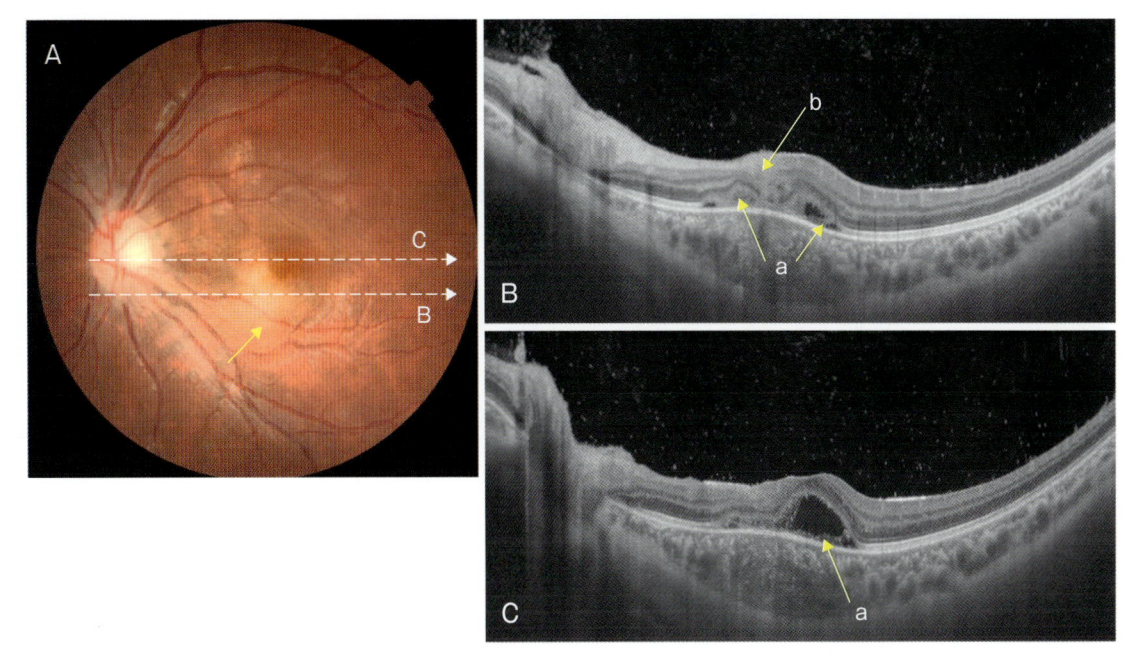

図1．症例1：20歳，女性
5年前に後天感染による左眼の眼トキソプラズマ症の既往がある．1週間前から左眼視力低下を訴え受診．視力は右眼1.2，左眼0.9．A）左眼の黄斑部に浸潤病変（黄色矢印）があり，再発と診断した．白矢印はBスキャンの方向．B）浸潤病巣ではIS/OSが消失し，浸潤した細胞が袋状の組織を形成しているように見える（a）．膜内層にも細胞浸潤による高反射がある（b）．硝子体中には無数の炎症細胞がある．脈絡膜が著明に肥厚している．C）中心窩では漿液性網膜剝離がある．袋状組織の一部（a）が見える．

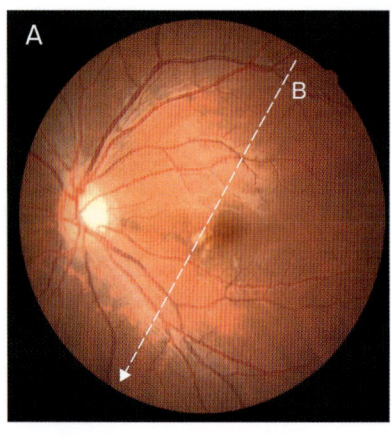

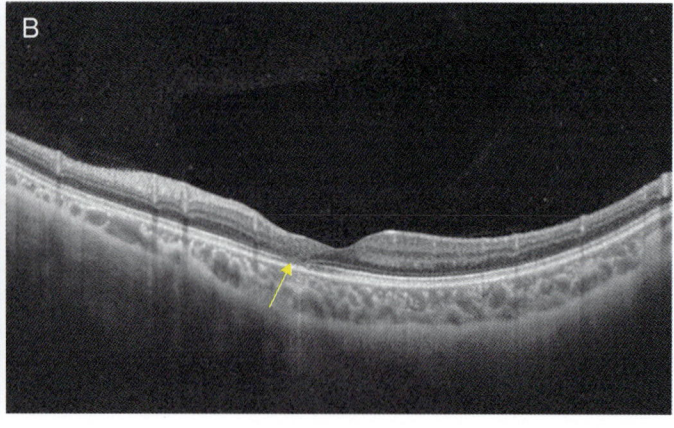

図2. 症例1の10カ月後
アセチルスピラマイシンの内服を2クール施行し改善するも，7カ月後に再発．さらに1クールを追加した．視力は右眼1.2，左眼1.2．A）左眼の病巣は瘢痕化した．白矢印はBスキャンの方向．B）病変部ではIS/OSが消失している（黄色矢印）．同部の網膜は層構造が消失し菲薄化している．脈絡膜の肥厚と硝子体中の細胞は消失した．

■ OCT 所見

1）網膜下の囊胞様スペース（図1）

急性期には滲出性網膜剥離内に袋状の組織が出現することがある．Ouyangらは，huge outer retinal cystoid space[6]と呼び，視細胞外節層が袋の膜を作っているのではないかと推論している．そうすると原田病に類似した構造ということになる．眼トキソプラズマ症は肉芽性炎症であるので，肉芽を構成する組織が袋を形成することもありうるのではないかと筆者は考える．

2）脈絡膜の腫脹（図1）

EDIやSS-OCTにより，黄白色浸潤病巣部では脈絡膜が著明に腫脹しているのが観察される[7]．

3）陳旧期（図2）

白色病巣は瘢痕化する．瘢痕部ではIS/OSの消失と網膜の層状構造の消失，そして菲薄化が起こる．

文　献

1) Goto H, Mochizuki M, Yamaki K, et al：Epidemiological study of intraocular inflammation in Japan. *Jpn J Ophthalmol* 51：41-44, 2007.
2) Ryan SJ：Section 6 Inflammatory Disease. Chapter 89 Ocular Toxoplasmosis. Retina, ed 4, 2005, Elsevier Mosby, pp 1583-1595.
3) Sugita S, Ogawa M, Inoue S, et al：Diagnosis of ocular toxoplasmosis by two polymerase chain reaction (PCR) examinations：qualitative multiplex and quantitative real-time. *Jpn J Ophthalmol* 55：495-501, 2011.
4) 竹内正樹，澁谷悦子，飛鳥田有里，他：Q値により確定診断された後天性眼トキソプラズマ症の2例．あたらしい眼科 27：667-670, 2010.
5) 伊藤はる奈，高橋淳士，長岡康司，他：先天眼トキソプラズマ症の再発時における治療前後の光干渉断層計所見変化．臨眼 63：769-774, 2009.
6) Ouyang Y, Pleyer U, Shao Q, et al：Evaluation of cystoid change phenotypes in ocular toxoplasmosis using optical coherence tomography. *PLoS ONE* 9：e86626, 2014. doi：10.1371/journal.pone.0086626.
7) Goldenberg D, Goldstein M, Loewenstein A, et al：Vitreal, retinal, and choroidal findings in active and scarred toxoplasmosis lesions：a prospective study by spectral-domain optical coherence tomography. *Graefes Arch Clin Exp Ophthalmol* 251：2037-2045, 2013.

各論XII 炎症性疾患

1. 急性帯状潜在性網膜外層症

　急性帯状潜在性網膜外層症（acute zonal occult outer retinopathy：AZOOR）は，光視症を伴う急激な1～数カ所の視野欠損を主症状とする疾患で，1993年にGassによりはじめて報告された[1～3]．若年の健康な女性に好発し，片眼性のことが多いが両眼発症もある．
　本症の主病変は，網膜外層の機能低下と網膜色素上皮萎縮と考えられているが，その病因は不明である．AZOORと臨床症状が重なる疾患にはmultiple evanescent white dot syndrome (MEWDS), acute idiopathic blind spot enlargement (AIBSE) などがある．これらはマリオット盲点の拡大が常にあり，同一疾患のスペクトラム上にあると考えられている．本症はこの他にmultifocal choroiditis (MFC), punctate inner choroidopathy (PIC), acute macular neuroretinopathy (AMN) と鑑別を要する．OCTにより，本症の主病巣は視細胞外節の破壊であり，それに外顆粒層の菲薄化が加わることもあることがわかった[4,5]．陳旧病巣では網膜色素変性様の萎縮を伴う．新鮮例では検眼鏡的には異常がないので，球後視神経炎に間違われることが多い．視野欠損はマリオット盲点が拡大した耳側暗点になることが多いが，中心暗点を主症状とするものもある．視野欠損領域に一致した光受容層（IS/OS, ELM, COST）の欠損が診断の決め手になる．多局所網膜電図（multifocal electroretinogram：mERG）では視野欠損に一致した振幅の低下がある．視細胞外節の破壊はAZOORでは不可逆的であるが，MEWDSではほぼ修復される．

■ OCT所見

1）マリオット盲点拡大型（症例1）

　典型的なAZOORはマリオット盲点の拡大による耳側視野欠損である．黄斑は視野欠損から除外されることが多いので，視力は比較的良好である．症例1（図1～3）の病歴は，「1カ月前，運転中に右眼がチカチカしてスピードメータが見えないのに気づいた．球後視神経炎の診断でステロイドパルス療法を行うもマリオット盲点の拡大が残り紹介された」という典型的なものである．眼底は正常であるが，隠れた病巣を検出するのに眼底自発蛍光（fundus autofluorescence：FAF）が有用である．FAFでは視神経乳頭周囲が高輝度になっており，マリオット盲点の拡大の原因であることがわかる．その周囲には散在性の高輝度斑がある（図1A）．これはMEWDSに見られる所見である．5カ月後には消失している．このことからもAZOORとMEWDSがオーバーラップしていることがわかる．OCTでは光受容層（ELM, IS/OS, COST）の消失と外顆粒層の菲薄化がある（図1C, D）．この範囲は，FAFの高輝度領域，mERGの振幅低下域，そして視野沈下域と一致している（図2）．5カ月後にはFAFの高輝度領域が縮小し，視野欠損域も縮小した．OCTは一部IS/OSが不完全に回復している（図3）．

2）中心暗点型（症例2）

　Spectral domain OCTとmERGがないと，診断は困難である．球後視神経炎，片眼性の三宅病，ヒステリー，弱視などが疑われる．症例2（図4, 5）は，50歳のときに左眼の中心暗点を自覚したが，診断がつかず，10年後（60歳）にAZOORの診断がついた．眼底は正常であるが（図1B），OCTで中心窩ではELMはあるが，IS/OSは欠損している．視野はマリオット盲点が耳側に拡大して大き

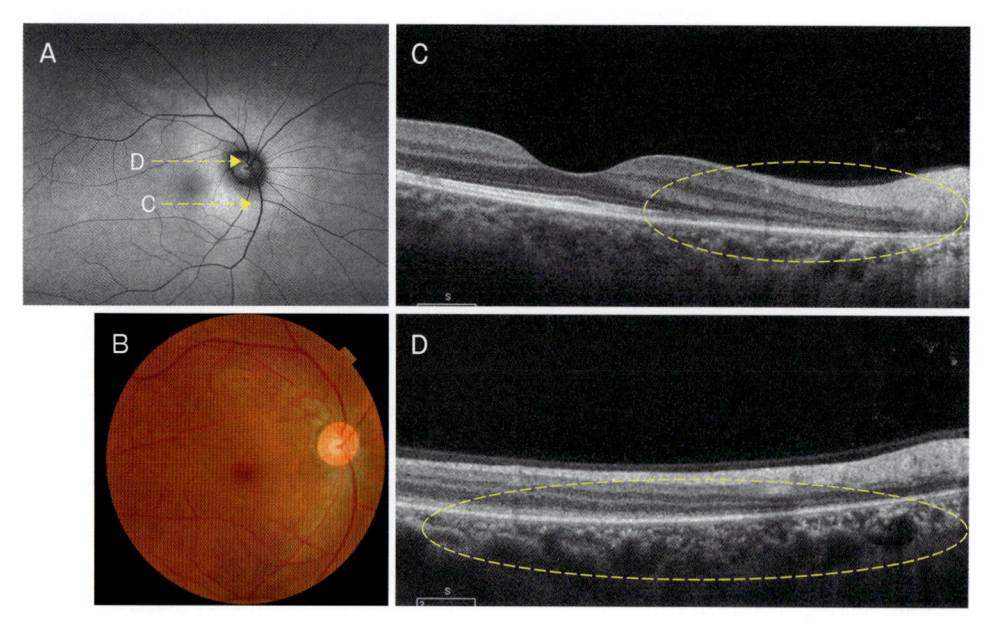

図 1. 症例 1：32 歳，男性
初診時所見．初診時視力は右眼 1.2, 左眼 1.2. 両眼とも正視．A) 眼底自発蛍光（FAF）．視神経乳頭の周囲が高輝度で，その周囲に高輝度斑が散在している．黄色矢印は OCT（C, D）のBスキャンを示す．B) カラー眼底写真は異常がない．C, D) FAF で高輝度の範囲で光受容層（ELM, IS/OS, COST）が消失している（黄色破線囲み）．乳頭近くでは外顆粒層が菲薄化している．

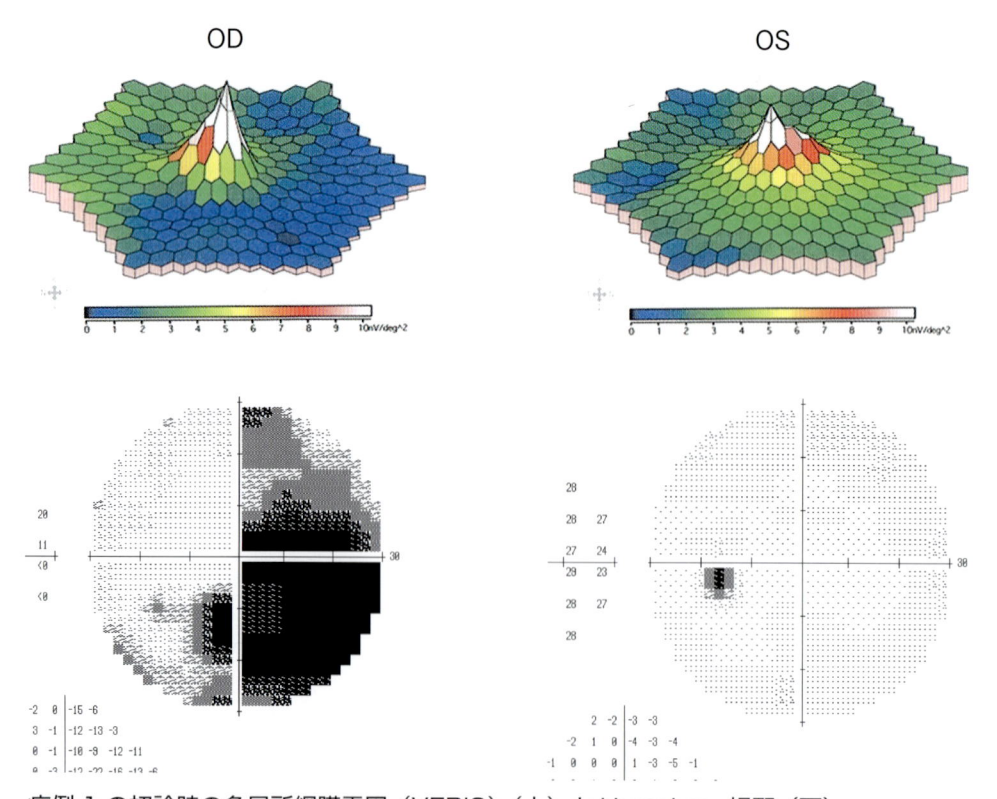

図 2. 症例 1 の初診時の多局所網膜電図（VERIS）（上）と Humphrey 視野（下）
VERIS の振幅の低下部分と Humphrey 視野の視野欠損部が一致している．右眼視野はマリオット盲点の拡大とも表現できる．

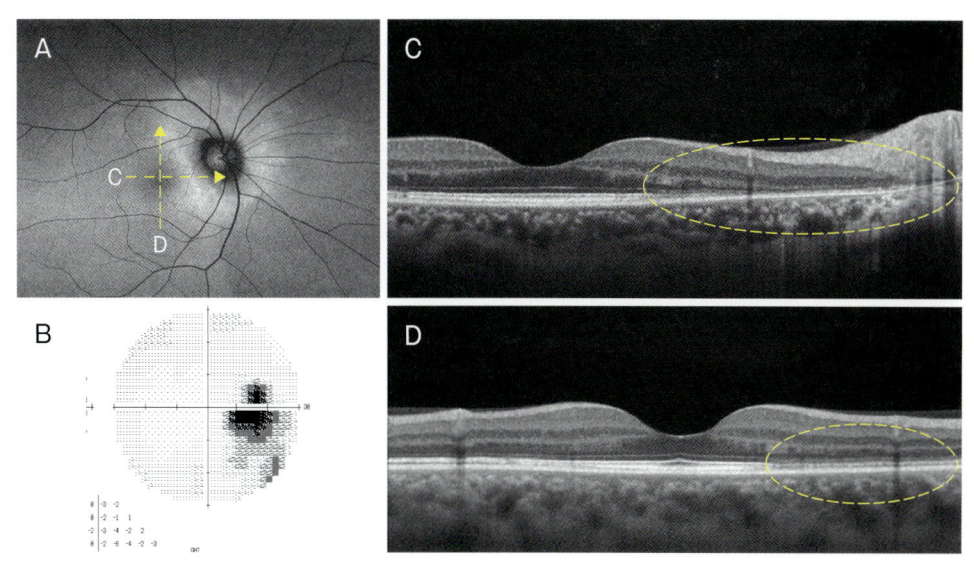

図3. 症例1の初診から5カ月後

A）FAFでは乳頭周囲の高輝度領域が縮小している．初診時にあった高輝度斑はなくなっている．C,DはBスキャンを示す．B）初診時より暗点は縮小した．マリオット盲点の周囲に暗点が残存している．C）FAFで高輝度領域では光受容層（IS/OS, ELM, COST）が消失している（黄色破線囲み）．D）FAFが軽度に高輝度の中心窩上方ではELMはあり，IS/OSが不整であるがたどることができる．COSTは見えない（黄色破線囲み）．

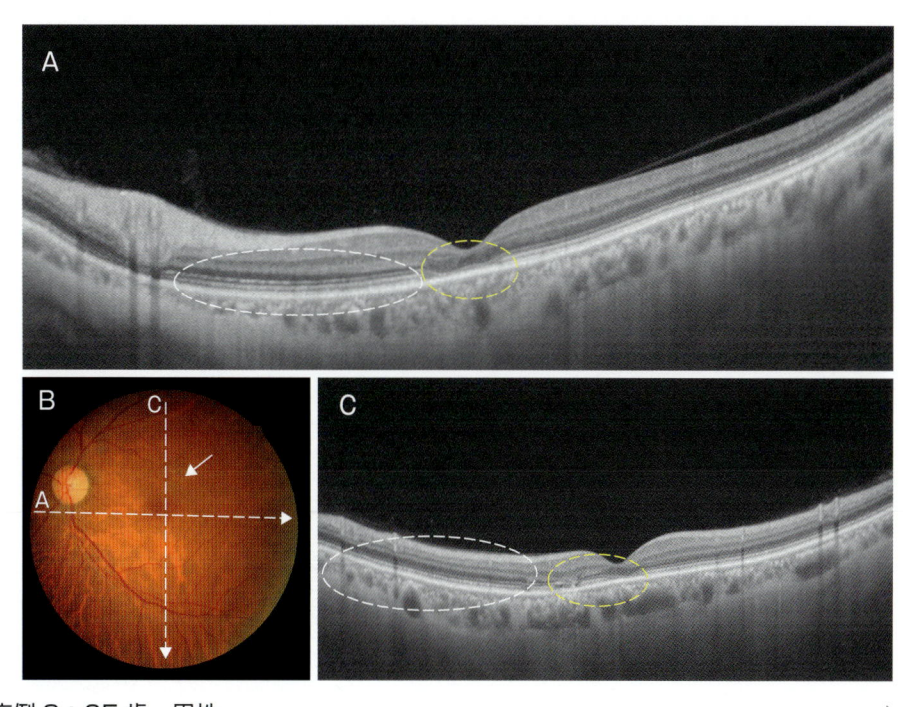

図4. 症例2：65歳，男性

視力は右眼1.2，左眼（患眼）0.05 × −1.50D．15年前（50歳）に左眼に発症．OCTにより55歳のときAZOORの確定診断を得た．視力は初診時から不変だった．カラー眼底写真（B）は中心窩上側に萎縮斑（矢印）があるが，それ以外は正常に見える．A,CはBスキャンを示す．A）中心窩ではELMはあるが，IS/OSとCOSTが消失している（黄色破線囲み）．白破線囲み：中心窩より鼻側はIS/OSが不整である（図7：視野の沈下に一致）．C）黄色破線囲み：中心窩ではIS/OSが消失．萎縮斑ではELMとIS/OSが消失している．中心窩の上側はIS/OSが不整である（白破線囲み）．

308　各論XII　炎症性疾患

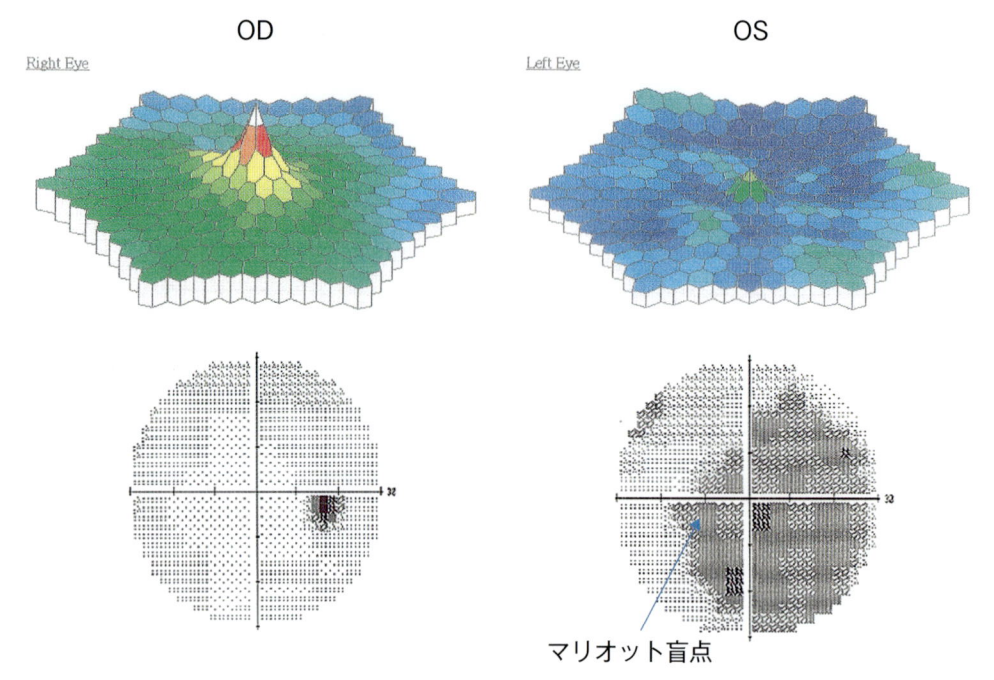

図5．症例2のつづき
上）VERIS：右眼は正常だが，左眼は後極部一帯に振幅の低下がある．下）Humphrey視野：左眼は後極一体に沈下があり，中心は暗点になっている．

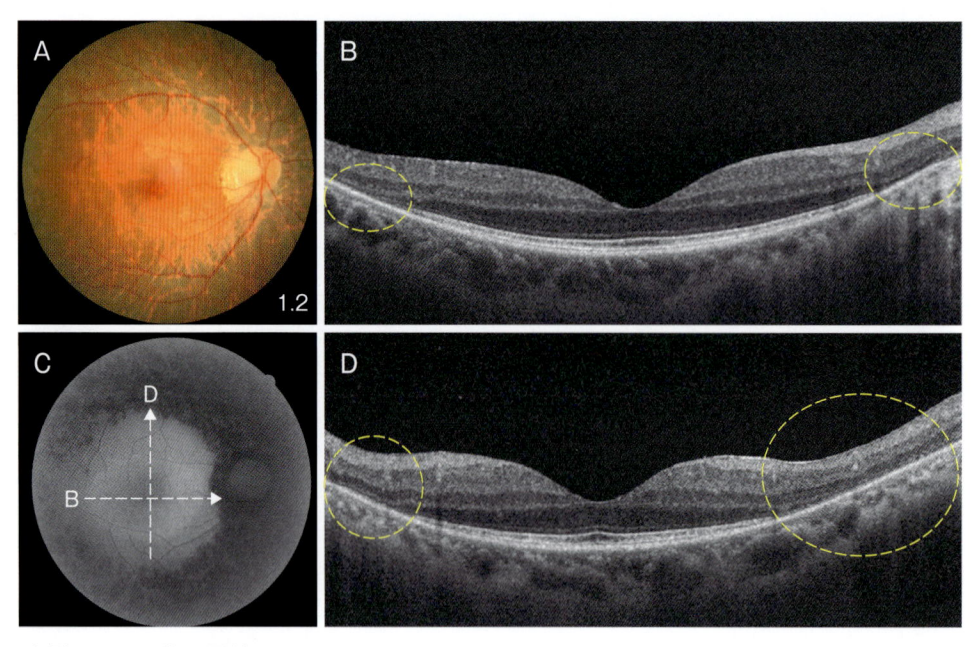

図6．症例3：54歳，男性
10年前（44歳）から右眼が中心しか見えない（求心性視野狭窄）のに気づく．近医では異常を指摘されず，最近，別の眼科で右眼の網膜色素変性を指摘され紹介．A) 右眼．後極部の色調は正常だが，血管アーケードの外側は灰色がかっている．C) FAFでは中間周辺部が低輝度になっている．B，DはBスキャンの方向を示す．B,D) OCTでは後極部では正常だが，その周囲（黄色破線囲み）では，光受容層（ELM, IS/OS, COST）が消失している．

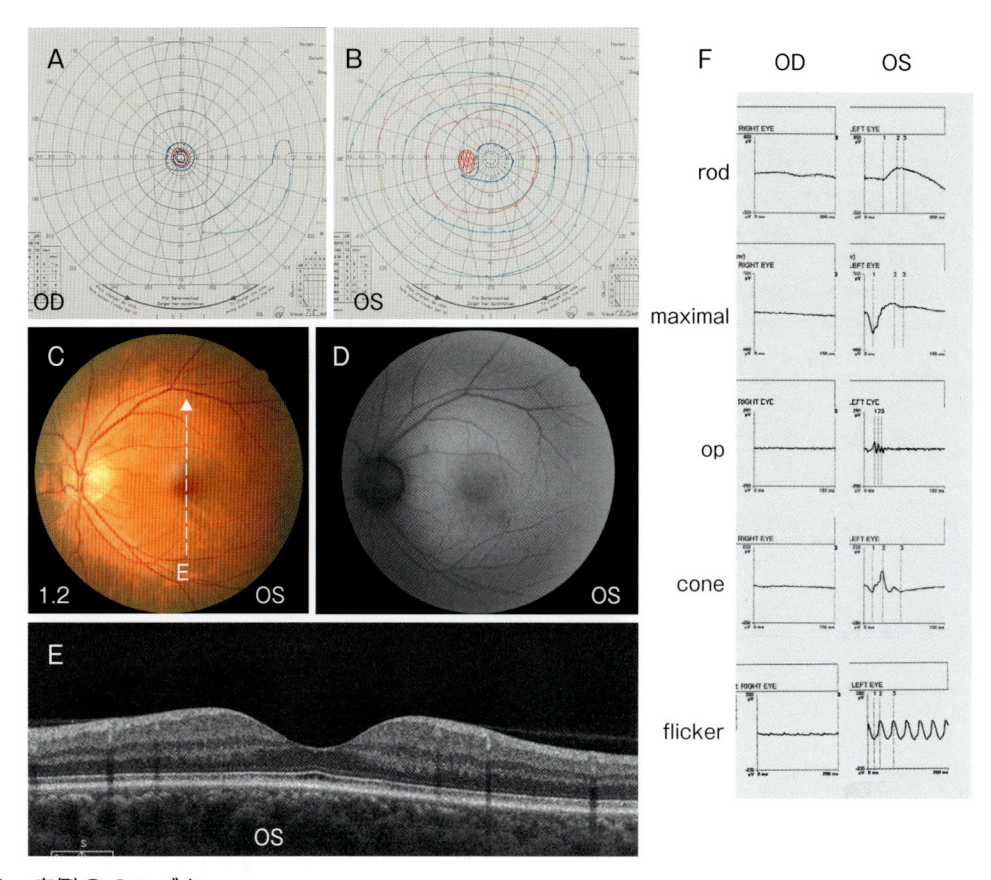

図7. 症例3のつづき
A,B) Goldmann 視野では右眼の求心性狭窄がある．C) 左眼の眼底は正常である．E は B スキャンの方向．
D) 左眼の FAF．E) OCT は正常である．F) 全視野 ERG．右眼は杆体と錐体反応が平坦化している．左眼は正常．

中心暗点になっている．乳頭黄斑間では IS/OS はたどれるがラインが不整（不連続）に見える（図1A,C）．mERG では左眼が後極部一帯の振幅低下があり，それに一致した視野の沈下がある（図2）．

3) 周辺型（症例3）

Fujiwara, Spaide ら[6]が報告した AZOOR は，周辺に病巣があるもので，陳旧例は眼底所見，FAF，OCT（図6），視野，ERG（図7）すべてが網膜色素変性とそっくりである．急性に発症した片眼性の網膜色素変性は，AZOOR と解釈すべきであろう．

文 献

1) Gass JDM：Acute zonal occult outer retinopathy. *J Clin Neuro-Ophthalmol* **13**：79-97, 1993.
2) Jacobson SG, Morales DS, Sun XK, et al：Pattern of retinal dysfunction in acute zonal occult outer retinopathy. *Ophthalmology* **102**：1187-1198, 1995.
3) Gass JD, Agarwal A, Scott IU：Acute zonal occult outer retinopathy：a long-term follow-up study. *Am J Ophthalmol* **134**：329-339, 2002.
4) Li D, Kishi S：Loss of photoreceptor outer segment in acute zonal occult outer retinopathy. *Arch Ophthalmol* **125**：194-1200, 2007.
5) Spaide RF, Koizumi H, Freund KB：Photoreceptor outer segment abnormalities as a cause of blind spot enlargement in acute zonal occult outer retinopathy-complex diseases. *Am J Ophthalmol* **146:**：111-120, 2008.
6) Fujiwara T, Imamura Y, Giovinazzo VJ, et al：Fundus autofluorescence and optical coherence tomographic findings in acute zonal occult outer retinopathy. *Retina* **30**：1206-1216, 2010.

2. 多発消失性白点症候群

　多発消失性白点症候群（multiple evanescent white dot syndrome：MEWDS）は，1984年にJampolらによってはじめて報告された疾患である[1]．近視眼の若年者に好発し，片眼の急激な視力低下や光視症をきたす．マリオット盲点の拡大と虫食い状の暗点が特徴的である．網膜深層から網膜色素上皮（retinal pigment epithelium：RPE）レベルに多数の黄白色の白斑が出現する．中心窩の顆粒状変化，硝子体中の炎症細胞が見られる．原発病巣はRPEと視細胞にあり，網膜静脈周囲炎を合併すると炎症が網膜実質に波及すると考えられている．これらの病変は一過性で，1カ月程でほぼ消失する．ときに視神経乳頭周囲，黄斑，中間周辺部に萎縮を残す．自己免疫の関与が疑われているが，原因はわかっていない．フルオレセイン蛍光造影では，造影の早期から視神経乳頭の周囲から後極部あるいは眼底全体に淡い過蛍光斑を認め，徐々に蛍光輝度が増強する．インドシアニングリーン蛍光造影の後期では白斑部は低蛍光斑になる[2,3]．類縁疾患としてはacute idiopathic blind spot syndrome, multiple choroiditis, acute macular neuroretinopathy, AZOORなどがある[4]．Li, Kishiは，OCTで本症の主病巣は視細胞外節の破壊であるが，1カ月程度で修復し，視力視野が回復することを報告した[5]．また，健常に見える僚眼にも視野異常が頻発することを指摘した．

■ OCT所見

1）急性期（発症から3週以内）
　淡い白斑が後極部から中間周辺部に出現する（図1A, 3C）が，広角の眼底自発蛍光（fundus autofluorescence：FAF）で観察すると，後極部一帯が高輝度になり，高輝度斑が周辺に向かって散在しているのがわかる（図2A, 3A）．FAFが高輝度の領域では，視細胞外節がびまん性に破壊されるため，視細胞内節外節接合部（photoreceptor inner/outer segment junction：IS/OS）が消失ないし不連続になる（図1B）[5,6]．Swept source OCTでは硝子体細胞も観察できる（図1B）．患眼の半数でRPE上にドルーゼン（drusen）に似た高反射塊があり（図3B, D），これは外節の崩壊産物の凝集と考えられる．

2）中間期（3〜8週）
　FAFでは周辺の高輝度斑は消退し，後極部では高輝度が残る．IS/OSの修復は2週ごろから始まるが，ところどころに不連続が残る（図4A, B）．2カ月を過ぎると，IS/OSはほぼ正常化し視力も回復する（図4C, D）．

3）視野の不思議
　患眼ではIS/OS欠損領域とFAFの過蛍光領域と多局所ERG（mERG）の振幅低下領域に一致して，視野は暗点または沈下を示す（図2, 5）．これは当然である．しかし，これらがすべて正常の僚眼にしばしば視野障害が出現する．症例2では1年後に患眼の視野が正常化したのに僚眼ではマリオット盲点の拡大が見られた．僚眼の視野異常は中枢性の関与が疑われる．

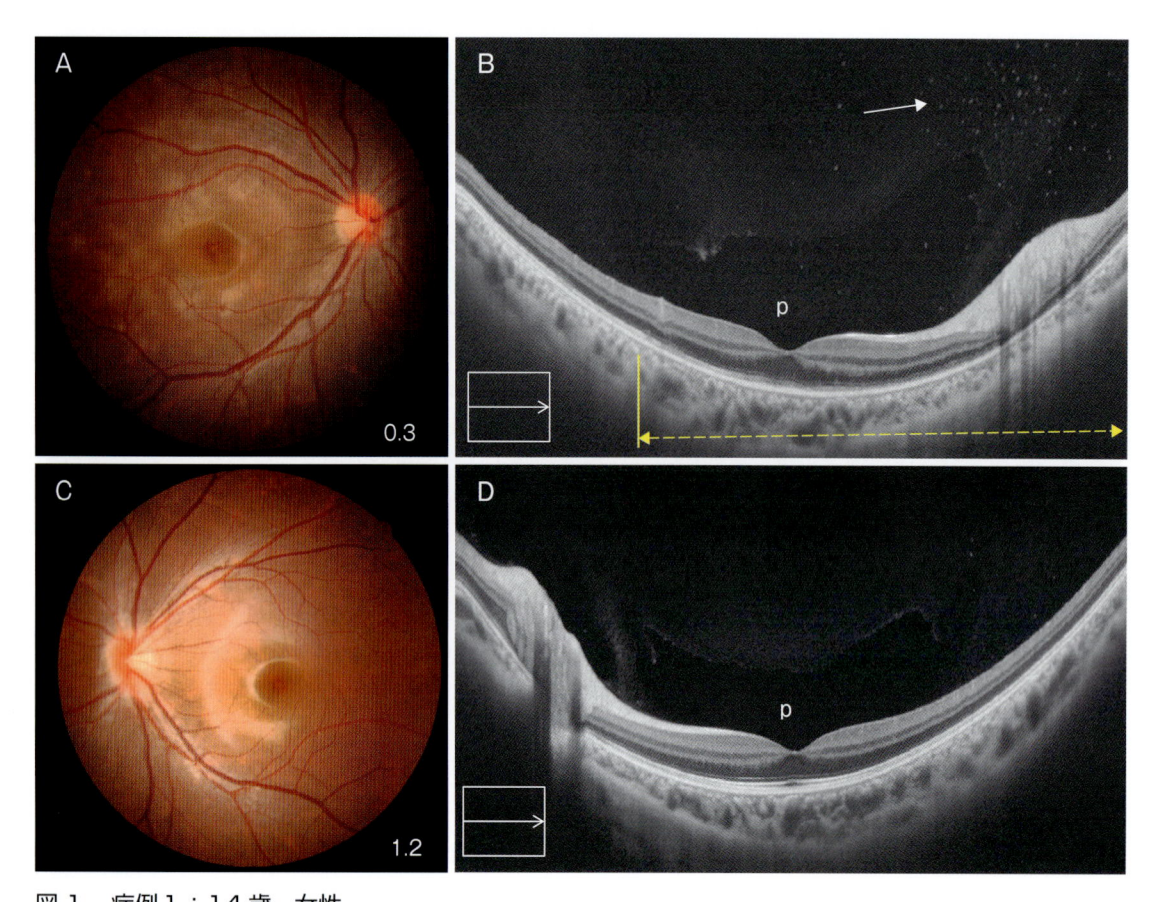

図1. 症例1：14歳，女性

1週間前から右眼の右側が見づらかった．初診時．視力，右眼 0.3 × −7.0D，左眼 1.2 × −7.0D．**A)** 右眼後極部に淡い白斑が散在している．**B)** A の OCT 水平断．硝子体腔に多数の細胞（矢印）が出現している．中心窩の耳側では IS/OS の反射が減弱し，中心窩から乳頭にかけては不連続になり，乳頭近くでは IS/OS が消失している（黄色矢印の範囲）．p：硝子体ポケット．**C)** 左眼の眼底は正常である．**D)** OCT 水平断．正常である．

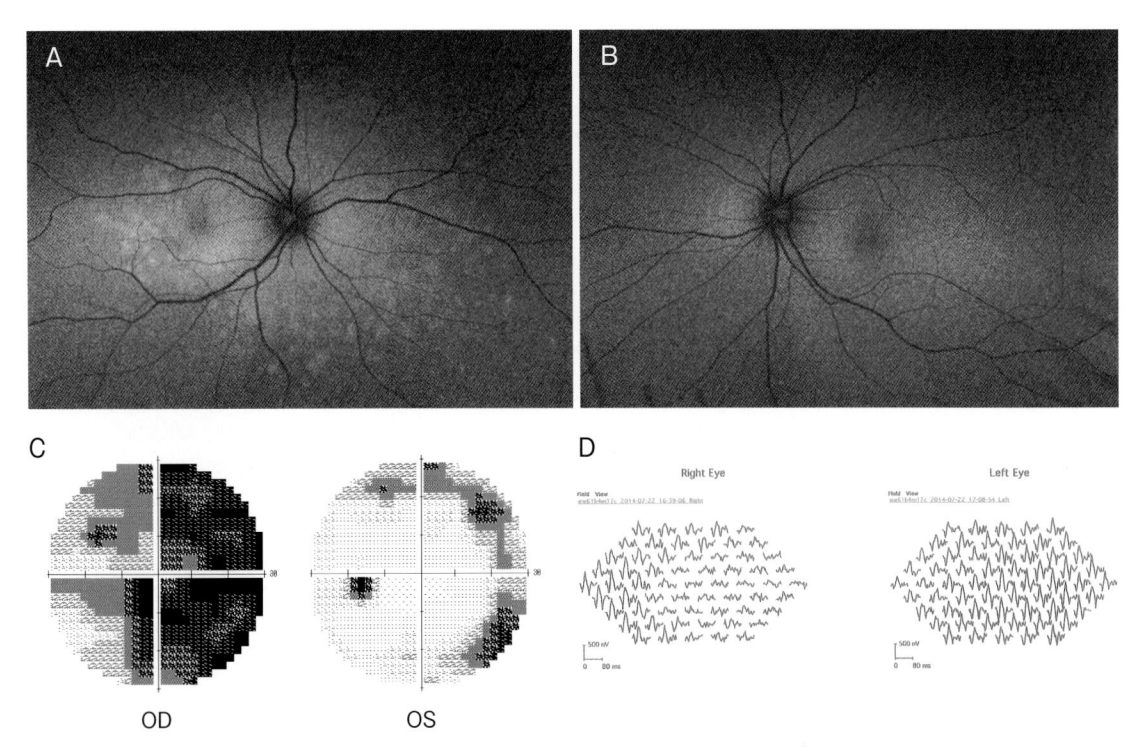

図2. 症例1のつづき. 初診時
A) 右眼のFAFで乳頭を中心に楕円形の高輝度領域があり,周囲に高輝度斑が散在している. B) 左眼のFAF. 正常である. 14歳と若年なので,RPEでリポフスチンの貯留が少ないためFAFは低輝度になる. C) Humphrey視野. 右眼はFAFの高輝度に一致した暗点がある. 左眼はFAFも多局所ERGも正常であるが,輪状暗点が出現している. D) 多局所ERG. 右眼はFAFの高輝度領域と暗点に一致して振幅低下がある.

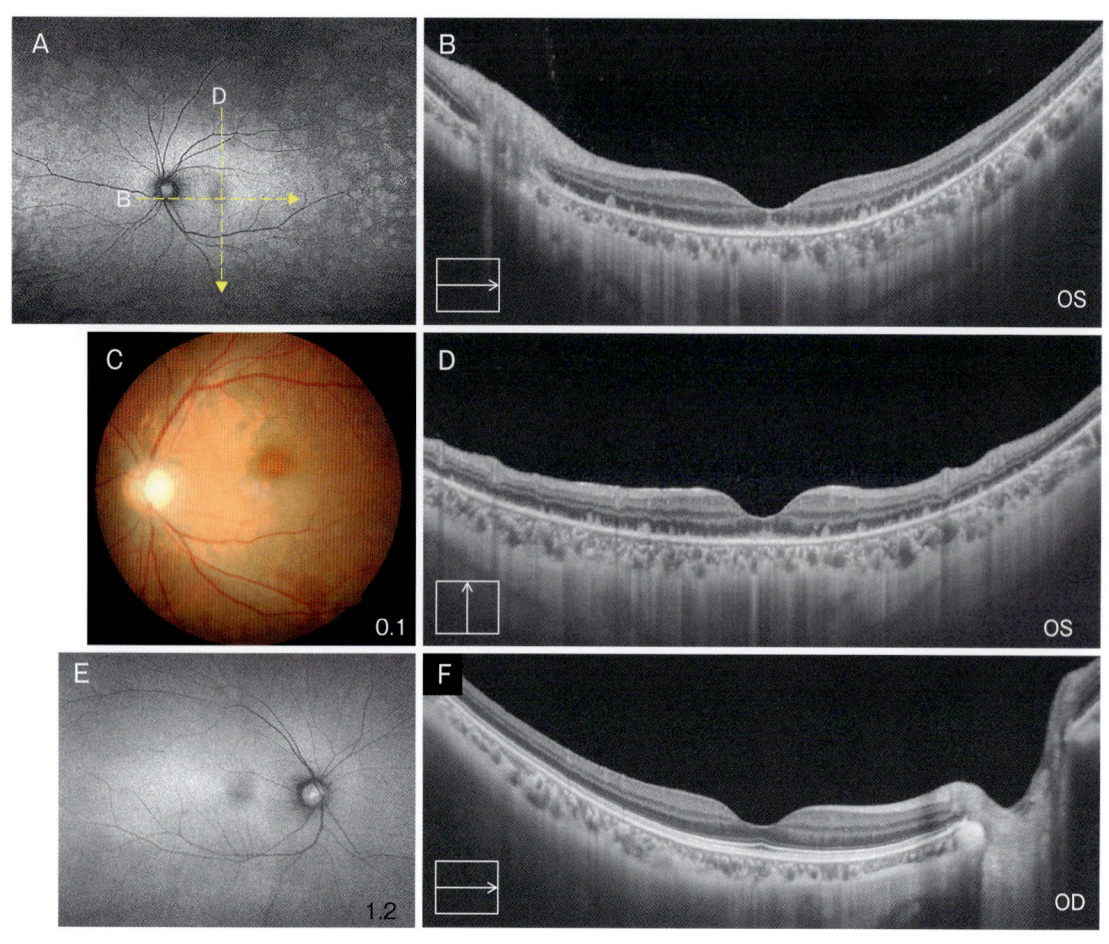

図3. 症例2：41歳, 女性
初診時所見. 9日前から左眼の中心が見えなくなり, 徐々に全体に広がった. 視力は右眼 1.2 × −10.0D, 左眼 0.1 × −9.0D. A）左眼眼底自発蛍光（FAF）. 高輝度領域が後極部にあり, 周辺へ高輝度斑が散在している. B, D は B スキャンの方向を示す. C）カラー眼底写真では FAF より病巣を検出しにくい. B, D）スキャン画面いっぱいに光受容層（内節外節）が破壊されており, 3角形の高反射物質が RPE 上に無数に分布している. E）右眼の FAF は正常である. F）右眼の OCT は正常である.

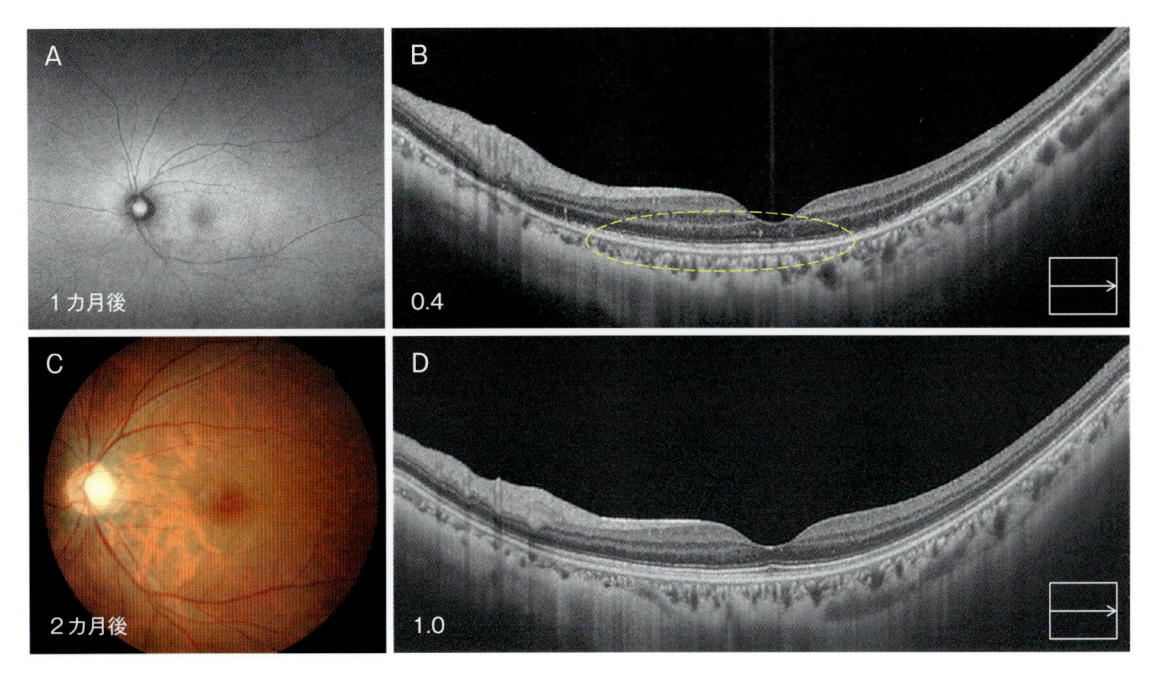

図4. 症例2の経過
A) 1カ月後の左眼FAFでは後極部の輝度の増強があるが，周辺の高輝度斑は消えている．視力は0.4に回復．
B) AのOCT水平断．黄斑部（黄色破線囲み）ではIS/OSが復活している．黄斑の外側ではIS/Oは欠損または不連続である．C) 2カ月後のカラー眼底写真．正常化している．D) CのOCT水平断．全体にIS/OSとCOSTが復活している．

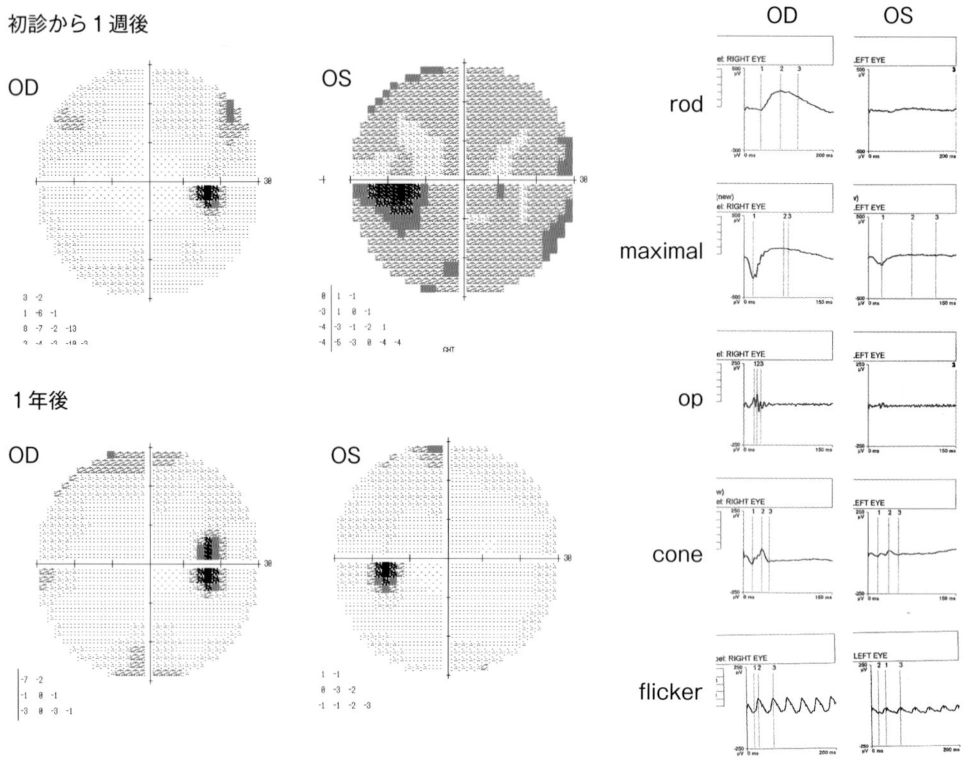

図 5. 症例 2 の視野の経過
上）初診から 1 カ月では左眼にマリオット盲点の拡大と後極部全体の沈下がある．右眼もまだら状に沈下がある．
下）1 年後，左眼の視野は正常化した．健眼の右眼にマリオット盲点の拡大がある．右）初診時の全視野 ERG．左眼では杆体反応がほぼ平坦化し，maximal response と錐体反応も極度に減弱している．

文　献

1) Jampol LM, Sieving PA, Pugh D, et al：Multiple evanescent white dot syndrome; I. Clinical findings. *Arch Ophthalmol* **102**：671-674, 1984.
2) Ikeda N, Ikeda T, Nagata M, et al：Location of lesions in multiple evanescent white dot syndrome and the cause of the hypofluorescent spots observed by indocyanine green angiography. *Graefes Arch Clin Exp Ophthalmol* **239**：242-247, 2001.
3) Gross NE, Yannuzzi LA, Freund KB, et al：Multiple evanescent white dot syndrome. *Arch Ophthalmol* **124**：493-500, 2006.
4) Jampol LM, Wiredu A：MEWDS, MFC, PIC, AMN, AIBSE, and AZOOR：one disease or many? *Retina* **15**：373-378, 1995.
5) Li D, Kishi S：Restored photoreceptor outer segment damage in multiple evanescent white dot syndrome. *Ophthalmol* **116**：762-770, 2009.
6) Hangai M, Fujimoto M, Yoshimura N：Features and function of multiple evanescent white dot syndrome. *Arch Ophthalmol* **127**：1307-1313, 2009.

3. 地図状脈絡膜症

　地図状脈絡膜症（geographic choroiditis）は，1974年にHamiltonらにより提唱された疾患で，視神経乳頭あるいは黄斑部付近から始まる黄白色滲出斑が拡大融合し（図1A），地図状ないし虫食い状の網脈絡膜萎縮となる（図2，3）[1]．通常，両眼性で中年の健常者に起こることが多い．病巣は脈絡膜と網膜色素上皮レベルにあり，脈絡膜毛細管板の循環障害を伴う．再発を繰り返し視力転帰が不良となることも多い[2]．ステロイドやシクロスポリンの全身投与などが有効なこともある[3]．ウイルス感染説や自己免疫性血管説などが報告されているが，病因は不明である．フルオレセイン蛍光造影において，急性病変は早期低蛍光，後期は組織染による過蛍光となる（図1）．インドシアニングリーン蛍光造影は早期から後期にかけて低蛍光で，脈絡毛細管板の閉塞を示唆する．Acute posterior multifocal placoid pigment epitheliopathy（APMPPE）との鑑別がむずかしいことがあるが，地図状脈絡膜症はAPMPPEと比して病巣が融合し大きく，視力予後は不良である[4]．

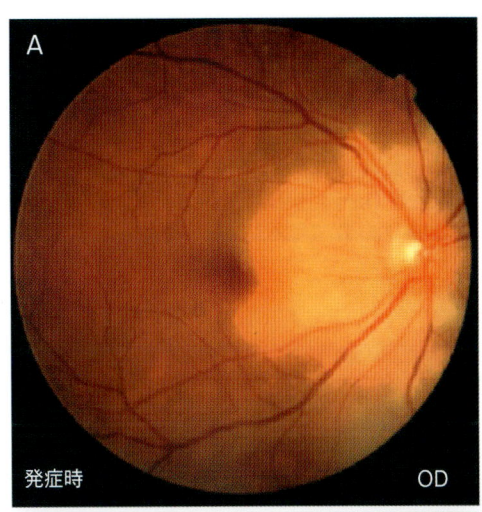

図1．症例1：53歳，女性
右眼の光視症にて受診した（視力1.2）．A）視神経乳頭から黄斑にかけて黄白色の滲出病変がある．B）フルオレセイン蛍光造影では，初期には病変部位は低蛍光となっている．C）造影後期には過蛍光となっている．左眼には異常がなかった．

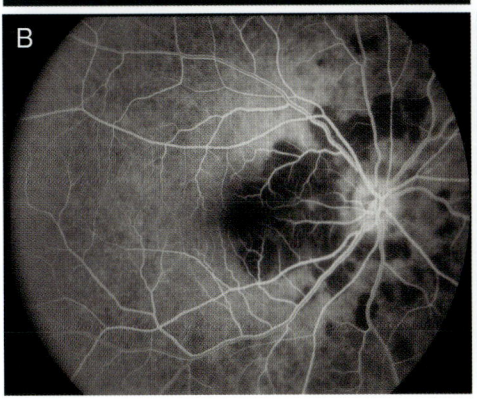

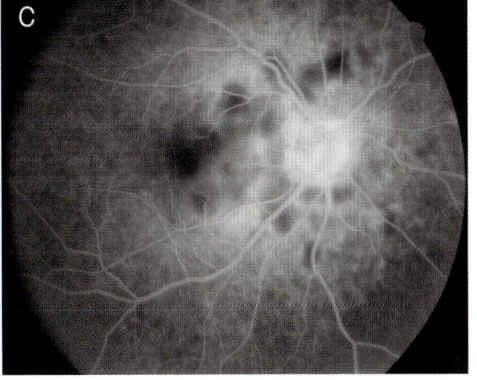

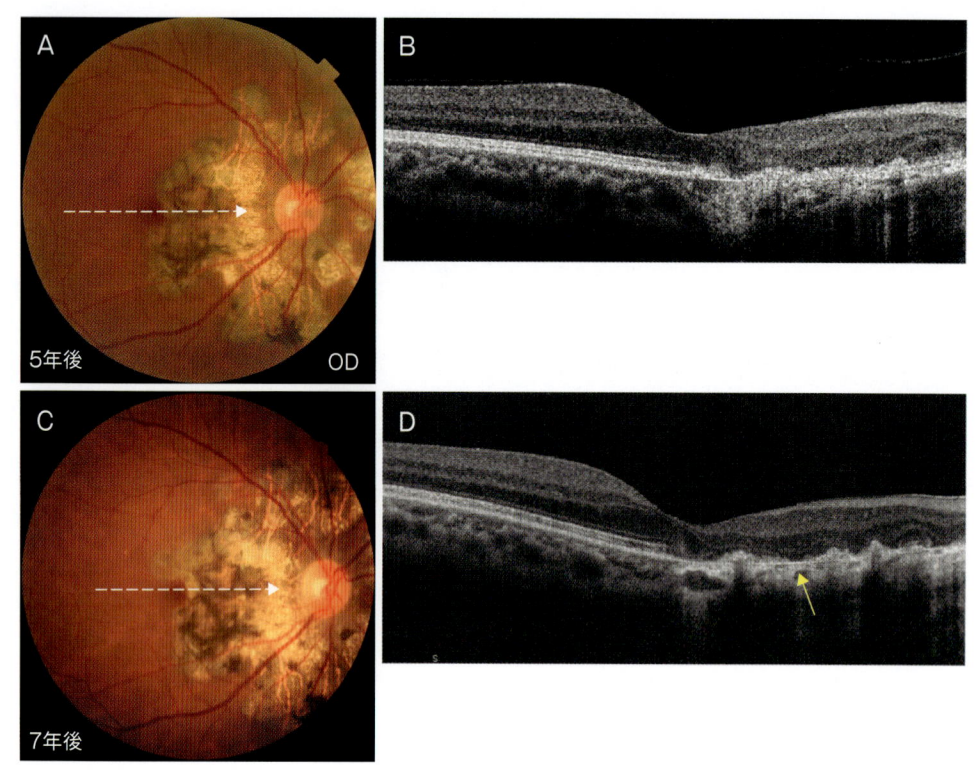

図2. 症例1の右眼の経過
A) 発症から5年後である（視力1.2）．黄白色病巣のあった部位は網脈絡膜萎縮となっている．矢印は図BのBスキャン．B) OCTでも病巣に一致して網膜の光受容層と網膜色素上皮（RPE）が破壊されている．C) 発症から7年後（視力1.0）である．萎縮病変はやや拡大している．矢印は図DのBスキャン．D) 萎縮巣ではBruch膜（黄色矢印）上にプラーク状の反射塊がある．

■ OCT所見

本症は脈絡膜炎（choroiditis）と名づけられているが，OCTで見ると，病巣は光受容層と網膜色素上皮（retinal pigment epithelium：RPE）の破壊である．脈絡毛細血管板の閉塞は二次的なものと考えられる．

1) 活動期（図3A, B）

光受容層（ELM, IS/OS, COST）とRPEの破壊が起こっている．Bruch膜，脈絡膜は変化がない．

2) 陳旧期（図2, 図3C～E, 図4）

Bruch膜は保たれるが，それに隣接したRPEと光受容層は破壊されたままである．破壊産物は吸収され，光受容層とRPEを失った網膜が直接，Bruch膜に接する（図4）．Bruch膜上に色素を含んだ細胞がプラークを形成することがある（図2）．

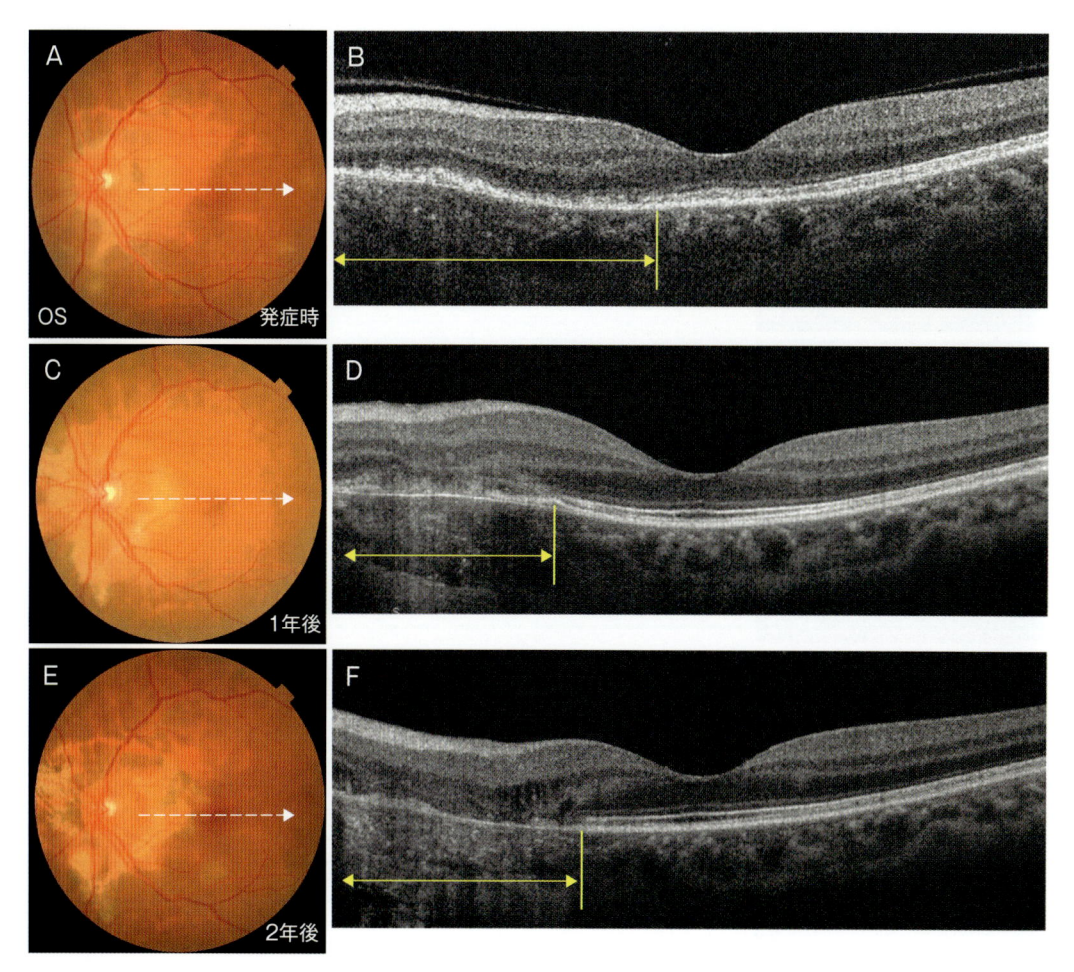

図3. 症例1の左眼の経過

右眼の病変発症から7年後に左眼も発症した．A）視神経乳頭周囲に黄白色病変がある．矢印は図BのBスキャン．B）OCTでは視神経乳頭から中心窩付近（黄色矢印）まで，光受容層（ELM, IS/OS, COST）とRPEが破壊されている．C）発症から1年後，黄白色病巣はやや拡大している．矢印は図DのBスキャン．D）光受容層とRPEが消失した領域（黄色矢印）は縮小している．Bruch膜はRPEに覆われず露出している．E）発症から2年後，病巣は拡大した．矢印は図FのBスキャン．F）光受容層とRPEの欠損範囲（黄色矢印）は同様であるが，それに面した網膜外層の破壊が進行している．

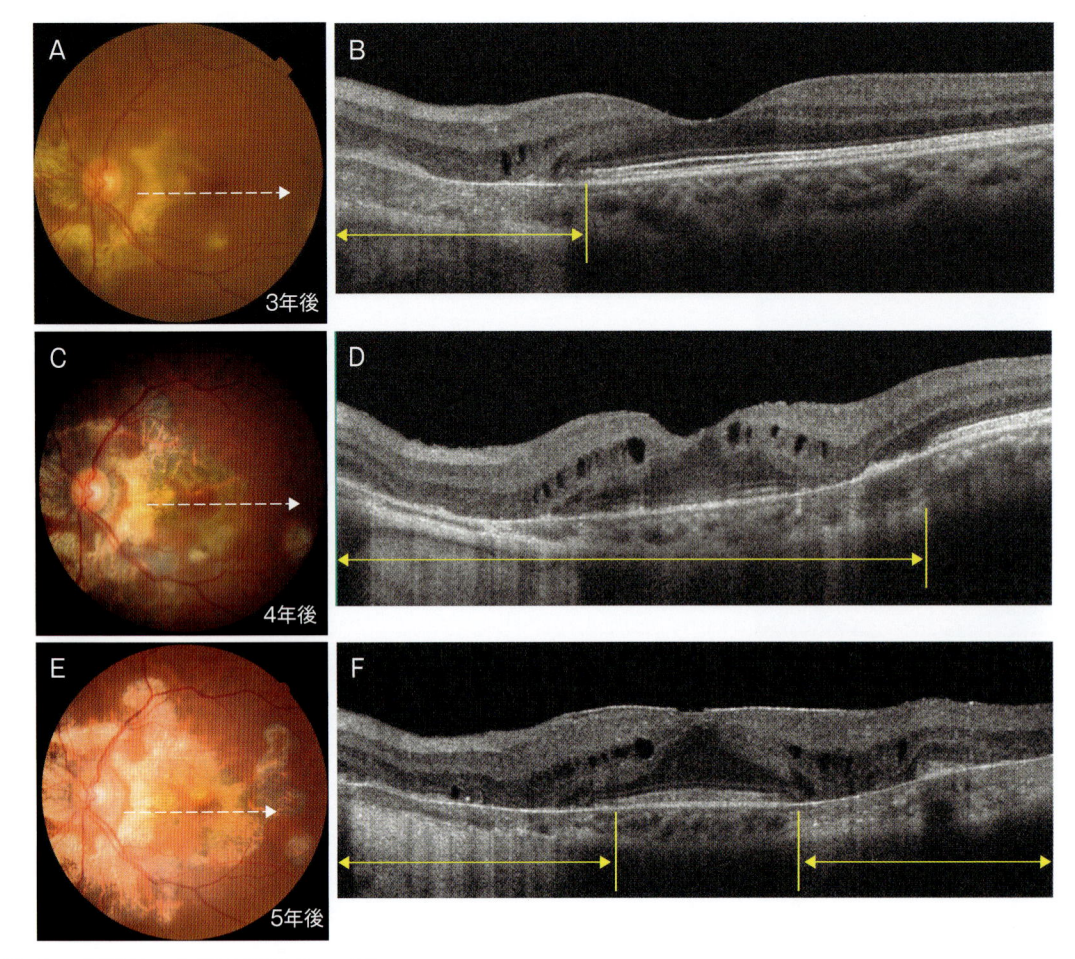

図4. 症例1：左眼の経過のつづき
A,B) 発症から3年後，1年前と大きな変化はない．C) 発症から4年後，網脈絡膜萎縮が中心窩を囲いこむように拡大した．矢印は図DのBスキャン．D) 萎縮部に隣接した中心窩でIS/OSが不明瞭になっている（黄色矢印）．内顆粒層には囊胞様変化がある．E) 発症から5年後，病巣は虫食い状に拡大している．矢印は図FのBスキャン．F) 中心窩ではIS/OSが保たれているが，周囲では消失している．黄斑前膜が出現している．視力は発症から5年まで1.0以上を維持している．

文　献

1) Hamilton AM, Bird AC：Geographical choroidopathy. Br J Ophthalmol **58**：784-797, 1974.
2) 桑原敦子，西村哲哉，宇山昌延：地図状脈絡膜炎の長期経過．臨眼 **49**：477-481, 1995.
3) Hardy RA, Schatz H：Macular geographic helicoid choroidopathy. Arch Ophthalmol **105**：1237-1242, 1987.
4) 広川正泰，湯沢美都子，島田宏之，他：急性後部多発性小板状色素上皮症と地図状（ふ行性）脈絡膜炎の病像の比較検討．眼紀 **34**：2387-2397, 1983.

4. 急性後部多発性斑状色素症

　急性後部多発性斑状色素症（acute posterior multifocal placoid pigment epitheliopathy：APMPPE）は，黄白色の小型円形多発性病巣が眼底後極部の網膜色素上皮（retinal pigment epithelium：RPE）レベルに現れ，視機能障害を起こす疾患である[1]．20～30歳代の若年者の両眼に発症することが多い．視力低下のほか，霧視・飛蚊症・中心暗点などの症状を伴うこともある．視力転帰は比較的良好であるが，瘢痕形成によって視力障害が残る場合もある[2]．本症の原因については，発症前に感冒様症状を呈することが多く，ウイルス感染に起因した脈絡膜細動脈炎と，それに続発する脈絡膜毛細管板の循環障害を本態とする説もある[3]．急性期には1/4～1乳頭径大の黄白色斑状病巣が後極部から赤道部にかけて多発する（図1，2，4）．黄白色病巣は数週間で消失し，RPEの萎縮や色素沈着に置き換わっていく（図3，7）．急性期のフルオレセイン蛍光造影では，造影早期に黄白色病巣部は低蛍光を示し，後期には過蛍光を呈する（図5）（蛍光の逆転現象）[1]．インドシアニングリーン蛍光造影では病巣部は早期から後期まで低蛍光であり，その低蛍光部位は検眼鏡で認められる黄白色斑より広い（図6）[4]．自然治癒することが多いので基本的に治療は不要である．

■ OCT所見

　OCTによる観察からAPMPPEの主病巣は光受容層と網膜色素上皮であり[5]，萎縮病巣はそれに続発する．脈絡膜循環障害は否定的である．

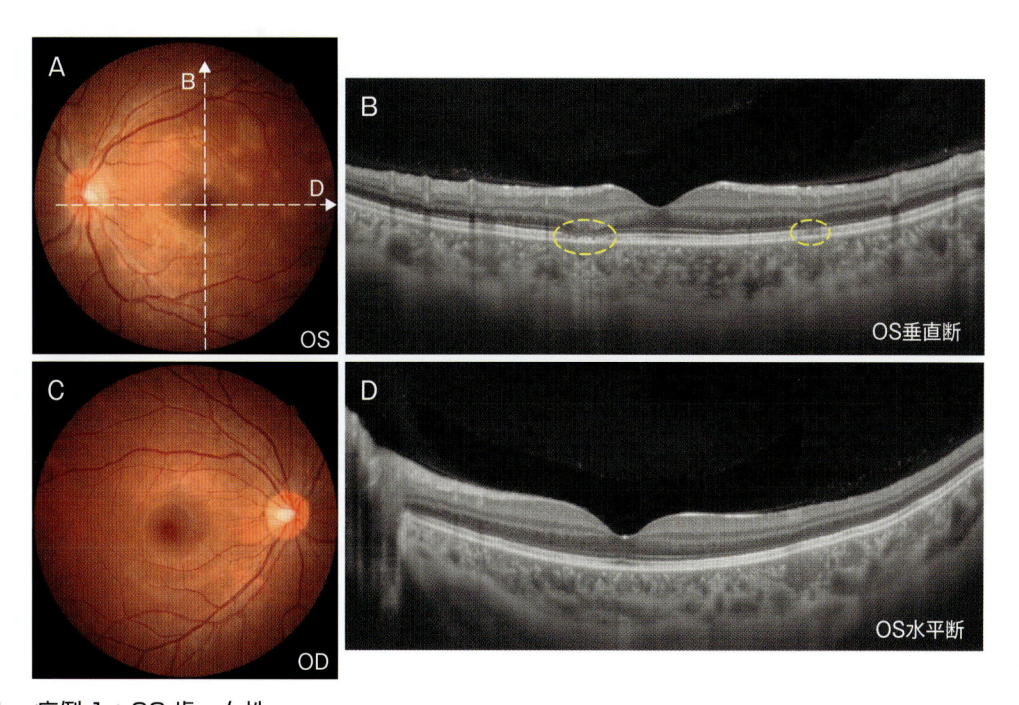

図1. 症例1：28歳，女性
5日前から左眼の霧視を自覚．視力は両眼とも1.2．両眼ともに虹彩炎や硝子体混濁はなかった．A) 左眼の後極部に0.5～1乳頭径大の黄白色斑が多発している．B) 左眼のOCT垂直断では黄白色斑のある部位ではIS/OSの不整や部分的な欠損がある（黄色破線囲み）．C) 右眼の黄斑部には異常はない．D) 左眼のOCT水平断は病巣を通っていないため，正常に見える．

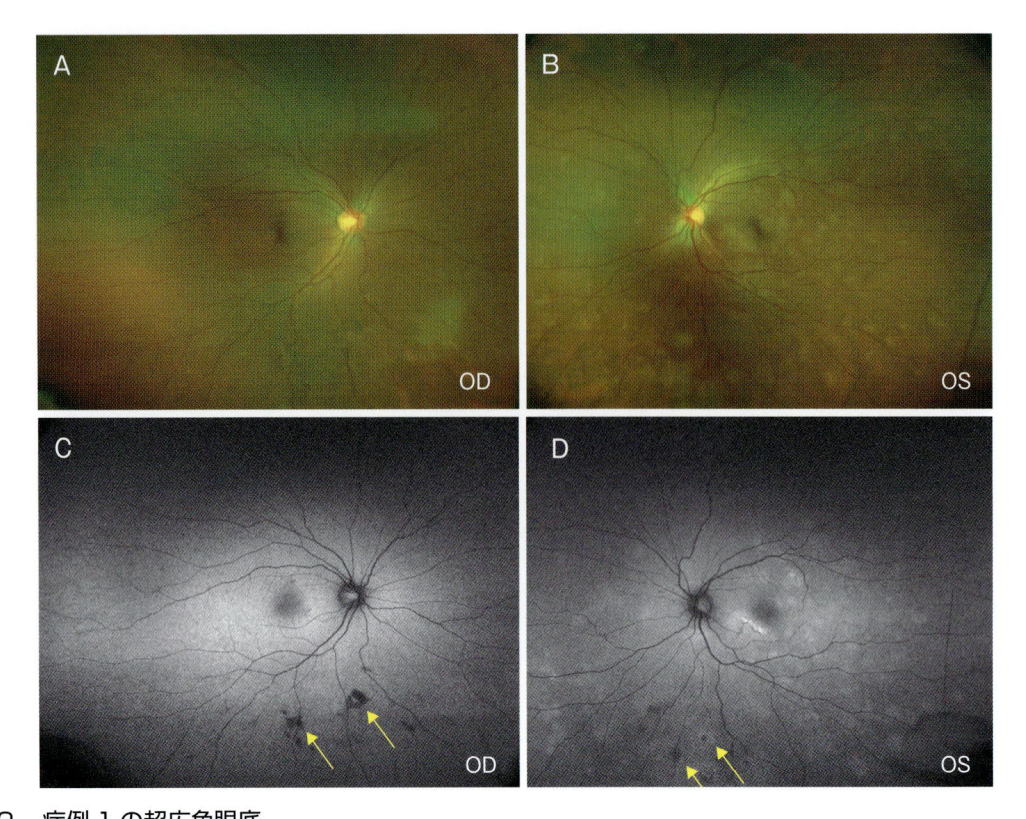

図2. 症例1の超広角眼底
A) 右眼眼底下方には色素を伴う萎縮病変がある．B) 左眼は血管アーケード外側の周辺部にも黄白色斑がある．
C,D) 眼底自発蛍光．黄白色斑は高輝度を示している (D)．萎縮病変 (C, D) は低輝度となっている（黄色矢印）．

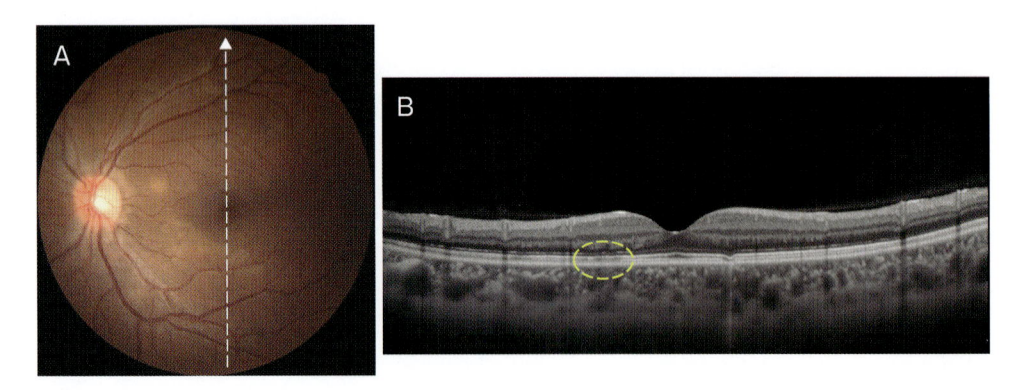

図3. 症例1のつづき
A) 1カ月後，左眼の黄白色斑はほとんど消失している．矢印はBスキャン方向．B) OCTでは，黄白色斑があった部位のIS/OSは復活しているが，COSTは不鮮明である（黄色破線囲み）．

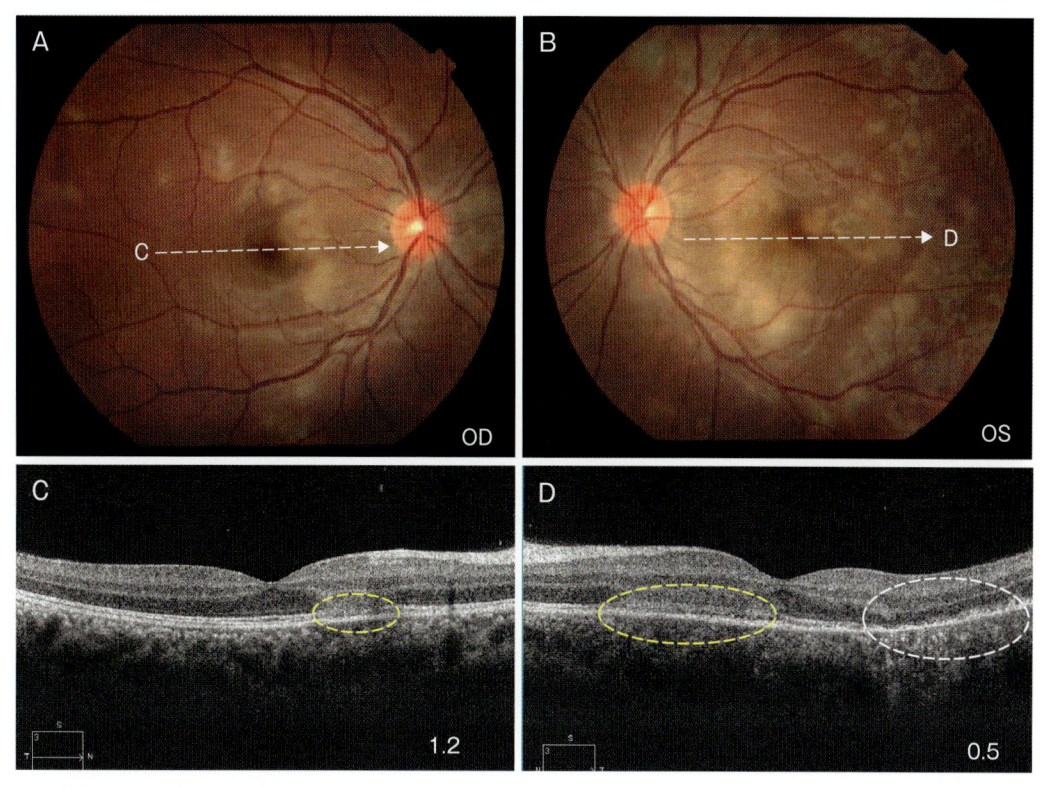

図4. 症例2：24歳, 男性

2カ月前から頭痛, 1週間前から左眼の傍中心暗点を自覚. 視力は右眼1.2, 左眼0.5で眼圧は正常であった. 虹彩炎などはなかったが, 左眼に硝子体混濁があった. A) 右眼には, 黄斑の鼻側から上方に黄白色斑がある. B) 左眼には黄斑鼻側に黄白色斑があり, 黄斑の耳側には萎縮病変が広がっている. C) 右眼のOCT水平断. 黄白色斑に一致して網膜外層の高反射があり, IS/OSが不鮮明になっている（黄色破線囲み）. D) 左眼のOCT水平断. 黄白色斑の部位はIS/OSが不鮮明になっている（黄色破線囲み）. 黄斑耳側の萎縮病巣（白破線囲み）ではIS/OSの欠損と網膜色素上皮の萎縮によって脈絡膜が高反射になっている.

1) 急性期（図1, 4）

黄白色斑はMEWDSに似ている. 病巣も光受容層とRPEの破壊である. 眼底自発蛍光も高輝度になる（図2）. MEWDSではびまん性の破壊が起こるが, APMPPEでは黄白色斑の病巣のみに変化が起きる. ELM, IS/OS, COST, RPEは消失ないし不鮮明になる.

2) 回復期（図3, 7）

黄白色斑は消退するが, 黄色斑のあった部分ではIS/OSが多少の回復を示す場合（図3）と, IS/OSの欠損または不連続化が起こり（図7）, 萎縮斑に至る場合がある.

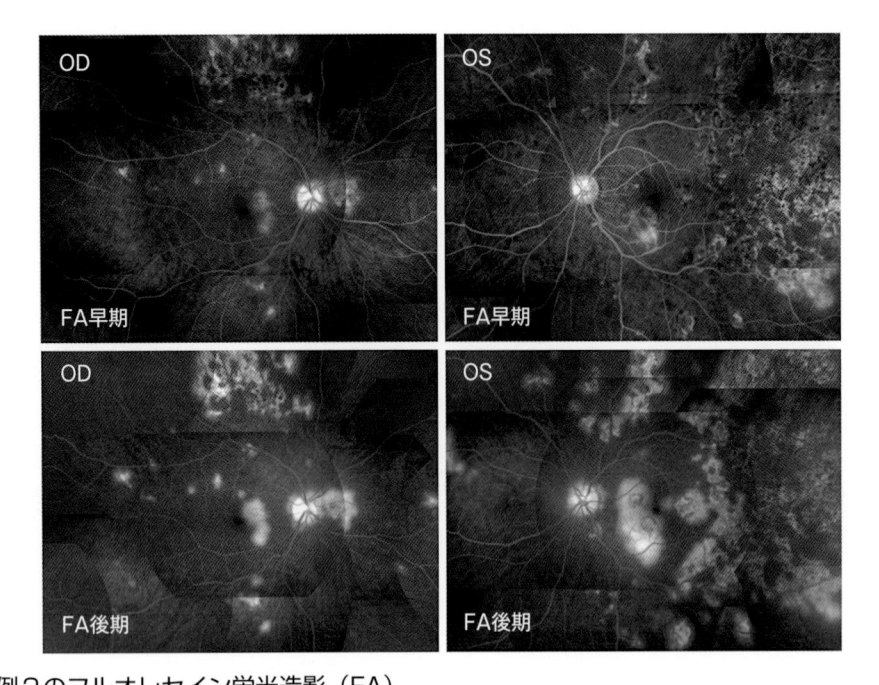

図5. 症例2のフルオレセイン蛍光造影（FA）
早期（上段）では滲出斑に一致して低蛍光斑を認める．後期（下段）では滲出斑は過蛍光となり逆転現象を生じる．

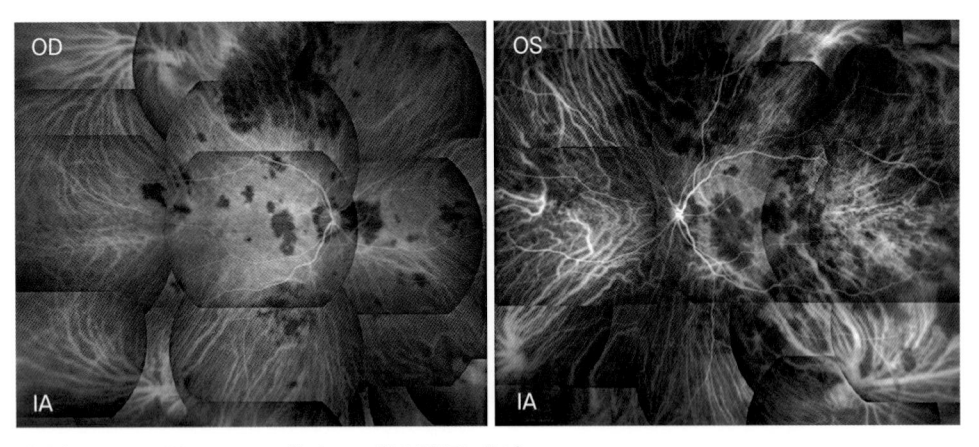

図6. 症例2のインドシアニングリーン蛍光造影（IA）
黄白色斑は造影早期から低蛍光を示す。フルオレセインと比べ低蛍光斑は大きい．黄白色斑以外の部位にも同様の低蛍光斑がある．

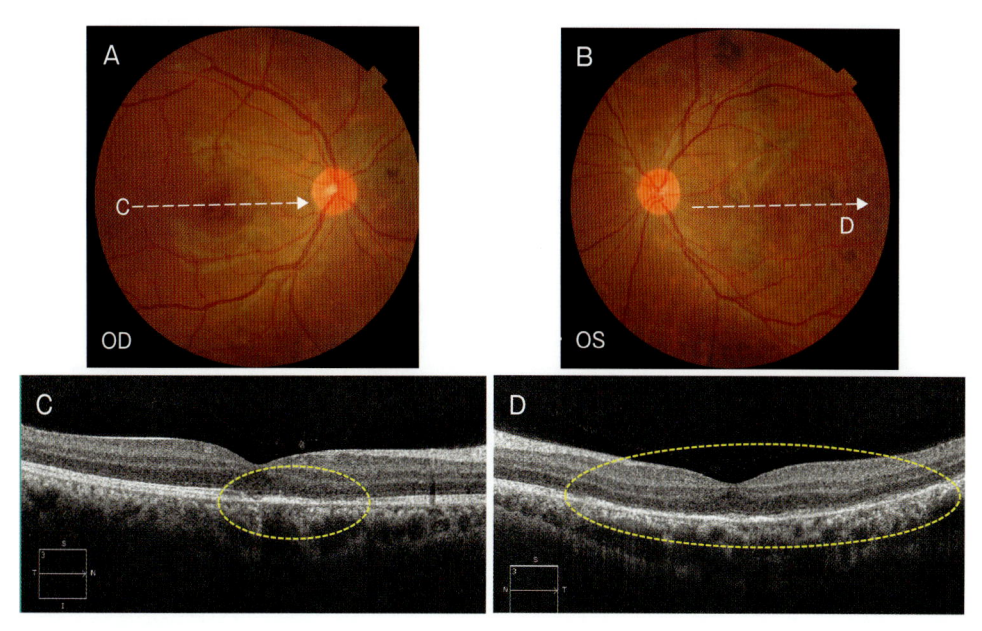

図7. 症例2の初診から50日後
視力は両眼1.2であった．A）右眼の黄白色斑は消失したが灰色の萎縮斑となった．C）AのOCT水平断．萎縮斑領域（黄色破線囲み）でIS/OSが欠損もしくは不連続になっている．B）左眼は萎縮巣が密に分布している．D）BのOCT水平断．黄斑部一帯（黄色破線囲み）でIS/OSが消失ないし不連続になっている．

文献

1) Gass JDM：Acute posterior multifocal placoid pigment epitheliopathy. *Arch Ophthalmol* **80**：177-185, 1968.
2) Damato BE, Nanjiani M, et al：Acute posterior multifocal placoid pigment epitheliopathy. A follow up study. *Trans Ophthalmol Soc UK* **103**：517-522, 1983.
3) Deuman AF, Lion F：Choriocapillaris nonperfusion in acute posterior multifocal placoid pigment epitheliopathy. *Am J Ophthalmol* **84**：642-657, 1977.
4) 雄鹿大地, 山田教弘, 岸　章治：急性後部多発性小板状色素上皮症の浸潤病巣の造影所見と光干渉断層計像．臨眼 **57**：549-553, 2003.
5) Souka AA, Hillenkamp J, Gora F, et al：Correlation between optical coherence tomography and autofluorescence in acute posterior multifocal placoid pigment epitheliopathy. *Graefes Arch Clin Exp Ophthalmol* **244**：1219-1223, 2006.

コラム　OCTと視力

　ランドルト環1.0の視標の切れ目は幅が1.5mmであり，これを5mの距離で見ると，視角が1分であり，網膜上では約5μmに投影される．中心窩の錐体は細長く，径が約1.5μmである．2点を識別するには2つの錐体の間に刺激されない錐体が1つ介在する必要がある．すると1.5×3＝4.5μmなので，5μmの像は十分，識別できることになる．錐体の直径が1.5μmであることから，最高視力の理論値は1.0強となる．OCTでは視力に最も強く影響する因子は，中心窩でのIS/OSの障害程度である．OCTの分解能は深さ方向では約5μmであるが，横方向は20μmにすぎない．このため，IS/OSの微小欠損と視力の関係はアバウトにならざるをえない．補償光学でも中心窩では錐体の径が小さいため錐体を検出できない．この辺の解像力が上がれば，眼底に投影した指標と錐体がどう対応するかわかるようになるだろう．

各論XIII 視神経・網膜神経節細胞

1. 緑内障

　緑内障（glaucoma）における視神経の軸索障害は視神経乳頭部で生じるが，これは網膜神経節細胞の細胞死をもたらす．OCTによる緑内障の画像解析には，乳頭周囲（直径3.45mm）の網膜神経線維層（circumpapillary retinal nerve fiber layer：cpRNFL）を評価する方法と，黄斑部の網膜神経節細胞層（GCL）の厚さを評価する方法がある．黄斑部の直径4.5mm内には約50％の網膜神経節細胞が集中している[1]．Spectral domain OCTの加算平均によるスペックルノイズ除去技術により，黄斑部での内網状層（IPL）と内顆粒層（INL）の境界をsegmentation（区分）できるようになった．ここでRNFL + GCL + IPLをganglion cell complex（GCC）と称する解析ソフト[2]と，GCL + IPLをganglion cell analysis（GCA）と称するソフトが発表された[3,4]．IPLは双極細胞の軸索と網膜神経節細胞の歯状突起からなるが，網膜神経節細胞の欠落や神経線維層の菲薄化の影響をほとんど受けない．このため，GCAがRGCLの厚さを反映すると考えてよいことになる．緑内障では「視野障害が出現するときには25〜35％の神経節細胞がすでに失われている」[5]といわれている．視野異常が出現する前の初期緑内障（preperimetric glaucoma）を検出しやすいことから，診断価値が増している[6]．

■ OCT所見

1) RNFL thickness解析（図1）

　Cirrus HD-OCTでは以下の要素から構成される．1) Deviation map：乳頭周囲のRNFL厚を正常のデータベースと比較したものである．正常範囲が無色，RNFLの薄さが正常人口の5％の未満の確率部位にあるものを黄色，1％未満の部位を赤で表示してある．2) RNFL thickness map：RNFLの厚さを薄いところを寒色系（青），厚いところを暖色系で表示している．3) TSNITグラフ：視神経乳頭を半径1.73mmの円周でBスキャンしたものである．緑の領域が正常範囲である．乳頭の上下（superior, inferior）でRNFLは厚いので円周方向をχ軸に展開したTSNITグラフでは二峰性のパターン（double hump）を示す．実測値が正常域にあるかを評価する．

2) Ganglion cell analysis（GCA）

　正常眼における網膜神経節細胞層（GCL）の分布，解析領域，カラーマップを図2に示した．GCAの解析（図3）はカラーマップ，6セクターにおける平均GCL + IPL厚の比較，全領域の平均と最小厚の比較，そしてdeviation mapでの正常との比較を統計的に行う．

3) 緑内障典型例（図4）

　検眼鏡で見える視神経乳頭からRNFL欠損がRNFL解析のdeviation mapとthickness mapでも観察できる．GCAのdeviationおよびthickness mapは視野変化と一致している．

4) 垂直Bスキャンにおける非対称性（図5）

　RNFLの菲薄化は黄斑の上下でどちらかが強いことが多い（下方が菲薄化しやすい）．このため，中心窩を通る垂直のBスキャンではRNFL厚が非対称的になる．よく見ると，RNFLが薄いところではGCLも薄くなっている．水平のBスキャンは上下の比較ができないだけでなく，緑内障の影響を最も受けない黄斑乳頭線維束と耳側縫線を横切るため緑内障の診断には向いていない．

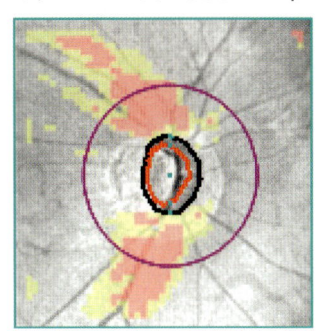

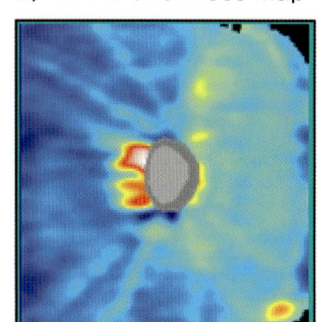

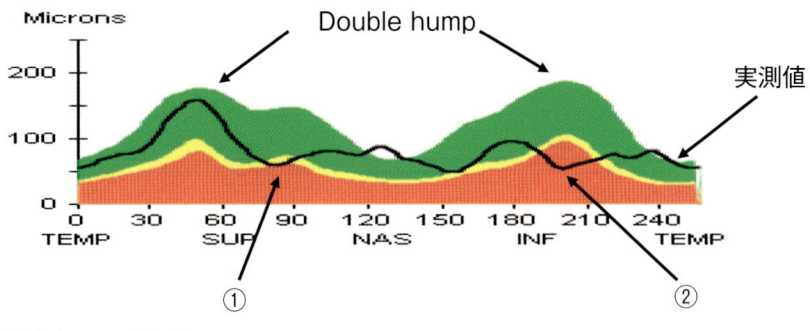

図1. RNFL Thickness 解析
1) RNFL deviation map, 2) RNFL thickness, 3) TSNIT グラフからなる．本例では下方（②）に著明な，上方（①）に軽度な菲薄化がある．

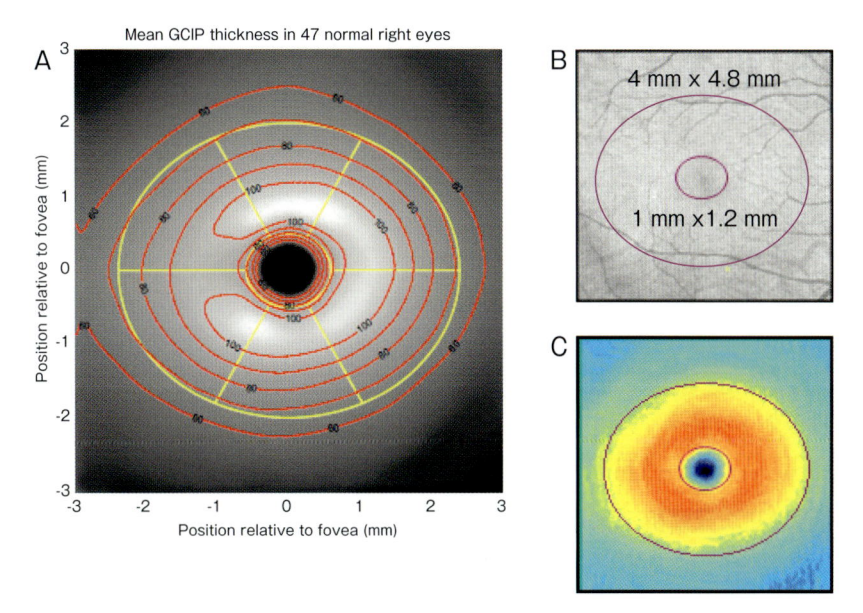

図2. Ganglion Cell Analysis（GCA）（右眼）
A）黄斑部における GCL の分布図（Mwanza JC, Durbin MK, Budenz DL, et al：Profile and predictors of normal ganglion cell-inner plexiform layer thickness measured with frequency-domain optical coherence tomography. *Invest Ophthalmol Vis Sci* **52**：7872-7879, 2011. から引用）．B）GCA セクター解析領域．C）GCA カラーマップ．

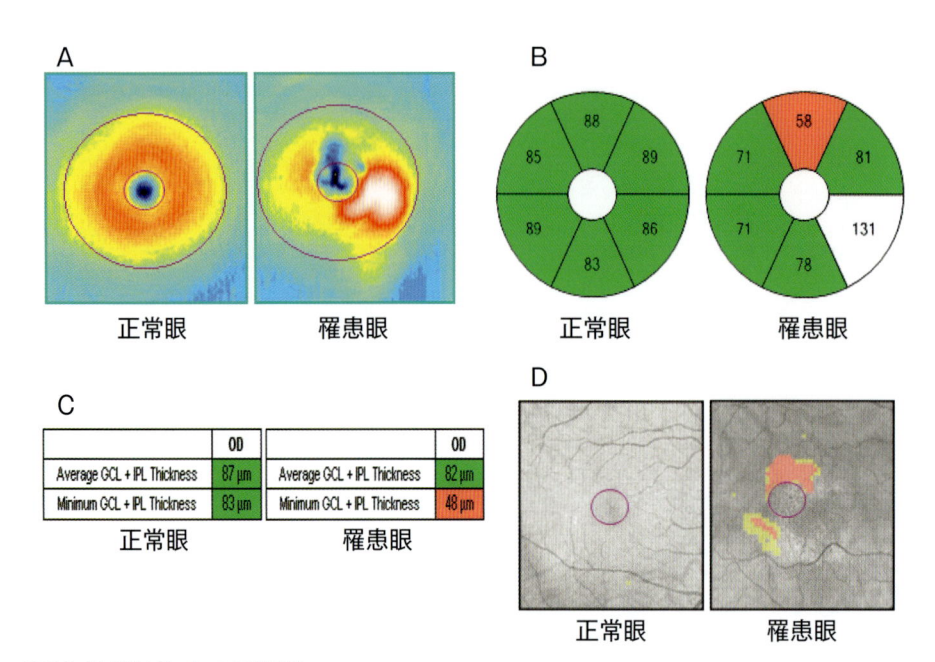

図3. GCA における 4 つの解析
A）カラーマップ．均質的なマップを示す正常眼と罹患眼の区別が直観的に把握できる．B）上下に区分した6セクターごとに正常との比較を行い，カラーコードで表示．C）平均 GCL ＋ IPL 厚と最も薄い場所の厚みをテーブル表示．D）deviation map で正常との比較を行い，統計的に赤～黄で表示．

5） Preperimetric glaucoma の GCA による検出（図6）

Humphrey 視野と RNFL 厚解析で検出できない早期の緑内障変化を，GCA で検出できることがある．

6） 早期緑内障での視野欠損と GCA（図7）

視野欠損は RNFL 厚解析より GCA のほうが関連性が高い．

7） GCA のアーチファクト

GCA は正常な中心窩の陥凹があってはじめて測定が可能になる．黄斑前膜では中心窩の陥凹がなくなるので，GCA の測定ができない（図8）．また，GCA のシグナルが弱いと正確な map を作成できない（図9）．

8） Superior segmental optic hypoplasia（SSOH）

上方視神経低形成（SSOH）は，限局した非進行性の視野欠損を伴う部分的な視神経低形成で，緑内障との鑑別が必要となる．視野欠損はあるが緑内障のような乳頭陥凹がなく，小乳頭である（図10）．本症では緑内障のように上下方向だけでなく，鼻側の RNFL の菲薄化を伴う[7]．自験例では RNFL 欠損が広くあるのに，GCA は正常範囲であった（図11）．

9） 視神経乳頭の三次元解析（図12）

SS-OCT で乳頭の 3D を作成し，それを C スキャンすることで部分的な篩状板の欠損が検出できる．

10） 眼圧の変化と脈絡膜

SS-OCT では脈絡膜を容易に観察できる．緑内障の手術により，眼圧の下降が得られ，その結果，脈絡膜厚の増大が観察された（図13）．

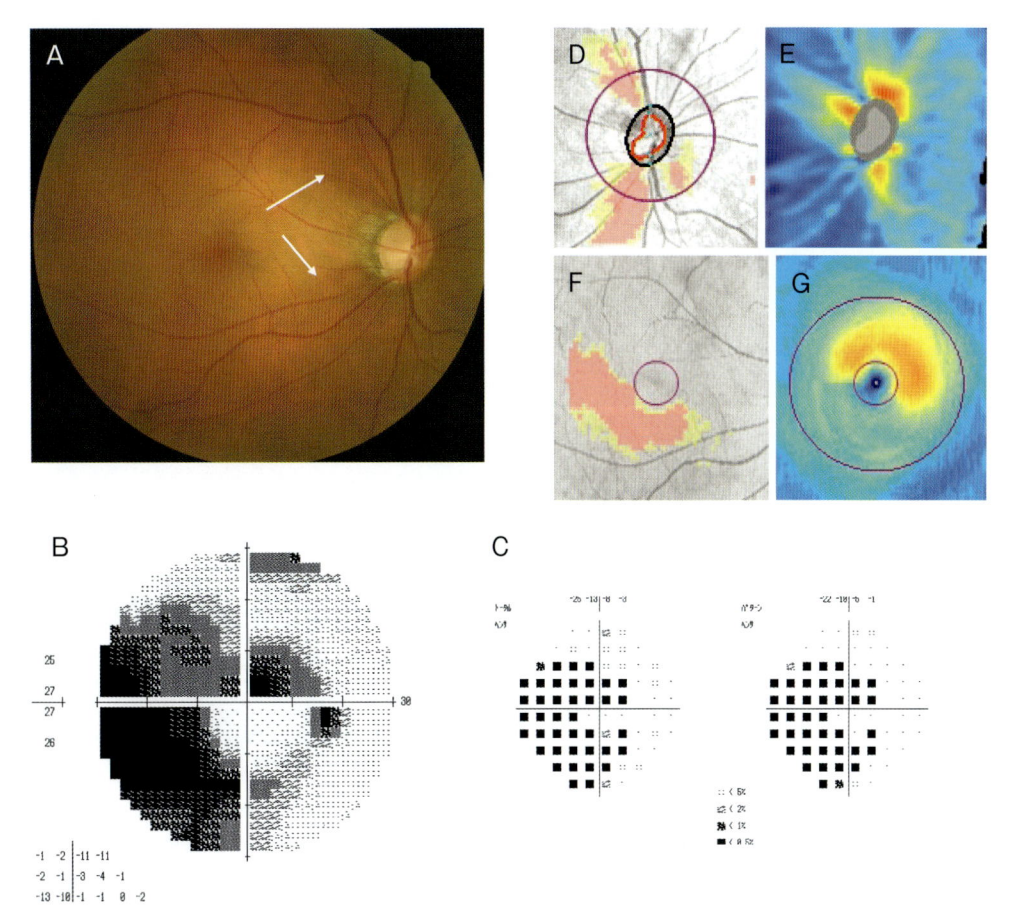

図 4. 症例 1. 52 歳, 男性
右眼視力 1.2 × −6.0D. 右眼圧のベースラインは 24mmHg で点眼にて 15 〜 18mmHg と推移するも視野悪化のため紹介. A) 右眼カラー眼底写真. RNFL 欠損の境界（白矢印）が見える. B) Humphrey 視野では RNFL 欠損に一致した視野欠損がある. C) 同視野のトータル偏差（左）とパターン偏差（右）. RNFL deviation map (D), RNFL thickness (E), GCA の deviation map (F) と thickness map (G) は視野変化 (B,C) に一致している.

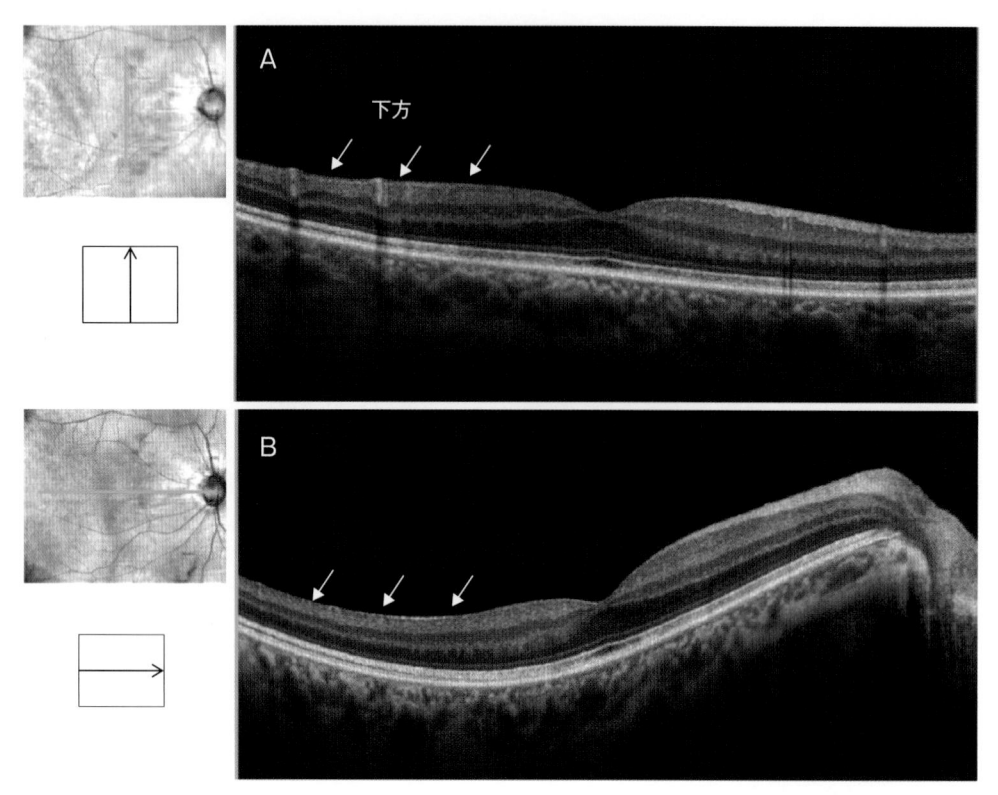

図5. 症例1のつづき
OCT垂直断における神経線維層の非対称性．A）垂直断では下方の神経線維層（白矢印）が上方と比べて明らかに菲薄化している．よく見ると下方（白矢印）では網膜神経節細胞層もかなり薄くなっている．B）OCT水平断ではBスキャンがRNFL欠損の好発部位を通らないため，非対称性の神経線維層の検出ができない．中心窩耳側に神経線維層がない（白矢印）のは，ここが神経線維の耳側縫線（temporal raphe）（p.34参照）に相当するからであり，生理的なものである．

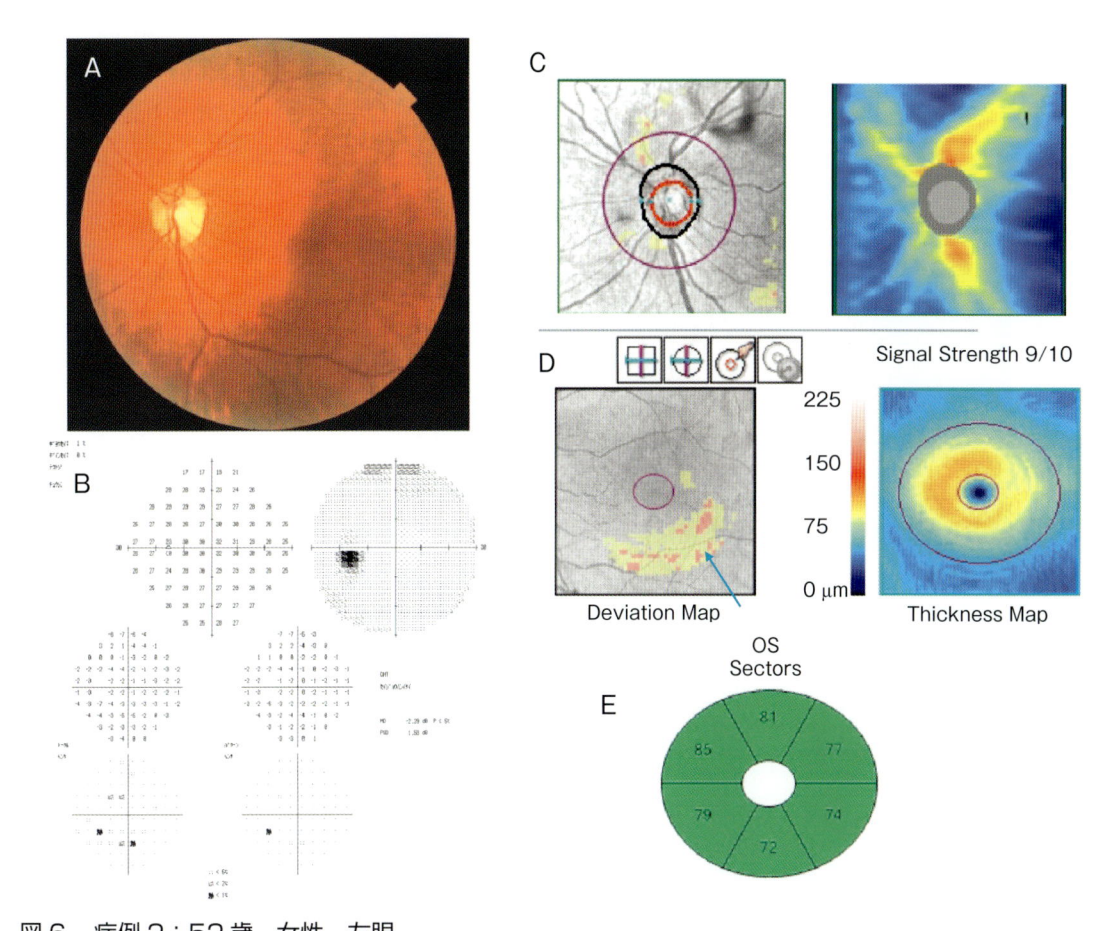

図6. 症例2：52歳，女性．左眼
高眼圧症としてフォローアップされていた．A）視神経乳頭の耳下側がやや蒼白である．B）視野は連続した暗点は検出されない．C）RNFL厚のdeviation mapで異常は検出されていない．D）GCAのdeviation mapで弓形の菲薄化（青色矢印）があり，早期緑内障を検出することができた．E）6セクターでの平均厚では下方がやや薄い．

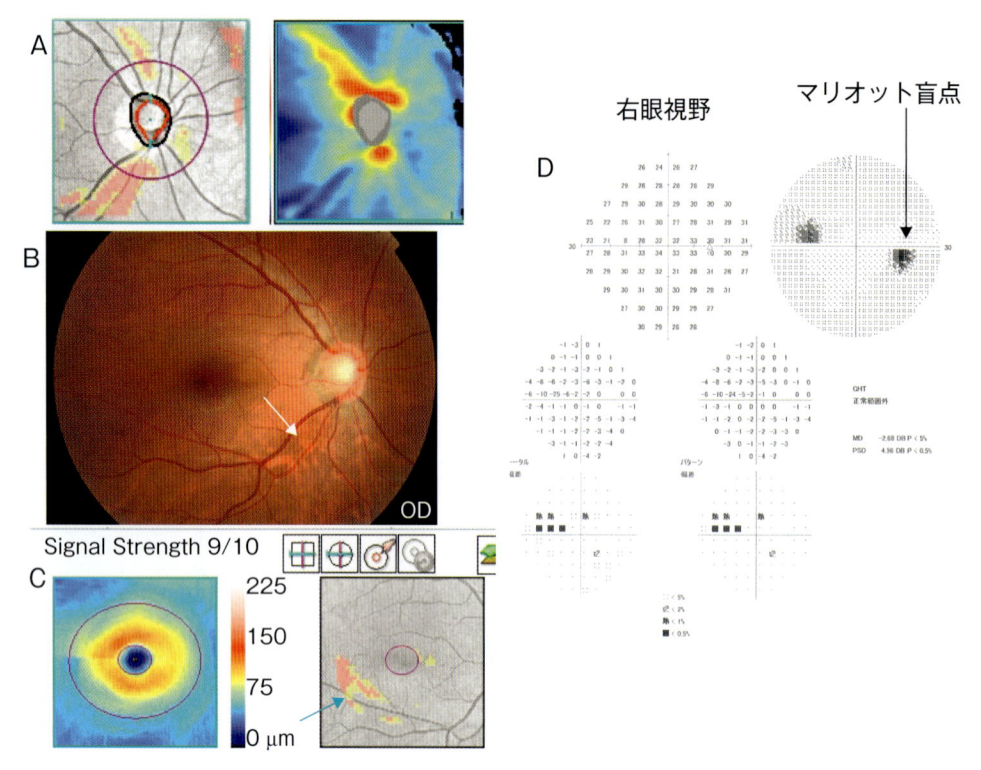

図7. 症例3:37歳, 男性. 正常眼圧緑内障
A) RNFL厚減少がある. B) カラー眼底写真. RNFL欠損の疑い (白矢印). C) GCAマップでは視野 (D) に相当する網膜神経節細胞の減少 (青色矢印) を検出できた.

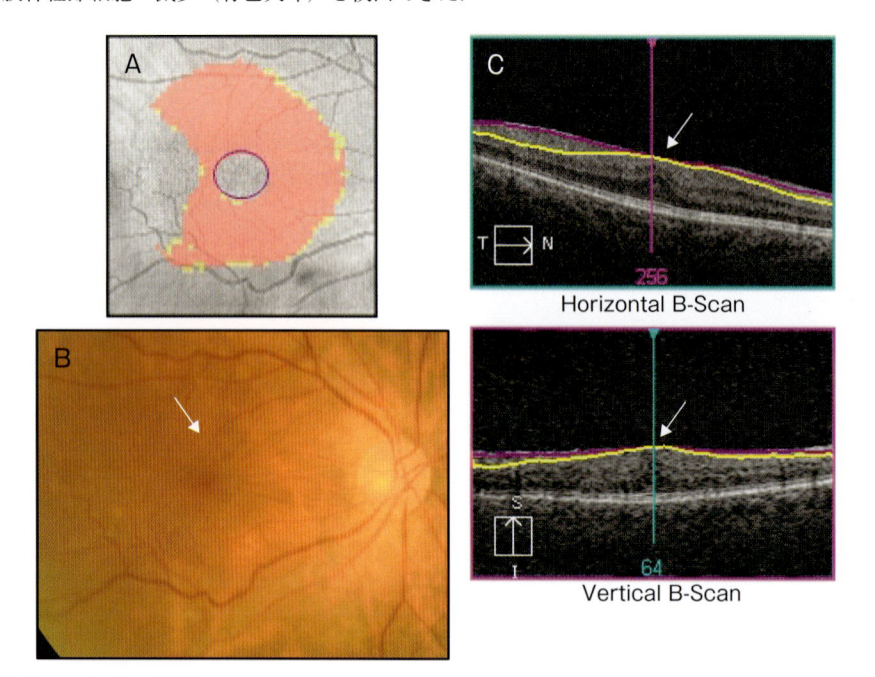

図8. 症例4:73歳, 男性
黄斑前膜 (ERM). A) GCL + IPL厚のdeviation mapは平らな欠損 (ピンクの範囲) を示すが, アーチファクトである. B) 右眼に黄斑前膜があり, 放射状のしわがある (矢印). C) Bスキャンを見ると, 中心窩の陥凹が消失している (矢印).

1. 緑内障　333

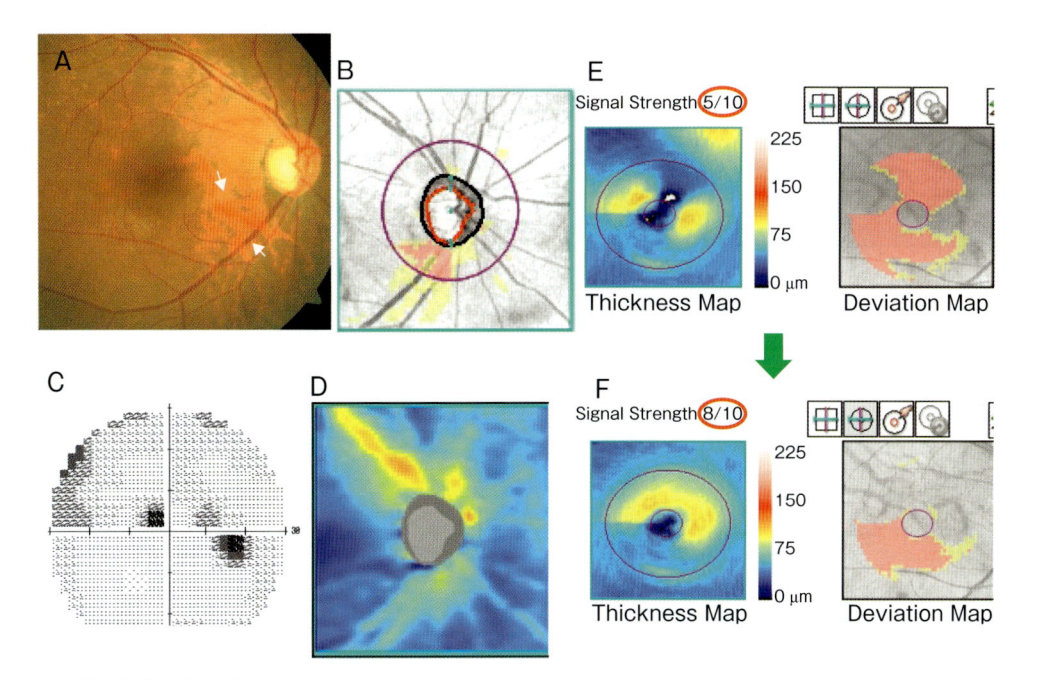

図9. シグナル強度不足によるGCAのアーチファクト
A）症例はPOAGで乳頭下鼻側にRNFL欠損（白矢印）がある．RNFL deviation map（B）とRNFL thickness map（D）でRNFL欠損があり，それに対応した視野欠損（C）がある．E,F）GCA analysis. EではGCL + IPLの菲薄部位が視野に一致しないが，Fでは一致している．これはEではシグナル強度（赤線囲み）が低いためである．

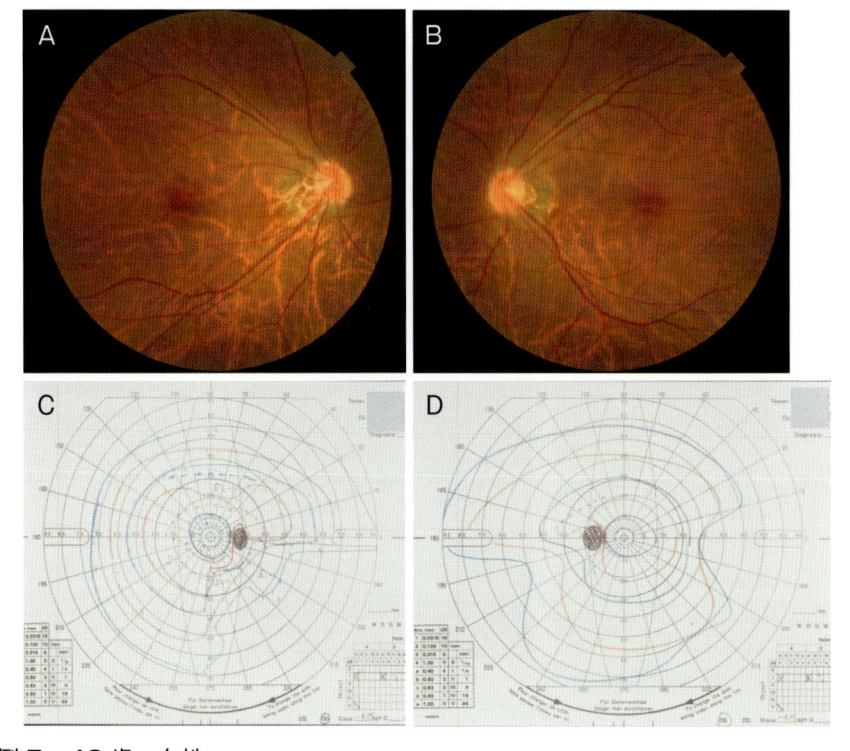

図10. 症例5：46歳，女性
たまたま両眼の耳側に見えないところがあるのに気づいた．A,B）視神経乳頭はやや小さいが緑内障を疑わせる陥凹はなかった．C,D）Goldmann視野検査で両耳側下方の楔状視野狭窄がある．

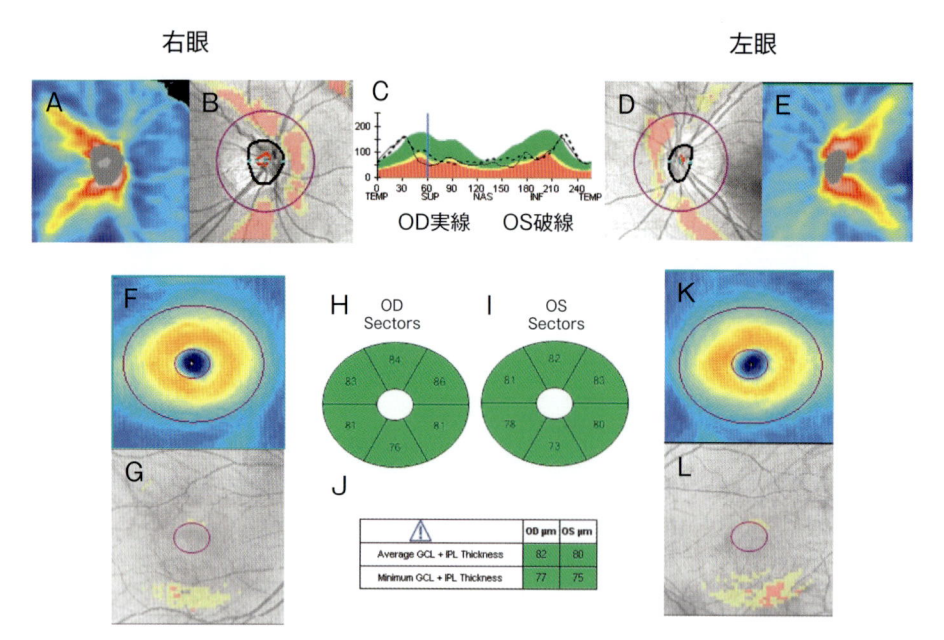

図11. 症例5のつづき
A〜E）両眼の視神経乳頭周囲のRNFL厚（C）を計測すると，緑内障眼に典型的な上下耳側の変化はなかった．Deviation map（B,D）で鼻側のRNF厚が薄いことがわかる．F〜L）網膜神経節細胞層においては，deviation map（G,L）でやや変化があるが，セクター別のGCL + IPL厚(H,I,J)の数値は正常範囲内である．MRIで頭蓋内の異常はなかった．両眼の視神経乳頭の低形成と診断した．

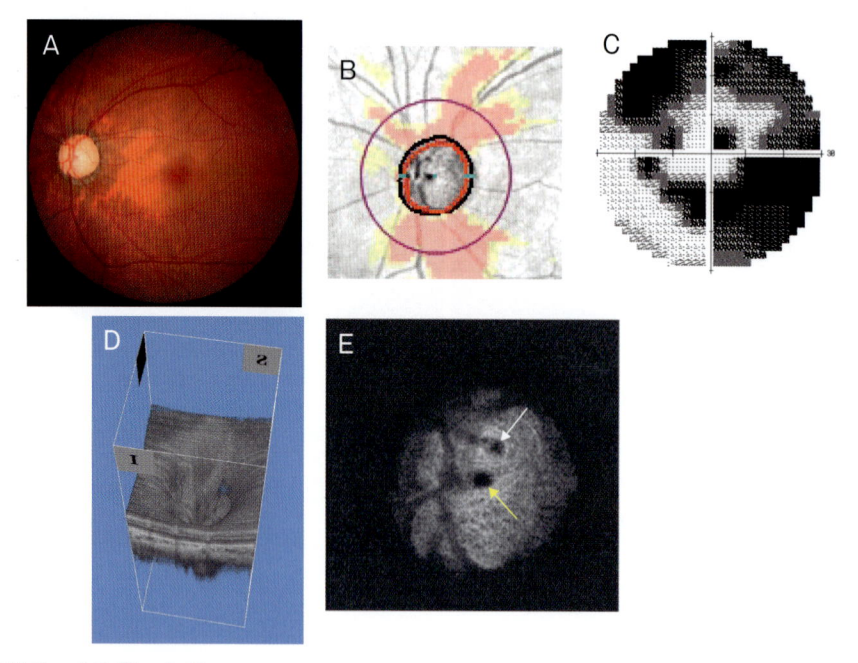

図12. 症例6：42歳，女性
左眼POAG．A,B）視神経乳頭の上下鼻側から神経線維層欠損がある．C）ビエルム暗点と鼻側階段が視野検査で検出された．D）SS-OCTによる視神経乳頭の3次元解析．E）篩状板の欠損（白矢印）が観察された．黄色矢印は血管．

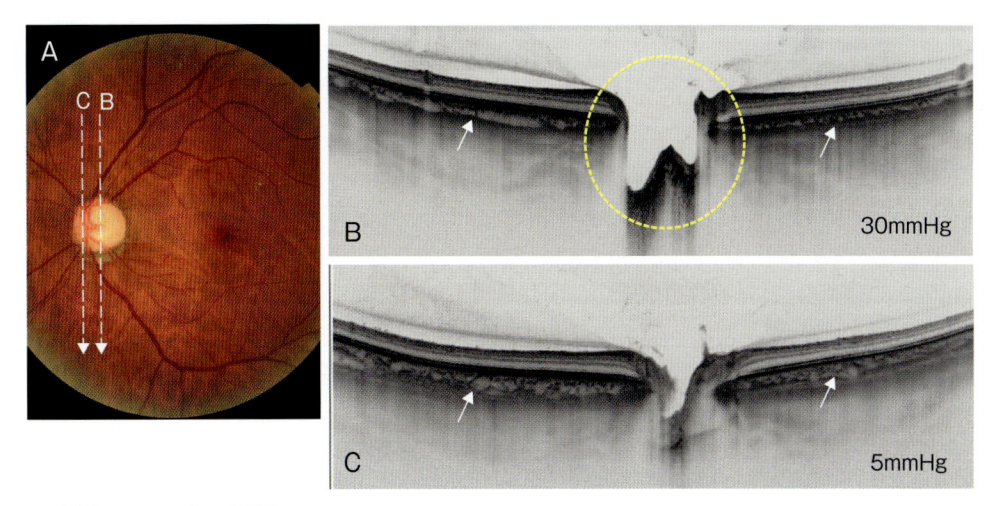

図 13. 症例 7：56 歳，男性
A)左眼は POAG で視神経乳頭の深い陥凹がある．矢印は B スキャンの方向．破線は B,C での B スキャンを示す．
B) トラベクレクトミー前の眼圧は 30 mmHg．SS-OCT で深い cupping と W 形状の篩状板を観察することができる（黄色破線囲み）．脈絡膜は薄い（白矢印）．C) 術後 1 週，眼圧は 5mmHg となった．脈絡膜が厚くなっている（白矢印）．

文　献

1) Curcio CA, Allen KA：Topography of ganglion cells in human retina. *J Comp Neurol* **300**：5-25, 1990.
2) Arintawati P, Sone T, Akita T, et al：The applicability of ganglion cell complex parameters determined from SD-OCT images to detect glaucomatous eyes. *J Glaucoma* **22**：713-718, 2013.
3) Mwanza JC, Oakley JD, Budenz DL, et al：Macular ganglion cell-inner plexiform layer：automated detection and thickness reproducibility with spectral domain-optical coherence tomography in glaucoma. *Invest Ophthalmol Vis Sci* **52**：8323-8329, 2011.
4) Mwanza JC, Durbin MK, Budenz DL, et al：Profile and predictors of normal ganglion cell-inner plexiform layer thickness measured with frequency-domain optical coherence tomography. *Invest Ophthalmol Vis Sci* **52**：7872-7879, 2011.
5) Quigley HA, Dunkelberger GR, Green WR：Retinal ganglion cell atrophy correlated with automated perimetry in human eyes with glaucoma. *Am J Ophthalmol* **107**：453-464, 1989.
6) 木内良明：Preperimetric glaucoma. 眼科 **56**：1171-1178, 2014.
7) 布施昇男，相澤奈帆子，横山　悠，他：Superior segmental optic hypoplasia（SSOH）の網膜神経線維層厚の解析．日眼会誌 **116**：575-580, 2012.
8) Takayama K, Hangai M, Kimura Y, et al：Three-dimensional imaging of lamina cribrosa defects in glaucoma using swept-source optical coherence tomography. *Invest Ophthalmol Vis Sci* **54**：4798-4807 2013.

2. レーベル遺伝性視神経症

　レーベル遺伝性視神経症（Leber's hereditary optic neuropathy：LHON）は，母系遺伝形式をとる遺伝性視神経症であり若年男性に好発する．LHONではミトコンドリア遺伝子変異（mitochondrial DNA mutation）が発症と，その遺伝機序に関与しており[1]，90％以上の患者はmtDNAの代表的な3つ（3460，11778，14484番塩基対）のうちの1つの変異をもっていると報告されている[2]．病理組織学的にLHONの網膜は，網膜神経節細胞とその軸索，ならびに内顆粒層が選択的に消失しており，外層はほとんど障害を受けていない[3]．また，炎症細胞の浸潤がないことから，この変化は網膜神経節細胞のアポトーシスによるものと推論されている．アポトーシスは網膜神経節細胞内のミトコンドリアで生じる酸化ストレスに誘導されると考えられている[4]．LHONの一次病変が網膜神経節細胞のアポトーシスなら網膜神経節細胞解析（ganglion cell analysis：GCA）の好適応である．自験例のGCAでは，菲薄化は中心窩小窩のすぐ周囲にはじまり遠心性に拡大した[5]．また，6例のうち3例は17～33歳で，3例は62～64歳で全員男性であった．

■ OCT所見

1）中心窩の陥凹が浅くなる

　中心窩の周囲は神経節細胞層が厚い一方，中心窩底は外顆粒層から外層しかない．このため中心窩に陥凹ができる．LHONでは中心窩底のすぐ周囲の網膜神経節細胞が消失するため，中心窩の陥凹は浅くなる．黄斑の外では網膜神経線維層が出現するが，これも薄くなっている（図1）．

2）Ganglion cell analysis（GCA）

　LHONの発症初期では，視神経乳頭周囲の網膜神経線維層は腫脹する（図2上段，中段）．しかし，GCAでは早期から中心窩周囲の網膜神経節細胞が菲薄化しているのを検出できる．時間がたつと乳頭周囲の視神経は多少薄くなる．GCAでは菲薄化が遠心性に拡大する（図2下段）

文献

1) Wallace DC, Singh G, Lott MT, et al：Mitochondrial DNA mutation associated with Leber's hereditary optic neuropathy. *Science* 242：1427-1430, 1988.
2) Mackey DA, Oostra RJ, Rosenberg T, et al：Primary pathogenic mtDNA mutations in multigeneration pedigrees with Leber hereditary optic neuropathy. *Am J Hum Genet* 59：481-485, 1996.
3) 井街　讓：レーベル病．附　優性型幼児性視神経萎縮症．日眼会誌 77：1685-1735, 1973.
4) 中村　誠：総説：レーベル遺伝性視神経症の発症分子メカニズムの展望．日眼会誌 109：189-196, 2005.
5) Akiyama H, Kashima T, Li D, et al：Retinal ganglion cell analysis in Leber's hereditary optic neuropathy. *Ophthalmology* 120：1943-1944, 2013.

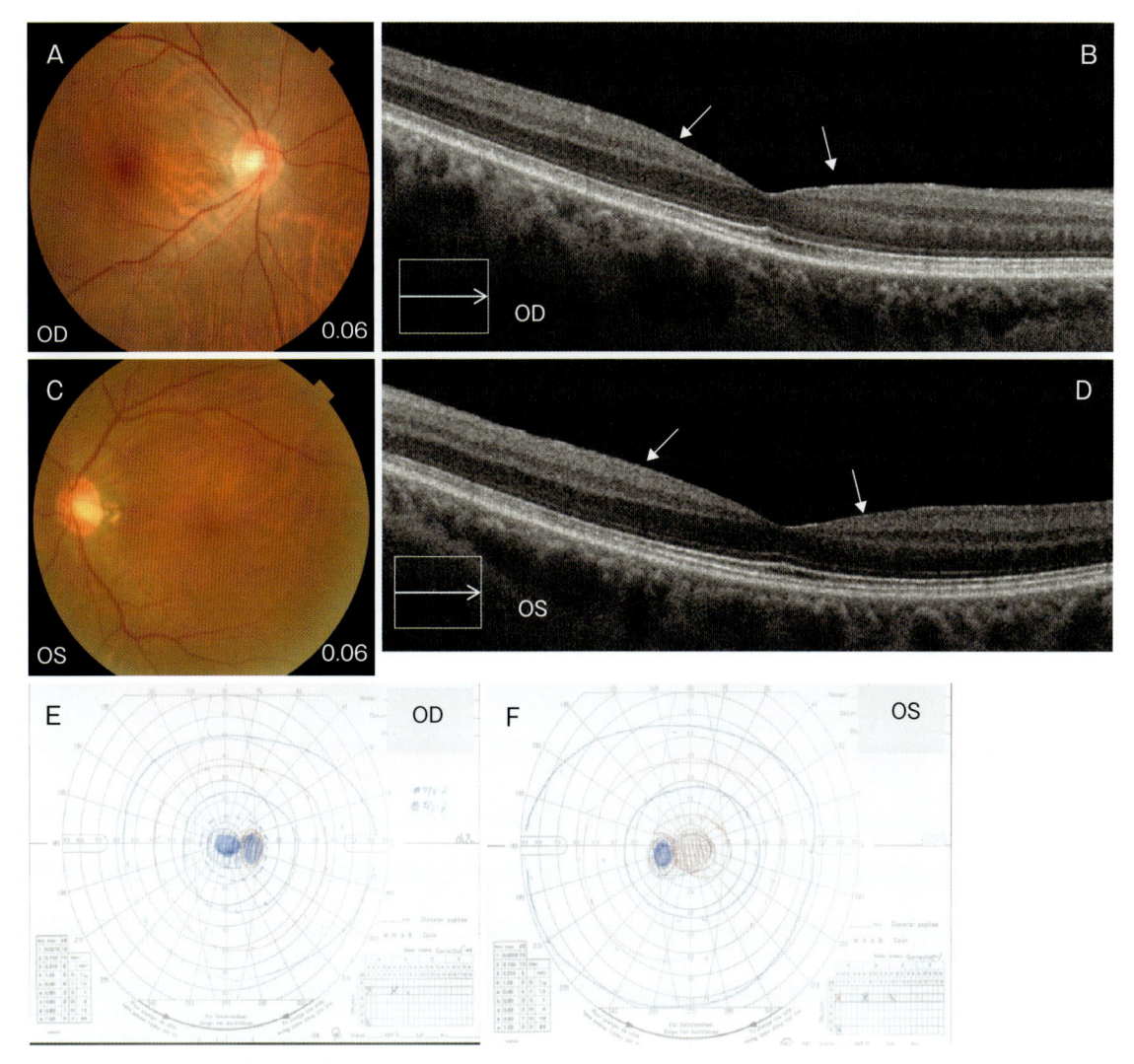

図 1. 症例 1：63 歳，男性
初診時所見．2 カ月前から両眼の視力低下を自覚．近医で右眼白内障手術施行するも視力改善しないため紹介された．視力は両眼（0.06）．A,C）眼底は異常がない．B,D）中心窩を通る OCT 水平断．中心窩の陥凹がやや浅い．黄斑では網膜神経節細胞層がほとんどなくなっていて，内網状層が最表層になっている（矢印）．網膜神経線維層も菲薄化している．E,F) Goldmann 視野検査で両眼ともに中心暗点が検出された．

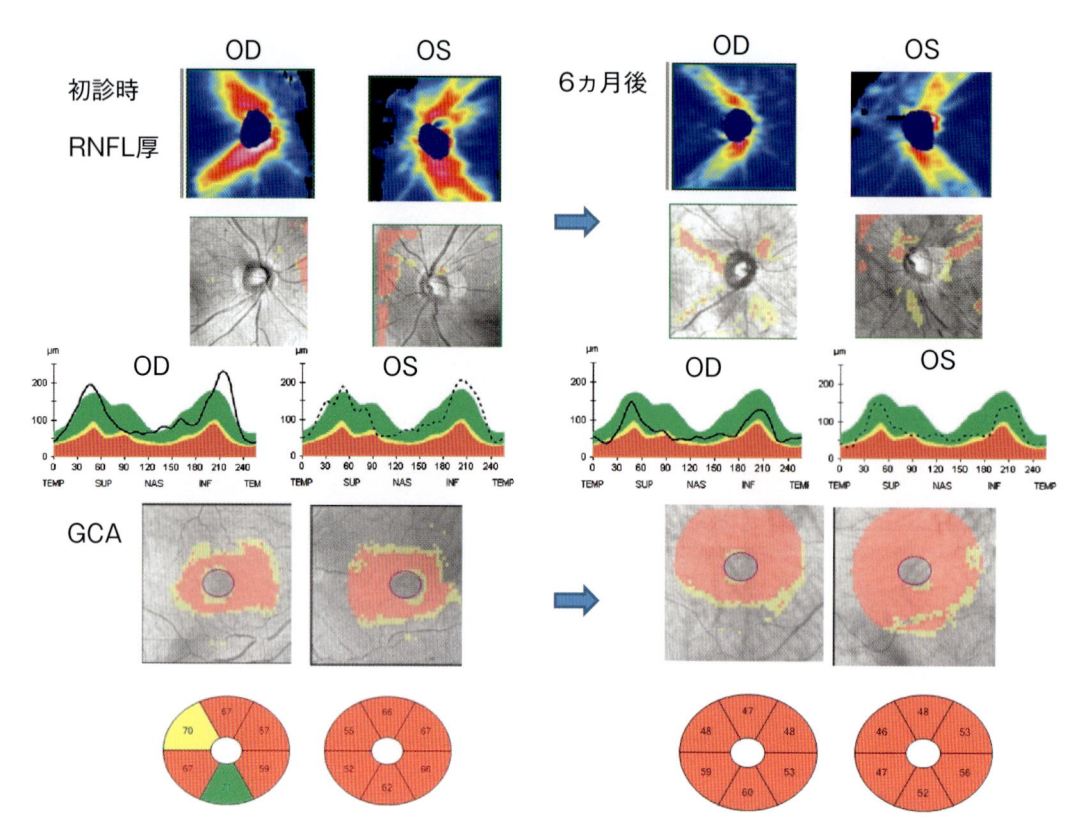

図2. 症例1のつづき
図の左側は初診時．右側は6カ月後の検査結果である．初診時）**上段**：視神経乳頭周囲のRNFL厚のthickness map（上）とdeviation map（下）．初診時（左列）はRNFLが厚くなっており，6カ月後（右列）には少し薄くなっているが，正常域に入っている．**中段**：TSNITグラフでは初診時でのRNFLの肥厚がわかる．**下段**：黄斑部のganglion cell analysis（GCA）．RNFLと異なり，GCAでは初診時（左）から中心窩小窩の周囲ですでに薄くなっており，6カ月後には菲薄が遠心性に拡大している．

3. 視神経炎

　最近の総説によると，視神経炎は炎症性脱髄による典型的視神経炎と，他の炎症性疾患に併発する非典型的視神経炎に分類されている[1]．典型的視神経炎には多発性硬化症が関連したものと，長期的経過から無関係のものがある．非典型的視神経炎には視神経脊髄炎やサルコイドーシスが含まれる．一方，視神経炎は乳頭腫張があれば視神経乳頭炎，なければ球後視神経炎（retrobulbar optic neuritis）と呼ばれる．

　球後視神経炎として発症する典型的視神経炎は，多発性硬化症を伴わなければステロイドパルス療法によく反応し，中心暗点や視力低下が改善することが多い．視神経は篩状板より後方では有髄神経になる．脱髄とはoligodendrogliaが産生するミエリン鞘の破壊である．筆者らは球後視神経炎では視力，視野が回復しても，視神経乳頭周囲の網膜神経線維層（RNFL）厚が進行性に菲薄化することを本書の第2版（p360-365）で述べた．最近はganglion cell analysis（GCA）によって黄斑部の網膜神経節細胞層（GCL）の厚さを評価できるようになった．GCAではRNFL厚より鮮明に網膜神経節細胞の減少を観察することができる（図1）．筆者は脱髄による軸索障害は髄鞘の再生により修復され，それゆえに視力，視野が回復すると考えていたが，GCAから不可逆性に神経節細胞のアポトーシスが起こることを知った．視野の回復は残存した神経回路の利用によるものらしい．

■ OCT所見

1）発症早期
　大きな中心暗点があるにもかかわらず，OCTでは正常のRNFL，GCL，内網状層が保たれ，中心窩の陥凹も正常である（図1）．

2）経過
　自覚症状の改善にもかかわらず，GCAではGCLが徐々に進行性に薄くなる．乳頭周囲のRNFLも徐々に欠損が拡大する（図2）．

文献
1) Toosy AT, Mason DF, Miller DH：Optic neuritis. *Lancet Neurol* 13：83-99, 2014.

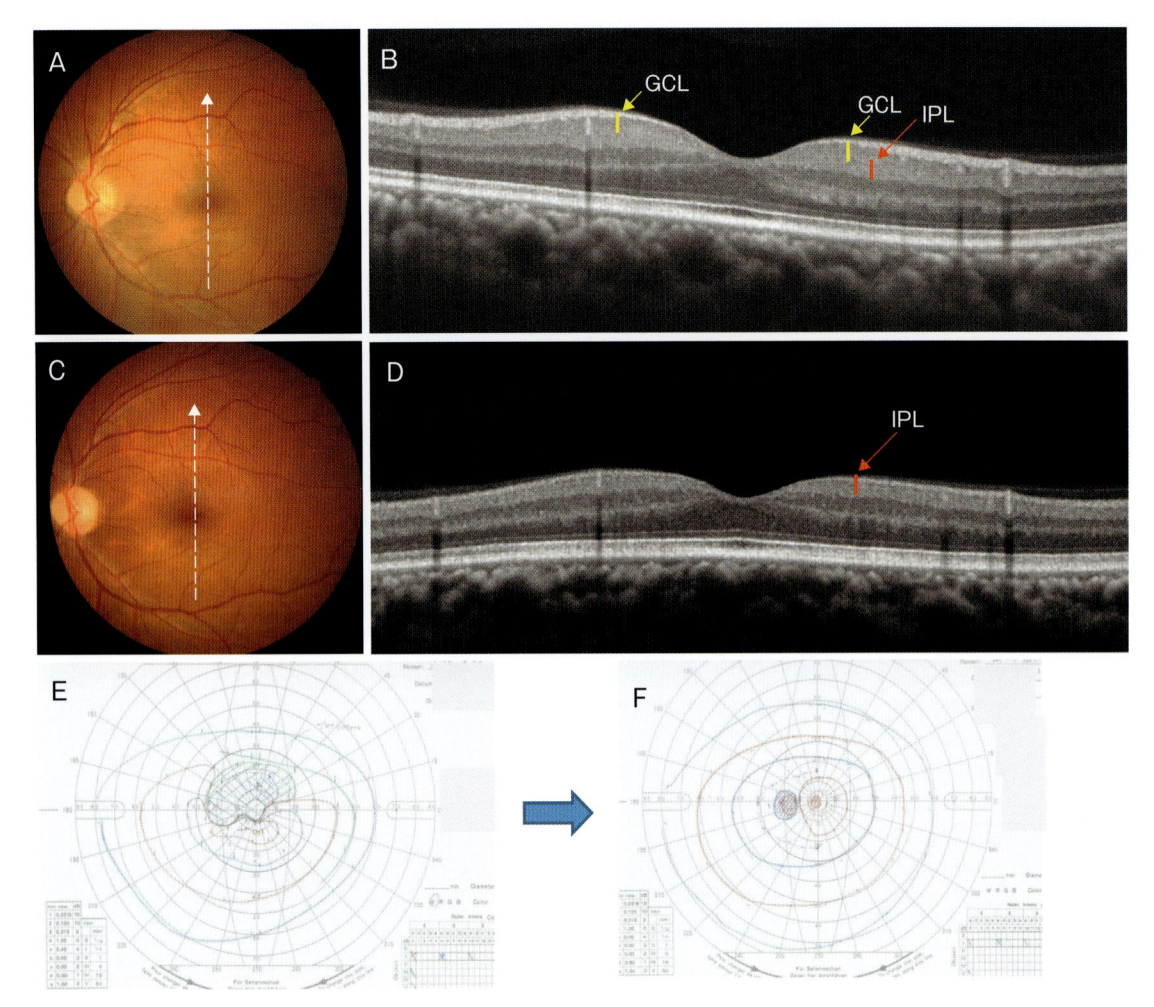

図 1. 症例 1：42 歳，男性
1 週間前から左眼視力低下を自覚．球後視神経炎が疑われ紹介された．左眼矯正視力は 0.1(n.c)．A) 初診時カラー眼底写真．視神経乳頭は異常がない．B) 初診時 OCT 垂直断．中心窩の陥凹は正常であり、網膜神経節細胞層（GCL）は正常の厚さを示す．内網状層（IPL）．C) 3 カ月後．2 回ステロイドパルス療法を施行し，視力は 0.6 に回復．左視神経乳頭はやや蒼白化している．D) 3 カ月後の OCT 垂直断．中心窩の陥凹は浅くなっている．GCL はほとんど消失し，IPL が網膜の最内層になっている．E) 初診時視野．大きな上方に広がる中心暗点がある．F) 3 カ月後．小さな中心暗点が残るが大幅に改善している．

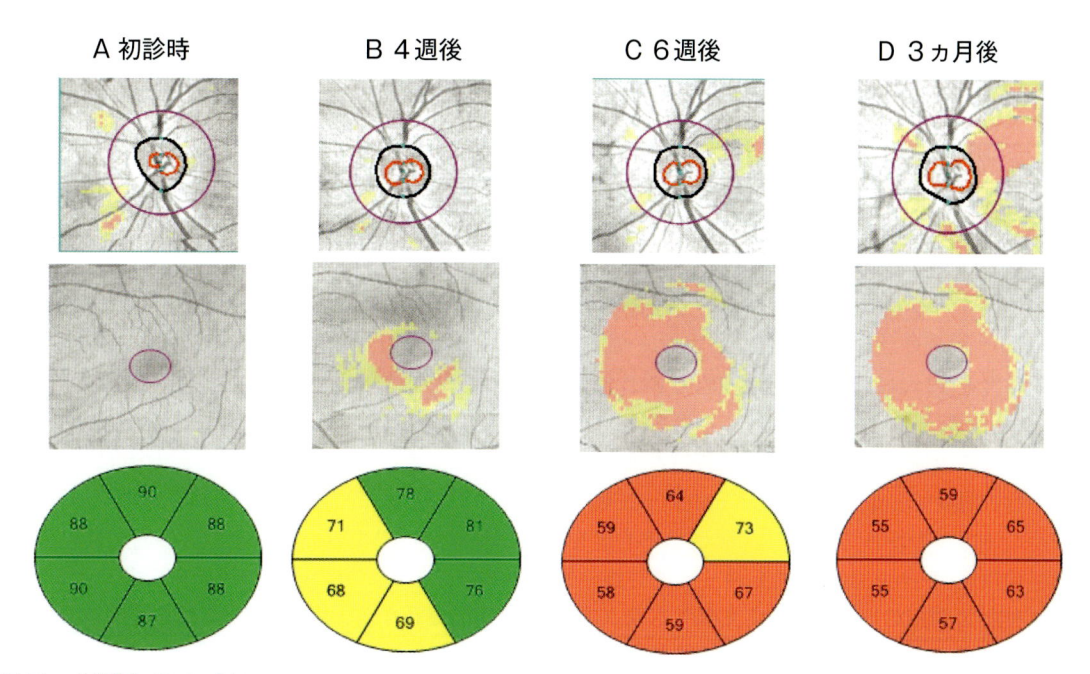

                    A 初診時   B 4週後   C 6週後   D 3ヵ月後

図2. 症例1のつづき
左眼（罹患眼）の経過. 上段）網膜神経線維（RNFL）厚, 中段）ganglion cell analysis（RGCL + IPL）の deviation map, 下段）6セクターの平均厚. 視野の回復にかかわらず, RNFL と網膜神経節細胞の減少が進行している.

4. 頭蓋内病変

　視覚は視細胞外節で生じた電気信号が網膜神経節細胞に伝わり，その軸索（axon）を通って外側膝状体まで至る．ここまでが第1ニューロンである．外側膝状体にはシナプスがあり，ここから第2ニューロンが始まり，電気信号はここを通って後頭葉の視覚領に到達して完成するものである．視神経と視索（視交叉から外側膝状体まで）は，網膜神経節細胞のaxonであるので，これらが腫瘍や循環障害，炎症により障害を受ければ網膜神経節細胞のアポトーシスを起こすのは当然である．しかし，後頭葉の視覚領や視放線が障害を受けた場合，その影響が逆向性に第1ニューロンである網膜神経節細胞に及ぶのであろうか．この逆向性経シナプス変性はサルの実験で起こりうることが証明された[1]．ヒトにおいても同名半盲の患者でganglion cell complex（GCC）測定により，半盲に一致して網膜神経節細胞層の菲薄化が起こるのがわかってきた[2,3]．眼底に中心窩を通る正中線を引いてみると，その線の乳頭側（鼻側）の神経節細胞のaxonは視交叉を通って反対側の外側膝状体に至り，その後，同側の後頭葉に至る．耳側では神経節細胞のaxonは視交叉部でも交叉せずに同側を走行する．脳病変による逆向性の変性は，左脳では右眼の鼻側，左眼の耳側の網膜神経節細胞のアポトーシスを引き起こす（図1，2）．

■ OCT所見

1） Ganglion cell analysis（GCA）

　半盲はGCAマップに投影される．マップを見ると黄斑部の網膜神経節細胞が耳側と鼻側で別系統（左右の大脳半球）の支配を受けていることに驚かされる（図1～4）．

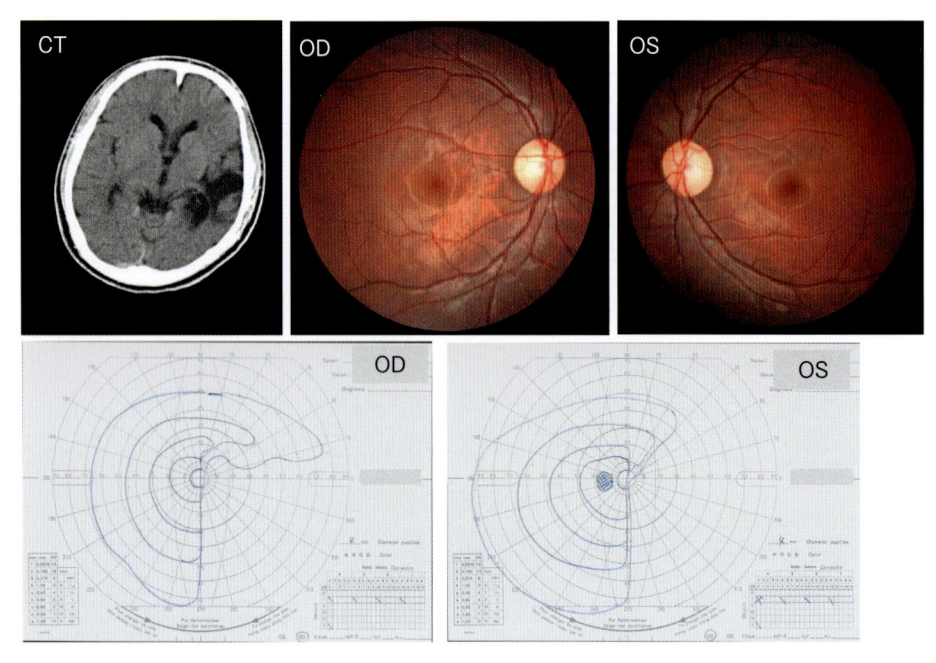

図1．症例1．18歳，男性
5年前に左頭頂側頭葉の脳出血に対して開頭血腫除去術を施行（上段CT）．視力は両眼ともに1.2（矯正）．上段）眼底は左右とも黄斑のring reflexがある．視神経乳頭はやや蒼白である．下段）Goldmann視野では不完全な右同名半盲を呈している．

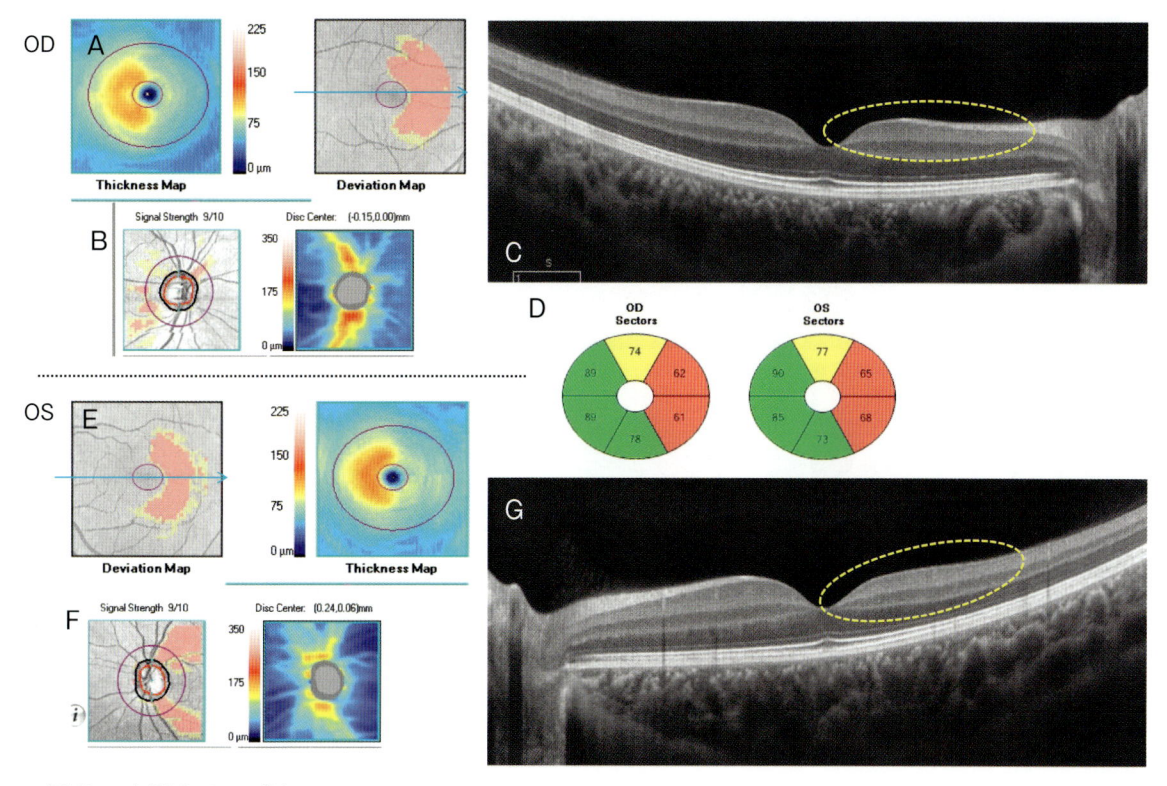

図2. 症例1のつづき

上段）右眼. A) GCA の map では視野（右半盲）に一致した GCL + IPL の菲薄化が見られる. **B)** 網膜神経線維層（RNFL）厚の map では乳頭黄斑線維束に菲薄化がある. **C)** OCT 水平断では中心窩の鼻側より（黄色破線囲み）で，網膜神経節細胞層（GCL）とＲＮＦＬの菲薄化がある. **D)** GCA の6セクターの平均厚. **下段）左眼. E)** GCA map では右半盲に一致した GCL + IPL の菲薄化がある. **F)** 乳頭黄斑線維束を避けた上下の耳側にくさび形の NFL 菲薄化がある. **G)** OCT 水平断では中心窩の耳側より（黄色破線囲み）で，網膜神経節細胞層（GCL）の菲薄化がある. OCT での GCL 菲薄部は僚眼の菲薄化のない同部位で比較すると違いがわかる.

2) Circumpapillary retinal nerve fiber layer（cpRNFL）厚

　黄斑の鼻側の神経節細胞の axon は乳頭黄斑線維束なので，GCA 鼻側の菲薄化は同部の RNFL の菲薄化としてマップに表れる．GCA 耳側の菲薄化は乳頭黄斑線維束を避けて弓形に黄斑に向かう線維の菲薄化として表示される（図2）．このため cpRNFL 解析では GCA ほど直感的な視野欠損との対比ができない．

3) Bスキャン（図2，4）

　Bスキャンは GCA での半盲を横切る水平線が評価に適している．注意深く見ると GCA の菲薄化に一致して網膜神経節細胞層の菲薄化を観察できる．僚眼の intact な同部と比較するとわかりやすい．

4) 経　過（図4）

　球後視神経炎のときと同様に網膜神経節細胞の萎縮は落ち着くところまで進行するようである．

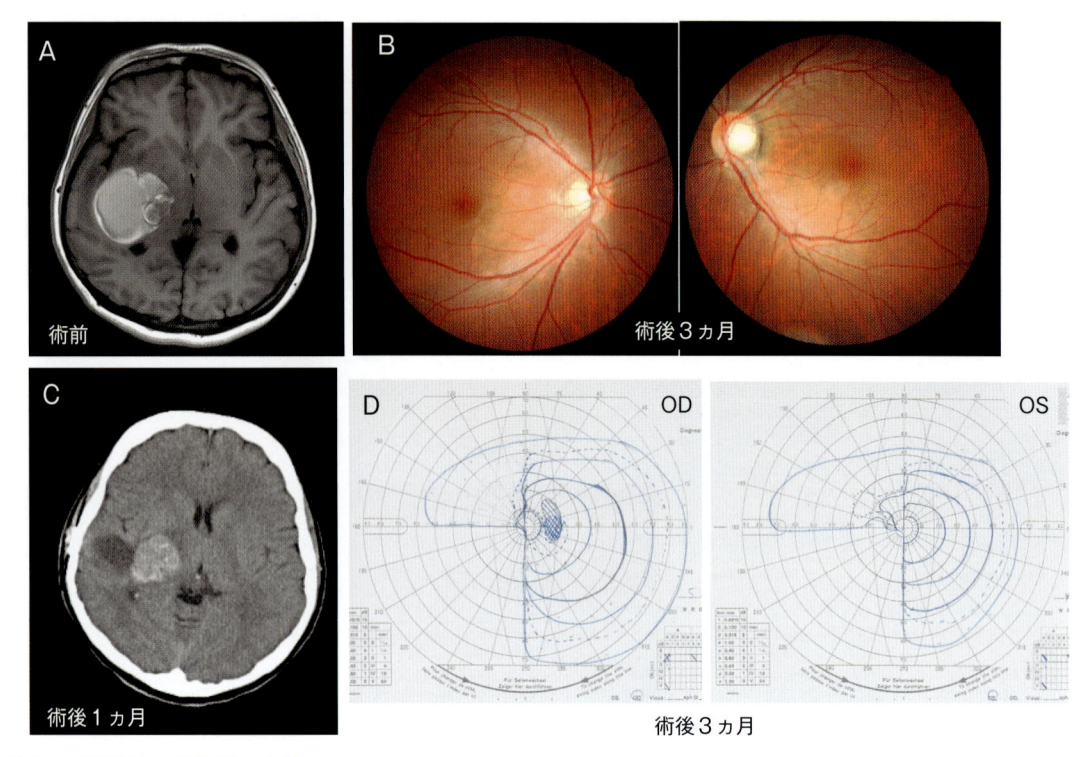

図3. 症例2：34歳，女性
脳内出血（右基底核）発症から1ヵ月後．A）術前のCT．B）血腫除去手術後3ヵ月のカラー眼底写真．視神経乳頭はやや蒼白．C）術後1ヵ月のCT．D）術後3ヵ月のGoldmann視野．ほぼ左同名半盲である．

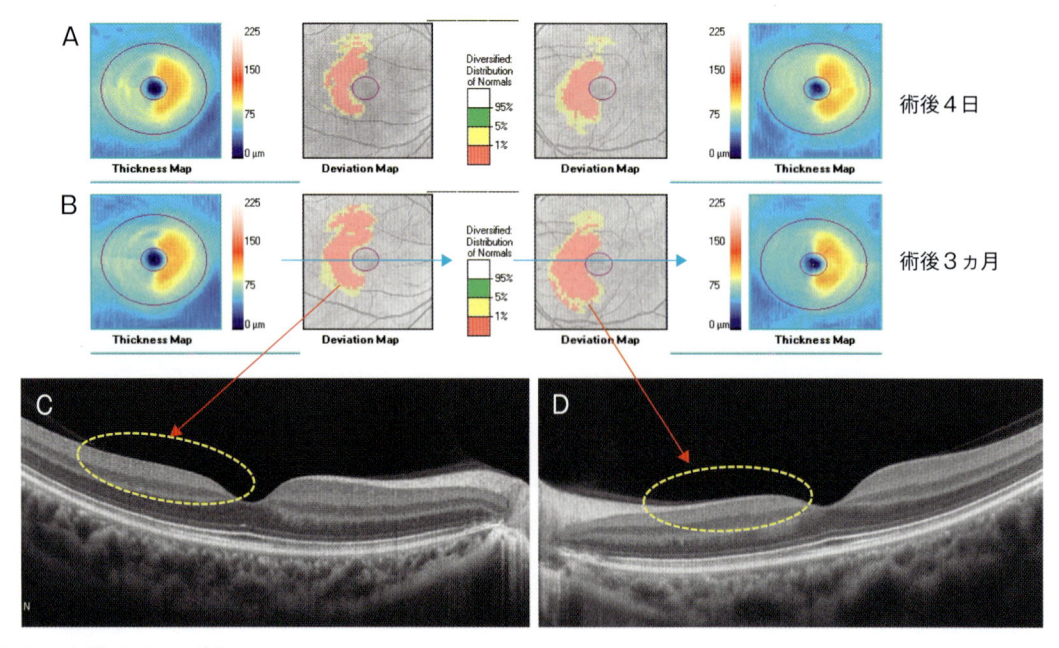

図4. 症例2のつづき
A）術後4日のGCA map．左同名半盲に一致して網膜神経節細胞層の菲薄化がある．B）術後3ヵ月のGCA map．菲薄化領域は少し拡大した．C,D）術後3ヵ月のOCT水平断．Mapの菲薄化領域では網膜神経節細胞層が薄くなっている（黄色破線囲み）．

文 献

1) Van Buren JM：Trans-synaptic retrograde degeneration in the visual system of primates. *J Neurol Neurosurg Psychiatry* **26**：402-409, 1963.
2) Yamashita T, Miki A, Iguchi Y, et al：Reduced retinal ganglion cell complex thickness in patients with posterior cerebral artery infarction detected using spectral-domain optical coherence tomography. *Jpn J Ophthalmol* **56**：502-510, 2012.
3) 山下　力, 三木淳司：特集：OCTのGCCマップを考える. 5. 半盲. 眼科 **55**：933-942, 2013.

コラム　　CSCではなぜ視力がよいか

「裂孔原性網膜剥離では視力が急に落ちるが，中心性漿液性脈絡網膜症（CSC）ではなぜ視力がよいのか？」という設問を1980年代に当時の教授から受けたが，ずっと疑問であった．本書の第2版を出すころに，やっと自分なりの解釈に到達した．視細胞外節にあるロドプシンは蛋白部分のオプシンと感光基である11シス型レチナールからなる糖タンパクである．光による一連の反応の結果，レチナールはオプシンから分離してレチノール（ビタミンA）に変化する．次の光刺激に対処するためには，レチナールがオプシンに再結合してロドプシンを作る必要がある．しかし，網膜にはレチノールをレチナールに転換する酵素がない．それがあるのは網膜色素上皮（RPE）である．このため，外節でできたレチノールは，担体として働くレチノイド結合蛋白と結合して，RPEに運ばれてRPE内でレチナールに転換され，再び担体と結合して外節へ運搬されなければならない．これをレチノイドサイクルという．CSCの網膜剥離は閉鎖空間であるので，このレチノイドサイクルが保たれるため，しばらくは視力が維持されるのであろう．一方，裂孔原性網膜剥離では硝子体液が網膜下腔に侵入するため，レチノイドサイクルが破壊される．これが急速な視力低下の原因であろう．

各論XIV 形成異常

1. ピット黄斑症候群

　視神経乳頭小窩(optic nerve pit)は,視神経乳頭の発生異常によるcoloboma(先天性欠損症)である.ピットは直径が乳頭径の1/8〜1/2の小さな円形ないし三角形のくぼみである.通常,乳頭の下耳側セクターに位置する.ピットのある視神経乳頭は,通常,正常の僚眼の乳頭より大きい.ほとんどが孤発例であるが,まれに常染色体優性遺伝のことがある.30〜50%の頻度で黄斑に漿液性網膜剥離,外層円孔,網膜分離が合併し,これをピット黄斑症候群(pit-macular syndrome)と呼ぶ.フルオレセイン蛍光造影では蛍光色素の漏出と漿液性網膜剥離への流入は見られない.ピットは,組織学的には膠原線維に包まれた神経外胚葉組織からなっており,これが篩状板を突き抜け,クモ膜下腔に突出している[1].OCTによりピット黄斑症候群ではさまざまな層で網膜分離が起こっていることがわかった[2].Swept source OCT(SS-OCT)は深達性がよいため,ピットの奥行きと嵌入した網膜組織をとらえることができる.ピット黄斑症候群の治療は硝子体手術が主流になっている[3].筆者らは,硝子体内ガス注入とうつむきだけで網膜の永続的な復位を得られることがあることを報告した[4].

■ OCT所見

1) 網膜分離と漿液性網膜剥離

　ピット黄斑症候群で特徴的なのは,網膜分離がさまざまな層間で生じることである.網膜分離は乳頭黄斑間に通常,発症する.分離は内境界膜と神経線維層の間(図1)と外網状層(図1,3)に好発する.さらに黄斑乳頭間,あるいは中心窩直下に漿液性網膜剥離が好発する(図3).

2) ピットの特徴

　ピットは乳頭内で,強膜と視神経束の間の裂け目(cleft)として観察される(図2).裂け目は後方に深く侵入しており,篩状板を超えてクモ膜下腔に達している(図4).ピットにともなって網膜が嵌入している.

3) 漿液性網膜剥離におけるピットの役割

　筆者は硝子体手術中に網膜下液の吸引をピットから試みたことがあるが,そこは穴にはなっていなかった.症例2(図3,4)では,術後,漿液性網膜剥離が徐々に吸収され,下液が大分減った.これはピットを介した脳脊髄液の網膜内ないし網膜下への侵入が止まると考えられるが機序は不明である.

1. ピット黄斑症候群　347

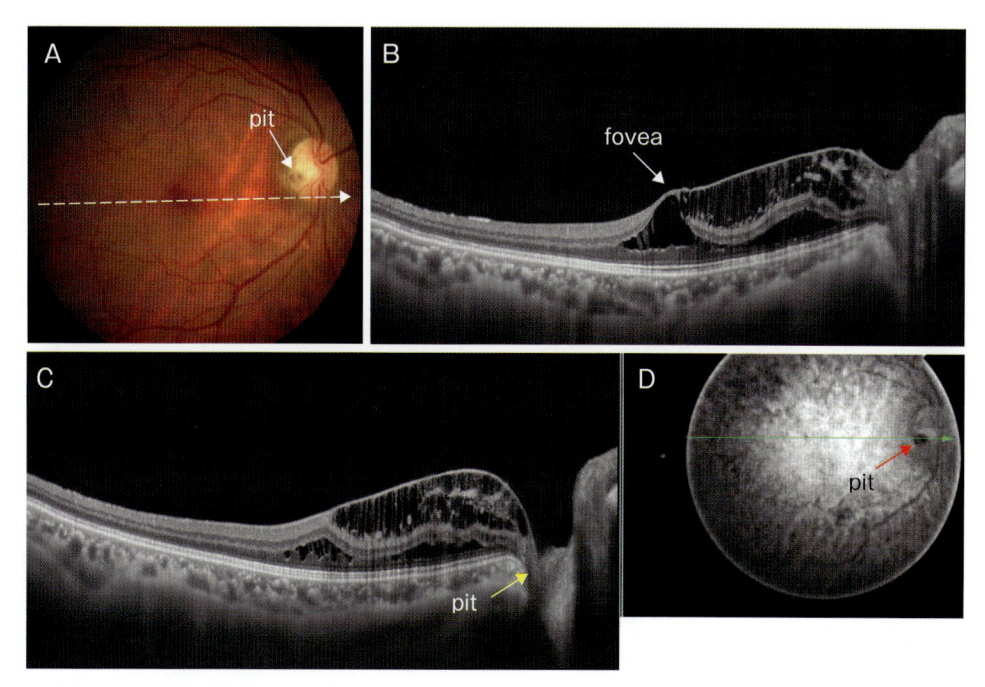

図1．症例1：60歳，女性
視力1.5（正視）．2年前から黄斑浮腫を指摘されていた．自覚症状はない．A）視神経乳頭の耳側にpitがある．矢印は（B）のスキャン．B）中心窩を通ったOCT水平断．乳頭黄斑間に内境界膜下と外網状層の2層に網膜分離がある．中心窩には外網状層の分離があるが，外顆粒層は正常である．C）pitを横断したOCT水平断．Dにスキャン方向を示した．網膜組織がpitに嵌入している（黄色矢印）．

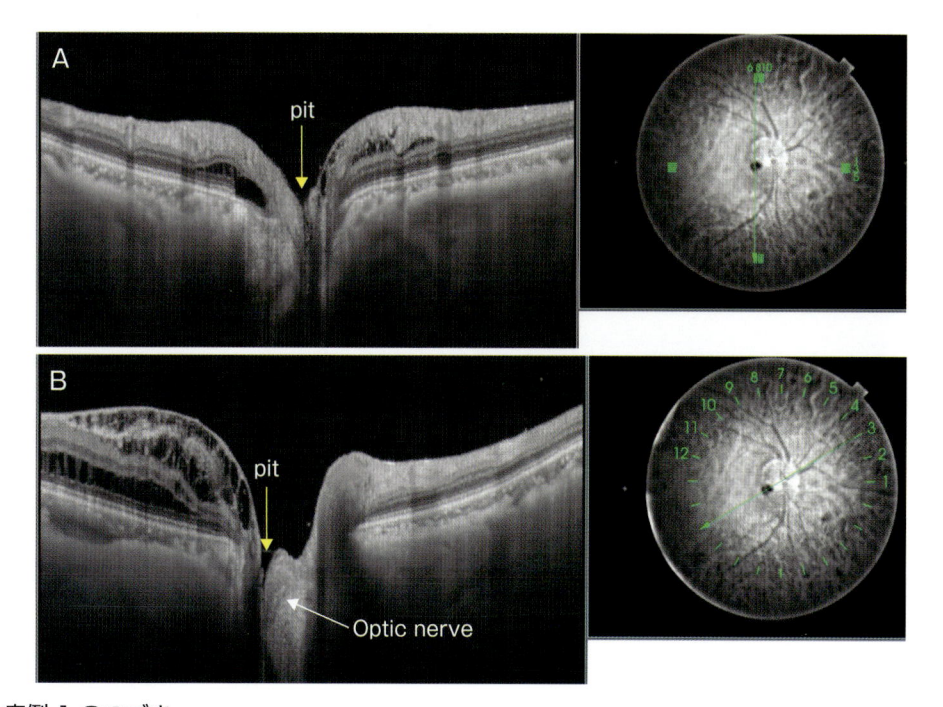

図2．症例1のつづき
A）pitの垂直断．右図にスキャン位置を表示．Pitでは後方へ向かう亀裂（黄色矢印）がある．網膜がpitへ嵌入している．B）pitと視神経（optic nerve）を横切る断層像．Pitの亀裂は視神経の脇にあることがわかる．

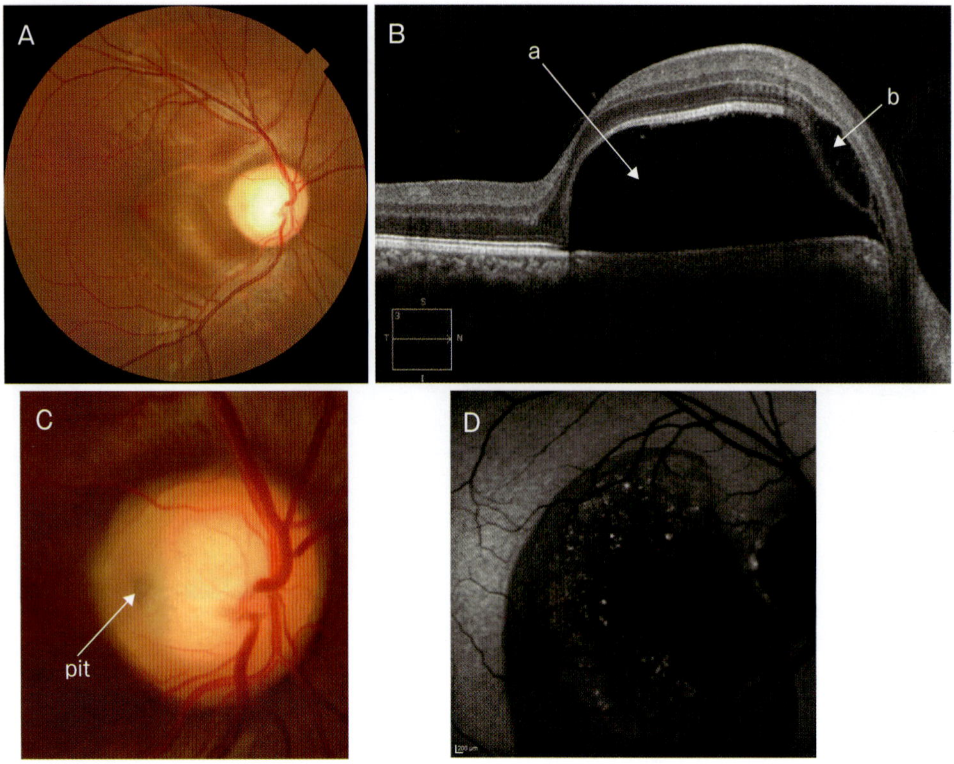

図 3. 症例 2：28 歳，男性
右眼のぼやけを自覚．原田病を疑われた．初診時右眼矯正視力 1.2（正視眼）．後部硝子体剝離はなかった．
A）視神経乳頭は大きく，陥凹も大きい．乳頭耳側に pit がある．乳頭黄斑間に漿液性網膜剝離がある．B）中心窩を通る OCT 水平断．漿液性網膜剝離（a）と外網状層の網膜分離（b）がある．C）乳頭の拡大．Pit を示した（矢印）．D）眼底自発蛍光検査で剝離部の低蛍光とプレシピテートが観察できる．

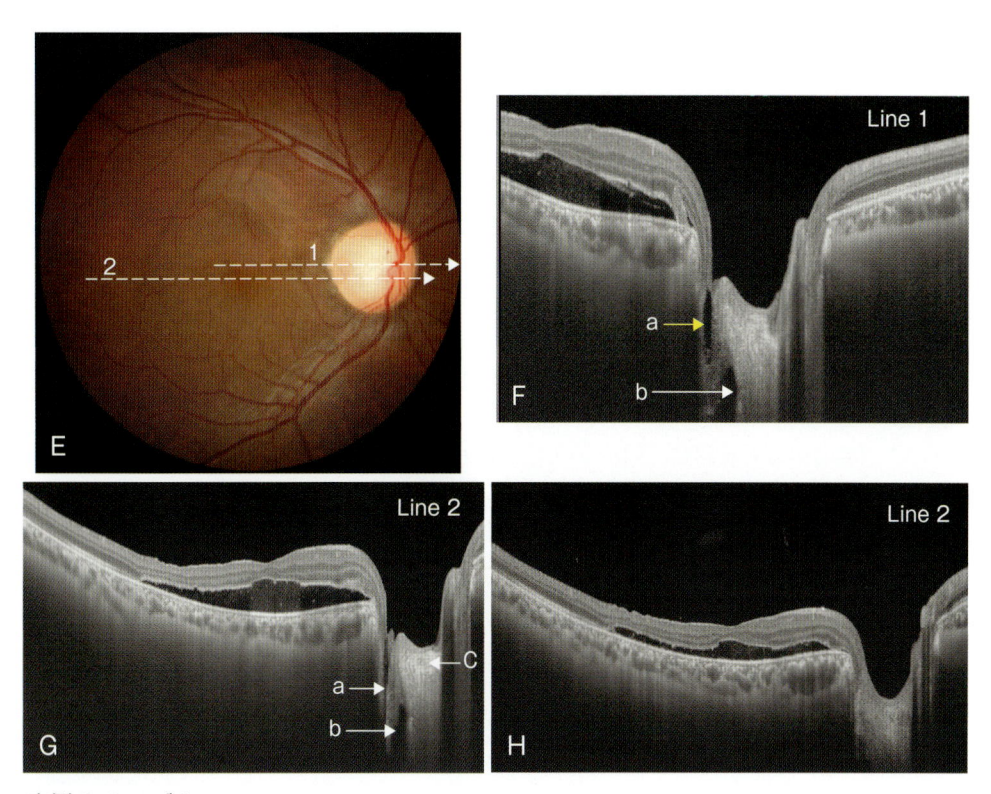

図4. 症例2のつづき
硝子体手術を施行した．E) 術後20カ月後のカラー眼底写真．矢印はBスキャンの位置を示す．F) 術後4カ月，pitを通る断層像（line 1）．Pit（a）は乳頭陥凹より深く，クモ膜下腔（b）へ亀裂として侵入している．G) 術後14カ月．line 2．Pit（a）は強膜と視神経の間の亀裂である．Pitは篩状板（c）を超えて，クモ膜（b）の深さに到達している．漿液性網膜剝離が減少している．H) 術後20カ月．Line 2．漿液性網膜剝離はさらに丈が低くなっている．矯正視力は0.4．

文献

1) Yanoff M, Sassani JW：Ocular Pathology, ed 6, 2009, Mosby, Elsevier, pp 502-504.
2) Imamura Y, Zweifel SA, Fujiwara T, et al：High-resolution optical coherence tomography findings in optic pit maculopathy. *Retina* **30**：1104-1112, 2010.
3) Hirakata A, Okada AA, Hida T：Long-term results of vitrectomy without laser treatment for macular detachment associated with an optic disc pit. *Ophthalmology* **112**：1430-1435, 2005.
4) Akiyama H, Shimoda Y, Fukuchi M, et al：Intravitreal gas injection without vitrectomy for macular detachment associated with an optic disk pit. *Retina* **34**：222-227, 2014.

2. 脈絡膜コロボーマ

　脈絡膜コロボーマ（choroidal coloboma）は，眼杯裂の閉鎖不全によって生じる先天異常である．好発部位は虹彩や毛様体のコロボーマと同様に眼底の下鼻側である．小眼球症，小角膜，白内障，緑内障や網膜剝離などを合併することもある．脈絡膜コロボーマの範囲は視神経を含む下方の眼底全体のことと，視神経を含まない下鼻側に扇状に広がっていることがある．コロボーマは強膜が透けて境界鮮明で陥凹した黄白色病巣として観察される．脈絡膜の欠損部には，網膜色素上皮（retinal pigment epithelium：RPE），脈絡毛細血管板はなく，未分化な神経網膜が存在する（図1）．脈絡膜コロボーマの辺縁をOCTで検索すると脈絡膜，RPEの欠損部に続いて網膜剝離が検出されることがある[1]．

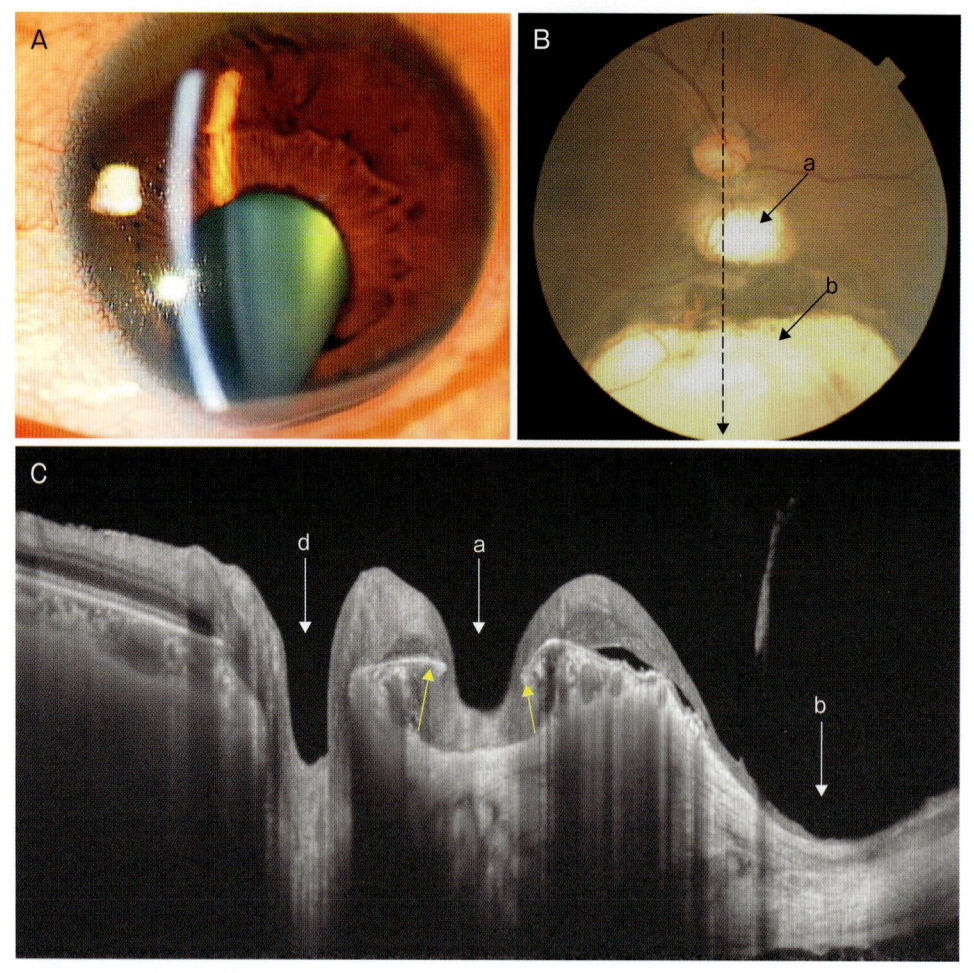

図1．症例1：55歳，男性
右眼．視力1.2．**A**）虹彩コロボーマがあり，瞳孔が下方に偏位している．**B**）視神経乳頭の下方に小（a），大（b）の脈絡膜コロボーマがあり，陥凹した強膜が透見できる．矢印はOCTのBスキャンを示す．**C**）脈絡膜コロボーマ（a, b）の底は薄い網膜組織（層状構造はない）のみがある．網膜色素上皮（RPE），Bruch膜，脈絡膜は欠損している．コロボーマの縁にRPEとBruch膜がせり出ている（黄色矢印）．乳頭に深い陥凹がある（d）．

2. 脈絡膜コロボーマ　351

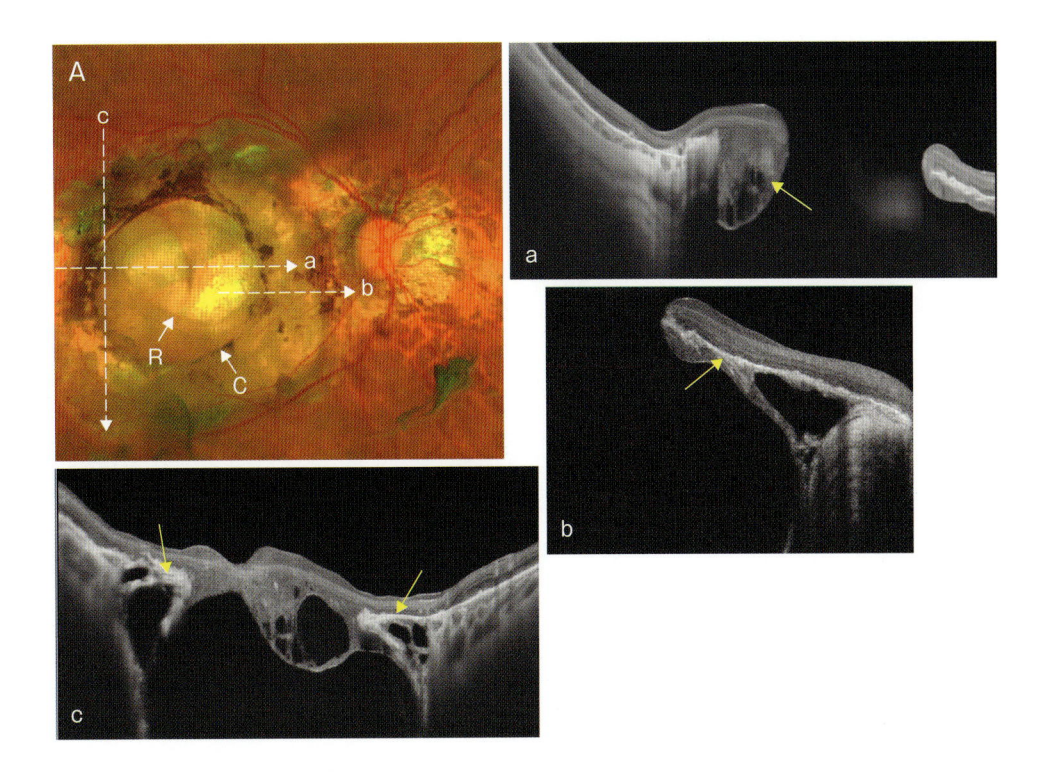

図2. 症例2：54歳, 男性
右眼視力 0.04×-7.0D. 20年前に周辺部裂孔からの網膜剝離があり, ガス注入＋裂孔への光凝固で復位した. その際にコロボーマの外縁にレーザー光凝固を施行した. **A)** 脈絡膜コロボーマ (C) の径は, 網膜の欠損 (R) の径より大きい. a) コロボーマを横断する断層. コロボーマに網膜がせり出しており, 一部, グリア組織が垂れ下がっている (黄色矢印). b) コロボーマにせり出た網膜は網膜色素上皮 (RPE) と Bruch 膜で裏打ちされている. c) コロボーマ内にせり出た網膜はコロボーマ縁では RPE と Bruch 膜に裏打ちされているが (黄色矢印) が, 裏打ちのない部分では網膜の外層はグリアらしい組織になっている.

■ OCT 所見

1) 眼杯の閉鎖不全
　眼杯は内板 (神経網膜) と外板 (RPE) からなっている. コロボーマでは RPE と Bruch 膜の高反射がなくなり, 層構造をもたない未分化な薄い神経網膜で覆われている (図1C). 同部では脈絡膜がなく, 強膜も陥凹している.

2) コロボーマの縁の網膜
　症例2 (図2) では黄斑部に脈絡膜コロボーマがあり, その内部に巨大な網膜円孔がある. しかし, 網膜剝離にはなっていない. この円孔はあくまで眼杯の欠損によるものである. 周囲の網膜は内板と外板が接着している. OCT では神経網膜と RPE と Bruch 膜が接着しているのがわかる (図2). このため網膜剝離にならないことがわかる.

文　献
1) Gopal L, Khan B, Jain S, et al：A clinical and optical coherence tomography study of the margins of choroidal colobomas. *Ophthalmology* 114：571-580, 2007.

3. 中心窩低形成

　中心窩低形成 (foveal hypoplasia) は, 先天的に中心窩の陥凹がない状態で, 単独でも起こるが, 白子症, 無虹彩, 小眼球, 未熟児網膜症などに合併することが多い. 視力は一般的に不良で眼振を伴うことが多いが, 0.5 以上に保たれることもある[1]. 眼底には中心窩反射や黄斑の輪状反射が欠如している. そのほか, 黄斑を通過する網膜血管や黄斑周囲の毛細血管の異常が報告されている[1]. 正常の中心窩では神経線維層, 神経節細胞層, 内網状層, 内顆粒層は存在しないが, 中心窩低形成では, 中心窩周囲の網膜と同様にこれらの網膜層が存在する[2].

■ OCT 所見

1) 中心窩の陥凹の消失 (図 1 ~ 3)

　中心窩低形成では中心窩の陥凹が消失もしくは浅くなっている. 本症は眼振を伴っているため, 中心窩を正確にスキャンすることが難しい. あやしい場合には何度か取り直す必要がある. 黄斑の網膜厚マップによって陥凹の消失を確認することも重要である.

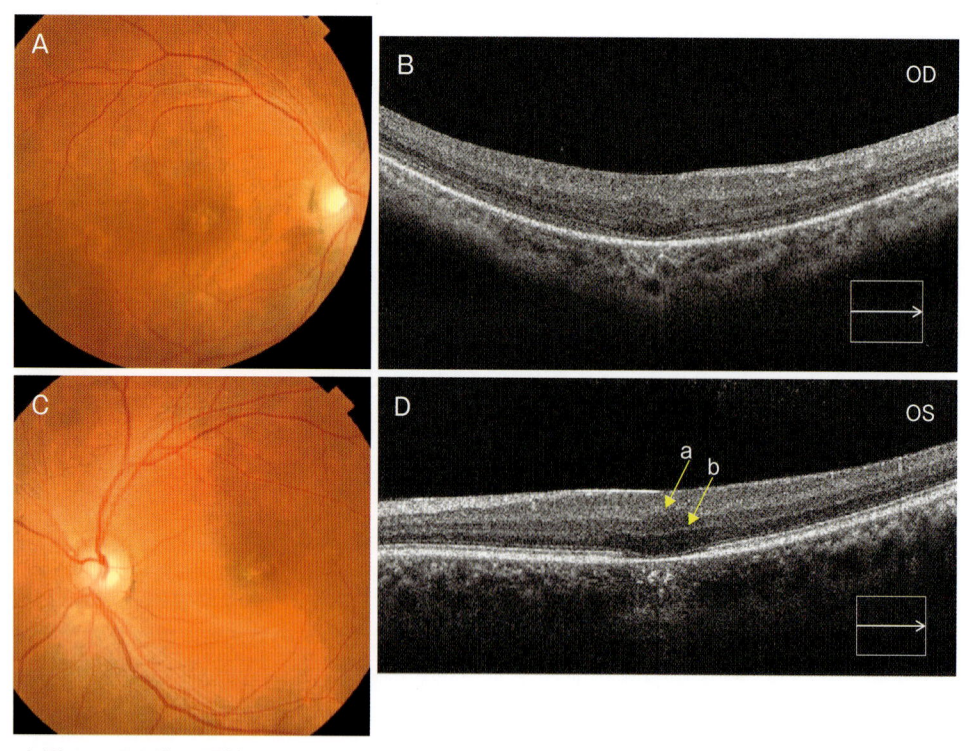

図 1. 症例 1：35 歳, 男性
幼少時から視力低下があり, 右眼視力 9.15, 左眼視力 0.1 であった. 両眼ともに錐体ジストロフィを合併していた. A) 右眼, C) 左眼眼底：中心窩には脱色素がある. B,D) 中心窩を通る OCT 水平断. 中心窩の陥凹がなくなっている. 正常の中心窩には存在しないはずの内網状層の高反射 (a) と内顆粒層の低反射 (b) を連続して追うことができる. 両眼とも中心窩で視細胞外節が消失しているが, これは錐体ジストロフィによるものである.

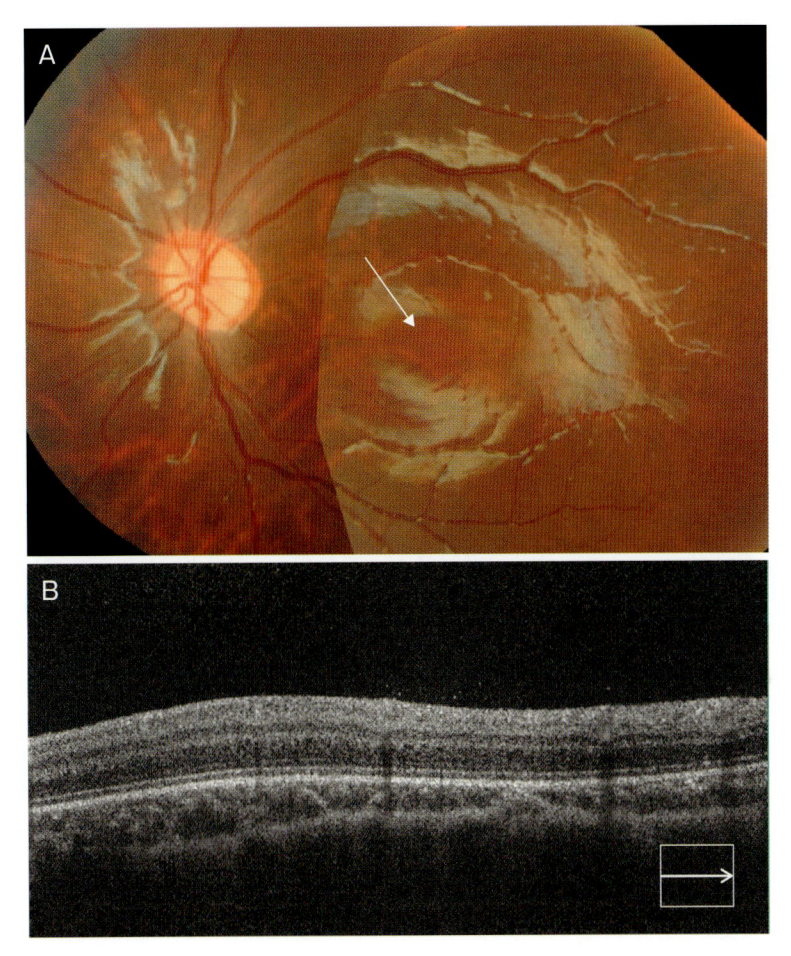

図2. 症例2:4歳, 男児
左眼. 視力は0.1であった。A) 黄斑を横切る網膜血管（矢印）があり, 中心窩の反射は消失し, 黄斑の輪状反射も減弱している. B) OCT 水平断. 中心窩の陥凹はなく, 中心窩と予想される部位も周囲の網膜断層像と同様の所見となっている.

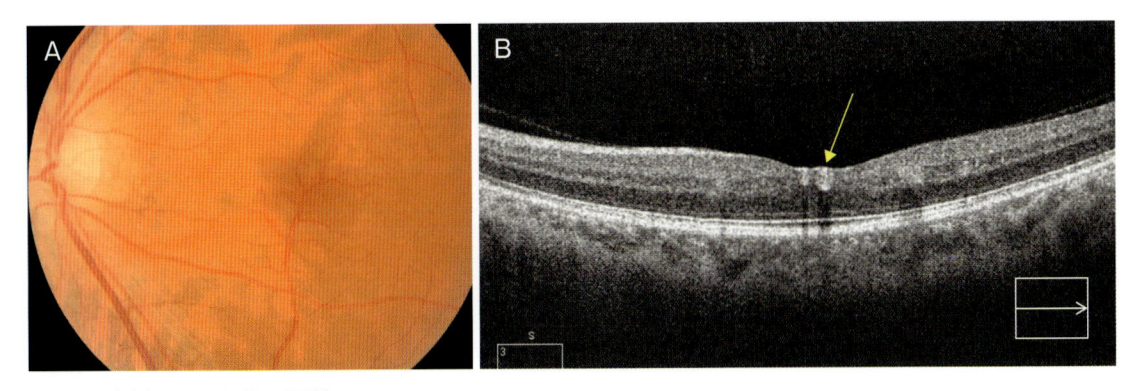

図3. 症例3:50歳, 男性
左眼視力はもともと0.8であった. A) 中心窩に網膜血管がある. B) 中心窩を通る OCT 水平断. 中心窩に網膜血管による高反射（矢印）がある. 中心窩の陥凹形成が弱い.

2) 中心窩での網膜内層の存在（図1〜3）

正常眼では，中心窩には神経線維層，神経節細胞層，内網状層，内顆粒層が存在しないが，本症では存在する．

3) 黄斑の網膜血管（図2,3）

正常眼では中心窩には網膜血管がないが，本症では網膜血管が中心窩をしばしば横切る．

文　献

1) 小野眞史，東範 行，小口芳久：黄斑低形成．臨床眼科 45：1937-1941, 1991.
2) Marmor MF, Choi SS, Zawadzki RJ, et al：Visual insignificance of the foveal pit：reassessment of foveal hypoplasia as fovea plana. *Arch Ophthalmol* 126：907-913, 2008.

コラム　もうひとつの仮面症候群

眼科で仮面症候群といえば悪性リンパ腫が有名であるが，AZOOR（305ページ）もしばしば別の疾患の仮面をかぶる．AZOORは検眼鏡では一見，正常に見える．そのため，球後視神経炎に間違えられることが多い．その他には，オカルト黄斑ジストロフィ，下垂体腫瘍，弱視，緑内障，脈絡膜炎と診断されていた例を経験した．中心暗点を訴える中年女性は，15年前からヒステリーといわれ，眼科医を転々としていた．治療法はないが，AZOORの診断がついて納得した様子であった．最近，AZOORの疾患概念が拡張され，網膜色素変性にそっくりな周辺型があることが報告されている．急性に発症した片眼性の網膜色素変性はAZOORの可能性を考えておくべきであろう．

4. 網膜有髄神経線維

　網膜有髄神経線維（retinal myelinated nerve fiber）は，通常，篩状板より眼内側には存在しない髄鞘（ミエリン鞘）が，網膜神経線維を被覆した状態をいう[1]．日本人の発生頻度は0.57%である[2]．通常は視機能障害や自覚症状がないことが多いが，広範囲に存在するものでは，強度近視，弱視，斜視，眼振などが見られることがある．検眼鏡所見としては羽毛状の辺縁をもつ白色像を呈する．有髄神経の範囲は視神経乳頭から連続していることと，乳頭から離れた網膜に存在することがある．組織学的には髄鞘は神経の乏突起細胞（oligodendrocytes）の細胞質が軸索を幾重にも被覆した状態である．生下時または早期幼少期から見られ，通常生涯変化しないが，脱髄性疾患，視神経萎縮，網膜疾患によって減少または消失することがある．多発性硬化症[3]，前部虚血性視神経症[4]，シンナー中毒視神経症[5]，レーベル病[6]，慢性乳頭浮腫[7]，網膜動脈閉塞症[8]，硝子体手術[9]，放射線治療[10]などで有髄神経線維が減少あるいは消失したとの報告がある．

■ OCT 所見

1) 網膜神経線維層の高反射と肥厚（図1, 2）

　本来，無髄である網膜神経線維が髄鞘で被覆されると神経線維は太くなる．これが集合すると神経線維層が肥厚する．神経線維層は透明性を失い反射が亢進する．

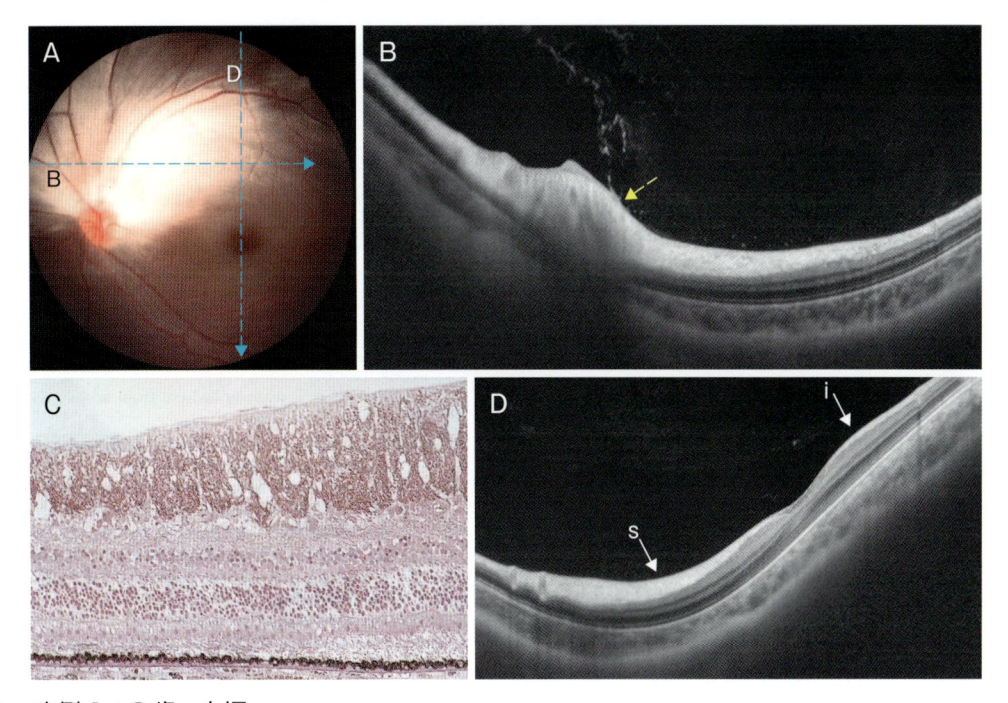

図1．症例1：6歳，女児
左眼視力0.1×−4.0D．就学時健診で左眼視力不良を指摘されて受診．A) 有髄神経線維が視神経乳頭から上方に広がっている．矢印はOCTのBスキャンを示す．B) 有髄神経線維層が高反射になっている．一部で肥厚がある（矢印）．D) 中心窩を通るOCT垂直断．上方 (s) の有髄神経部分と下方 (i) の無髄神経部分で反射輝度が異なる．有髄神経領域では眼底が後方に彎曲している．C) 網膜有髄神経線維の組織像（HE染色）．網膜の神経線維がミエリン鞘を有するため，神経線維層は厚く，隆起している（文献1より引用）．

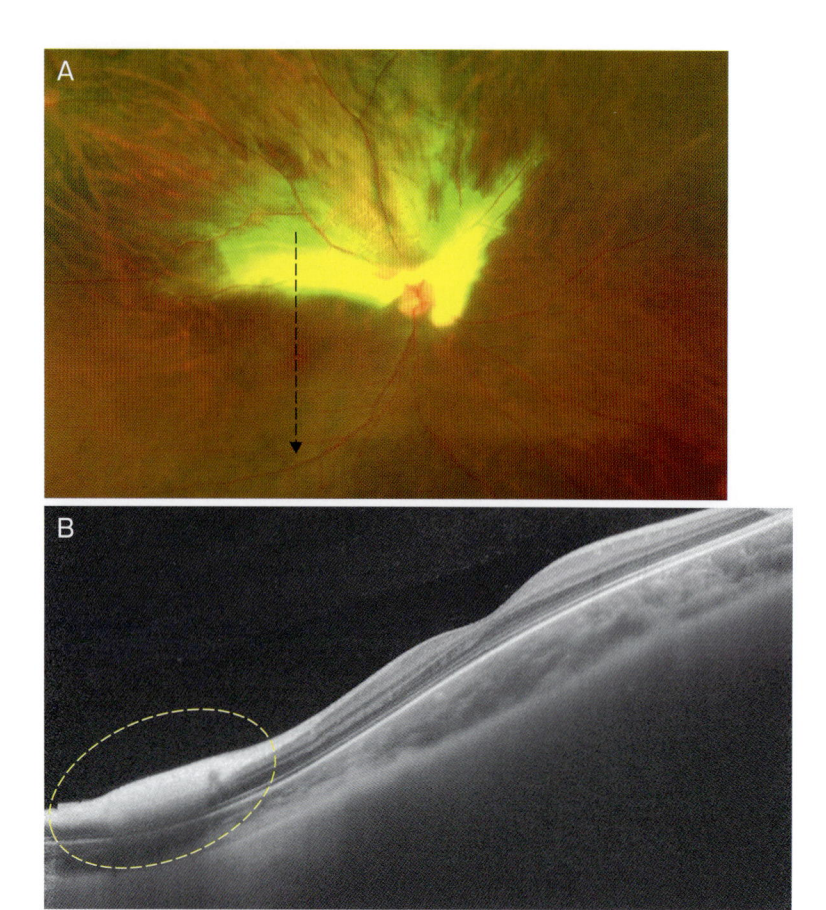

図 2. 症例 2:8 歳,女児
視力 0.9×−5.0D. 3 歳児健診で右の視力不良を指摘されて受診. 初診時の右眼視力は 0.01 であった. 近視性不同視を眼鏡で矯正して,遮閉訓練をして視力が向上した. A) 視神経乳頭から上方に網膜有髄神経線維が広がっている. 矢印は OCT (B) のスキャン方向. B) 有髄神経線維のある部位(黄色破線囲み)では,神経線維層の反射が強く,肥厚している.

文 献

1) Yanoff M, Fine BS : Ocular Pathology, ed 4, 1996, Mosby-Wolfe, p 363.
2) Kodama T, Hayasaka S, Setogawa T : Myelinated retinal nerve fibers : prevalence, location and effect on visual acuity. *Ophthalmol* **200** : 77-83, 1990.
3) Sharpe JA, Sanders MD : Atrophy of myelinated nerve fibers in the retina in optic neuritis. *Br J Ophthalmol* **59** : 229-232, 1975.
4) Schachat AP, Miller NR : Atrophy of myelimated retinal nerve fibers after acute optic neuropathy. *Am J Ophthalmol* **92** : 854-856, 1981.
5) 益田 徹,木村 徹,木村 亘,他:網膜有髄神経線維が消失したシンナー中毒視神経症. 臨眼 **41** : 911-914, 1987.
6) Gicquel JJ, Salama B, Mercié M, et al : Myelinated retinal nerve fibres loss in Leber's hereditary optic neuropathy. *Acta Ophthalmol Scand* **83** : 517-518, 2005.
7) Shah M, Park HJ, Gohari AR, et al : Loss of myelinated retinal nerve fibers from chronic papilledema. *J Neuroophthalmol* **28** : 219-221, 2008.

8) Teich SA : Disapperance of myelinated retinal nerve fibers after a branch retinal artery occlusion. *Am J Ophthalmol* **103** : 835-837, 1987.
9) William AJ, Fekrat S : Disappearance of myelinated retinal nerve fibers after pars plana vitrectomy. *Am J Ophthalmol* **143** : 512-513, 2006.
10) Mashayekhi A, Shields CL, Shields JA : Disappearance of retinal myelinated nerve fibers after plaque radiotherapy for choroidal melanoma. *Retina* **23** : 572-573, 2003.

コラム　さまざまな暗点

　暗点という言葉の内容は疾患によってかなり異なる．緑内障では神経節細胞のアポトーシスが静かに進行する．このためか視野欠損を自覚できないことが多い．球後視神経炎では軸索を包む髄鞘の破壊が起こる．このため神経伝導が阻害され自覚的な暗点になる．AZOORの暗点は光視症を伴うことが特徴的である．患者は暗点の中でちかちかする，風車が回っているようなどと表現する．AZOORの病巣は視細胞外節の破壊である．これが光視症を引き起こすらしい．中心性漿液性脈絡網膜症では中心が暗くなると訴える．この場合，色素上皮から剥離した視細胞外節の感度低下が起こるのであろう．黄斑円孔は暗点という表現がふさわしくない．中心窩では視細胞がなくなっており，それが遠心性に移動している．このため像は中心に向かってつぶれるのである．この辺の考察は，齊藤喜博氏のArch Ophthalmol. 2000 Jan;118(1):41-6 を参照されたい．

5. 網膜色素上皮過形成

　網膜色素上皮過形成（congenital hypertrophy of the retinal pigment epithelium：CHRPE）は，melanoma に類似するが，良性の病変[1]で，典型例と非典型例に分類することができる．典型的な例としては，片眼に弧発し，平坦で境界鮮明な円形〜楕円形のものが多い．病変周辺部の脱色素（halo）が見られたり，逆に中心部の色素が徐々に抜けていくものなどもある．Halo は，網膜色素上皮（retinal pigment epithelium：RPE）の脱色素もしくは萎縮によるものと考えられている．また，片眼性にさまざまな大きさの病変（animal footprints）を形成するような症例もある．非典型例としては，Gardner 症候群に合併するものがある[2]．Gardner 症候群は，常染色体優性遺伝で，FAP（familial adenomatous polyposis）の一型であるが，この患者の 95％以上が非典型的な CHRPE をもつという．多発する両眼性の色素が抜けた白い尾部をもつ楕円形の病変が特徴である．組織学的には，CHRPE は RPE 細胞の背が高くなってメラニン顆粒が増加している．OCT では病巣部で視細胞の欠損があることが報告されている[3]．

■ OCT 所見（図 1）

　CHRPE の病巣部では RPE が肥厚しており，反射が亢進している．病巣部の神経網膜は視細胞内節外節接合部（inner/outer segment junction：IS/OS）と視細胞層を含む網膜外層が消失している．脱色素部では RPE が欠損し網膜が菲薄化する．RPE のメラニン顆粒の増加により測定光がブロックされ後方がシャドーになる．

文　献

1) Gass JD：Focal congenital anomalies of the retinal pigment epithelium. *Eye* 3：1-18, 1989.
2) Blair NP, Trempe CL：Hypertrophy of the retinal pigment epithelium associated with Gardner's syndrome. *Am J Ophthalmol* 90：661-667, 1980.
3) Shields CL, Materin MA, Walker C, et al：Photoreceptor loss overlying congenital hypertrophy of the retinal pigment epithelium by optical coherence tomography. *Ophthalmology* 113：661-665, 2006.

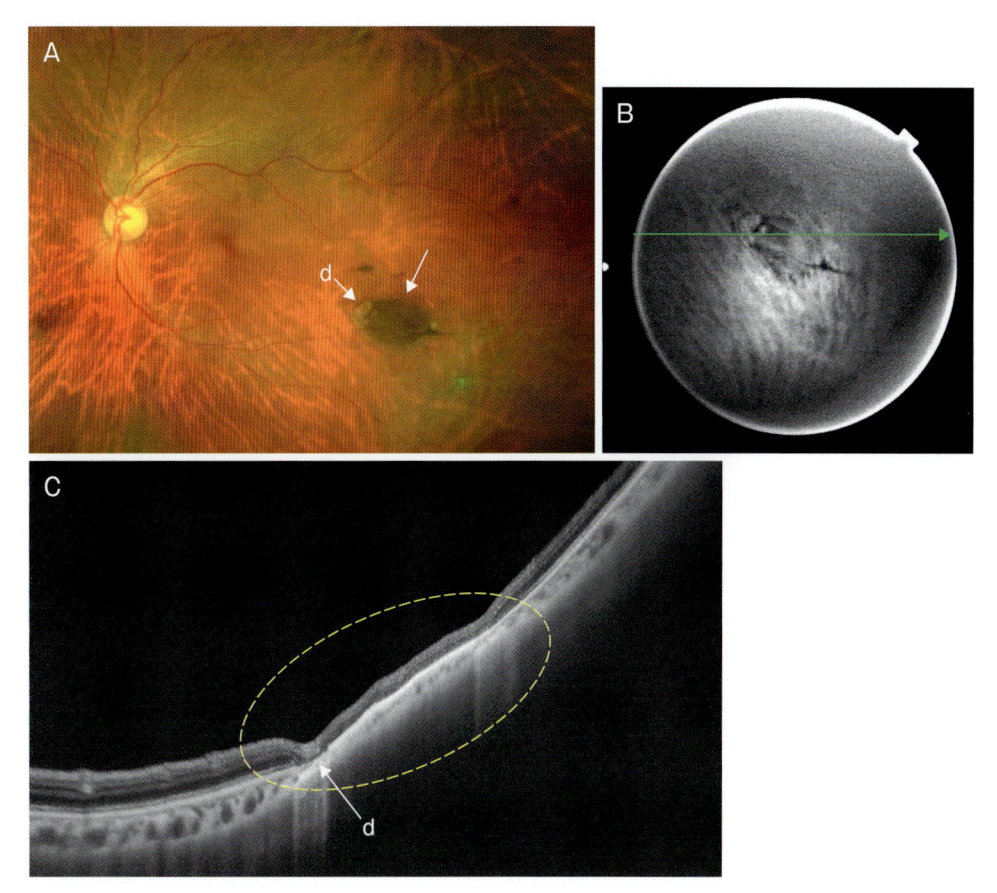

図1. 症例1：63歳，男性

左眼視力1.2（正視）．右眼の網膜剝離で受診し左眼の黒色斑が偶然発見された．A）眼底下耳側周辺に黒色斑（矢印）があり，一部，脱色素（d）を伴っている．B）図CのBスキャンを示す．C）黒色斑では網膜色素上皮（RPE）の肥厚があり反射が亢進している（黄色破線囲み）．RPE hypertrophyと診断された．同部の網膜は外層が消失している．脱色素（d）部ではRPEが欠損し，網膜が菲薄化している．病巣の後方ではシャドーにより反射が減弱している．

各論XV 外　傷

1. 網膜震盪症

　網膜震盪症（commotio retinae）は，眼球打撲によって生じる網膜の障害で，検眼鏡的には網膜にびまん性の乳白色を示す混濁病変として観察される．Berlin によって 1873 年に初めて報告され，網膜深層に滲出液が貯留し白濁すると考えられていた（Berlin's edema）[1]．受傷後数日で白濁は最も強くなり，1〜2 週間で消失することが多い．一方，打撲が重篤であると，経過とともに網脈絡膜萎縮を生じ，恒久的視力障害を残す（網膜打撲壊死）．組織学的には，急性期には視細胞外節と網膜色素上皮（retinal pigment epithelium：RPE）の破壊が報告されている[2]．OCT の登場により，網膜深層の色調変化は視細胞外節の変化であることが示された[3]．動物実験モデルでは，鈍的外傷によって視細胞がアポトーシスを生じて網膜外層の萎縮するメカニズムが報告されている[5]．

■ OCT 所見

1）軽症例（図1）

　Commotio が軽度で金箔反射を呈するときは，視細胞内節外節接合部（photoreceptor inner/outer segment junction：IS/OS）の反射ラインが太くなり，RPE との分離が不鮮明となる（図1B）．急性期が過ぎて金箔反射がなくなると IS/OS は RPE と分離した正常の姿に戻る（図1D）[4]．

2）重症例（図2, 3）

　重症例では commotio は網膜の白濁となる．網膜出血や硝子体出血，外傷性黄斑円孔を合併することがある．受傷直後では視細胞外節の破壊が強く，IS/OS は消失する（図2）．陳旧期には commotio は網脈絡膜萎縮になる．IS/OS と網膜外層が消失し網膜は薄くなる（図3）．

文　献

1) Berlin R：Zur sogennanten commotio retinae. *Klin Monatsbl Augenheikd* **1**：42-78, 1873.
2) Mansour AM, Green WR, Hogge C：Histopathology of commotio retinae. *Retina* **12**：24-28, 1992.
3) Meyer CH, Rodrigues EB, Mennel S：Acute commotio retinae determined by cross-sectional optical coherence tomography. *Eur J Ophthalmol* **13**：816-818, 2003.
4) Itakura H, Kishi S：Restored photoreceptor outer segment in commotio retinae. *Ophthalmic Surg Lasers Imaging* **42**：e29-e31, 2011.
5) Blanch RJ, Ahmed Z, Sik A, et al：Neuroretinal cell death in a murine model of closed globe injury：pathological and functional characterization. *Invest Ophthalmol Vis Sci* **53**：7220-7226, 2012.

図 1. 症例 1：17 歳，男性

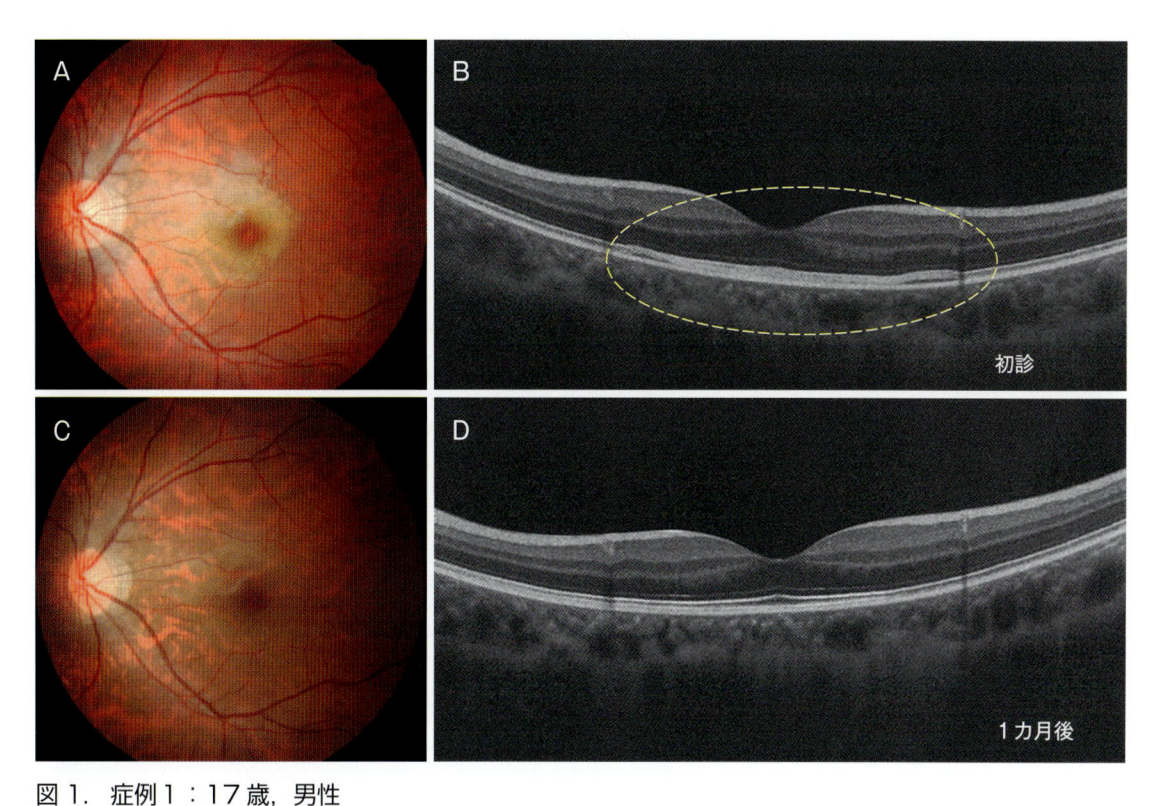

硬式テニスボールが左眼に当たった翌日受診．虹彩離断あり．左眼視力 1.2 × −7.50D．A）初診時．黄斑に金箔様反射がある．B）A の OCT 垂直断．黄斑部（黄色破線囲み）の視細胞外節層が肥厚し，IS/OS と RPE の反射が一体化している．C）1 カ月後．金箔様反射は消失した．D）C の OCT 垂直断．黄斑部で IS/OS と RPE は 2 本の高反射ラインとして分離している．Foveal bulge も見られる．

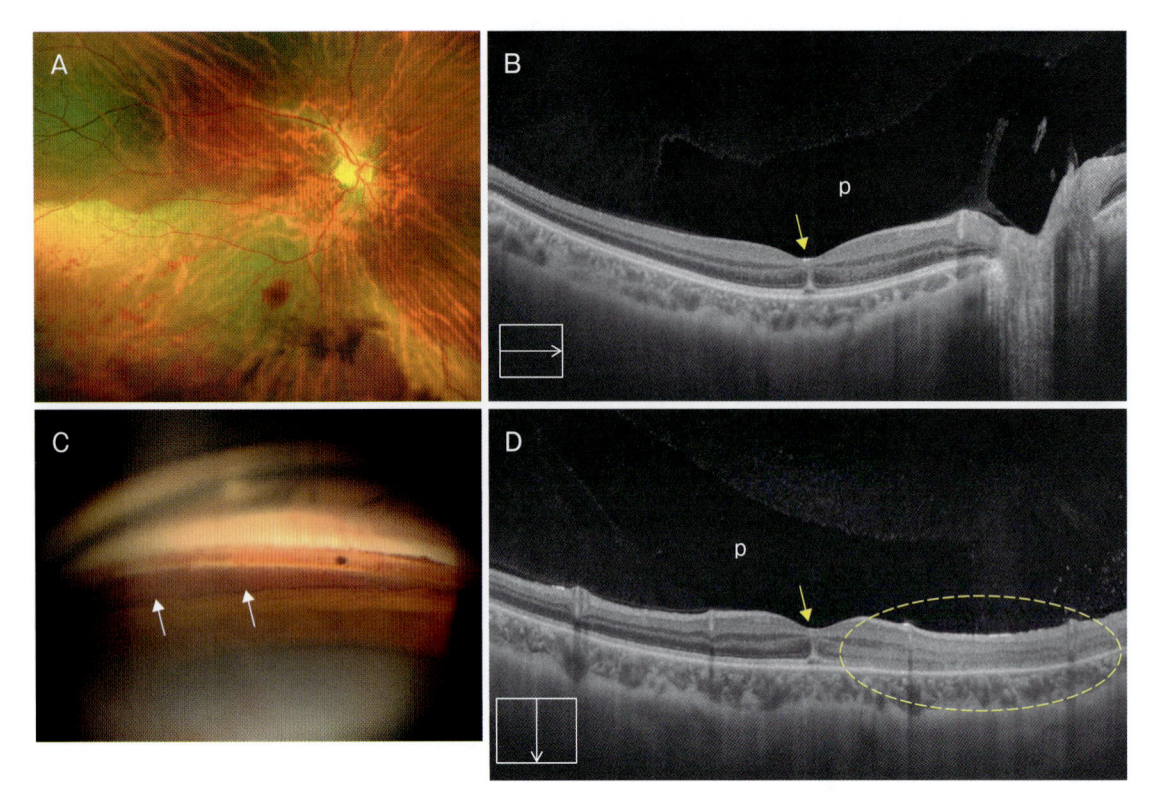

図2. 症例2：21歳，男性
軟式野球ボール（自打球）が右眼に直撃して受傷．受傷当日の所見．視力(1.0)．A）下方網膜の広範囲にcommotio retinaeがあり金箔様の反射を呈している．点状・斑状出血が散在．B）OCT水平断．中心窩に柱状の高反射がある（矢印）．硝子体ポケット（p）．C）下方の虹彩離断がある（矢印）．D）OCT垂直断．中心窩に柱状高反射（矢印）がある．Commotio部（黄色破線囲み）では光受容層の破壊によりIS/OSが消失している．硝子体ポケット（p）がある．硝子体剝離はない．

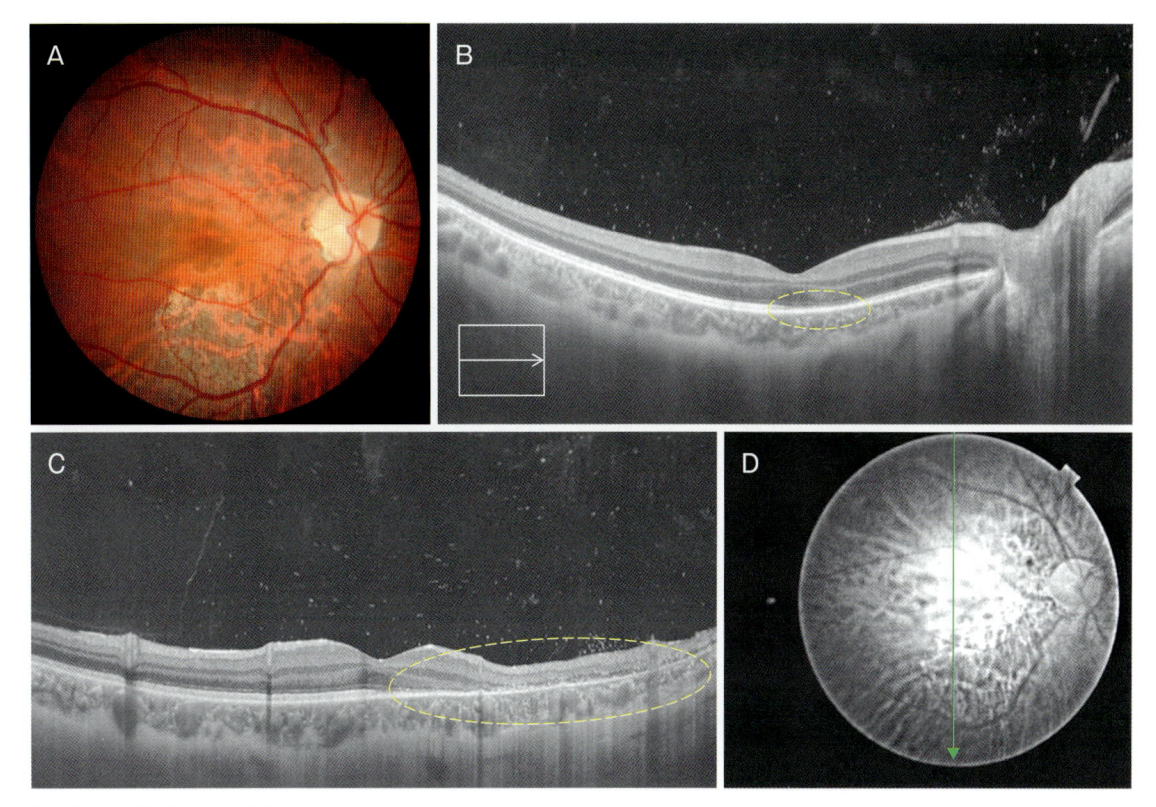

図3. 症例2のつづき

受傷1週間後，視力（1.0）．A）眼底の白濁はなくなったが，commotio 部は萎縮している．B）OCT 水平断．中心窩の亀裂はなくなった．黄斑部で一部 IS/OS の消失がある（黄色破線囲み）．硝子体ポケット内に赤血球と思われる点状反射が出現している．ミラーイメージの点状反射が混入している．C）OCT 垂直断．D に B スキャンを示した．眼底の萎縮部では IS/OS が消失し，網膜外層もなくなっている（黄色破線囲み）．硝子体ポケット内に点状反射がある．前房出血が Cloquet 管を伝わって硝子体ポケットに到達したと思われる．

2. 外傷性黄斑円孔

　外傷性黄斑円孔（traumatic macular hole）は，眼外からの衝撃がcontrecoup injury（対側衝撃外傷）として眼底に伝わることで生じる．原因は野球ボールやサッカーボールのように眼窩より大きな物体によることが多い．衝撃波は眼底後極部に集中しやすいことは，網膜振盪症（commotio retinae）の分布から理解できる．後極部は網膜が比較的厚いが中心窩だけは200μmととくに薄い．このため外力に抗しきれずに破綻すると考えられる．本症は特発性円孔のように切迫円孔（中心窩囊胞）の段階を経ずに急性に起こるため，発症直後はfluid cuffや円孔周囲の囊胞を通常伴わない．また，硝子体は未剝離のままである．円孔は外傷後しばらくして発生することがある．中心窩の形態維持にはMüller細胞（Müller cell cone）が周囲を引き寄せる栓のようなはたらきをしていると考えられている．衝撃によりこのグリアが破綻すると，中心窩の網膜細胞を求心性に引き寄せる力がなくなって円孔へ進展すると考えられる．外傷性円孔が小さい場合は自然閉鎖がしばしば起こる．閉鎖が得られない症例では硝子体手術の適応となる．

■ OCT所見

1) 受傷直後
　外傷性黄斑円孔は受傷直後から破綻性の全層円孔になっており，円孔縁の囊胞様浮腫がない．網膜下出血（図1）や光受容層の破壊（図2）を伴うことが多い．

2) 硝子体
　外傷性黄斑円孔では，特発性黄斑円孔に特徴的なperifoveal PVDがない．若年者が多いので，通常，硝子体は未剝離のままである．

3) 経過
　円孔縁がせり出して円孔を架橋したり，円孔縁が網膜色素上皮に接着し求心性に移動することで円孔が閉鎖する．網膜振盪症を合併することが多く，その部位は網脈絡膜萎縮になり，視細胞内節外節接合部（IS/OS）の欠損と網膜の菲薄化が起こる（図1）．円孔閉鎖後の最終視力は中心窩でのIS/OSの保存状態に依存する（図1，2）．

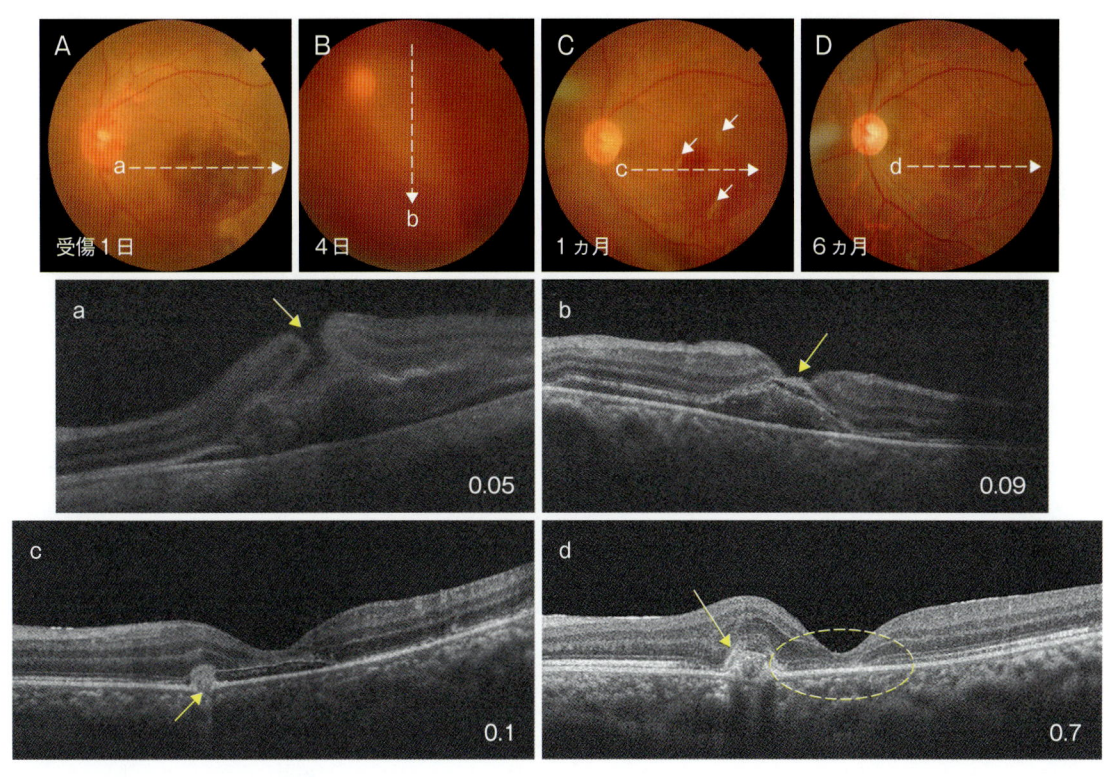

図 1. 症例 1：31 歳，男性

トラックの荷台のワイヤーが左眼に当たり受傷．黄斑円孔を指摘された．A）受傷 1 日後．視力 0.05．黄斑に網膜下血腫がある．a）OCT では黄斑円孔（矢印）があり，網膜下に血腫がある．翌日，血腫移動を目的に硝子体内ガス注入をした．B）受傷 4 日目．網膜下血腫が硝子体中に移動した．b）OCT では黄斑下に血腫があるが，円孔は薄い組織（矢印）で架橋されている．C）1 カ月後．脈絡膜の断裂（矢印）が見えてきた．c）断裂部（矢印）から組織が突出している．黄斑下血腫は吸収され円孔は閉鎖されているが，光受容層が消失している．D）6 カ月後．出血は吸収された．黄斑周囲の脈絡膜断裂が瘢痕化している．d）断裂部から突出した組織の一部は RPE に被覆（矢印）されている．黄斑では網膜外層が消失している（黄色破線囲み）．視力は 0.7 に回復した．

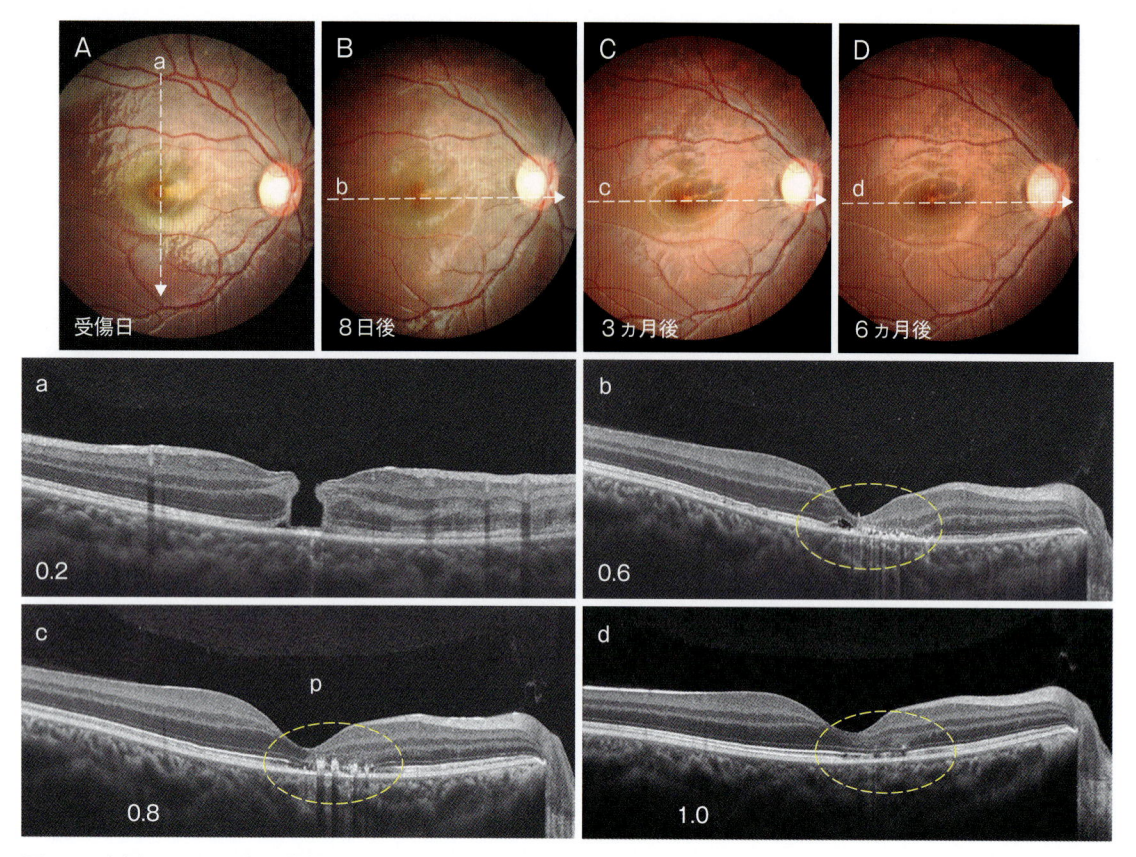

図2. 症例2：14歳，男性

サッカーボールが右眼に当たり受傷．右眼視力0.2．**A)** 黄斑部にcommotioによる白濁がある．**a)** OCT垂直断．黄斑円孔がある．硝子体牽引は見えない．**B)** 8日後．Commotioの白濁はなくなった．円孔は自然に閉鎖した．**b)** OCT水平断．円孔は架橋された．光受容層は破壊され顆粒状反射がある（黄色破線囲み）．**C)** 3カ月後．中心窩に線状の脱色素がある．**c)** OCT水平断．黄斑は復位したが，光受容層が破壊されている（黄色破線囲み）．硝子体ポケット（p）が見える．硝子体剝離はない．**D)** 3カ月前と同様である．**d)** OCT水平断．光受容層がだいぶ修復されたが，IS/OSはまだ不連続である（黄色破線囲み）．視力は1.0に回復した．

各論XVI 脈絡膜腫瘍

1. 脈絡膜悪性黒色腫

　悪性黒色腫はメラノサイト（melanocyte）に由来する悪性腫瘍で，眼部では眼瞼，結膜，虹彩，毛様体，脈絡膜に発生する．脈絡膜は好発部位である．日本人の脈絡膜悪性黒色腫（malignant melanoma of the choroid）の発生頻度（0.25/100万人）は，白人（Caucasian）の7/100万人に比べ著しく低い[1]．脈絡膜悪性黒色腫は網膜より深部に黒褐色のドーム状の隆起を呈する（図1A，2D）．白人では25%が無色素性（amelanotic melanoma）であるという[2]．両眼発症は1.8%であり，ほとんどが片眼性である．腫瘍がBruch膜を穿破して網膜下に成長すると，そこを茎とするキノコ型になる．腫瘍の周囲にしばしば漿液性網膜剥離を伴う．悪性黒色腫は実質性の腫瘍で，Callender分類によると細胞型は

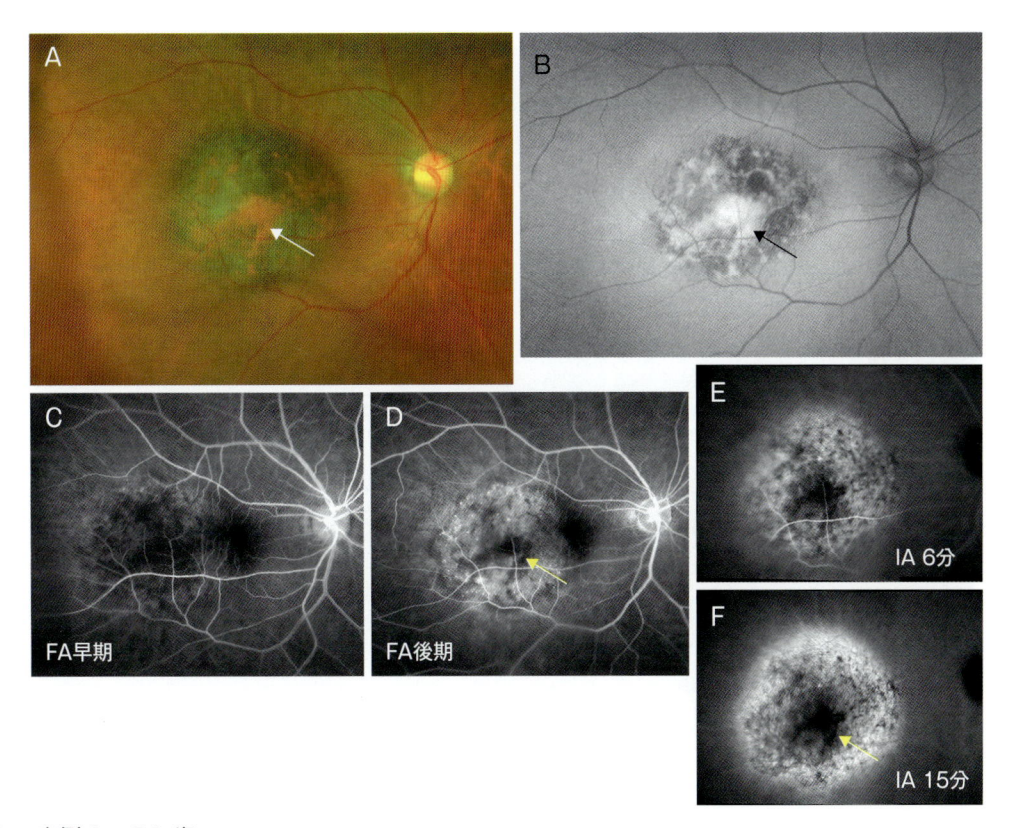

図1．症例1：81歳
4カ月前から右眼が見づらくなった．右視力0.4×＋4.5D．A）長径4.5乳頭径の楕円形の隆起性の黒色腫瘍が黄斑部にある．表面に馬蹄形のオレンジ色素がある（矢印）．オレンジ色素は腫瘍表面に散在している．B）眼底自発蛍光ではオレンジ色素（矢印）は高輝度になっている．C）フルオレセイン蛍光造影（FA）早期．腫瘍部は低蛍光である．D）フルオレセイン蛍光造影（FA）後期．全体に蛍光輝度が増し，腫瘍周辺には顆粒状の過蛍光がある．オレンジ色素（矢印）は低蛍光になっている．E,F）インドシアニングリーン蛍光造影（IA）．組織染があるが，腫瘍内の血管は見えない．オレンジ色素（黄色矢印）は低蛍光である．

Spindle A（5％），Spindle B（39％），Epithelioid（3％），Mixed（spindle ＋ epithelioid，45％）に分類され，epithelioid cell を含むほど悪性度が高い．悪性黒色腫はサイズが1cm³以下（6×6×6乳頭径）以下なら予後が良好で，それ以上だと不良である．腫瘍が視神経乳頭に近いことも不良因子である．脈絡膜悪性黒色腫は，網膜色素上皮（retinal pigment epithelium：RPE）レベルにオレンジ色素（orange pigment）を有するのが特徴的である（図1A, 2A）．オレンジ色素は組織学的にはリポフスチン顆粒を大量に含む pigment laden macrophage の集合であり，自発蛍光を発する[3]（図1B）．フルオレセイン蛍光造影では初期には低蛍光であるが，後期には顆粒状の過蛍光を呈する．オレンジ色素は蛍光をブロックする（図1C,D）．インドシアニングリーン蛍光造影は後期に腫瘍は組織染を示す（図1E,F）．

■ OCT 所見

1） 腫　瘍

Swept source OCT により腫瘍の内部がある程度，観察できるようになった．実質性で均一な構造をしている．

2） 網膜・脈絡膜境界部

悪性黒色腫は Bruch 膜を破壊して網膜下に成長しうる．Bruch 膜と RPE の欠損が見られる

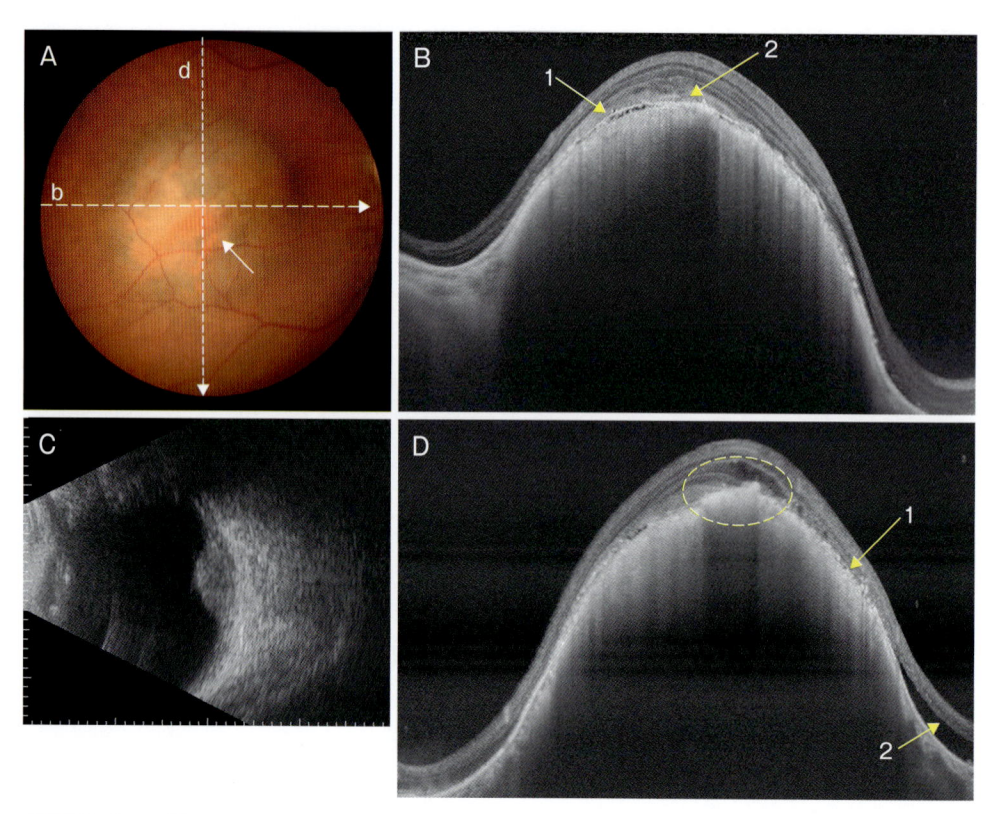

図2．症例1のつづき
A) 初診時のカラー眼底写真．腫瘍表面にオレンジ色素がある（矢印）．b,d は B スキャンの方向を示す．B) OCT 水平断．脈絡膜に実質性の腫瘍がある．内部の反射は均一である．腫瘍は網膜へ突出ているが, Bruch 膜（1）はほぼ保たれている．腫瘍の頂点（2）は Bruch 膜と網膜色素上皮（RPE）の構造が不明になっている．C) 超音波断層像で腫瘍が突出しているのがわかる．D) OCT 垂直断．オレンジ色素部（黄色破線囲み）では顆粒状の高反射塊がある．腫瘍の傾斜部（1）では RPE と光受容層が破壊されている．腫瘍の基底部（2）に漿液性網膜剥離がある．本例は重粒子線治療が施行された．

（図2B）．RPEが顆粒状の反射を示すところがあり（図2C），フルオレセイン蛍光造影の顆粒状過蛍光に一致すると思われる．

3） オレンジ色素

オレンジ色素部ではRPEとBruch膜が破壊され，顆粒状の高反射塊になっている．

文 献

1) 大野重昭，澤　充，木下　茂編：標準眼科学，第8版，2001，医学書院，p 172.
2) Char DH：Tumors of the Eye and Adnexa, London, 2001, BC Decker Inc Hamilton, p 121.
3) Yanoff M, Sassani JW：Ocular Pathology, ed 6, 2009, Mosby Elsevier, pp 719-720.

2. 脈絡膜母斑

　脈絡膜母斑（choroidal nevus）は，眼底に見られる扁平またはわずかに隆起した黒色斑である．脈絡膜母斑はほとんどが2乳頭径か，それ以下の大きさである．毛様体と脈絡膜の母斑（nevus）は人口の30％に見られる．小児での頻度は低いが，これはnevus cellがまだ色素を有していないためで，10歳代から頻度が上昇する．母斑は脈絡膜の全層の厚さを占め，多くは隣接する脈絡膜より隆起している．母斑は血管に乏しい．母斑部では脈絡毛細血管板はしばしば狭くなっており，まれに閉塞している．母斑部では網膜色素上皮（retinal pigment epithelium：RPE）が軽度に変性し，約40％でドルーゼンが発症する[1]．まれに母斑に漿液性網膜剥離が合併する．母斑は脈絡膜悪性黒色腫の前駆病態と考えられているので，長期的な経過観察が必要である．

■ OCT所見（図1）

1) 母斑

　母斑は脈絡膜の全層を占める実質性の腫瘤で均質な内部反射を呈する．母斑部は周囲の脈絡膜よりわずかに隆起している．

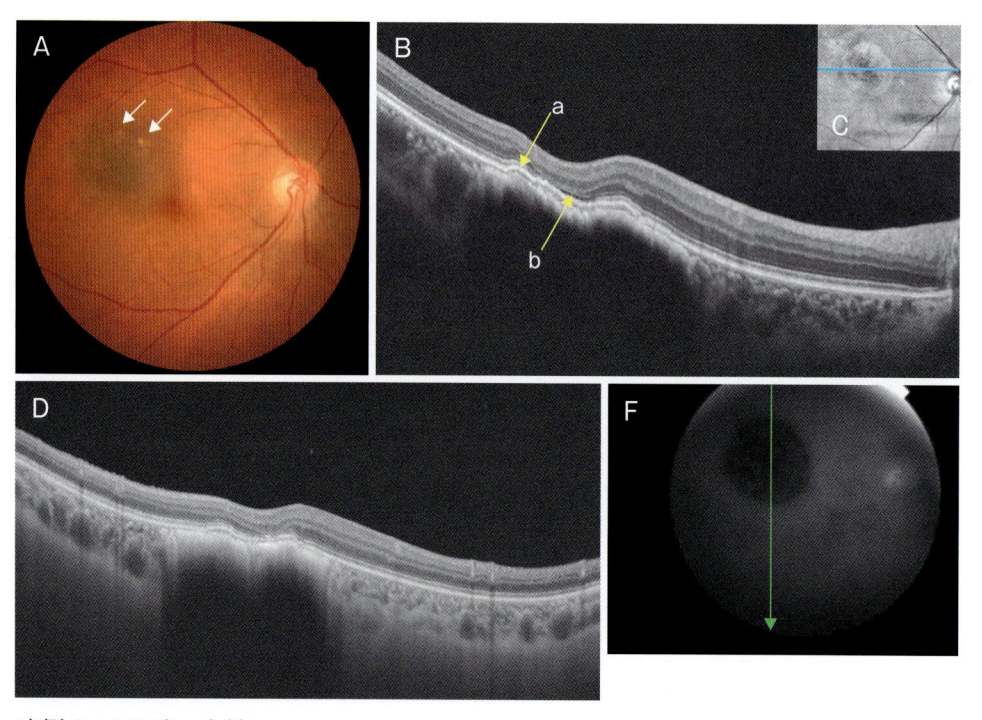

図1．症例1：58歳，女性
人間ドックの眼底写真で右眼底の黒色病変を発見された．自覚症状はない．右眼視力1.2×−4.0D．A) 黄斑耳上側に2乳頭径大の黒色母斑がある．表面に黄白色のドルーゼン（矢印）がある．B) SD-OCT．C) 母斑の水平断．網膜色素上皮（RPE）は波打っているが連続性は保たれている（a）．部分的にIS/OSが欠損している（b）．D) SS-OCT．母斑の垂直断（F）．母斑は脈絡膜の全層を占めるが，RPEへの浸潤や破壊はない．

2) 隣接組織の変化

母斑は悪性黒色腫と異なり，Bruch膜やRPEへの破壊的浸潤はない．RPEはintactである．自験例では一部に視細胞内節外節接合部（photoreceptor inner/outer segment junction：IS/OS）の欠損があった．母斑に面したRPE下のドルーゼンの組織が報告されている[1]．

文 献

1) Yanoff M, Sassani JW：Ocular Pathology, ed 6, 2009, Mosby Elsevier, pp 697-702.

3. 脈絡膜血管腫

　脈絡膜血管腫（choroidal hemangioma）は良性の過誤腫（hamartoma）で，限局性（circumscribed）のものと，びまん性（diffuse）のものがある．限局性血管腫は全身疾患とは無関係に孤立性に生じる．びまん性血管腫のほとんどはSturge-Weber症候群の一部として発症する．ここでは限局性の脈絡膜血管腫について解説する[1]．脈絡膜血管腫は赤橙色のドーム状の隆起として表れる（図1A，D）．眼底後極部に好発する．漿液性網膜剥離をしばしば合併する．脈絡膜血管腫は，組織学的にはうっ血した大きな血管と，それを区分する薄い隔壁からなる．血管腫に面した網膜色素上皮（retinal pigment epithelium：RPE）のhyperplasiaやfibrous metaplasiaにより悪性黒色腫に類似することがある．ときに血管新生緑内障をきたすことがある．フルオレセイン蛍光造影ではchoroidal flush期に網目状の血管が見える（図1B）．造影後期になると顆粒状の過蛍光が出現し，一部から蛍光漏出が起こり漿液性網膜剥離となる（図1C，2D）．インドシアニングリーン蛍光造影では血管腫への蛍光色素の充盈が早期に起こり，後期になるとそれがwash outされる（図1E，F）．

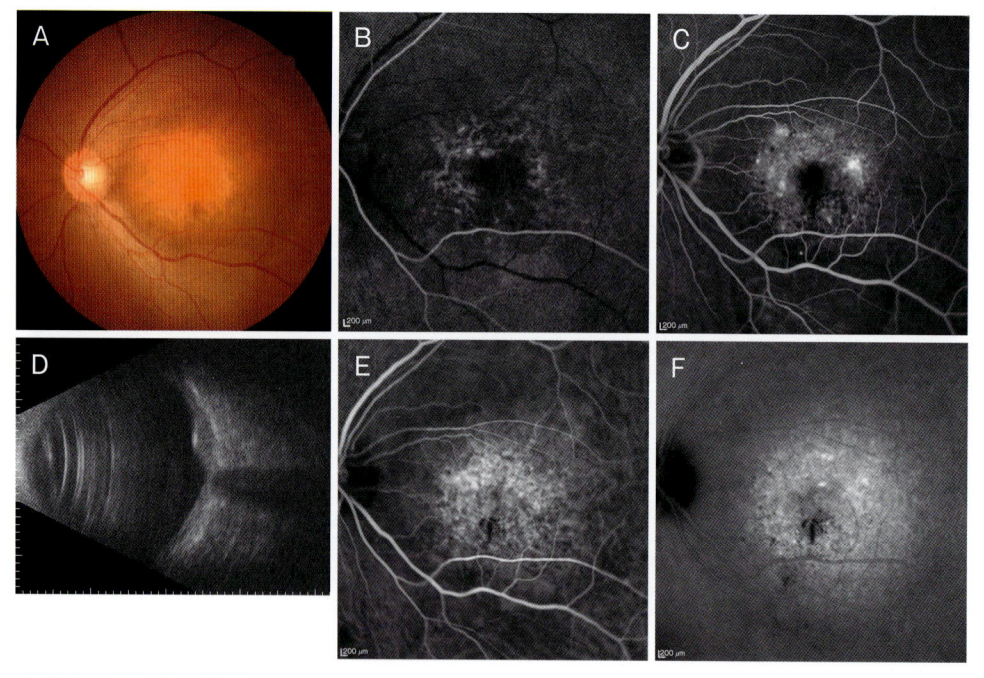

図1．症例1：53歳，男性
主訴は「左眼がゆがんで見づらい」．1年半前から左眼に灰色のものが見えるようになった．左眼眼視力1.5×＋4.0D．A）赤みがかった4乳頭径大の隆起性の脈絡膜血管腫が黄斑部にある．B,C）フルオレセイン蛍光造影．B（11秒）：脈絡膜充盈期に網目状の血管が造影された．C（5分）：顆粒状の過蛍光があり，一部，蛍光漏出が見られる．D）超音波断層．ドーム状の隆起がある．E,F）インドシアニングリーン蛍光造影．E（1分）：網目状の血管が血管腫の周囲に見られる．血管腫自体が過蛍光になっている．F（15分42秒）：蛍光色素はwash outされている．

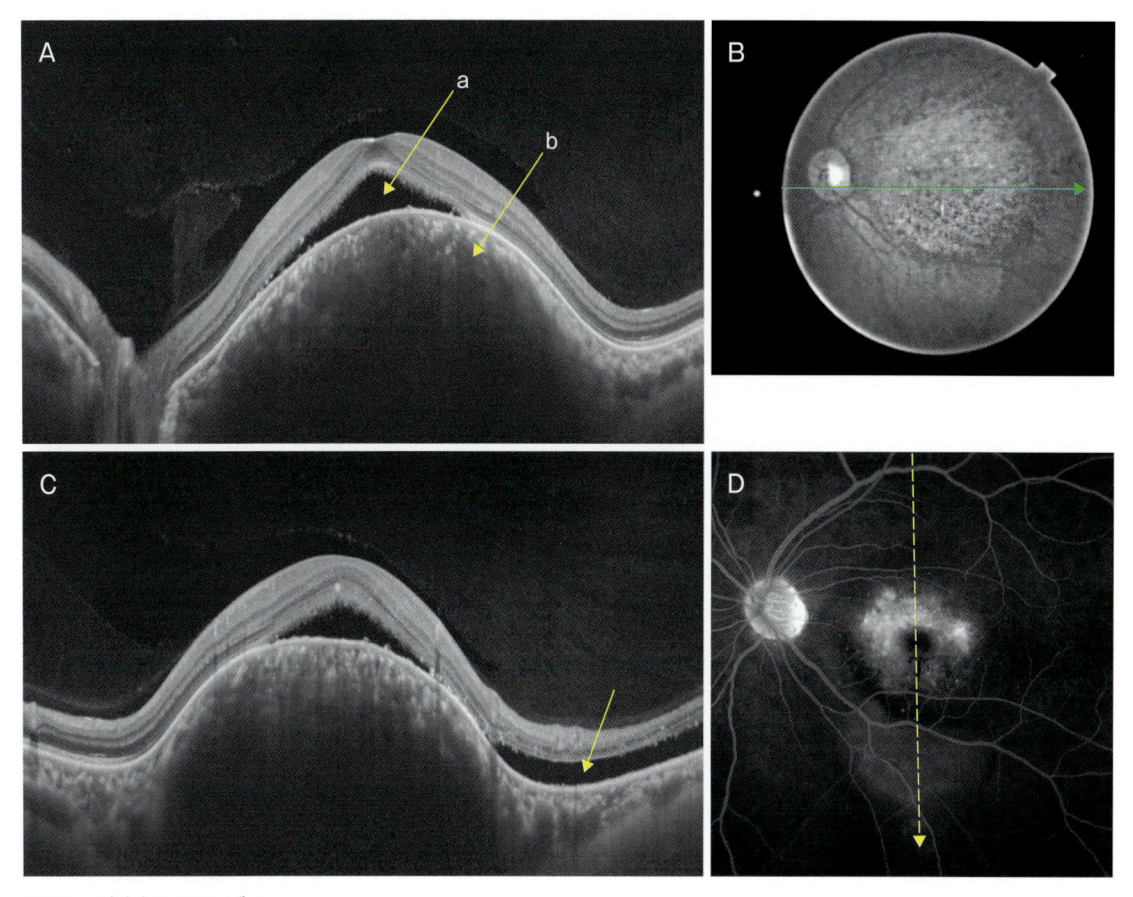

図2. 症例1のつづき
A) 黄斑に漿液性網膜剝離（a）がある．腫瘍内部はいわし雲様の高反射がある（b）．B) 矢印は図AのBスキャン．C) 腫瘍の垂直断（図Dの黄色矢印）．水平断と同様の所見である．腫瘍の下方に漿液性網膜剝離（矢印）が広がっている．D) フルオレセイン蛍光造影後期．腫瘍から蛍光漏出があり，下方の網膜下液も弱い蛍光がある．

■ OCT 所見

1) 脈絡膜血管腫

Swept source OCT（SS-OCT）により血管腫内部がある程度見えるようになった．腫瘍は拡張した血管の集合なので，測定光が血管壁で反射し，いわし雲のような高反射群を呈している（図2A，C）．

2) 隣接組織

呈示した症例ではRPEはintactに見える．漿液性網膜剝離が腫瘍の頂点から眼底下方へ広がっている（図2）．

文　献

1) Gass JDM：Streoscopic Atlas of Macular Diseases, ed 4, St Louis, 1997, CV Mosby, pp 208-212.

和文索引

〔あ〕

アーチファクト　28
アイトレーサー　3
悪性黒色腫　367
アテローム硬化性プラーク　217
アベレージング　51
アマクリン細胞　34
アレスチン遺伝子　280
アンファス　15

〔い〕

萎縮型加齢黄斑変性　108, 133
萎縮期　258
異常血管網　116
遺伝性視神経症　336
炒り卵期　258
炒り卵様病巣　261
インドシアニングリーン蛍光造影
　　116, 157, 166, 220, 239
インフリキシマブ　299

〔え〕

円形増大型の蛍光漏出　157
塩素チャネル　258

〔お〕

黄斑萎縮　266, 269
黄斑円孔　91, 185, 233
黄斑下血腫　118
黄斑偽円孔　77, 91
黄斑ジストロフィ　252, 264
黄斑上膜　85
黄斑前後部硝子体剥離　87
黄斑前膜　85
黄斑バックル　235
黄斑部解析　52

黄斑浮腫　143, 180, 182, 200, 208
黄斑部硝子体剥離　61
黄斑部毛細血管拡張症　143
オートアイトラッキング　50
オカルト黄斑ジストロフィ　273
小口病　280
オレンジ色素　368

〔か〕

外顆粒層　38
外境界膜　41, 63, 269
外傷性黄斑円孔　364
外傷性脈絡膜断裂　149
解析系ソフトウェア　51
外節の延長　157
外層円孔　64
外網状層　36
火炎状出血　205
隔壁　57
過蛍光点　95
過誤腫　372
加算平均　51
画像の縦横比　20
画像の濃淡　19
花弁状過蛍光　179
鎌状赤血球性貧血　283
加齢黄斑変性　95, 101, 108, 153
眼球運動自動追尾機能　50
眼サルコイドーシス　294
眼底自発蛍光　133, 157, 166, 258, 269
眼トキソプラズマ症　303
眼杯の閉鎖不全　351

〔き〕

偽円孔　91
偽クラシック病巣　119

偽蓄膿期　258
機能OCT　3
球後視神経炎　339
急性後部多発性斑状色素症　321
急性帯状潜在性網膜外層症　153
急性帯状潜在性網膜症　305
急性中心性漿液性脈絡網膜症　157
強度近視　149, 242
　　──黄斑円孔　233
強膜のスジ状の高信号　28
強膜の菲薄化　235
強膜の弯曲　235
局所性浮腫　169, 180
虚血型網膜中心静脈閉塞症　200
近視性コーヌス　237
近視性中心窩分離　227
金箔様反射　281

〔く〕

隅角結節　294
空間的notch sign　112
く形の断層像　24
グリア細胞　85, 86
クリスタリン網膜症　153
クリスタリン様沈着　144
クローケ管　57

〔け〕

蛍光の逆転現象　321
蛍光漏出　157, 166
傾斜乳頭症候群　124
傾斜乳頭　237
血管新生緑内障　196, 372
牽引性網膜剥離　188, 195
限局性血管腫　372

索　引　375

〔こ〕

光源特性　12
虹彩ルベオーシス　198, 212
格子状レーザー光凝固　209
硬性ドルーゼン　95
硬性白斑　143, 180, 224, 225
光線力学療法　109, 116, 157, 166
光波　6
高反射点　225
抗 VEGF 療法　109
後部硝子体剥離　63, 80, 85, 185, 188
後部硝子体皮質前ポケット　57, 188, 242, 245
後部ぶどう腫　227, 237
後部ぶどう膜炎　299
抗リン脂質抗体症候群　217
黒色斑　144
コルヒチン　299
コロイデレミア　153

〔さ〕

細胞外マトリックス　86
サルコイドーシス　220
サルコイド結節　294
残存硝子体皮質　242
散乱光　15

〔し〕

時間領域 OCT　6
時間領域計測法　7
色素貯留　179
軸索　342
　　──突起　224
　　──流　224
視細胞　34
　　──内節外節接合部　42, 63, 169, 212, 258
視神経炎　339

視神経乳頭小窩　346
視神経乳頭発赤腫脹　299
シスト　303
自然寛解　67, 87
若年性網膜分離症　252
シャドー　28
周波数領域計測法　7
樹状突起　35
出血性網膜色素上皮剥離　101
術後円孔　70
漿液性網膜色素上皮剥離　101
漿液性網膜剥離　118, 157, 166, 173, 208
小眼球　352
小視症　157
硝子体　185
　　──黄斑牽引症候群　80
　　──混濁　25, 247, 294
　　──皮質の分離　86
　　──ポケット後壁　85
　　──モード　23
　　──剥離　185
初期緑内障　326
白子症　352
シラス HD-OCT plus　3
神経震盪症　360
神経節細胞　224
　　──層　35
　　──複合体　36
神経突起　34
信号光　6, 20, 29
信号ノイズ　25
真珠首飾り状硝子体混濁　294
滲出型加齢黄斑変性　105, 108, 128
滲出性網膜剥離　288

〔す〕

髄鞘　355
錐体外節先端部　38, 43

錐体杆体ジストロフィ　264, 276
錐体ジストロフィ　264
錐体の配列の乱れ　85
水平細胞　34
スウェプトソース OCT　7
スウェプトソースレーザー　12
スーパールミネッセスダイオード　1, 6
頭蓋内病変　342
スキャンパターン　50
スターガルト病　153
スペクトラルドメイン OCT　7
　　──の原理　8
スペクトル領域　7
スペックルノイズ　17

〔せ〕

成人発症型卵黄様黄斑ジストロフィ　261
切迫円孔　364
線維血管性網膜色素上皮剥離　101, 111
鮮赤色ポリープ　119
先天性欠損症　346
先天性停止性夜盲　280
前部ぶどう膜炎　299
繊毛　288
前卵黄期　258

〔そ〕

層間分離　81
双極細胞　34
増殖糖尿病網膜症　188
測定光の過剰透過　28
組織染　179

〔た〕

大視症　85
タイムドメイン OCT　7
多発消失性白点症候群　311

弾性線維性仮性黄斑腫　283
弾性線維層　116

〔ち〕

地図状萎縮　32, 130, 317
中心窩外節微小欠損　137
中心窩低形成　352
中心窩嚢胞　64, 364
中心窩の脆弱性　63
中心窩分離　227
中心性漿液性脈絡網膜症　101, 115, 118, 137, 157
チューナブルレーザー　12
超音波断層装置　6
陳旧性黄斑剝離　229

〔て〕

低干渉光の有用性　12
典型加齢黄斑変性　108
典型的視神経炎　339
テント状周辺虹彩前癒着　294

〔と〕

動静脈拡張蛇行　299
糖尿病黄斑浮腫　169, 185
糖尿病網膜症　85, 169
トキソプラズマ原虫　303
特発性黄斑円孔　63
特発性黄斑前膜　85
　──の発症機序　85
特発性傍中心窩毛細血管拡張症　143
特発性脈絡膜新生血管　149
トルイジンブルー染色　19
ドルーゼン　95, 311
鈍性外傷　137

〔な〕

内顆粒層　36, 326
内網状層　35, 326

軟性ドルーゼン　95, 108, 128
軟性白斑　224

〔に〕

肉芽腫性前部ぶどう膜炎　294
ニボー　220
乳頭黄斑線維束　34
乳頭浮腫　288

〔ね〕

ネットワーク血管　116

〔の〕

嚢胞様黄斑浮腫　184, 195, 205, 294
嚢胞様変化　80, 173, 178

〔は〕

剝離網膜の変化　245
はげかかった金箔様　280
パターンジストロフィ　153
波長掃引レーザー　12, 14
原田病　288
瘢痕＋脈絡膜新生血管　258
反射波　15, 20, 29
斑状出血　205
反転・折れ曲がり現象　22
半透明鏡　6

〔ひ〕

ビームスプリッタ　6
非エステル化コレステロール　95
ひ形の断層像　24
光干渉断層計　1
光受容体　38
光トランスダクション反応　280
非虚血型網膜中心静脈閉塞症　200
微絨毛　43
微小網膜剝離　64
ピット黄斑症候群　346
非典型的視神経炎　339

非肉芽性虹彩炎　299
びまん性血管腫　372
びまん性浮腫　169
病的近視　227
頻繁に起こる自然寛解　67

〔ふ〕

フーリエドメイン OCT　7
吹き上げ型の蛍光漏出　157
フックス斑　238
ぶどう膜炎　85, 101
プラーク　144
フルオレセイン蛍光造影　108, 149, 179, 261, 288
ブルッフ膜　46
プレシピテート　157
分層黄斑円孔　77

〔へ〕

閉塞性網膜血管炎　299
ベーチェット病　299, 302
ペリフェリン　276
変視症　85, 157
ヘンレ線維　38
　──層　91

〔ほ〕

放射状スキャン　50
蜂巣状過蛍光　179
乏突起細胞　355
補償工学 OCT　3
補体　95
母斑　370
ポリープ状病巣　116
ポリープ状脈絡膜血管症　108, 116
ボリュームスキャン　50

〔ま〕

マイケルソン干渉計　6

膜様残渣物　95
マリオット盲点　305, 311

〔み〕

ミエリン鞘　355
未熟児網膜症　352
水尾・中村現象　280, 281
ミトコンドリア遺伝子変異　336
脈絡膜モード　47
脈絡膜悪性黒色腫　367
脈絡膜炎　318
脈絡膜血管異常　116
脈絡膜血管腫　372
脈絡膜血管の透過性亢進　157
脈絡膜コロボーマ　350
脈絡膜充盈遅延　157
脈絡膜腫瘍　101
脈絡膜静脈拡張　157
脈絡膜新生血管　95, 101, 105, 128, 283
　――の分類　108
脈絡膜の異常血管網　116
脈絡膜肥厚　158
脈絡膜母斑　370
脈絡膜モード　23
三宅病　305
ミュラー細胞　63
ミラーイメージ　22, 247

〔む〕

無虹彩　352

〔め〕

メラノサイト　367

〔も〕

毛細血管瘤　143
網膜下液　245
網膜血管　33, 47
　――の突出　229

網膜厚　20, 169
　――マップ　169
網膜細動脈瘤　220
網膜色素上皮　1, 46, 101, 245, 276
　――過形成　358
　――細胞　85
　――剝離　101, 158
　――裂孔　105
網膜色素線条　149, 283
網膜色素変性　153, 276
網膜出血　205
網膜硝子体界面　235
網膜上皮剝離　105
網膜静脈周囲炎　294
網膜静脈分枝閉塞症　204
網膜静脈閉塞症　85
網膜神経節細胞　34
　――解析　336
　――層　36, 326, 339
　――の菲薄化　266
網膜神経線維　224
　――層　34, 326, 339
　――層欠損　36
網膜震盪症　364
網膜皺襞　85
網膜前出血　195
網膜打撲壊死　360
網膜中心静脈閉塞症　196, 212, 217
網膜動脈分枝閉塞症　217
網膜動脈瘤　220
網膜内血管腫状増殖　128
網膜内出血　128
網膜内の新生血管　128
網膜の傾斜　20
網膜剝離　85, 166
網膜びまん性浮腫　299
網膜分離　346
網膜変性　276
網膜膨化　170, 175

網膜毛細血管閉塞　224
網膜有髄神経線維　355
網脈絡膜滲出斑　294
毛様網脈動脈　212

〔ゆ〕

遊走細胞の増殖　85
夕焼け眼底　288
雪玉状硝子体混濁　294

〔ら〕

ラインスキャン　50
ラジアルスキャン　50
ラスタースキャン　50
卵黄期　258
卵黄様黄斑ジストロフィ　258
卵黄様沈着物　95
卵黄様病巣　261

〔り〕

リファレンススキャナー　3
リポフスチン　258, 261, 269
隆起　41
緑内障　326
　――解析　52

〔る〕

類上皮細胞肉芽腫　294

〔れ〕

レーベル遺伝性視神経症　336
レチノイドサイクル　245
レチノスキシン　252
裂孔原性網膜剝離　245
連絡路　57

〔ろ〕

老人性弾性線維変性症　283
ロドプシン　276
ロドプシン・キナーゼ遺伝子　280

英文索引

3D Oct-2000　3

〔A〕

ABCA4　269
aborted macular hole　67, 137
accessory neuron　34
acquired vitelliform lesion　95
acute CSC　157
acute idiopathic blind spot enlargement　305
acute idiopathic blind spot syndrome　311
acute macular neuroretinopathy　305, 311
acute posterior multifocal placoid pigment epitheliopathy　317, 321
acute zonal occult outer retinopathy　153, 305
adaptive optics OCT　3
adult-onset vitelliform macular dystrophy　261
age-related degeneration　116
age-related macular degeneration　95, 105, 108, 128
AIBSE　305
AMD　95, 108, 116, 128
amelanotic melanoma　367
AMN　305
aneurysmal telangiectasia　143
angioid streaks　283
animal footprints　358
AO-UHR-SD-OCT　42
APMPPE　317, 321
Arden ratio　257
AS　283
atrophic AMD　132

atrophic stage　257
AVL　95
AVMD　261
axon　34, 224, 342
axoplasmic flow　224
AZOOR　153, 305, 311
Aモード　15

〔B〕

basal laminar drusen　95
beaten-bronze atrophy　269
Behçet disease　299
Berlin's edema　360
BEST 1　257
bestrophin 蛋白　257
Best's disease　257
Best 病　154
bilateral, idiopathic, acquired parafoveolar telangiectasis　143
BM　46
branch retinal artery occlusion　217
branch retinal vein occlusion　204
BRAO　217
broad type　81
Bruch membrane　46
BRVO　204
bulge　158
bursa premacularis　57
Bスキャン　15
Bモード　15

〔C〕

Callender 分類　367
cellophane maculopathy　85
central serous chorioretinopathy　115

central macular thickness　52
central retinal artery occlusion　212, 217
central retinal vein occlusion　196
cherry-red spot　212
chloride channel　257
choroidal coloboma　350
choroidal flush　372
choroidal hemangioma　372
choroidal neovascularization　95, 101, 105, 116, 128
choroidal nevus　370
choroiditis　318
chronic CSC　165, 261
CHRPE　358
cicatrical and choroidal neovascular stage　257
cilioretinal artery　212
cilium　288
circinate exudate　225
circumpapillary retinal nerve fiber layer　326
CirrusHD-OCT　326, 343
classic CNV　108, 110
classic CSC　157
Cloquet　57
　――管　300
CMD　165
CMT　52
CNV　95, 101, 105, 108, 116
coagula　220
coloboma　346
commotio retinae　360, 364
cone dystrophy　264
cone outer segment tips　38, 43
cone sheath　43
cone-rod dystrophy　264

confluent drusen　95
confluent soft drusen　101
congenital hypertrophy of the retinal pigment epithelium　358
connecting channel　57
contrecoup injury　364
COST　38, 43, 265
cotton ball sign　88
cotton-wool spot　224
cpRNFL　326, 343
CRAO　212, 217
CRVO　196
CSC　101, 115, 118, 137, 157
cuticular drusen　95
CVOS　198
cyst　303
cystoid macular degeneration　165
cystoid macular edema　128, 169, 185, 195, 205
Cモード　15

〔D〕

Dalen-Fucks nodule　283
dark choroid　269
demarcation line　246
dendrite　35
deviation map　326
diabetic macular edema　169, 185
diffuse retinal pigment epitheliopathy　165
dipping pattern　157
DME　169, 185
dome-shaped macula　229, 237, 238
dot pseudodrusen　98
double layer sign　112, 116, 119
DRI OCT-1　3
DRPE　165

drusen　95, 128, 311
drusenoid PED　95, 101

〔E〕

EDI　2, 25, 115
Ehlers-Danlos症候群　283
Ellipsoid 説　42
ELM　41, 63, 269
elongation　157
en face　15
enhanced depth imaging　2, 25, 115
epiretinal membrane　85
epithelioid cell　368
ERM　85
EVEREST study　116
external limiting membrane　41, 63, 269

〔F〕

FA　108, 149, 178, 198
FAF　132, 165
familial adenomatous polyposis　358
FAP　358
FastTrac　3
FCE　155
FD-OCT　1
fibrin basket　180
fibrous metaplasia　372
fibrovascular PED　101, 109, 111
fluid cuff　69, 364
fluorescein angiography　108, 149, 177, 198
focal choroidal excavation　155
focal type　81
FORUM　3
Fourier domain OCT　1
foveal bulge　41, 266, 274
foveal cyst　64

foveal detachment　64
foveal hypoplasia　352
functional OCT　3
fundus autofluorescence　132, 165
fundus flavimaculatus　269

〔G〕

GA　130, 132
ganglion cell　224
―― analysis　36, 266, 336, 339
―― complex　36, 326, 342
―― layer　35
Gardner症候群　358
Gassのnotch sign　112
Gass分類　109
GCA　326, 336, 339, 342
GCC　326, 342
GCL　35, 36, 326, 339
geographic atrophy　130, 132
geographic choroiditis　130
glaucoma　130
Grönbland-Strandberg症候群　130

〔H〕

hamartoma　372
hard drusen　95
hard exudate　225
hemorrhagic PED　101
Henle線維　38
――層　91, 171
HF　225
high-speed ultrahigh-resolution OCT　43
huge outer retinal cystoid space　304
hyperplasia　372
hyperreflective foci　225

〔I〕

IA　165

ICC 238
ICNV 149
idiopathic choroidal neovascularization 149
idiopathic epimacular membrane 85
idiopathic juxtafoveolar retinal telangiectasis 143
idiopathic macular telangiectasis 143
IJRT 143
IJRT-1B 143
IJRT-2A 143
indocyanine green angiography 165
inferior staphyloma 238, 239
ink-blot 157
INL 326
inner lamellar cyst 144
inner plexiform layer 35
intrachoroidal cavitation 238
intraretinal neovascularization 128
IPL 35, 326
IRN 128
IS/OS 1
ischemic BRVO 208

[L]

L/D 比 257, 261
lacquer crack 238, 239
lamellar hole 227
lamellar macular hole 78
late leakage of undetermined source 109, 111
Leber's hereditary optic neuropathy 336
LFD ディスプレイ 137
LHON 336
line scanning ophthalmoscope 3
LSO 3

[M]

MacTel 143
MacTel 2 144
macular microhole 137
macular pseudohole 78, 91
macular PVD 195
macular telangiectasia type 1 143
macular telangiectasia type 2 143
Major-BRVO 208
malignant melanoma of the choroid 367
melanocyte 367
MEWDS 305, 311
MF 311
MFC 227
microfold 305
microtubule 85
microvilli 224
mini-BRVO 43
mitochondria 208
mitochondrial DNA mutation 224
Miyake's disease 273
Müller cell cone 63, 137, 364
Müller 細胞 229, 364
——の柱 364
multifocal choroiditis 229
multiple choroiditis 305
multiple evanescent white dot syndrome 305, 311
myofibroblast 85, 86, 311
myopic foveoschisis 227

[N]

neuron 34
nevus 370
——cell 370
noise reduced SD-OCT 61

[O]

occlusive telangiectasia 143
occult CNV 108, 111
occult macular dystrophy 273
OCT 1
——Ophthalmoscope C7 1
——-HS100 3
ocular toxoplasmosis 303
OCV 25, 247, 294
Oguchi disease 280
oligodendrocyte 355
oligodendroglia 339
OMD 273
oozing 165
opacitas corporis vitrei 25, 247
optic nerve pit 346
optical coherence tomography 1
optociliary vein 201
orange pigment 368
ORT 153
outer hole 64
outer nuclear kayer 38
outer retinal tabulation 153, 257, 284

[P]

pachychoroid pigment epitheliopathy 124
Paget 病 283
papillomacular bundle 34
paravascular cyst 227
pattern dystrophy 261
PCV 108, 116
——with fibrin 119
PDPM 238
PDR 188
PDT 109
peculiar foveomacular dystrophy 261

PED 105
perifoveal telangiectasia 143
perifoveal PVD 63, 137, 185, 195
peripallary sparing 269
peripapillary detachment in
　pathologic myopia 238
photodynamic therapy 109
photoreceptor 38
photoreceptor inner/outer
　segment junction 1, 63
photoreceptor layer 43
PIC 305
pigment epithelial detachment 105
pigment laden macrophage 368
pit-macular syndrome 346
polypoidal choroidal vasculopathy
　108, 116
pooling 177
posterior precortical vitreous
　pocket 57, 242
posterior staphyloma 237
posterior vitreous detachment 61,
　63, 80, 85
PPVP 57, 242, 246
precipitate 157
preperimetric glaucoma 326, 327
preretinal gliosis 85
preretinal macular fibrosis 85
presumed ocular histoplasmosis
　syndrome 149
previtelliform stage 257
proliferative diabetic retinopathy
　188
pseudohypopyon 257
　── stage 257
pseudoxanthoma elasticum 283
punctate inner
　choroidopathy 305
PVD 61, 63, 80, 85, 91, 185
PXE 283

〔R〕
RAP 108, 128
reticular drusen 95, 98
reticular pseudodrusen 95, 99,
　128, 132
retinal angiomatous
　proliferation 108, 128
retinal arteriolar macroaneurysm
　220
retinal myelinated nerve
　fiber 355
retinal nerve fiber layer 34
retinal nerve fiber layer defect
　36
retinal nerve layer defect 36
retinal pigment epithelial
　detachment 101, 158
retinal pigment epithelium 1,
　101, 245, 276
retinal-retinal anastomasis 128
retinitis pigmentosa 276, 281
retinoschisin 252
retrobulbar optic neuritis 339
rhegmatogenous retinal
　detachment 245
RHOK 280
ribbon pseudodrusen 98
RNFL 34, 339
　── thickness map 326
　── thickness 326
RNFLD 36
rod-like cone 41, 43
RP 276, 281
RP1L1 273
RPE 1, 46, 101, 245, 276
　── tear 105
RPED 101
RRA 128
RRD 245

RS-3000 Advance 3
RTVue XR Avanti 3

〔S〕
SAG 280
sarcoidosis 294
Sattler's layer 47
sawtooth appearance 95
scramble-egg stage 257
SD-OCT 1, 11
septum 57
serous PED 101
serous retinal detachment 118,
　157, 165, 169, 185
signal noise ratio 25
SLD 1, 6
smoke-stack 157
SNR 25
soft drusen 95
soft exudates 224
speckle noise 17
spectral domain OCT 1, 11
Spectralis OCT 3
splitting 81, 86
SRD 118, 157, 165, 169, 185
SS-OCT 2, 12
SSOH 327
stage 1B 円孔 67
stage 2 円孔 67
stage 3 円孔 69
stage 4 円孔 69
Stargardt 病 153, 269
stars in the sky 95
Straus OCT 1
Sturge-Weber 症候群 372
super luminescent diode 1
superior segmental optic
　hypoplasia 327
surface wrinkling retinopathy
　85

swept source domain OCT 2, 12
swept source laser 12, 14

〔T〕

TD-OCT 11
The Central Vein Occlusion Study Group 198
tilted disc 238
——— syndrome 124
time domain OCT 6, 11
tissue staining 177
tomographic notch sign 112
Toxoplasma gondii 303
traumatic macular hole 364
triple layer sign 116
TSNIT グラフ 326
tunable laser 12

type 1 CNV 109, 111
type 2 CNV 109, 110, 149
type 3 CNV 109
type 3 neovascularization 131

〔U〕

ultrahigh resolution OCT 1
ultrahigh resolution spectral domain OCT 42
ultrasonography 6
unilateral, idiopathic, focal juxtafoveolar telangiectasis 143
US 6

〔V〕

vascular microfold 227
vasculopathy 116

vitelliform macular dystrophy 257
vitelliform stage 257
vitreomacular traction syndrome 80
VMD2 257
VMTS 80
Vogt-Koyanagi-Harada disease 288
Vogt-小柳病 288

〔W〕

waxy exudate 225
Weiss ring 242

〔X〕

X-linked retinoschisis 252
XLRS 252

略語一覧

AIBSE	acute idiopathic blind spot enlargement	
AMD	age-related macular degeneration	加齢黄斑変性
AMN	acute macular neuroretinopathy	
AO-UHR-SD-OCT	ultrahigh resolution spectral domain OCT	
APMPPE	acute posterior multifocal placoid pigment epitheliopathy	急性後部多発性斑状色素症
AS	angioid streaks	網膜色素線条
AVL	acquired vitelliform lesion	卵黄様沈着物
AVMD	adult-onset vitelliform macular dystrophy	成人発症型卵黄様黄斑ジストロフィ
AZOOR	acute zonal occult outer retinopathy	急性帯状潜在性網膜外層症
BM	Bruch membrane	ブルッフ膜
BRAO	branch retinal artery occlusion	網膜動脈分枝閉塞症
BRVO	branch retinal vein occlusion	網膜静脈分枝閉塞症
CHRPE	congenital hypertrophy of the retinal pigment epithelium	網膜色素上皮過形成
CMD	cystoid macular degeneration	嚢胞様黄斑変性
CME	cystoid macular edema	嚢胞様黄斑浮腫
CMT	central macular thickness	
CNV	choroidal neovascularization	脈絡膜新生血管
COST	cone outer segment tips	錐体外節先端部
cpRNFL	circumpapillary retinal nerve fiber layer	乳頭周囲の網膜神経線維層
CRAO	central retinal artery occlusion	網膜中心動脈閉塞症
CRVO	central retinal vein occlusion	網膜中心静脈閉塞症
CSC	central serous chorioretinopathy	中心性漿液性脈絡網膜症
DME	diabetic macular edema	糖尿病黄斑浮腫
DRPE	diffuse retinal pigment epitheliopathy	
EDI	enhanced depth imaging	
ELM	external limiting membrane	外境界膜
ERG	electroretinogram	網膜電図
ERM	epiretinal membrane	網膜上皮
FA	fluorescein angiography	フルオレセイン蛍光造影
FAF	fundus autofluorescence	眼底自発蛍光
FAP	familial adenomatous polyposis	
FCE	focal choroidal excavation	
FD-OCT	Fourier domain OCT	フーリエドメインOCT
GA	geographic atrophy	地図状萎縮
GCA	ganglion cell analysis	
GCC	ganglion cell complex	
GCL	ganglion cell layer	神経節細胞層
HF	hyperreflective foci	高反射点
IA	indocyanine green angiography	インドシアニングリーン蛍光造影
ICNV	idiopathic choroidal neovascularization	特発性脈絡膜新生血管
IJRT	idiopathic juxtafoveolar retinal telangiectasis	特発性傍中心窩毛細血管拡張症

IJRT-1B	unilateral, idiopathic, focal juxtafoveolar telangiectasis	
IJRT-2A	bilateral, idiopathic, acquired parafoveolar telangiectasis	
IPL	inner plexiform layer	内網状層
IRN	intraretinal neovascularization	網膜内の新生血管
IS/OS	photoreceptor inner/outer segment junction	視細胞内節外節接合部
LHON	Leber's hereditary optic neuropathy	レーベル遺伝性視神経症
LSO	line scanning ophthalmoscope	
MacTel	idiopathic macular telangiectasia	黄斑部毛細血管拡張症
MEWDS	multiple evanescent white dot syndrome	多発消失性白点症候群
MF	myopic foveoschisis	近視性中心窩分離
MFC	multifocal choroiditis	
OCT	optical coherence tomography	光干渉断層計
OCV	opcitas corporis vitrei	硝子体混濁
OMD	occult macular dystrophy	オカルト黄斑ジストロフィ
ORT	outer retinal tabulation	
PCR	polymerase chain reaction	ポリメラーゼ連鎖反応
PCV	polypoidal choroidal vasculopathy	ポリープ状脈絡膜血管症
PDPM	peripapillary detachment in pathologic myopia	
PDR	proliferative diabetic retinopathy	増殖糖尿病網膜症
PDT	photodynamic therapy	光線力学療法
PED	pigment epithelial detachment	網膜上皮剝離
PIC	punctate inner choroidopathy	
PPVP	posterior precortical vitreous pocket	後部硝子体皮質前ポケット
PVD	posterior vitreous detachment	後部硝子体剝離
PXE	pseudoxanthoma elasticum	弾性線維性仮性黄色腫
RAP	retinal angiomatous proliferation	網膜血管腫状増殖
RNFL	retinal nerve fiber layer	網膜神経線維層
RNFLD	retinal nerve fiber layer defect	網膜神経線維層欠損
RP	retinal pigmentosa	網膜色素変性
RPE	retinal pigment epithelium	網膜色素上皮
RPED	retinal pigment epithelial detachment	網膜色素上皮剝離
RRD	rhegmatogenous retinal detachment	裂孔原性網膜剝離
RRM	retinal-retinal anastomosis	
SD-OCT	spectral domain OCT	スペクトラルドメイン OCT
SLD	super luminescent diode	スーパールミネッセンスダイオード
SNR	signal noise ratio	信号ノイズ比
SRD	serous retinal detachment	漿液性網膜剝離
SS-OCT	swept source OCT	スウェプトソース OCT
SSOH	superior segmental optic hypoplasia	上方視神経低形成
TD-OCT	time domain OCT	タイムドメイン OCT
US	ultrasonography	超音波断層装置
VMTS	vitreomacular traction syndrome	硝子体黄斑牽引症候群
XLRS	X-linked retinoschisis	X 染色体網膜分離症

編集者略歴

岸　章治（きし　しょうじ）

1976 年	群馬大学医学部卒業
1978 年	佐久総合病院眼科医員
1979 年	群馬大学眼科助手
1981～83 年	米国イリノイ大学眼科研究員（眼病理学）
1985 年	群馬大学眼科講師
1997 年	群馬大学眼科助教授
1998 年	群馬大学眼科教授
2003 年	群馬大学大学院医学系研究科教授

主な学会活動

1976 年	日本眼科学会会員
1991 年	米国眼科アカデミー会員
1992 年	日本眼科手術学会会員
1994 年	ARVO 会員，糖尿病眼学会理事
1999 年	日本眼科学会評議員
2000 年	網膜硝子体学会理事，Macula Society 会員
2004 年	日本眼循環学会理事
2006 年	ゴナンクラブ会員

OCT 眼底診断学（がんていしんだんがく）　第 3 版
Optical Coherence Tomography in Diagnosis of Retinal Diseases, Third Edition

---

2006 年 12 月 20 日　　第 1 版第 1 刷発行
2010 年 4 月 30 日　　第 2 版第 1 刷発行
2014 年 11 月 14 日　　第 3 版第 1 刷発行

編 集 者：岸　章治
発 行 人：布川　治
発 行 所：エルゼビア・ジャパン株式会社
　　　　　〒106-0044 東京都港区東麻布 1-9-15　東麻布 1 丁目ビル
　　　　　電話（03）3589-5024（編集）　　（03）3589-5290（営業）
　　　　　URL　http://www.elsevierjapan.com/

カバーデザイン：株式会社ハナオカデザインアソシエイツ　　町田　泰
組　　　版：Toppan Best-Set Premedia Ltd.
印刷・製本：株式会社シナノパブリッシングプレス

©2014 Elsevier Japan K.K.
本書の複製権・翻訳権・上映権・譲渡権・公衆送信権（送信可能化権を含む）はエルゼビア・ジャパン株式会社が保有します．

JCOPY 〈（社）出版者著作権管理機構委託出版物〉
本書の無断複写は著作権法上での例外を除き禁じられています．複写される場合は，そのつど事前に，（社）出版社著作権管理機構（電話 03-3513-6969，FAX 03-3513-6979，e-mail : info@jcopy.or.jp）の許諾を得てください．

落丁・乱丁はお取り替え致します．　　　　　　　　　　　　　　　　　　　　　ISBN978-4-86034-296-8